药学（士）
资格考试同步题库

卫生专业职称考试研究专家组　编写

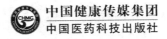

中国健康传媒集团

中国医药科技出版社

内 容 提 要

　　本书是"全国卫生专业技术资格考试用书"系列之一，由有丰富教学和考前辅导经验的专家教授在深入分析了药学（士）资格考试的考纲考点基础上，细致研究了历年真题的命题规律基础上精心编写而成。全书分学科按章节顺序设置题目，遴选了与最新版《药学（士）考试大纲》要求高度吻合的历年真题，精心组编了新考点的相关模拟试题，并附答案与精选试题解析，方便考生研析真题，熟悉命题方式，快速掌握考试重点。本书是备战药学（士）资格考试考生不可多得的提分秘笈。

图书在版编目（CIP）数据

药学（士）资格考试同步题库/卫生专业职称考试研究专家组编写 . —北京：中国医药科技出版社，2017. 10
ISBN 978 - 7 - 5067 - 9555 - 5

Ⅰ. ①药…　Ⅱ. ①卫…　Ⅲ. ①药物学 – 资格考试 – 习题集　Ⅳ. ①R9 – 44

中国版本图书馆 CIP 数据核字（2017）第 206969 号

美术编辑　陈君杞
版式设计　张　璐

出版　**中国健康传媒集团** | 中国医药科技出版社
地址　北京市海淀区文慧园北路甲 22 号
邮编　100082
电话　发行：010 – 62227427　邮购：010 – 62236938
网址　www. cmstp. com
规格　787 × 1092mm $\frac{1}{16}$
印张　21 ½
字数　459 千字
版次　2017 年 10 月第 1 版
印次　2018 年 10 月第 2 次印刷
印刷　三河市航远印刷有限公司
经销　全国各地新华书店
书号　ISBN 978 - 7 - 5067 - 9555 - 5
定价　**55. 00 元**

前言 PREFACE

为适应我国人事制度的改革，做好卫生专业人才评价与资格评定，按照原人事部和原卫计委相关文件的指示精神，自 2001 年全国卫生专业初、中级技术资格以考代评工作正式实施。通过考试取得的资格代表了相应级别技术职务所要求的水平与能力，作为单位聘任柜应技术职务的必要依据。

药学职称考试设置"基础知识""相关专业知识""专业知识""专业实践能力"等 4 个科目。考试时间一般在每年的 5 月份。各科目以 100 分为满分计算，每科目成绩达到 60 分为合格，考试成绩有效期为 2 年。

为了更好地适应全国卫生专业技术资格考试，提高应试者的考试成绩，我们严格遵照最新版《药学（士）考试大纲》要求，分析历年考试内容，总结命题规律，精心编写了本书。

目前药学专业人才需求量大，资格证书的含金量也相应增大，但考试难度增加，内容繁琐，知识点范围广，且知识点的考核更趋向专业性和灵活性，要求更高，导致通过率始终处于很低的水平。

本书按照考试"四科目"排列内容，包含四个篇章 13 科内容，覆盖重点难点内容，并配有解析，可以详细了解试题的出题点与解题思路，每一道试题都力求给你最精准的考点，使复习达到事半功倍的效果。

告别盲目备考，跟着本书系统复习，是为没有时间和没有精力书山题海备考的考生精心准备的。本书力求让大家用最短的时间，掌握最多的考点，选择本书一定是你最佳的选择，不仅检测以前的复习成果，还可以查漏补缺，完善复习内容，从而让自己更好地进入考试状态。让你一年过 4 科不再是想象，绝对靠谱！

最后祝大家顺利通过考试！

目 CONTENTS

同步精选试题

试题答案与解析

同步精选试题

基础知识

第一章 生 理 学

第一节 细胞的基本功能

一、单选题

1. 下列关于完成细胞跨膜信号转导的叙述，错误的是
   A. 可通过离子通道完成转导
   B. 可通过钠泵完成转导
   C. 可通过 G 蛋白偶联受体完成转导
   D. 可通过鸟苷酸环化酶受体完成转导
   E. 可通过酪氨酸激酶受体完成转导

2. 可作为神经细胞兴奋标志的是
   A. 膜超极化
   B. 锋电位
   C. 膜极化
   D. 阈电位升高
   E. 膜局部电紧张

3. 神经纤维静息电位的叙述，错误的是
   A. 安静时膜内、外两侧的电位差
   B. 其大小接近钾平衡电位
   C. 在不同细胞，其大小可以不同
   D. 它是个稳定的电位
   E. 其大小接近于钠的平衡电位

4. 神经细胞动作电位上升支的产生是
   A. K^+ 内流
   B. K^+ 外流
   C. Na^+ 内流
   D. Na^+ 外流
   E. Cl^- 内流

5. 神经 – 肌肉接头传递中，清除乙酰胆碱的酶是

A. 磷酸二酯酶
B. ATP 酶
C. 腺苷酸环化酶
D. 胆碱酯酶
E. 胆碱乙酰化酶

6. 钠泵的化学本质是
   A. Na^+，K^+ – ATP 酶
   B. 胆碱酯酶
   C. 蛋白水解酶
   D. 受体蛋白
   E. 糖蛋白

7. 终板电位是
   A. 动作电位
   B. 阈电位
   C. 局部电位
   D. 后电位
   E. 静息电位

8. 兴奋通过神经 – 肌肉接头时，乙酰胆碱与受体结合使终板膜
   A. 对 Na^+ 通透性增加，发生超极化
   B. 对 Na^+ 通透性增加，发生去极化
   C. 对 Ca^{2+} 通透性增加，发生超极化
   D. 对 Ca^{2+} 通透性增加，发生去极化
   E. 对 ACh 通透性增加，发生超极化

9. 兴奋 – 收缩耦联中的关键离子是
   A. Na^+
   B. K^+
   C. Ca^{2+}
   D. Cl^-
   E. Mg^{2+}

第二节 血 液

一、单选题

1. 有关红细胞生理特性的叙述，错误的是
   A. 在血浆中具有悬浮稳定性
   B. 有可塑性，可通过较细的毛细血管

C. 有一定的脆性，衰老时脆性减小
D. 对 O_2 和 CO_2 的通透性较大
E. 能运送 O_2 和 CO_2

2. 体内合成血红蛋白的主要原料是

A. 维生素 B_{12} 和铁

B. 叶酸和铁

C. 蛋白质和铁

D. 维生素 C 和铁

E. EPO 和铁

3. 正常成年人血液中血小板的正常范围是

A. （$10 \sim 50$）$\times 10^9$/L

B. （$50 \sim 100$）$\times 10^9$/L

C. （$100 \sim 300$）$\times 10^9$/L

D. （$300 \sim 500$）$\times 10^9$/L

E. （$10 \sim 50$）$\times 10^{12}$/L

4. 对白细胞生理功能的叙述，错误的是

A. 中性粒细胞具有吞噬病原微生物作用

B. 淋巴细胞主要参与机体的免疫功能

C. 嗜碱性粒细胞与速发性过敏反应有关

D. 巨噬细胞具有吞噬作用

E. 嗜酸性粒细胞加强嗜碱性粒细胞的功能

5. 肝素抗凝血的主要机制是

A. 抑制凝血酶原的激活

B. 增强抗凝血酶Ⅲ的作用

C. 抑制纤维蛋白原的激活

D. 促进纤维蛋白溶解

E. 去除血浆中的 Ca^{2+}

6. 血浆中最重要的抗凝物质是

A. 尿激酶

B. 抗凝血酶Ⅲ和肝素

C. 激肽释放物

D. Ca^{2+}

E. 纤维蛋白

二、共用备选答案的单选题

（7 ~ 8 题共用备选答案）

A. 凝血酶原

B. 凝血酶

C. 凝血酶原复合物

D. 肝素

E. 血小板因子

7. 促使凝血酶原转变为凝血酶的是

8. 促使纤维蛋白原转变为纤维蛋白的是

第三节　循　环

一、单选题

1. 心室肌工作细胞动作电位平台期的形成机制是

A. Na^+ 内流，Cl^- 外流

B. Na^+ 内流，K^+ 外流

C. Na^+ 内流，Cl^- 内流

D. Ca^{2+} 内流，K^+ 外流

E. K^+ 内流，Ca^{2+} 外流

2. 自律细胞与非自律细胞生物电活动的主要区别是

A. 0 期去极化速度

B. 0 期去极化幅度

C. 3 期复极的离子转运

D. 复极化时程太短

E. 4 期自动去极化

3. 心动周期的叙述，正确的是

A. 通常心动周期是指心房的活动周期

B. 通常心动周期是指心室的活动周期

C. 一般讲，周期中的收缩期长于舒张期

D. 心房和心室没有共同舒张时期

E. 心动周期持续的时间与心率无关

4. 在一次心动周期中，室内压最高的时期发生在

A. 等容收缩期　　　B. 快速射血期

C. 减慢射血期　　　D. 等容舒张期

E. 快速充盈期

5. 心输出量是指

A. 一次心动周期一侧心室射出的血量

B. 一次心动周期两侧心室射出的血量

C. 每分钟由一侧心房流入心室的血量

D. 每分钟由一侧心室射出的血量

E. 每分钟由左、右心室射出的血量之和

6. 心脏迷走神经的作用是

    A. 减慢心率，减慢传导，减弱收缩力

    B. 增加心率，加速传导，减弱收缩力

    C. 减慢心率，减慢传导，增强收缩力

    D. 增加心率，加速传导，增强收缩力

    E. 减慢心率，加速传导，增强收缩力

7. 交感缩血管纤维分布最密集的是

    A. 皮肤血管   B. 冠状血管

    C. 骨骼肌血管   D. 胃肠道血管

    E. 脑血管

8. 颈动脉窦压力感受器的传入冲动减少时，可引起

    A. 心迷走神经紧张减弱

    B. 心交感神经紧张减弱

    C. 交感缩血管神经紧张减弱

    D. 心率减慢

    E. 动脉血压下降

9. 肾上腺素和去甲肾上腺素对心血管的效应是

    A. 两者的升压效应相同

    B. 两者引起的血管效应不完全相同

    C. 肾上腺素与 α 受体的亲和力大于对 β 受体的亲和力

    D. 去甲肾上腺素与 β 受体的亲和力大于对 α 受体的亲和力

    E. 去甲肾上腺素与 α 受体结合可使血管舒张

10. 房室瓣开放见于

    A. 等容收缩期初   B. 等容收缩期末

    C. 等容舒张期初   D. 等容舒张期末

    E. 心房收缩期初

11. 健康成年男性在安静的情况下，心输出量约为

    A. 4.5~6.0 L/min

    B. 3.5~5.5 L/min

    C. 6.5~7.5 L/min

    D. 2.5~5.5 L/min

    E. 4 L/min

12. 对心迷走神经的叙述，错误的是

    A. 兴奋时节后纤维释放 ACh

    B. 释放的递质与心肌细胞膜上的 M 受体结合

    C. 受体激活后使心率减慢

    D. 释放的递质与心肌细胞膜上的 β 受体结合

    E. 受体激活后使心肌传导速度减慢

13. 人体内大多数血管的神经支配是属于下列哪种描述

    A. 只接受交感缩血管神经纤维的支配

    B. 只接受交感舒血管神经纤维的支配

    C. 既接受交感神经支配，也接受副交感神经支配

    D. 只接受副交感神经纤维的支配

    E. 接受肽能神经元的支配

14. 关于颈动脉窦和主动脉弓压力感受性反射的叙述，错误的是

    A. 在平时安静状态下不起作用

    B. 对搏动性的血压改变更加敏感

    C. 是一种负反馈调节机制

    D. 使动脉血压保持相对稳定

    E. 当动脉血压突然升高时，通过该反射可使血压回降

15. 当室内压高于房内压也高于主动脉压时，心脏处于

    A. 等容收缩期   B. 快速射血期

    C. 等容舒张期   D. 减慢射血期

    E. 快速充盈期

二、共用备选答案的单选题

（16~17 题共用备选答案）

    A. 等容收缩期初

    B. 等容舒张期末

    C. 快速射血期

    D. 等容舒张期初

    E. 等容收缩期末

16. 房室瓣关闭发生在

17. 动脉瓣关闭发生在

第四节 呼 吸

一、单选题

1. 下列数值中,哪一项不正确

    A. 正常成人潮气量一般为 500 ml

    B. 正常成年男性肺活量平均约为 3500 ml

    C. 平静呼吸时每分钟呼吸频率为 12 ~ 18 次

    D. 正常成人每分通气量为 6 ~ 9 L

    E. 不参与气体交换的解剖无效腔气量约为 300 ml

2. 评价肺通气功能较好的指标是

    A. 最大通气量   B. 肺活量

    C. 用力肺活量   D. 每分通气量

    E. 肺泡通气量

3. 肺泡通气量是指

    A. 每次吸入或呼出肺泡的气量

    B. 每分钟吸入或呼出肺的气体总量

    C. 每分钟吸入肺泡的新鲜气体量

    D. 每分钟尽力吸入肺泡的气体量

    E. 等于潮气量与呼吸频率的乘积

4. 决定肺泡气体交换方向的主要因素是

    A. 呼吸膜的面积

    B. 呼吸膜的通透性

    C. 气体的相对分子质量

    D. 气体的分压差

    E. 气体在血液中的溶解度

5. 肺通气的原动力是

    A. 气体分压差

    B. 肺内压的变化

    C. 胸内压的变化

    D. 肺本身的舒缩活动

    E. 呼吸肌的舒缩活动

二、共用备选答案的单选题

(6 ~ 7 题共用备选答案)

    A. 余气量   B. 功能余气量

    C. 肺活量   D. 肺活量 + 余气量

    E. 潮气量 + 功能余气量

6. 平静吸气末肺内存有

7. 潮气量 + 补吸气量 + 补呼气量为

第五节 消 化

一、单选题

1. 有关胃液分泌的叙述,错误的是

    A. 壁细胞分泌盐酸

    B. 主细胞分泌胃蛋白酶

    C. 糖蛋白是由黏液细胞分泌的

    D. 壁细胞分泌内因子

    E. 黏膜表面上皮细胞分泌黏液

2. 胃酸的生理作用不包括

    A. 激活胃蛋白酶原,并为胃蛋白酶提供一个酸性作用环境

    B. 杀死进入胃内的细菌

    C. 促进胰液和胆汁的分泌

    D. 促进维生素 B_{12} 的吸收

    E. 促进钙和铁的吸收

3. 能使胰蛋白酶原激活的物质是

    A. 肠致活酶

    B. 胰凝乳蛋白酶

    C. 弹性蛋白酶

    D. 羧基肽酶

    E. 胆汁酶

4. 下列关于小肠内消化的叙述,错误的是

    A. 吸收的主要部位在小肠

    B. 消化三大营养物质最重要的是胰液

    C. 胰蛋白酶原水解蛋白质为氨基酸

    D. 分节运动是小肠特有的一种运动形式

    E. 胰液中的水和碳酸氢盐对小肠黏膜具有保护作用

5. 关于胆汁的生理作用,错误的是

A. 胆盐、胆固醇、磷脂酰胆碱都可乳化脂肪

B. 胆汁酸可与脂肪酸结合，促进脂肪酸的吸收

C. 胆汁可促进脂溶性维生素的吸收

D. 胆汁的消化酶可促进脂肪的消化

E. 胆盐的肝肠循环，可刺激胆汁的分泌，发挥利胆作用

6. 关于胃液作用的描述，错误的是

A. 胃蛋白酶原不能消化蛋白质

B. 壁细胞大量减少不会出现贫血

C. 胃酸缺乏会影响蛋白质消化

D. 黏液有保护胃黏膜的作用

E. 黏液 – 碳酸氢盐屏障不能完全阻止胃酸和胃蛋白酶对黏膜的侵蚀

7. 引起胃容受性舒张的感受器位于

A. 口腔

B. 咽、食管

C. 胃底

D. 胃幽门部

E. 十二指肠

8. 胆盐可协助下列哪一种酶消化食物

A. 胰蛋白酶

B. 糜蛋白酶

C. 胰脂肪酶

D. 胰淀粉酶

E. 肠致活酶

9. 下列关于正常人胰液的叙述，错误的是

A. 胰液中的无机物成分包括 Na^+、Cl^-、K^+、HCO_3^-

B. 胰液的 HCO_3^- 保护肠黏膜免受强酸的侵蚀

C. 胰液内脂肪酶主要有蛋白水解酶、胰脂肪酶、胰淀粉酶等

D. 胰液中的糜蛋白酶原被肠致活酶激活

E. 胰液中含有能分解三大营养物质的消化酶

二、共用备选答案的单选题

（10～11 题共用备选答案）

A. 肠致活酶

B. 胰蛋白酶

C. 胆盐

D. 糜蛋白酶

E. 盐酸

10. 对脂肪起乳化作用的物质是

11. 使胃蛋白酶原活化的最主要物质是

第六节 体温及其调节

一、单选题

1. 生理学所指的体温是

A. 腋窝温度

B. 口腔温度

C. 直肠温度

D. 体表的平均温度

E. 机体深部的平均温度

2. 人体最主要的散热器官是

A. 肺

B. 肾

C. 消化道

D. 汗腺

E. 皮肤

3. 当外界温度低于体表温度时，机体的散热方式是

A. 辐射、传导、对流

B. 辐射、蒸发

C. 传导、蒸发

D. 对流、蒸发

E. 蒸发

4. 用冰袋给高热患者降温属于

A. 蒸发散热

B. 传导散热

C. 对流散热

D. 辐射散热

E. 不感蒸发散热

5. 关于体温的生理变动，错误的是

A. 下午体温高于上午，变化范围不超过 1℃

B. 女性体温略高于同龄男性，排卵日体温最高

C. 幼童体温略高于成年人

D. 体力劳动时，体温可暂时升高

E. 精神紧张时，可升高

6. 运动时机体的主要产热器官是

    A. 肝   B. 骨骼肌

    C. 脑   D. 心脏

    E. 肾

7. 应在下列哪种状态下测量人体的正常体温

    A. 剧烈运动后   B. 麻醉状态

    C. 睡眠状态   D. 安静状态

    E. 情绪紧张状态

8. 机体内温度最高的器官是

    A. 脑   B. 肝

    C. 肾   D. 十二指肠

    E. 胃

二、共用备选答案的单选题

(9~10 题共用备选答案)

    A. 辐射散热

    B. 传导散热

    C. 传导和对流散热

    D. 蒸发散热

    E. 不感蒸发

9. 给高热患者乙醇擦浴是为了增加

10. 给高热患者使用冰袋是为了增加

第七节 尿的生成和排出

一、单选题

1. 关于肾小球滤过作用的描述，错误的是

    A. 肾小球毛细血管血压是促进滤过的力量

    B. 血浆胶体渗透压是阻止滤过的力量

    C. 正常情况下肾小球毛细血管的全长均有滤过

    D. 肾小囊内压升高时滤过减少

    E. 用肾小球滤过率和滤过分数反映肾小球滤过功能

2. 一般情况下，肾小球滤过率主要取决于

    A. 滤过膜的通透性

    B. 滤过面积的改变

    C. 囊内压的改变

    D. 肾血浆流量的改变

    E. 血浆晶体渗透压的改变

3. 肾小管滤液中大部分 Na^+ 的重吸收是在

    A. 近端小管   B. 远端小管

    C. 髓袢降支   D. 髓袢升支

    E. 集合管

4. 关于葡萄糖重吸收的叙述，错误的是

    A. 只有近端小管可以重吸收

    B. 与 Na^+ 的重吸收偶联

    C. 是一种继发主动转运过程

    D. 近端小管重吸收葡萄糖能力有一定限度

    E. 正常情况下，近球小管不能将肾小球滤出的糖全部重吸收

5. 结石阻塞输尿管引起尿量减少的机制是

    A. 肾小球毛细血管血压降低

    B. 囊内压升高

    C. 血浆胶体渗透压降低

    D. 血浆晶体渗透压降低

    E. 肾小管内溶质浓度增加

6. 关于排尿的叙述，错误的是

    A. 排尿是一个反射过程

    B. 感受器存在于膀胱壁

    C. 排尿反射的初级中枢在脊髓腰段

    D. 排尿时逼尿肌收缩，尿道内、外括约肌舒张

    E. 成人大脑皮质对初级排尿中枢有控制作用

7. 下述哪种情况下肾小球滤过率将升高

    A. 血压升至 18.6 kPa（140 mmHg）时

    B. 血压降至 10.6 kPa（80 mmHg）时

    C. 血压升至 26.5 kPa（200 mmHg）时

    D. 入球小动脉收缩时

    E. 肾血流量减少时

8. 肾小球的有效滤过压等于

A. 肾小球毛细血管血压 – 血浆胶体渗透压 + 囊内压

B. 肾小球毛细血管血压 – （血浆胶体渗透压 + 囊内压）

C. 肾小球毛细血管血压 + 血浆胶体渗透压 – 囊内压

D. 肾小球毛细血管血压 – （血浆胶体渗透压 – 囊内压）

E. 肾小球毛细血管血压 + 血浆胶体渗透压 + 囊内压

9. 大量出汗尿量减少的主要原因是

A. 血浆晶体渗透压升高，引起 ADH 分泌增多

B. 血浆胶体渗透压升高，引起有效滤过压减小

C. 血容量减少导致肾小球滤过率下降

D. 血容量减少引起醛固酮分泌增多

E. 交感神经兴奋引起肾上腺素分泌增多

10. 可促进抗利尿激素释放的因素是

A. 血浆胶体渗透压升高

B. 血浆晶体渗透压升高

C. 血浆胶体渗透压下降

D. 血浆晶体渗透压下降

E. 血浆白蛋白含量升高

11. 调节抗利尿激素释放最敏感的感受器是

A. 下丘脑渗透压感受器

B. 心房和肺血管的容量感受器

C. 主动脉弓压力感受器

D. 颈动脉体化学感受器

E. 肾小球入球小动脉牵张感受器

12. 醛固酮作用的主要部位是

A. 近端小管

B. 髓袢升支粗段

C. 髓袢降支粗段

D. 远端小管

E. 远曲小管和集合管

13. 下列叙述中，可导致肾小球滤过率增高的是

A. 肾交感神经兴奋

B. 注射大剂量肾上腺素

C. 快速静脉滴注生理盐水

D. 静脉滴注高渗葡萄糖

E. 动脉血压升高至 150 mmHg

14. 大量饮清水后，尿量增多主要由于

A. ADH 减少

B. ADH 增加

C. 血浆胶体渗透压下降

D. 醛固酮分泌减少

E. 循环血量增加，血压升高

15. 某实验员给家兔静脉注射 20% 葡萄糖 5 ml，观察到该家兔尿量增多，分析其主要原因是

A. 小管液溶质浓度增高

B. 肾小球滤过率增加

C. ADH 释放减少

D. 肾小球有效滤过压增高

E. 醛固酮释放减少

16. 某患者，因外伤急性失血，血压降至 60/40 mmHg，尿量明显减少，其尿量减少的主要原因是

A. 肾小球毛细血管血压下降

B. 肾小球滤过膜通透性增加

C. 近球小管对水的重吸收减少

D. 血浆晶体渗透压降低

E. 远曲小管和集合管对水的重吸收减少

二、共用备选答案的单选题

（17～18 题共用备选答案）

A. 近端小管

B. 髓袢升支粗段

C. 髓袢升支细段

D. 远曲小管和集合管

E. 髓袢降支细段

17. 重吸收葡萄糖的部位只限于

18. ADH 调节水重吸收的部位在

第八节 神 经

单选题

1. 关于神经递质的叙述，不正确的是

A. 是化学传递的物质基础

B. 由突触前神经元合成

C. 在突触小泡内贮存

D. 其释放与 Ca^{2+} 的转移有关

E. 发挥完效应后都经酶解失活

2. 化学性突触传递的特征中，错误的是

A. 双向传递

B. 突触延搁

C. 对内环境变化敏感

D. 后放

E. 总和

3. 与兴奋性突触后电位形成有关的离子是

A. K^+、Na^+，尤其是 K^+

B. K^+、Na^+，尤其是 Na^+

C. K^+、Na^+、Cl^-，尤其是 Cl^-

D. Ca^{2+}、K^+、Cl^-，尤其是 K^+

E. K^+、Cl^-，尤其是 Cl^-

第九节 内 分 泌

一、单选题

1. 对于激素的描述，正确的是

A. 由内分泌腺或内分泌细胞分泌

B. 化学本质都是蛋白质

C. 可直接为细胞活动提供能量

D. 只通过血液循环作用于靶细胞

E. 与神经调节是完全独立的两个调节系统

2. 下丘脑神经细胞产生的调节肽，其作用是通过

A. 下丘脑－垂体束运送到腺垂体

B. 下丘脑－垂体束运送到神经垂体

C. 垂体门脉运送到腺垂体

D. 垂体门脉运送到神经垂体

E. 垂体门脉运送到视上核与室旁核

3. 血液中糖皮质激素的主要激素调节是

A. 甲状腺激素

B. 促生长激素释放激素

C. 促肾上腺皮质激素

D. 醛固酮

E. 肾上腺素

4. 影响神经系统发育最重要的激素是

A. 肾上腺素　　B. 甲状腺激素

C. 生长素　　　D. 胰岛素

E. 醛固酮

5. 下列激素中化学性质属于类固醇的是

A. 生长激素　　B. 甲状旁腺素

C. 促甲状腺激素　D. 肾上腺素

E. 糖皮质激素

6. 关于激素到达靶细胞途径的叙述，不正确的是

A. 由血液运输

B. 由细胞外液运输

C. 由神经末梢释放入血

D. 在局部扩散反馈作用于细胞本身

E. 由特定管道运输

7. 不属于腺垂体分泌的激素是

A. 促甲状腺激素　B. 黄体生成素

C. 缩宫素　　　　D. 催乳素

E. 生长激素

8. 幼年时生长素分泌过多会导致

A. 肢端肥大症　　B. 侏儒症

C. 巨人症　　　　D. 黏液性水肿

E. 向心性肥胖

9. 不属于甲状腺激素生理作用的是

A. 促进外周组织对糖的利用

B. 生理剂量促进蛋白质合成

C. 提高神经系统兴奋性

D. 减慢心率和减弱心肌收缩力

E. 抑制糖原合成

10. 下列物质中属于下丘脑调节肽的是

  A. 生长激素

  B. 催乳素

  C. 卵泡刺激素

  D. 促性腺激素释放激素

  E. 促甲状腺素

11. 患儿女，10 岁。身高 1 m，智力低下，应

考虑为哪一种激素分泌障碍

  A. 甲状腺激素 B. 生长激素

  C. 糖皮质激素 D. 胰岛素

  E. 雌激素和孕激素

二、共用备选答案的单选题

（12 ～ 13 题共用备选答案）

  A. 蛋白质激素 B. 胺类激素

  C. 肽类激素 D. 类固醇激素

  E. 固醇类激素

12. 下丘脑分泌的激素属于

13. 性激素属于

第二章　生物化学

第一节　蛋白质结构和功能

一、单选题

1. 蛋白质的基本结构是

  A. 一级结构 B. 二级结构

  C. 结构域 D. 模序

  E. 亚基结构

2. 含有两个羧基的氨基酸是

  A. 丝氨酸 B. 酪氨酸

  C. 谷氨酸 D. 赖氨酸

  E. 苏氨酸

3. 能使蛋白质溶液稳定的因素是

  A. 一级结构 B. 胶体性质

  C. 等电点 D. 紫外吸收性质

  E. 别构效应

4. 具有四级结构的蛋白质特征是

  A. 分子中必定含有辅基

  B. 含有两条或多条肽链

  C. 依赖肽键维系四级结构的稳定性

  D. 每条多肽链都具有独立的生物学活性

  E. 由一条多肽链折叠而成

5. 能使蛋白质颗粒不稳定的条件是

  A. 溶液 pH 大于 pI

  B. 溶液 pH 小于 pI

  C. 溶液 pH 等于 pI

  D. 在水溶液中

  E. 溶液 pH 等于 7.4

6. 有关血红蛋白（Hb）和肌红蛋白（Mb）的叙述，不正确的是

  A. 都可以和氧结合

  B. Hb 和 Mb 都含铁

  C. 都是含辅基的结合蛋白

  D. 都具有四级结构形式

  E. 都属于色蛋白类

7. 将蛋白质溶液 pH 调节到其等电点时的效应是

  A. 蛋白质稳定性增加

  B. 蛋白质稳定性降低，易于沉淀析出

  C. 蛋白质表面的净电荷增加

  D. 蛋白质表面的净电荷不变

  E. 蛋白质开始变性

8. 能帮助新生多肽链正确折叠的物质是

  A. 分子伴侣 B. 别构剂

  C. 变性剂 D. 配体

E. 辅基

9. 关于蛋白质分子中的肽键的描述，正确的是
   A. 由一个氨基酸的 α - 氨基和另一个氨基酸的 α - 羧基形成
   B. 由一个氨基酸的 α - 氨基和另一个氨基酸的 α - 氨基形成
   C. 由一个氨基酸的 α - 羧基和另一个氨基酸的 α - 羧基形成
   D. 由谷氨酸的 γ - 羧基与另一个氨基酸的 α - 氨基形成
   E. 由赖氨酸的 ε - 氨基与另一分子氨基酸的 α - 羧基形成

10. Watson – Crick 的双螺旋模型指的是
    A. 蛋白质二级结构模型
    B. RNA 二级结构模型
    C. DNA 二级结构模型
    D. 蛋白质三级结构模型
    E. DNA 三级结构模型

11. 蛋白质变性不断裂的键是
    A. 氢键   B. 肽键
    C. 疏水键   D. 盐键
    E. 二硫键

12. 蛋白质溶液的稳定因素是
    A. 蛋白质溶液的黏度大
    B. 蛋白质在溶液中有"布朗运动"
    C. 蛋白质分子表面带有水化膜和同种电荷

D. 蛋白质溶液有分子扩散现象
E. 蛋白质分子带有电荷

13. 下列关于 β - 脂蛋白的叙述正确的是
    A. 电泳法分类的一种脂蛋白
    B. 运转内源性脂肪
    C. 运转外源性脂肪
    D. 又称高密度脂蛋白
    E. 在小肠黏膜合成

14. 实验员测得某一蛋白质样品的氮含量为 0.45 g，此样品约含蛋白质
    A. 1.35 g   B. 2.81 g
    C. 4.50 g   D. 7.20 g
    E. 9.00 g

15. 取一滴血浆，在 pH 8.6 条件下进行醋酸纤维膜电泳。若样品点在负极，电泳后可将血浆至少分成 5 种成分，跑在最前面的成分是
    A. 纤维蛋白原   B. γ - 球蛋白
    C. β - 球蛋白   D. α - 球蛋白
    E. 白蛋白

二、共用备选答案的单选题
(16 ~ 17 题共用备选答案)
    A. 二硫键   B. 配价键
    C. 酰胺键   D. 酯键
    E. 氢键

16. 肽键的性质是
17. 维系蛋白质二级结构的化学键是

第二节　核酸的结构和功能

一、单选题

1. 核酸分子中核苷酸之间的连接键是
   A. 2′, 3′ - 磷酸二酯键
   B. 2′, 5′ - 磷酸二酯键
   C. 3′, 5′ - 磷酸二酯键
   D. 肽键
   E. α - 1, 4 糖苷键

2. DNA 中的糖是
   A. 葡萄糖
   B. D - 核糖
   C. 6 - 磷酸果糖
   D. D - 2 脱氧核糖
   E. 半乳糖

3. 结构中具有反密码环的核酸是

A. DNA   B. mRNA

C. rRNA   D. tRNA

E. hnRNA

A. T   B. A

C. G   D. C

E. U

4. 核小体结构指的是

A. DNA 一级结构

B. DNA 二级结构

C. DNA 三级结构

D. tRNA 二级结构

E. tRNA 三级结构

5. 真核生物核酸中在 5′ – 端有"帽子"结构的是

A. DNA

B. mRNA

C. tRNA

D. 40S 小亚基中的 rRNA

E. 60S 大亚基中的 rRNA

6. tRNA 的二级结构是

A. 双螺旋   B. 超螺旋

C. 线型   D. 三叶草型

E. 倒"L"型

7. 能参与蛋白质合成场所结构的核酸是

A. tRNA   B. mRNA

C. rRNA   D. hnRNA

E. DNA

8. 能携带氨基酸到蛋白质合成场所的核酸是

A. tRNA   B. mRNA

C. rRNA   D. hnRNA

E. DNA

9. 主要存在于 DNA 中的碱基是

10. DNA 的一级结构指的是

A. DNA 分子中的碱基排列顺序

B. DNA 分子中的碱基配对关系

C. DNA 分子中的各碱基所占的比例

D. DNA 分子的双螺旋结构

E. DNA 分子中的碱基种类

11. DNA 双螺旋结构模型的描述，不正确的是

A. 腺嘌呤的摩尔数等于胸腺嘧啶的摩尔数

B. 同种生物体不同组织中的 DNA 碱基组成极为相似

C. DNA 双螺旋中碱基对位于外侧

D. 两股多核苷酸链通过 A 与 T 或 C 与 G 之间的氢键连接

E. 维持双螺旋稳定的主要因素是氢键和碱基堆积力

二、共用备选答案的单选题

（12～14 题共用备选答案）

A. DNA   B. rRNA

C. mRNA   D. tRNA

E. hnRNA

12. 遗传信息的主要载体是

13. 蛋白质翻译的直接模板是

14. 氨基酸的转运工具是

第三节　酶

一、单选题

1. 酶的生物学意义主要在于

A. 作为细胞的结构成分

B. 氧化供能

C. 转变为其他物质

D. 储存能量

E. 作为生物催化剂加速代谢过程

2. 决定酶特异性的部位是

A. 酶的辅基

B. 酶的辅酶

C. 酶的酶蛋白部分

D. 金属离子

E. B 族维生素

E. 取决于底物的性质

3. 活性中心中必需基团的作用是
- A. 维持酶的一级结构
- B. 维持酶的高级结构
- C. 参与基团的转移
- D. 结合和催化底物
- E. 维持底物结构

6. 关于别构酶的叙述正确的是
- A. 与代谢物可共价结合
- B. 与代谢物结合后构象改变
- C. 在代谢途径中不起关键作用
- D. 又称为同工酶
- E. 不受调节物质的影响

4. 关于酶必需基团的正确叙述是
- A. 所有的功能基团
- B. 疏水基团
- C. 亲水基团
- D. 能结合辅酶（基）的功能基团
- E. 与酶活性有关的功能基团

7. 同工酶是指
- A. 辅酶相同的酶
- B. 活性中心中必需基团相同的酶
- C. 功能相同而酶分子结构不同的酶
- D. 功能和性质相同的酶
- E. 功能不同而分子结构相同的酶

5. 当［S］＞［E］时，酶促反应速度的变化是
- A. 与酶浓度成正比
- B. 与酶浓度成反比
- C. 与酶浓度无关
- D. 呈不规律改变

8. 下列关于酶原的叙述正确的是
- A. 无活性的酶
- B. 变性的酶
- C. 一种同工酶
- D. 酶的前体形式
- E. 酶的聚合体

第四节　糖　代　谢

一、单选题

1. 丙酮酸还原为乳酸，提供所需氢的是
- A. $FMNH_2$
- B. H_2
- C. FH_2
- D. $NADH + H^+$
- E. SAM

2. 糖酵解指的是
- A. 葡萄糖在有氧条件下转变成甘油并释放能量
- B. 葡萄糖在缺氧条件下转变成乳酸并释放能量
- C. 葡萄糖在有氧条件下转变成丙酮酸并释放能量
- D. 葡萄糖在有氧条件下转变成乙醇并释放能量
- E. 葡萄糖在缺氧条件下转变成丙酮酸并释放能量

3. 糖异生的概念是

- A. 甘油转变为葡萄糖
- B. 葡萄糖转变为脂肪
- C. 葡萄糖转变为核糖
- D. 非糖物质转变为葡萄糖
- E. 葡萄糖转变为氨基酸

4. 下列关于糖异生的叙述正确的是
- A. 糖分解的完全逆反应过程
- B. 可造成酸碱平衡失调
- C. 与维持血糖浓度无关
- D. 有利于乳酸的利用
- E. 可使乙酰辅酶 A 转变成糖

5. 乳酸循环指的是
- A. 肌肉葡萄糖酵解生成的乳酸，在肝生成糖的过程
- B. 肌肉葡萄糖酵解生成的丙酮酸，在肝生成糖的过程
- C. 肝葡萄糖酵解生成的乳酸，在肌肉生成糖的过程

D. 肝葡萄糖酵解生成的乳酸，在血液中
生成糖的过程

E. 肌肉葡萄糖酵解生成的乳酸，在肌肉中
生成糖的过程

6. 调节三羧酸循环运转最主要的酶是
A. 丙酮酸脱氢酶
B. 柠檬酸合酶
C. 苹果酸脱氢酶
D. 延胡索酸酶
E. 异柠檬酸脱氢酶

7. 三羧酸循环最重要的生理意义是
A. 产生 CO_2 供机体生物合成需要
B. 产生 H_2O 供机体利用
C. 脂肪合成的主要途径
D. 消除乙酰辅酶 A，防止其在体内堆积
E. 糖、脂肪和蛋白质彻底氧化的共同途径

8. 糖原分解首先生成的物质是
A. 葡萄糖
B. 1 - 磷酸果糖
C. 6 - 磷酸果糖
D. 1 - 磷酸葡萄糖
E. 6 - 磷酸葡萄糖

9. 可使血糖浓度下降的激素是
A. 肾上腺素
B. 胰高血糖素
C. 胰岛素
D. 生长素
E. 糖皮质激素

10. 肾上腺素升高血糖的主要机制是
A. 减少脂肪动员
B. 抑制糖异生

C. 促进糖原合成
D. 抑制肌糖原酵解
E. 促进肝糖原分解

11. 糖异生的主要生理意义是
A. 补充血糖　　　　B. 合成蛋白质
C. 分解脂肪　　　　D. 生成 NADPH
E. 生成核酸原料

12. 三羧酸循环中的脱氢次数是
A. 1 个　　　　　　B. 2 个
C. 3 个　　　　　　D. 4 个
E. 5 个

13. 在糖原合成中作为葡萄糖载体的是
A. ADP　　　　　　B. GDP
C. CDP　　　　　　D. TDP
E. UDP

14. 肝糖原可以补充血糖，因为肝中存在
A. 果糖二磷酸酶
B. 葡萄糖激酶
C. 磷酸葡萄糖变位酶
D. 葡萄糖 - 6 - 磷酸酶
E. 磷酸己糖异构酶

二、共用备选答案的单选题
(15 ~ 16 题共用备选答案)
A. 磷酸化酶
B. 乳酸脱氢酶
C. 丙酮酸激酶
D. 葡萄糖 - 6 - 磷酸酶
E. 磷酸果糖激酶 - 1

15. 糖原分解的关键酶是

16. 糖异生的关键酶是

第五节　脂 类 代 谢

一、单选题

1. 脂肪动员指的是
A. 储存的脂肪在酶的催化下分解成脂肪
酸和甘油的过程

B. 脂蛋白脂肪酶的催化反应
C. 脂肪的合成过程
D. 脂肪酸的分解过程
E. 脂肪转变成磷脂的过程

2. 下列关于酮体的叙述正确的是

A. 可以转变成葡萄糖

B. 其成分是碱性物质

C. 合成脂肪酸的原料

D. 饥饿时脑组织的供能形式

E. 胆固醇合成的前体

3. 不能利用酮体的器官是

A. 肝　　　　　　B. 肾

C. 心　　　　　　D. 脑

E. 肌肉

4. 小肠中能帮助脂肪吸收的物质是

A. 乳糜微粒　　　B. 胆汁酸盐

C. ATP　　　　　D. 脂肪酸

E. 甘油

5. 脂肪酸分解产生的乙酰 CoA 的去路是

A. 合成脂肪

B. 氧化供能

C. 异生成葡萄糖

D. 参与组成脂蛋白

E. 作为 DNA 合成原料

6. 下列关于脂蛋白的叙述正确的是

A. 可在血液中分解产能

B. 脂肪在体内的储存形式

C. 蛋白质在血液中的储存形式

D. 蛋白质在血液中的运输形式

E. 脂类在血液中的运输形式

7. 乳糜微粒的主要成分是

A. 内源性脂肪

B. 外源性脂肪

C. 磷脂

D. 蛋白质

E. 胆固醇

8. 酮体不能在肝中氧化的主要原因是

A. 缺乏氧化的酶

B. 酮体产生过多

C. 糖分解过于旺盛

D. HMG – CoA 合成酶活性增强

E. 氨基酸分解障碍

9. 下列化合物中以胆固醇为前体的是

A. 维生素 A　　　　B. 乙酰 CoA

C. 胆红素　　　　　D. 维生素 D_3

E. 胆素

10. 胆固醇在体内的主要代谢产物是

A. 二氢胆固醇

B. 胆汁酸

C. 类固醇激素

D. 胆固醇酯

E. 维生素 D_3

11. 下列关于磷脂的叙述正确的是

A. 主要功能是氧化供能

B. 空腹或禁食时转变成糖

C. 可参与酮体的合成

D. 含有磷酸的脂类

E. 胆固醇合成的前体

12. 脂肪酸合成时所需的氢来自

A. NADH　　　　　B. NADPH

C. $FMNH_2$　　　　D. $FADH_2$

E. UQH_2

13. 合成脂肪酸时其原料乙酰 CoA 的来源是

A. 胞液直接提供

B. 胞液的乙酰肉碱提供

C. 线粒体合成并以乙酰 CoA 的形式转运到胞液

D. 线粒体合成后由肉碱携带转运到胞液

E. 线粒体合成并转化为柠檬酸而转运到胞液

14. 酮体不能在肝中氧化的主要原因是肝中缺乏

A. HMG – CoA 合成酶

B. HMG – CoA 裂解酶

C. HMG – CoA 还原酶

D. 琥珀酰 – CoA 转硫酶

E. HMG – CoA 脱氢酶

第六节　氨基酸代谢

一、单选题

1. 人体的营养必需氨基酸是
   A. 丙氨酸　　　　B. 甲硫氨酸
   C. 谷氨酸　　　　D. 天冬氨酸
   E. 丝氨酸

2. 体内 NH_3 的主要来源是
   A. 肠道内的腐败作用
   B. 肾小管上皮细胞分泌
   C. 氨基酸脱氨基
   D. 谷氨酰胺分解
   E. 碱基分解

3. 决定食物中蛋白质营养价值的因素是
   A. 食物蛋白质的来源
   B. 蛋白质是否容易分解
   C. 必需氨基酸的种类和数量
   D. 含硫氨基酸的含量
   E. 食物蛋白质的存在形式

4. 氮平衡指的是
   A. 尿与粪中含氮量与摄入食物中总含氮量的对比关系
   B. 每日摄入蛋白质的量与排除蛋白质量的对比关系
   C. 每日机体内分解蛋白质的量与合成蛋白质的量的对比关系
   D. 尿与粪中含氮化合物总量与摄入含氮化合物总量的对比关系
   E. 必需氨基酸与非必需氨基酸含量的对比关系

5. 哺乳类动物体内氨的主要去路是
   A. 渗入肠道
   B. 在肝中合成尿素
   C. 经肾泌氨随尿排出
   D. 生成谷氨酰胺
   E. 合成非必需氨基酸

6. 体内氨储存及运输的主要形式之一是
   A. 谷氨酸　　　　B. 酪氨酸
   C. 谷氨酰胺　　　D. 谷胱甘肽
   E. 天冬酰胺

7. 食物来源的氨基酸最主要的生理功能是
   A. 合成某些含氮化合物
   B. 合成蛋白质
   C. 氧化供能
   D. 转变为糖
   E. 转变为脂肪

8. 有关氮平衡的正确叙述是
   A. 每日摄入的氮量少于排出的氮量，为氮负平衡
   B. 氮总平衡多见于健康的孕妇
   C. 氮平衡实质上是表示每日氨基酸进出人体的量
   D. 氮总平衡常见于儿童
   E. 氮正平衡、氮负平衡均见于正常成人

9. 脑中氨的主要去路是
   A. 合成尿素　　　B. 合成谷氨酰胺
   C. 合成嘌呤　　　D. 扩散入血
   E. 合成必需氨基酸

10. 下列物质中，仅在肝中合成的是
   A. 尿素　　　　　B. 糖原
   C. 血浆蛋白　　　D. 胆固醇
   E. 脂肪酸

二、共用备选答案的单选题

（11～12 题共用备选答案）
   A. 谷氨酰胺　　　B. 亮氨酸
   C. 甘氨酸　　　　D. 天冬氨酸
   E. 脯氨酸

11. 属于营养必需氨基酸的是

12. 血液中氨运输形式是

（13～14 题共用备选答案）
   A. 赖氨酸　　　　B. 丙氨酸
   C. 谷氨酸　　　　D. 亮氨酸

E. 脯氨酸

13. 属于酸性氨基酸的是

14. 属于碱性氨基酸的是

第七节　核苷酸的代谢

单选题

1. 可以抑制尿酸生成，用于治疗痛风的药物是

A. ATP　　　　B. 甘氨酸

C. 一碳单位　　D. 别嘌醇

E. 叶酸

2. 可引起尿酸盐沉积的最低浓度大概是

A. $< 1 \mu g/L$　　　　B. $3 \mu g/L$

C. $1 mg/L$　　　　D. $8 mg/dl$

E. $1 g/L$

第三章　病原生物学与免疫学基础

第一节　总　　论

一、单选题

1. 非细胞型微生物的特点是

A. 无典型细胞结构，仅由核心和蛋白质衣壳组成，核心中只有一种核酸，只能在活细胞内生长繁殖

B. 有典型细胞结构，仅由核心和蛋白质衣壳组成，核心中只有一种核酸，不能在活细胞内生长繁殖

C. 无典型细胞结构，仅由核心组成，核心中只有一种核酸，只能在活细胞内生长繁殖

D. 有典型细胞结构，由蛋白质衣壳组成，不能在活细胞内生长繁殖

E. 无典型细胞结构，仅由核心和蛋白质衣壳组成，核心中有两种核酸，只能在活细胞内生长繁殖

2. 真核细胞型微生物的特点是

A. 细胞分化程度较低，有核膜核仁，胞质内细胞器完整

B. 细胞分化程度较高，无核膜核仁，胞质内细胞器完整

C. 细胞分化程度较高，有核膜核仁，胞质内细胞器完整

D. 细胞分化程度较高，有核膜核仁，胞质内细胞器不完整

E. 细胞分化程度较低，无核膜核仁，胞质内细胞器不完整

3. 革兰阴性菌细胞壁的肽聚糖外还有三层结构，由内向外依次为

A. 脂蛋白、脂质双层、脂多糖

B. 脂多糖、脂质双层、脂蛋白

C. 脂蛋白、脂多糖、脂质双层

D. 脂质双层、脂多糖、脂蛋白

E. 脂质双层、脂蛋白、脂多糖

4. 下述不是真菌产物的是

A. 头孢菌素　　　B. 青霉素

C. 先锋霉素　　　D. 环孢素 A

E. 干扰素

5. 根据鞭毛的数目及位置可将鞭毛分为四类，不属于这四类的是

A. 单毛菌　　　B. 双毛菌

C. 三毛菌　　　D. 丛毛菌

E. 周毛菌

6. 芽孢是细菌的

A. 繁殖体　　　B. 染色体

C. 核糖体　　　　　　　D. 休眠体

E. 吞噬体

E. 兼性厌氧菌

7. 当环境适宜时，芽孢可能发育成细菌的

A. 繁殖体　　　　　　　B. 鞭毛

C. 核糖体　　　　　　　D. 荚膜

E. 休眠体

8. 芽孢对外界抵抗力强，在自然界可存在

A. 几小时　　　　　　　B. 几天

C. 几个月　　　　　　　D. 几年或几十年

E. 几百年

9. 细菌能量代谢的基本生化反应是生物氧化，以有机物为受氢体的代谢称为

A. 发酵　　　　　　　　B. 呼吸

C. 有氧呼吸　　　　　　D. 厌氧呼吸

E. 氧化

10. 细菌合成代谢过程中所合成的特殊产物不包括

A. 热原质　　　　　　　B. 毒素

C. 侵袭酶类　　　　　　D. 抗生素

E. 合成肽

11. 细菌的核质是由

A. 两条双股环状 DNA 分子组成

B. 一条双股环状 DNA 分子组成

C. 一条单股环状 DNA 分子组成

D. 两条单股环状 DNA 分子组成

E. 两条双股环状 RNA 分子组成

12. 一个细菌能形成

A. 一个芽孢　　　　　　B. 二个芽孢

C. 三个芽孢　　　　　　D. 四个芽孢

E. 多个芽孢

13. 细菌生长繁殖的主要条件不包括

A. 营养物质　　　　　　B. 酸碱度

C. 时间　　　　　　　　D. 温度

E. 气体

14. 根据细菌对氧气的需要不同可将细菌分为四类，错误的一项是

A. 需氧菌　　　　　　　B. 厌氧菌

C. 微需氧菌　　　　　　D. 微厌氧菌

15. 大多数细菌繁殖一代的时间是

A. 20～30 秒钟　　　　　B. 2～3 分钟

C. 20～30 分钟　　　　　D. 2～3 小时

E. 2～3 天

16. 细菌的生长繁殖方式为

A. 有丝分裂　　　　　　B. 二分裂

C. 复制　　　　　　　　D. 裂解

E. 孵化

17. 结核杆菌繁殖一代所需时间为

A. 18 秒　　　　　　　　B. 18 分

C. 18 小时　　　　　　　D. 18 天

E. 18 个月

18. 培养基按物理性状不同可分为哪三种

A. 基础培养基、营养培养基和合成培养基

B. 液体培养基、半固体培养基和固体培养基

C. 营养培养基、鉴别培养基和厌氧培养基

D. 肉汤培养基、巧克力培养基和罗氏培养基

E. 吕氏培养基、罗氏培养基和蔡式培养基

19. 在液体培养基上细菌生长后不会出现

A. 菌膜　　　　　　　　B. 浑浊

C. 菌落　　　　　　　　D. 沉淀

E. 变色

20. 在半固体培养基上有鞭毛的细菌生长后会出现

A. 菌膜　　　　　　　　B. 浑浊

C. 沉淀　　　　　　　　D. 菌落

E. 变色

21. 细菌的特殊结构包括

A. 荚膜、芽孢、鞭毛、核糖体

B. 荚膜、芽孢、鞭毛、质粒

C. 荚膜、芽孢、鞭毛、菌毛

D. 荚膜、芽孢、鞭毛、异染颗粒

E. 荚膜、芽孢、鞭毛、中介体

22. 大多数细菌生长繁殖最适宜的酸碱度是
A. pH 6.5～6.8
B. pH 7.0～7.2
C. pH 7.2～7.6
D. pH 7.6～8.0
E. pH 8.0～9.0

23. 细菌的子代与亲代之间在形态结构、生理功能等方面的相似现象称为
A. 进化　　　　B. 遗传
C. 变异　　　　D. 繁殖
E. 代谢

24. 细菌子代与亲代之间存在的程度不同的差异称为
A. 突变　　　　B. 演变
C. 变异　　　　D. 变化
E. 变种

25. 细菌的遗传物质不包括
A. 染色体　　　　B. 质粒
C. 噬菌体　　　　D. 双螺旋 DNA
E. 螺旋体

26. 质粒是独立存在于多种
A. 细菌内能自主复制的染色体以外的双股环状 DNA
B. 真菌内能自主复制的染色体以外的双股环状 DNA
C. 细菌内能自主复制的染色体以外的单股环状 DNA
D. 病毒内能自主复制的染色体以外的双股环状 DNA
E. 细菌内能自主复制的染色体以外的双股环状 RNA

27. 细菌变异的主要机制不包括
A. 基因突变
B. 基因的损伤后修复
C. 基因的转移
D. 基因重组
E. 质粒丢失

28. 消毒是指杀死物体上或环境中病原微生物的方法，但不一定杀死
A. 结核杆菌　　　　B. 细菌芽孢
C. 真菌　　　　D. 大肠埃希菌
E. 葡萄球菌

29. 灭菌是指杀灭物体上
A. 所有细菌的方法
B. 所有微生物的方法
C. 所有病原微生物的方法
D. 所有致病菌的方法
E. 所有真菌的方法

30. 无菌是指
A. 无细菌　　　　B. 无致病菌
C. 无活的微生物　　　　D. 无病毒
E. 无真菌

31. 化学消毒剂的杀菌机制不包括
A. 促进菌体蛋白质变性
B. 干扰细菌酶系统和代谢
C. 破坏菌体蛋白与核酸
D. 损伤菌体细胞膜
E. 蛋白质加热凝固

32. 与病原菌致病性无关的因素为
A. 毒力
B. 细菌种类
C. 侵入机体的数量
D. 侵入途径
E. 侵袭力

33. 与细菌侵袭力无关的因素是
A. 产毒素能力
B. 突破机体防御功能
C. 在体内的定居能力
D. 在体内的繁殖能力
E. 扩散能力

34. 在致病机制中起重要作用的毒素是
A. 神经毒素和外毒素
B. 肠毒素和内毒素
C. 肉毒素和白喉毒素
D. 内毒素和外毒素

E. 细胞毒素和外毒素

35. 与外毒素不相关的因素是
    A. 毒性作用强
    B. 由革兰阴性菌产生
    C. 抗原性强
    D. 不耐热
    E. 蛋白质

36. 内毒素是在菌体破解之后释放出来的毒性
    A. 蛋白质　　　　　B. 酶
    C. 脂多糖　　　　　D. 氨基酸
    E. 核酸

37. 机体抗感染能力的强弱主要取决于
    A. 机体的免疫能力
    B. 年龄
    C. 性别
    D. 体重
    E. 身高

38. 特异性免疫包括
    A. 天然免疫
    B. 体液免疫和细胞免疫
    C. 获得性免疫
    D. 主动免疫
    E. 被动免疫

39. 细胞免疫的主要效应细胞是
    A. CTL 和 Th1 细胞
    B. CTL 和 $CD4^+T$ 细胞
    C. Th1 和 $CD8^+T$ 细胞
    D. NK 细胞和单核细胞
    E. NK 细胞和吞噬细胞

40. 与病毒概念不符的因素是
    A. 体积最小、结构最简单
    B. 非细胞型微生物
    C. 只含有一种核酸
    D. 对抗生素敏感
    E. 只能在活细胞内复制

41. 绝大多数病毒的大小在
    A. 1 nm 左右　　　　B. 10 nm 左右
    C. 100 nm 左右　　　D. 10 μm 左右

E. 1 μm 左右

42. 病毒感染的非特异性免疫主要是靠
    A. 干扰素和 NK 细胞
    B. 干扰素和免疫球蛋白
    C. NK 细胞和免疫球蛋白
    D. NK 细胞和 CTL
    E. CTL 和吞噬细胞

43. 干扰素是病毒或诱生剂刺激人或动物产生的
    A. 白细胞　　　　　B. 蛋白质
    C. 脂多糖　　　　　D. 类脂质
    E. 氨基酸

44. 单细胞真菌是
    A. 以芽生方式繁殖
    B. 以二分裂的形式繁殖
    C. 以有丝分裂方式繁殖
    D. 以复制的形式繁殖
    E. 以裂解的形式繁殖

45. 真菌培养的适宜温度是
    A. 16℃～20℃　　　B. 20℃～30℃
    C. 22℃～28℃　　　D. 35℃～37℃
    E. 30℃～35℃

46. 下列对原核细胞型微生物结构的描述中，正确的一项是
    A. 有细胞壁但不含肽聚糖
    B. 有细胞膜且含有胆固醇
    C. 含有线粒体、内质网等细胞器
    D. 细胞核内含染色体遗传物质
    E. 无核膜，核质为裸露环状 DNA

47. 下列描述的微生物特征中，不是所有微生物共同特征的一条是
    A. 体形微小　　　　B. 分布广泛
    C. 种类繁多　　　　D. 可无致病性
    E. 只能在活细胞内生长繁殖

48. 关于革兰阳性菌，下列说法正确的是
    A. 细胞壁的基本成分是肽聚糖
    B. 有脂质外膜
    C. 对青霉素不敏感

D. 一般不产生外毒素

E. 只有少量磷壁酸

49. 革兰阴性菌细胞壁的成分中没有

A. 聚糖支架　　　　B. 四肽侧链

C. 五肽交联桥　　　D. 外膜

E. 肽聚糖

50. 细菌检查中最常用最重要的分类鉴别染色法是

A. 革兰染色法

B. 墨法染色法

C. 亚甲蓝单染法

D. 抗酸染色法

E. Aldert 染色法

51. 细菌代谢产物中与致病性无关的是

A. 外毒素　　　　　B. 内毒素

C. 侵袭性酶　　　　D. 热原质

E. 细菌素

52. 液体培养基主要用于

A. 分离单个菌落

B. 增菌

C. 检测细菌毒素

D. 观察细菌运动能力

E. 鉴别菌种

53. 不属于细菌代谢产物的是

A. 色素　　　　　　B. 毒素

C. 热原质　　　　　D. 抗毒素

E. 维生素

54. 属于选择培养基的是

A. 血琼脂平板

B. 伊红－亚甲蓝培养基

C. 疱肉培养基

D. 含铁双糖培养基

E. 肉汤培养基

55. 下述不可能杀灭细菌芽孢的方法是

A. 煮沸法　　　　　B. 巴氏消毒法

C. 间歇灭菌法　　　D. 干热灭菌法

E. 高压蒸气灭菌法

56. 灭菌是指

A. 杀灭物体上的所有微生物包括细菌的芽孢

B. 杀死物体上的病原微生物

C. 杀死细菌芽孢

D. 使物体上无活菌存在

E. 抑制微生物生长繁殖的方法

57. 乙醇消毒剂常用的浓度是

A. 100%　　　　　　B. 95%

C. 75%　　　　　　 D. 50%

E. 30%

58. 属于氧化剂类的消毒剂是

A. 来苏儿　　　　　B. 戊二醛

C. 龙胆紫　　　　　D. 过氧化氢

E. 新洁尔灭

59. 去除临床使用的破伤风抗血清中细菌的方法是

A. 煮沸法

B. 流通空气灭菌法

C. 化学消毒剂消毒法

D. 滤过除菌法

E. 紫外线照射法

60. 沙眼衣原体具有高度传染性的结构是

A. 原体　　　　　　B. 始体

C. 核糖体　　　　　D. 包涵体

E. 中介体

61. 患者男，55 岁。患细菌感染性疾病，应用常用抗生素治疗无效，其重要原因可能是

A. 患者长期使用某种抗生素

B. 感染的细菌获得了 R 质粒，产生耐药性

C. 患者使用了大量的某种抗生素

D. 患者使用的是从没用过的抗生素

E. 患者感染的是多种细菌

二、共用备选答案的单选题

（62～64 题共用备选答案）

A. 二分裂　　　　　B. 复制

C. 有丝分裂　　　　D. 裂解

E. 芽生

62. 真菌的繁殖方式为

63. 细菌的繁殖方式为

64. 病毒的繁殖方式为

（65～66 题共用备选答案）

    A. 菌膜   B. 菌苗

    C. 菌落   D. 菌苔

    E. 菌体

65. 单个细菌在固体培养基上繁殖后所形成的细菌集团为

66. 细菌在液体培养基内生长繁殖后出现的现象为

第二节　各　　论

一、单选题

1. 大肠埃希菌长约

    A. 0.1～1 μm   B. 1～4 μm

    C. 4～10 μm   D. 10～40 μm

    E. 40～100 μm

2. 革兰阳性球菌不包括

    A. 金黄色葡萄球菌

    B. 表皮葡萄球菌

    C. 链球菌

    D. 肺炎球菌

    E. 脑膜炎球菌

3. A 族链球菌的主要致病物质不包括

    A. 脂磷壁酸   B. M 蛋白

    C. 肽聚糖   D. 肠毒素

    E. 致热外毒素

4. 脑膜炎球菌的主要抗原不包括

    A. 荚膜多糖抗原   B. 外膜蛋白抗原

    C. SPA   D. 脂多糖抗原

    E. 核蛋白抗原

5. 链球菌感染所致的常见疾病不包括

    A. 化脓性感染

    B. 猩红热

    C. 急性肾小球肾炎

    D. 流行性脑膜炎

    E. 风湿热

6. 大肠埃希菌的主要生物学特点是

    A. 革兰染色阴性、能发酵乳糖、产酸产气

    B. 革兰染色阳性、能发酵乳糖、产酸产气

    C. 革兰染色阴性、能发酵葡萄糖、产酸产气

    D. 革兰染色阳性、能发酵葡萄糖、产酸产气

    E. 革兰染色阴性、能发酵乳糖、产酸不产气

7. 痢疾杆菌的主要致病物质包括

    A. 侵袭力和肉毒素

    B. 侵袭力和肠毒素

    C. 侵袭力和溶血毒素

    D. 侵袭力和神经毒素

    E. 侵袭力和内毒素

8. 沙门菌所致疾病主要是

    A. 肠热症   B. 胃肠炎

    C. 痢疾   D. 胆囊炎

    E. 败血症

9. 破伤风梭菌的致病物质是有强烈毒性的外毒素，主要引起

    A. 肠黏膜坏死

    B. 骨骼肌痉挛

    C. 呼吸肌麻痹

    D. 神经末梢功能障碍

    E. 败血症

10. 肉毒梭菌感染主要引起

    A. 胃肠炎   B. 胆囊炎

    C. 食物中毒   D. 腹泻

    E. 痢疾

11. 无芽孢厌氧菌的致病物质不包括

    A. 菌毛   B. 荚膜

C. 毒素　　　　　　D. 酶类

E. 鞭毛

12. 霍乱弧菌的生物学性状特点是

A. 耐碱不耐酸　　　B. 耐冷不耐热

C. 耐酸不耐碱　　　D. 耐热不耐冷

E. 耐脂溶剂

13. HBV 的传播途径不包括

A. 血液传播　　　　B. 母婴传播

C. 性传播　　　　　D. 日常生活接触

E. 虫媒传播

14. 乙脑病毒是通过

A. 蚊子传播　　　　B. 虱子传播

C. 跳蚤传播　　　　D. 蜜蜂传播

E. 苍蝇传播

15. 与宫颈癌发病有关的病毒是

A. 单纯疱疹病毒 1 型

B. 肝炎病毒

C. 脊髓灰质炎病毒

D. 单纯疱疹病毒 2 型

E. 流感病毒

16. 流感病毒致病机制中不包括

A. 通过飞沫传播

B. 血凝素吸附呼吸道黏膜上皮细胞

C. 病毒侵入呼吸道黏膜细胞增殖引起呼
吸道症状

D. 全身症状由病毒血症引起

E. 体弱可以并发细菌性肺炎而致死

17. 甲型流感病毒分型的依据是

A. 核蛋白

B. 血凝素

C. M 蛋白

D. 血凝素和神经氨酸酶

E. 多聚 RNA 酶

18. 引起流感世界性大流行的病原体是

A. 流感杆菌　　　　B. 甲型流感病毒

C. 乙型流感病毒　　D. 丙型流感病毒

E. 副流感病毒

19. 对甲型流感病毒抗原转变的错误叙述是

A. HA 和（或）NA 变异幅度大

B. 属质变

C. 产生流感病毒新亚型

D. 由不同型别的流感病毒基因重组造成

E. 由病毒基因点突变造成

20. 对甲型肝炎错误的叙述是

A. 病原体是单股正链 RNA 病毒

B. 传染源主要是带毒者和甲型肝炎患者

C. 在潜伏期末和急性期初，患者粪便及
血液均有传染性

D. 早期诊断可测定特异性 IgG

E. 一般不转为慢性

21. HCV 和 HBV 的不同点是

A. 主要经血液传播

B. 可转为慢性化、肝硬化和肝癌

C. 不能细胞培养

D. 表面蛋白抗原易变异

E. 抗原携带者为重要传染源

22. 与乙型脑炎病毒免疫特点不符的是

A. 保护性免疫以体液免疫为主

B. 隐性感染也可获牢固免疫

C. 血 – 脑脊液屏障不完整，病毒易侵入
中枢神经

D. 细胞免疫可以抵抗再感染

E. 抗原性稳定，疫苗免疫效果好

23. 下列病毒中不属于肠道病毒属的是

A. 脊髓灰质炎病毒

B. 柯萨奇病毒

C. 埃可病毒

D. 轮状病毒

E. 肠道病毒 68 型

**24. 一腹泻患者，临床表现为剧烈的呕吐、
腹泻、米泔样便，应考虑感染的细菌很
可能是**

A. 沙门菌　　　　　B. 霍乱弧菌

C. 大肠埃希菌　　　D. 空肠弯曲菌

E. 志贺菌

25. 患者男，35 岁。呕吐、腹痛、腹泻而到

医院就诊，医生诊断为沙门菌感染，下列属于沙门菌属的是

A. 溶血性链球菌

B. 肺炎链球菌

C. 大肠埃希菌

D. 伤寒杆菌

E. 金黄色葡萄球菌

26. 一腿部脓肿患者，其脓汁黏稠、黄色、病灶局限，考虑所感染的病菌最可能的是

A. 金黄色葡萄球菌

B. 大肠埃希菌

C. 铜绿假单胞菌

D. 肺炎球菌

E. 淋球菌

27. 患者男，35岁。因突发不适而到医院就诊，医生诊断其感染了肠道病毒。下列关于肠道病毒的叙述正确的是

A. RNA病毒

B. 临床表现局限于肠道

C. 抵抗力较弱

D. 非裸露病毒

E. 可通过性接触传播

28. 患者男，26岁。急性腹泻并伴有发热而到医院就诊，医生诊断其患有抗生素相关性假膜性肠炎，引起该疾病的最可能细菌是

A. 艰难梭菌　　　　B. 肉毒梭菌

C. A族链球菌　　　D. 破伤风梭菌

E. 变异链球菌

29. 某患者因发热、腹痛、里急后重、脓血黏液便到医院就诊，考虑感染的病原菌很可能是

A. 沙门菌　　　　　B. 弧菌

C. 大肠埃希菌　　　D. 变形杆菌属

E. 志贺菌属

二、共用备选答案的单选题

（30～31题共用备选答案）

A. 蝌蚪形　　　　　B. 逗点状或S形

C. 球拍状　　　　　D. 葡萄样

E. 螺旋状

30. 肉毒梭菌的形态为

31. 幽门螺杆菌的形态为

第四章　天然药物化学

第一节　总　　论

一、单选题

1. 从中药的水提液中萃取叶绿素或油脂成分的溶剂是

A. 石油醚　　　　　B. 乙酸乙酯

C. 丙酮　　　　　　D. 正丁醇

E. 乙醇

2. 乙醇能提取出的成分类型除外

A. 生物碱　　　　　B. 黄酮苷

C. 三萜苷元　　　　D. 氨基酸

E. 鞣质

3. 下列溶剂中可以与水混溶的是

A. 乙酸乙酯

B. 丙酮

C. 乙醚

D. 三氯甲烷

E. 苯

4. 在浓缩的水提取液中，加入一定量乙醇，不可以除去的成分是

A. 淀粉　　　　　　B. 树胶

C. 黏液质　　　　　D. 蛋白质

E. 树脂

5. 在水（醇）提取液中可被中性醋酸铅沉淀的成分是

    A. 淀粉   B. 黏液质

    C. 无机盐   D. 中性皂苷

    E. 异黄酮类

6. 淀粉和葡萄糖的分离多采用

    A. 氧化铝层析

    B. 离子交换层析

    C. 聚酰胺层析

    D. 凝胶层析

    E. 硅胶吸附柱层析

7. 不适宜用离子交换树脂法分离的成分是

    A. 生物碱   B. 生物碱盐

    C. 有机酸   D. 氨基酸

    E. 强心苷

二、共用备选答案的单选题

（8～10题共用备选答案）

    A. 生物碱盐、氨基酸、蛋白质、糖类

    B. 游离生物碱、蒽醌、黄酮、香豆素苷元

    C. 苷类、生物碱、鞣质及和极性大的苷元

    D. 油脂、蜡、叶绿素、挥发油、游离甾体及萜类苷元

    E. 植物纤维

8. 水作为溶剂最适宜提取的化学成分是

9. 甲醇、乙醇及其不同比例的水溶液最适宜提取的化学成分是

10. 三氯甲烷或乙酸乙酯作为溶剂最适宜提取的化学成分是

第二节　苷　　类

单选题

1. 下列有关苷的说法中，错误的是

    A. 苷又称配糖体，其中的非糖部分称为苷元或配基

    B. 是糖或糖的衍生物与糖或糖的衍生物通过糖的端基碳原子连接而成的化合物

    C. 是糖或糖的衍生物与非糖物质通过糖的端基碳原子连接而成的化合物

    D. 苷有原生苷和次生苷

    E. 苷键具有缩醛结构，可以被酸水解

2. 按苷键原子不同，苷可以分为

    A. 原生苷和次生苷

    B. 香豆素苷、黄酮苷、蒽醌苷、木脂素苷等

    C. 单糖苷、双糖苷、三糖苷等

    D. 单糖链苷、双糖链苷、三糖链苷等

    E. O－苷、S－苷、N－苷和C－苷

3. 下列化合物中，Molish 反应不呈色的是

    A. 葡萄糖   B. 橙皮苷

    C. 芦丁   D. 甘草酸

    E. 槲皮素

第三节　香豆素类

单选题

1. 下列化合物中，具有香气的是

    A. 黄酮苷元   B. 香豆素苷元

    C. 三萜苷元   D. 甾体苷元

    E. 生物碱

2. 下列化合物没有荧光的是

    A. 槲皮素   B. 七叶内酯

    C. 甘草酸   D. 小檗碱

    E. 大黄素

3. 香豆素与异羟肟酸铁试剂反应显红色是因为结构中存在

    A. 苯环   B. 羟基

C. 双键　　　　D. 羰基

E. 内酯

4. 补骨脂中所含香豆素属于

A. 简单香豆素　　B. 呋喃香豆素

C. 吡喃香豆素　　D. 异香豆素

E. 4－苯基香豆素

5. 下述不符合香豆素荧光规律的是

A. 多数香豆素在紫外线下具有荧光

B. 在碱性溶液中荧光显著

C. C7 位羟基香豆素荧光增强

D. C8 位导入羟基，荧光消失

E. 羟基越多，则荧光愈强

6. 羟基香豆素类化合物，进行 PC 检查，展开剂系统最好为

A. 碱性溶剂系统

B. 酸性溶剂系统

C. 中性溶剂系统

D. 亲脂性溶剂系统

E. 亲水性溶剂系统

7. 下列化合物具有升华性的化合物是

A. 木脂素　　　　B. 强心苷

C. 香豆素　　　　D. 氨基酸

E. 黄酮类化合物

8. 下列香豆素在紫外线下荧光最显著的是

A. 6，7－二羟基香豆素

B. 7，8－二羟基香豆素

C. 7－羟基香豆素

D. 6－羟基－7－甲氧基香豆素

E. 7－羟基－8－甲氧基香豆素

第四节　蒽醌类化合物

一、单选题

1. 大黄素类的蒽醌母核上羟基分布情况为

A. 在一个苯环的 α 位

B. 在两个苯环的 β 位

C. 邻位

D. 在两个苯环的 α 或 β 位

E. 对位

2. 辅酶 Q_{10} 属于

A. 苯醌　　　　B. 萘醌

C. 菲醌　　　　D. 蒽醌

E. 二蒽酮

3. 中药丹参的主要有效成分是

A. 苯醌　　　　B. 萘醌

C. 菲醌　　　　D. 蒽醌

E. 黄酮

4. 下列有关蒽醌性质说法中，不正确的是

A. 蒽醌类一般具有黄、橙、红等颜色

B. 游离醌类大多为结晶，而苷类多为粉末

C. 蒽醌类多具有酚羟基，因此多具有酸性

D. 游离蒽醌类具有亲脂性，成苷后极性增大

E. 游离醌类难溶于水和碱水溶液

5. 蒽醌类化合物可以采用 pH 梯度萃取法进行分离，是因为其

A. 极性不同

B. 电荷不同

C. 酸性不同

D. 沸点不同

E. 溶解度不同

6. 下列结构类型中，遇碱液呈红色或紫红色的是

A. 羟基苯醌　　B. 羟基萘醌

C. 羟基黄酮　　D. 羟基蒽酮

E. 羟基蒽醌

7. 下列结构类型中，遇乙酸镁呈橙红、紫红或紫色的是

A. 羟基苯醌

B. 羟基萘醌

C. 羟基蒽醌

D. 羟基香豆素

E. 羟基黄酮

8. 药检工作人员欲比较大黄酸、大黄素、大黄酚三种成分的酸性强弱，通过相关资料及相关实验，得出的酸性强弱顺序是

A. 大黄酸＞大黄素＞大黄酚

B. 大黄素＞大黄酚＞大黄酸

C. 大黄素＞大黄酸＞大黄酚

D. 大黄酚＞大黄素＞大黄酸

E. 大黄酚＞大黄酸＞大黄素

二、共用备选答案的单选题

（9～11题共用备选答案）

A. 紫草素　　　　B. 辅酶 Q_{10}

C. 柯桠素　　　　D. 番泻苷

E. 丹参醌

9. 用于治疗高血压、心脏病及癌症的是

10. 具有致泻作用的是

11. 具有抗菌及扩张冠状动脉作用的是

第五节　黄　　酮

一、单选题

1. 黄酮类的基本母核是

A. 苯丙素

B. 色原酮

C. 2－苯基色原酮

D. 苯骈 α－吡喃酮

E. 异戊二烯

2. 下列化合物中，盐酸－镁粉反应为阳性的化合物是

A. 甘草酸　　　　B. 槲皮素

C. 紫草素　　　　D. 芦荟苷

E. 大黄素

3. 下列化合物中具维生素 P 样作用，用于治疗毛细管变脆引起的出血症及高血压的是

A. 大豆素　　　　B. 山柰酚

C. 葛根素　　　　D. 芦丁

E. 黄芩苷

4. 葛根主要活性成分葛根素属于

A. 黄酮醇　　　　B. 二氢黄酮

C. 异黄酮　　　　D. 查耳酮

E. 黄烷醇

5. 槐米中的主要活性成分是

A. 黄酮醇　　　　B. 二氢黄酮

C. 异黄酮　　　　D. 查耳酮

E. 黄烷醇

6. 黄酮苷元难溶或不易溶于

A. 甲醇　　　　　B. 乙醇

C. 乙酸乙酯　　　D. 水

E. 碱水

7. 黄酮类化合物呈现酸性是因为其结构中具有

A. 羰基

B. 苯环

C. 酚羟基

D. 吡喃环上的氧原子

E. 不饱和双键

8. 下列黄酮类化合物中，酸性最强的是

A. 3－羟基黄酮

B. 5－羟基黄酮

C. 6－羟基黄酮

D. 7－羟基黄酮

E. 4，7－二羟基黄酮

9. 下列黄酮类化合物中与四氢硼钠反应显色的是

A. 槲皮素　　　　B. 芦丁

C. 橙皮苷　　　　D. 黄芩苷

E. 儿茶素

10. 3－羟基或 5－羟基黄酮与三氯化铝生成络合物的颜色多为

A. 红色　　　　　B. 紫色

C. 黄色　　　　　D. 橙色

E. 蓝色

第六节　萜类与挥发油

单选题

1. 萜类化合物分为单萜、倍半萜、二萜等的分类是根据
   A. 异戊二烯单元数目多少不同
   B. 生物合成途径不同
   C. 结构中环的数目不同
   D. 化合物的植物来源不同
   E. 化合物的性质不同

2. 下列化合物中具有抗恶性疟疾作用的是
   A. 薄荷醇　　　　　B. 龙脑
   C. 青蒿素　　　　　D. 紫杉醇
   E. 甘草酸

3. 下列化合物中具有抗肿瘤作用的是
   A. 薄荷醇　　　　　B. 龙脑
   C. 青蒿素　　　　　D. 紫杉醇
   E. 银杏内酯

4. 穿心莲内酯具有
   A. 抗癌活性
   B. 抗凝血作用
   C. 抗肝炎病毒活性
   D. 抗疲劳作用
   E. 抗感染作用

5. 鱼腥草挥发油具有
   A. 止咳平喘作用
   B. 抗菌消炎作用
   C. 抗张冠脉血管作用
   D. 抗肿瘤作用
   E. 抗凝血作用

6. 细辛挥发油具有
   A. 祛痰止咳作用
   B. 抗菌消炎作用
   C. 抗张冠脉血管作用
   D. 抗肿瘤作用
   E. 抗凝血作用

第七节　甾体及苷类

单选题

1. 甲型强心苷和乙型强心苷的区别在于
   A. 甾体母核取代不同
   B. C17 侧链的不饱和内酯环结构不同
   C. 苷元连接的糖种类不同
   D. 苷元与糖的连接方式不同
   E. 苷元与糖的连接位置不同

2. 具有溶血作用的化学成分是
   A. 菲醌类化合物
   B. 皂苷类化合物
   C. 木脂素类化合物
   D. 生物碱类化合物
   E. 黄酮醇类化合物

3. 可以区别甲型强心苷和乙型强心苷的反应是

   A. 醋酐 – 浓硫酸反应
   B. α – 萘酚浓硫酸反应
   C. 盐酸 – 镁粉反应
   D. 3，5 – 二硝基苯甲酸反应
   E. 三氯化铁 – 冰醋酸反应

4. 甾体皂苷元的 C17 侧链为
   A. 羰甲基
   B. 长链脂肪链
   C. 五元不饱和内酯环
   D. 六元不饱和内酯环
   E. 螺缩酮连接的螺缩环

5. 地奥心血康胶囊用以治疗冠心病、心绞痛等疾病的主要活性成分是
   A. 三萜皂苷　　　　　B. 甾体皂苷
   C. 黄酮苷　　　　　　D. 生物碱

E. 多糖

6. 下列可发生三氯化锑反应的化合物是

A. 羟基蒽醌　　　　　B. 甾体皂苷

C. 香豆素苷　　　　　D. 异黄酮

E. 苯丙酸

7. 含有 2，6 – 二去氧糖的苷是

A. 人参皂苷　　　　　B. 柴胡皂苷

C. 毛花苷 C　　　　　D. 番泻苷 A

E. 薯蓣皂苷

8. 药检工作人员收到一份甾体皂苷类药物，以少量醋酐溶解，然后加入醋酐浓硫酸，反应液最后呈现

A. 绿色，后逐渐褪色

B. 黑色，后逐渐褪色

C. 红色，后逐渐褪色

D. 橙色，后逐渐褪色

E. 黄色，后逐渐褪色

第八节　生　物　碱

一、单选题

1. 下列化合物中，不能溶于碱水溶液中的是

A. 槲皮素　　　　　B. 七叶内酯

C. 莨菪碱　　　　　D. 大黄素

E. 吗啡

2. 下面有关生物碱的说法中，不正确的是

A. 生物碱是一类含氮的天然有机化合物，但低分子胺类、氨基酸等除外

B. 生物碱大部分为杂环化合物且氮原子在杂环内

C. 所有生物碱都具有碱性，均能与酸结合成盐

D. 生物碱的碱性与结构中氮原子上的孤对电子有关

E. 大多数生物碱具有较强的生物活性

3. 生物碱的碱性强，则

A. pK_a值大　　　　　B. pK_a值小

C. K_a值大　　　　　D. pK_b值大

E. K_b值小

4. 下列化合物中，与碘化铋钾试剂反应产生橘红色沉淀的是

A. 青蒿素　　　　　B. 槲皮素

C. 紫草素　　　　　D. 葛根素

E. 阿托品

5. 决定生物碱碱性的最主要因素是

A. 分子结构中氮原子杂化方式

B. 分子中诱导效应

C. 分子中共轭效应

D. 分子中空间效应

E. 分子内氢键

6. 某生物碱 pK_a 为 10.5 属于

A. 强碱性　　　　　B. 中等碱性

C. 弱碱性　　　　　D. 极弱碱性

E. 中性

7. 有关生物碱性质叙述不正确的是

A. 多为无色结晶

B. 多具苦味或辛辣味

C. 多具辛辣味

D. 多具有挥发性

E. 多具有碱性

8. 生物碱总碱中内酯结构的分离，可采用下述何法为佳

A. 乙醇沉淀法　　　　　B. 铅盐沉淀法

C. 盐析法　　　　　D. 酸碱沉淀法

E. 结晶法

9. 具有何种结构生物碱碱性最强

A. 脂氮杂环　　　　　B. 芳氮杂环

C. 芳胺类　　　　　D. 酰胺类

E. 季铵类

10. 实验员小王通过一系列的实验来研究下列各物质的性质并做相关比较，其中碱性最大的是

A. 伪麻黄碱   B. 小檗碱

C. 汉防己乙素   D. 士的宁

E. 莨菪碱

E. 旋光性由弱到强

二、共用备选答案的单选题

（12～14题共用备选答案）

A. 吗啡碱   B. 小檗碱

C. 秋水仙碱   D. 奎宁

E. 莨菪碱

11. 药检人员欲将某混合生物碱中的成分一次萃取出来，试验方法：将混合物溶于三氯甲烷中，用 pH 由高到低的酸性缓冲溶液顺次萃取，生物碱则可按下列哪种顺序依次萃取出来

A. 碱度由弱到强

B. 碱度由强到弱

C. 分子量由小到大

D. 分子量由大到小

12. 具有解痉镇痛、散瞳及解有机磷中毒作用的是

13. 具有抗菌作用的是

14. 治疗急性痛风及对癌细胞生长有抑制作用的是

第九节　其他成分

单选题

1. 组成缩合鞣质的基本单位是

A. 黄烷 - 3 - 醇

B. 异戊二烯

C. 没食子酸

D. 2 - 苯基色原酮

E. 氨基酸

2. 中药五倍子的有效成分是

A. 黄酮   B. 皂苷

C. 多糖   D. 可水解鞣质

E. 缩合鞣质

第五章　药物化学

第一节　绪　　论

单选题

1. 下列不属于药物化学对化学药物研究的内容是

A. 化学结构   B. 制备方法

C. 理化性质   D. 寻找新药

E. 剂型选择

2. 世界卫生组织推荐使用的国际非专利药名的英文缩写是

A. NNI   B. NIN

C. INN   D. MIN

E. IMM

第二节　麻　醉　药

一、单选题

1. 以下不属于局部麻醉药的化学结构类型的是

A. 芳酸酯类   B. 氨基醚类

C. 氨基酮类   D. 酰胺类

E. 烷基酮类

2. 与盐酸普鲁卡因特点不符的是

A. 可发生重氮化 – 偶合反应

B. 具生物碱样的性质

C. 用作浸润麻醉和传导麻醉

D. 易氧化变色

E. 结构中酰胺键易水解

3. 盐酸普鲁卡因注射液受热变黄的主要原因是

A. 芳伯氨基被氧化

B. 形成了聚合物

C. 水解

D. 发生了重氮化 – 偶合反应

E. 水解产物发生重氮化 – 偶合反应

4. 对盐酸氯胺酮的描述，错误的是

A. 白色结晶性粉末

B. 无臭

C. 易溶水

D. 水溶液显氯化物的鉴别反应

E. 是吸入麻醉药

5. 下列属于局麻药，还可用于治疗心律失常

的是

A. 盐酸氯胺酮　　　B. 盐酸普鲁卡因

C. 盐酸丁卡因　　　D. 盐酸利多卡因

E. 氟烷

6. 患者女，20 岁。近期到医院拔出智齿，手术前医生为其使用了酰胺类的麻醉药，最可能是下列哪种药品

A. 利多卡因　　　B. 硫喷妥钠

C. 普鲁卡因　　　D. 丁卡因

E. 达克罗宁

二、共用备选答案的单选题

（7～8 题共用备选答案）

A. 属于吸入麻醉药

B. 对酸、碱均较稳定，不易水解

C. 具有芳伯氨基，在空气中易氧化变色

D. 性质稳定，不易燃，但遇光、热和湿空气能缓慢分解，生成氢卤酸

E. 属于静脉麻醉药

7. 盐酸普鲁卡因的特点是

8. 盐酸利多卡因的特点是

第三节　镇静催眠药、抗癫痫药和抗精神失常药

一、单选题

1. 属于超短时作用的巴比妥类药物，可用于静脉麻醉的是

A. 苯巴比妥钠　　　B. 异戊巴比妥

C. 苯妥英钠　　　　D. 硫喷妥钠

E. 丙戊酸钠

2. 苯二氮䓬类哪个位置的水解是可逆的水解

A. 1，2 位　　　B. 2，3 位

C. 3，4 位　　　D. 4，5 位

E. 5，6 位

3. 可以治疗失眠，同时用于抗癫痫和抗惊厥治疗的药物是

A. 苯妥英钠　　　B. 氟哌啶醇

C. 卡马西平　　　D. 地西泮

E. 丙戊酸钠

4. 下列药物中，分子中有吩噻嗪环的是

A. 盐酸阿米替林

B. 氟哌啶醇

C. 苯巴比妥

D. 地西泮

E. 盐酸氯丙嗪

5. 盐酸氯丙嗪在空气中放置易氧化变色，这是因为分子中有

A. 吩噻嗪环　　　B. 芳伯氨基

C. 巯基　　　　　D. 叔胺基团

E. 苯环

6. 下列关于地西泮的叙述，错误的是

A. 别名为安定

B. 属于苯并二氮杂草类催眠镇静药

C. 在稀盐酸液中遇碘化铋钾试液产生绿色沉淀

D. 可以水解

E. 临床用于治疗焦虑症及失眠症等

7. 关于巴比妥类药物构效关系的叙述，错误的是

A. 用硫代替 C2 位羰基中的氧，起效快且作用时间短

B. C5 上的两个取代基的碳原子总数须在 4~8 之间

C. C5 上的取代基为烯烃时，作用时间短

D. 酰亚胺两个氮原子上的氢都被取代时起效快、作用时间短

E. 巴比妥酸 C5 上的两个活泼氢均被取代时才有作用

8. 下列哪项不是苯巴比妥的性质

A. 遇过量的硝酸银生成二银盐白色沉淀，此沉淀溶于氨水中

B. 弱碱性

C. 钠盐易水解

D. 与吡啶－硫酸铜试液反应生成紫色

E. 在碳酸钠溶液中与硝酸银试液作用可生成可溶性的银盐

9. 巴比妥类药物的母核结构为

A. 乙内酰脲　　　　　B. 乙二胺

C. 喹啉环　　　　　　D. 丙二酰脲

E. β－内酰胺环

10. 患者女，30 岁。近期出现严重失眠并伴有焦虑情绪，到医院就医后，处方医师为其开具了地西泮，则该药品的化学结构中的母核为

A. 1，4－苯并二氮䓬环

B. 1，5－苯并二氮䓬环

C. 二苯并氮杂䓬环

D. 苯并硫氮杂䓬环

E. 1，4－二氮杂䓬环

二、共用备选答案的单选题

（11~13 题共用备选答案）

A. 苯巴比妥　　　　　B. 氯丙嗪

C. 甲丙氨酯　　　　　D. 苯妥英钠

E. 地西泮

11. 与吡啶－硫酸铜试液作用显蓝色的是

12. 属于氨基甲酸酯类催眠镇静药的是

13. 在空气和日光中易氧化变色，生成醌型和亚砜化合物的是

第四节　解热镇痛药、非甾类抗炎药和抗痛风药

一、单选题

1. 可与三氯化铁反应显紫堇色的阿司匹林的水解产物是

A. 苯甲酸　　　　　　B. 苯乙酸

C. 甲酸　　　　　　　D. 水杨酸

E. 醋酸

2. 可用作对乙酰氨基酚中毒时的解毒剂的是

A. N－乙酰胱氨酸

B. N－羟基半胱氨酸

C. N－甲酰半胱氨酸

D. N－丙酰半胱氨酸

E. N－乙酰半胱氨酸

3. 吲哚美辛所不具有的结构是

A. 羧基　　　　　　　B. 对氯苯甲酰基

C. 甲氧基　　　　　　D. 咪唑杂环

E. 吲哚杂环

4. 下列药物中具有 1，2－苯并噻嗪结构的是

A. 吡罗昔康

B. 吲哚美辛

C. 对乙酰氨基酚

D. 阿司匹林

E. 布洛芬

5. 丙磺舒与哪个药物合用，可以抑制其排泄，延长药效

A. 磺胺甲噁唑　　　　B. 甲氧苄啶

C. 链霉素　　　　　　D. 青霉素

E. 美洛昔康

6. 下列属于抗痛风药的是

    A. 贝诺酯   B. 丙磺舒

    C. 乙胺丁醇   D. 美洛昔康

    E. 萘普生

7. 患者男，30 岁。因发热并伴有轻微头痛而到医院就诊，医生为其开具了阿司匹林，下列与阿司匹林的理化性质不符的是

    A. 显酸性

    B. 与三氯化铁试液显紫堇色

    C. 具有水解性

    D. 可溶于碳酸钠溶液

    E. 白色结晶性粉末，微溶于水

二、共用备选答案的单选题

（8～10 题共用备选答案）

    A. 对乙酰氨基酚

    B. 阿司匹林

    C. 双氯芬酸

    D. 丙磺舒

    E. 吡罗昔康

8. 属于 1，2 - 苯并噻嗪类的是

9. 属于抗痛风药的是

10. 属于乙酰苯胺类解热镇痛药的是

第五节 镇 痛 药

单选题

1. 以下哪些与镇痛药三维结构不相符

    A. 有一个平坦的芳环

    B. 有一个可电离成阳离子的部位

    C. 有一个阴离子部位

    D. 苯环以直立键与哌啶环相连接

    E. 哌啶环的乙撑基突出于平面之前

2. 吗啡结构不具有哪个基团和取代基

    A. 醇羟基   B. 苯环

    C. 羰基   D. 有手性碳原子

    E. 含 N 杂环

3. 盐酸吗啡注射液放置过久颜色变深，是发生了哪种化学反应

    A. 水解反应   B. 还原反应

    C. 加成反应   D. 聚合反应

    E. 氧化反应

4. 吗啡有毒性的代谢产物是

    A. 硫酸结合物

    B. 葡萄糖醛酸结合物

    C. 去甲基吗啡

    D. 阿扑吗啡

    E. 双吗啡（伪吗啡）

5. 哌替啶在临床上用作

    A. 解热镇痛

    B. 抗炎

    C. 降压

    D. 癌症化疗药

    E. 手术和癌症疼痛

6. 美沙酮化学结构中不含有的基团是

    A. 酚羟基   B. 酮基

    C. 二甲氨基   D. 甲基

    E. 苯基

7. 可待因比吗啡发生氧化的可能性小，最合理的解释是其结构中

    A. 6 位是甲氧基

    B. 3 位是酯基

    C. 3 位是羟基

    D. 6 位是羟基

    E. 3 位是甲氧基

8. 盐酸吗啡溶液加热发生重排反应，其产物主要是

    A. 双吗啡   B. 可待因

    C. 苯吗喃   D. 阿扑吗啡

    E. N - 氧化吗啡

9. 与镇痛药化学结构特点不相符的是

    A. 分子中具有一个平坦的芳香结构

    B. 分子中具有一个碱性中心

C. 烃基部分凸出平面前方

D. 碱性中心和平坦芳环不在同一平面上

E. 季碳原子与碱性中心叔胺氮原子间的距离相隔两个碳原子

10. 盐酸吗啡易发生氧化反应是因为其结构中含有

    A. 醇羟基   B. 烯键

    C. 哌啶环   D. 烯醇型羟基

    E. 酚羟基

11. 关于盐酸哌替啶的说法中，哪项是错误的

    A. 是合成镇痛药

    B. 结构中具有平坦的芳香环结构，但合成中去掉了碱性中心

    C. 易溶于水

    D. 水溶液显酸性

    E. 可以与硝酸银试液反应生成白色沉淀

第六节　拟胆碱药和胆碱受体拮抗药

一、单选题

1. 与胆碱受体有关的药物分类不包括

    A. M 胆碱受体激动剂

    B. 乙酰胆碱酯酶抑制剂

    C. M 胆碱受体拮抗剂

    D. N 胆碱受体激动剂

    E. N_2 胆碱受体拮抗剂

2. 下列解痉药中，中枢副作用最弱的是

    A. 东莨菪碱   B. 阿托品

    C. 樟柳碱   D. 山莨菪碱

    E. 莨菪碱

3. 硫酸阿托品属于

    A. 含金属的药物

    B. 含酚羟基的药物

    C. 托烷类生物碱

    D. 含芳伯氨基的药物

    E. 含卤素的药物

4. 阿托品在碱性水溶液中易被水解，这是因为化学结构中含有以下哪种结构

    A. 酰胺键   B. 内酯键

    C. 酰亚胺键   D. 酯键

    E. 内酰胺键

5. 下列不能发生 Vitali 特征反应的是

    A. 东莨菪碱   B. 阿托品

    C. 泮库溴铵   D. 山莨菪碱

    E. 樟柳碱

6. 关于硝酸毛果芸香碱的叙述，不正确的是

    A. 是拟胆碱药

    B. 遇光易变质

    C. 在稀 NaOH 溶液中，可被水解开环

    D. 临床用于治疗青光眼

    E. 可用 Vitali 反应进行鉴别

7. 硫酸阿托品可发生水解反应，是因为分子中具有

    A. 醇羟基   B. 酯键

    C. 酚羟基   D. 酰胺基团

    E. 芳伯氨基

8. 阿托品的特征定性鉴别反应是

    A. 与 $AgNO_3$ 溶液的反应

    B. 吡啶 – $CuSO_4$ 反应

    C. 紫脲酸胺反应

    D. Vitali 反应

    E. 与甲醛 – 硫酸试液的反应

9. 碘解磷定不能与碱性药物配伍的原因是

    A. 在稀 NaOH 溶液中，可被水解开环

    B. 分子中含有酯的结构，可被水解失效

    C. 在碱液中可与碳酸钠反应生成白色沉淀

    D. 在碱性条件下，肟基分解生成氰化物并进一步分解生成极毒的氰离子

    E. 在碱性条件下，水解生成醛类化合物

10. 下列哪个药物与硫酸混合，冷后沿管壁加硫酸亚铁试液，交界面可显棕色

    A. 硝酸毛果芸香碱

B. 硫酸阿托品

C. 碘解磷定

D. 氢溴酸山莨菪碱

E. 溴丙胺太林

二、共用备选答案的单选题

（11～12 题共用备选答案）

A. 泮库溴铵

B. 氯化琥珀胆碱

C. 哌仑西平

D. 溴新斯的明

E. 硝酸毛果芸香碱

11. 用于治疗重症肌无力的是

12. 作用时间短的肌肉松弛药是

（13～15 题共用备选答案）

A. 水溶液加入重铬酸钾试液和过氧化氢试液后再加入三氯甲烷振摇，三氯甲烷层显紫堇色

B. 结构中含有肟的结构，其水溶液可与三氯化铁试液生成肟酸铁，使溶液显黄色

C. 可被水解出莨菪醇

D. 与硝酸银反应可生成淡黄色沉淀

E. 阿托品的合成代用品

13. 与氢溴酸山莨菪碱相符的是

14. 与碘解磷定相符的是

15. 与溴丙胺太林相符的是

第七节　肾上腺素能药物

单选题

1. 肾上腺素易被氧化变色，化学结构中不稳定的部分为

A. 侧链上的羟基

B. 侧链上的氨基

C. 羟氨基侧链

D. 邻苯二酚结构

E. 苯乙胺结构

2. 不具有邻苯二酚结构的药物是

A. 重酒石酸去甲肾上腺素

B. 盐酸多巴胺

C. 盐酸肾上腺素

D. 盐酸麻黄碱

E. 盐酸异丙肾上腺素

3. 下列药物属于盐但在水中几乎不溶的是

A. 盐酸哌唑嗪

B. 盐酸普萘洛尔

C. 盐酸多巴胺

D. 盐酸麻黄碱

E. 盐酸甲氧明

4. 下列关于盐酸麻黄碱的叙述，正确的是

A. 遇碘化汞钾生成沉淀

B. 分子中无光学异构体

C. 遇碱后，析出游离的麻黄碱

D. 分子中含有一个手性碳原子

E. 分子中含有酚羟基遇光易变质

5. 配制盐酸肾上腺素注射液时通常控制其 pH 在 4 左右，是因为

A. 防止水解

B. 防止其发生氧化反应

C. 助溶

D. 防止发生消旋化反应

E. 促进其被机体吸收

6. 下列药物中，与氢氧化钠及高锰酸钾试液共热可生成苯甲醛特殊气味的是

A. 肾上腺素

B. 多巴胺

C. 盐酸麻黄碱

D. 重酒石酸去甲肾上腺素

E. 盐酸异丙肾上腺素

7. 具有氨基醇官能团药物，其鉴别反应所需的试剂为

A. 三氯化铁试液

B. 重铬酸钾试液、过氧化氢试液

C. 发烟硝酸、乙醇、固体氢氧化钾

D. 盐酸和氯酸钾、氢氧化钠

E. NaOH 溶液、硫酸铜、乙醚

8. 关于盐酸异丙肾上腺素的叙述，错误的是

A. 又名副肾素

B. 属于苯乙胺类

C. 易溶于水

D. 具有邻苯二酚结构

E. 临床用于治疗哮喘及休克等

9. 下列关于盐酸阿替洛尔的说法，有误的是

A. 微溶于水

B. 具重氮化 – 偶合反应

C. 可治疗心律失常

D. 用于治疗高血压和心绞痛

E. 对心脏 β_1 受体选择性强

第八节　心血管系统药物

一、单选题

1. 用于治疗心绞痛，但支气管哮喘患者忌用的是

A. 普萘洛尔　　　　B. 盐酸哌唑嗪

C. 盐酸多巴胺　　　D. 盐酸麻黄碱

E. 盐酸阿替洛尔

2. 在酸碱条件下内酯环可迅速水解生成稳定的羟基酸的药物是

A. 尼群地平　　　　B. 氯沙坦

C. 硝苯地平　　　　D. 洛伐他汀

E. 卡托普利

3. 下列化学结构是哪个药物

A. 尼群地平　　　　B. 硝苯地平

C. 卡托普利　　　　D. 地尔硫䓬

E. 硝酸异山梨酯

4. 下列表述与尼群地平不符的是

A. 为黄色结晶性粉末

B. 遇光会发生歧化反应对人体有害

C. 临床用于治疗冠心病和高血压

D. 不溶于水

E. 分子中有两个手性碳

5. 为防止发生光化学歧化反应，需避光保存的药物是

A. 硝酸甘油　　　　B. 硝苯地平

C. 地尔硫䓬　　　　D. 普萘洛尔

E. 卡托普利

6. 以下属于苯并硫氮杂䓬类的钙拮抗剂，可用于抗心绞痛的是

A. 地尔硫䓬　　　　B. 硝苯地平

C. 维拉帕米　　　　D. 尼群地平

E. 氯贝丁酯

7. 下列表述与硝酸异山梨酯不符的是

A. 水解生成硝酸

B. 为抗心绞痛药

C. 在强热或撞击下会发生爆炸

D. 在酸和碱溶液中易发生水解

E. 持续作用时间很短

8. 第一个上市的血管紧张素 II 受体拮抗剂，无干咳副作用的是

A. 氯贝丁酯　　　　B. 氯沙坦

C. 洛伐他汀　　　　D. 地高辛

E. 卡托普利

9. 用于抗心律失常的药物是

A. 氯贝丁酯　　　　B. 氯沙坦

C. 卡托普利　　　　D. 甲基多巴

E. 盐酸普鲁卡因胺

10. 下列药物不用于抗心律失常的是

A. 美西律

B. 地尔硫䓬

C. 盐酸普鲁卡因胺

D. 胺碘酮

E. 硝酸异山梨酯

11. 地高辛不宜与下列哪类药物配伍使用

    A. 酸、碱性药物

    B. 易氧化的药物

    C. 易还原的药物

    D. 易水解的药物

    E. 含金属的药物

12. 下列药物中，可在光的作用下发生歧化反应的是

    A. 硝苯地平   B. 普萘洛尔

    C. 非诺贝特   D. 盐酸可乐定

    E. 卡托普利

13. 关于氯贝丁酯的说法，错误的是

    A. 又名安妥明

    B. 为白色结晶性粉末

    C. 可发生异羟肟酸铁盐反应

    D. 遇光易变色

    E. 用于高胆固醇血症、冠状动脉硬化性心脏病、脑血管硬化、周围血管硬化等

14. 下列关于硝酸异山梨酯的叙述错误的是

    A. 又名消心痛

    B. 具有旋光性

    C. 遇强热或撞击会发生爆炸

    D. 在酸碱溶液中易水解

    E. 在光的作用下可发生歧化反应

15. 与硫酸共热分解产生紫色蒸气的药物是

    A. 奎尼丁   B. 普鲁卡因胺

    C. 普萘洛尔   D. 胺碘酮

    E. 利多卡因

二、共用备选答案的单选题

（16~17 题共用备选答案）

    A. 洛伐他汀   B. 盐酸地尔硫草

    C. 卡托普利   D. 氯沙坦

    E. 盐酸普鲁卡因胺

16. 属于钠通道阻滞剂类抗心律失常药的是

17. 属于血管紧张素 II 受体拮抗剂的是

第九节　中枢兴奋药和利尿药

一、单选题

1. 安钠咖是咖啡因和哪个化合物形成的复合物

    A. 对氨基苯甲酸钠

    B. 磺胺嘧啶钠

    C. 烟酸钠

    D. 氨基醇

    E. 苯甲酸钠

2. 咖啡因可发生紫脲酸胺反应，这是哪类结构与生物碱共有的反应

    A. 嘌呤   B. 黄嘌呤

    C. 咪唑   D. 嘧啶

    E. 鸟嘌呤

3. 排钾作用强，需同服氯化钠的药物是

    A. 氯噻酮   B. 螺内酯

    C. 氨苯蝶啶   D. 依他尼酸

E. 呋塞米

4. 患者男，34 岁，建筑工人。一次事故严重外伤，大量出血，血压下降少尿，经抢救低血压和血容量已纠正后，尿量仍很少，为避免肾功能衰竭的进展，应给哪种药物

    A. 氢氯噻嗪   B. 呋塞米

    C. 螺内酯   D. 氨苯蝶啶

    E. 卡托普利

5. 患者女，40 岁。因风湿性心脏病出现心衰，心功能 II 级，并有下肢水肿，经地高辛治疗后，心功能有改善，但水肿不见好转，检查发现：血浆醛固酮水平高，此时最好选用

    A. 呋塞米   B. 氢氯噻嗪

    C. 螺内酯   D. 丁苯氧酸

    E. 氨苯蝶啶

6. 药学人员近期通过实验研究下列药物的性质，其中一种药物的水解产物具有游离的芳伯氨基，可以产生重氮化－偶合反应，可用于鉴别检查，该药物可能是

　　A. 氢氯噻嗪　　　　B. 氨苯蝶啶

　　C. 依他尼酸　　　　D. 螺内酯

　　E. 尼可刹米

二、共用备选答案的单选题

（7～8 题共用备选答案）

　　A. 依他尼酸　　　　B. 螺内酯

　　C. 甘露醇　　　　　D. 氢氯噻嗪

　　E. 呋塞米

7. 体内代谢可生成坎利酮的药物是

8. 水解产物有游离的芳伯氨基的药物是

第十节　抗过敏药和抗溃疡药

一、单选题

1. 下列不属于 H_1 受体拮抗剂的结构类型是

　　A. 氨基醚类　　　　B. 咪唑类

　　C. 三环类　　　　　D. 丙胺类

　　E. 乙二胺类

2. 以下表述与盐酸西替利嗪不符的是

　　A. 有一个手性碳

　　B. 无镇静催眠作用

　　C. 分子中有羧基

　　D. 哌嗪类抗过敏药

　　E. 有催眠副作用

3. 关于盐酸赛庚啶，下述错误的是

　　A. 在三氯甲烷中溶解有乳化现象

　　B. 可以治疗消化性溃疡

　　C. 水溶液呈酸性反应

　　D. 为 H_1 受体拮抗剂

　　E. 化学结构中含有三环结构

4. 下列药物属于呋喃类 H_2 受体拮抗剂的是

　　A. 西咪替丁　　　　B. 法莫替丁

　　C. 雷尼替丁　　　　D. 奥美拉唑

　　E. 米索前列醇

5. 以下表述与米索前列醇不符的是

　　A. 是质子泵抑制剂

　　B. 结构稳定性好

　　C. 可保护胃黏膜

　　D. 水解生成米索前列酸，是其活性形式

　　E. 抑制胃酸分泌作用强

6. 下列关于盐酸雷尼替丁物理性质的叙述，哪一项不对

　　A. 白色或浅黄色结晶性粉末

　　B. 有异臭

　　C. 无味

　　D. 易溶于水

　　E. 极易潮解，吸湿后颜色加深

7. 马来酸氯苯那敏加稀硫酸后，滴加高锰酸钾试液，红色消失，是因为

　　A. 马来酸中不饱和键发生反应，生成二羟基丁二酸所致

　　B. 结构中的苯基发生反应，生成二羟基丁二酸所致

　　C. 氯苯那敏中的叔胺发生反应，生成丁二胺所致

　　D. 氯苯那敏中的酚羟基被硫酸和高锰酸钾氧化所致

　　E. 氯苯那敏中的芳伯氨基被硫酸和高锰酸钾氧化所致

8. 下列哪种说法与盐酸赛庚啶不符

　　A. 又名二苯环庚啶

　　B. 为白色或微黄色结晶性粉末

　　C. 易溶于水

　　D. 水溶液呈酸性

　　E. 临床用于荨麻疹、湿疹、皮肤瘙痒等过敏性疾病及偏头痛的治疗

二、共用备选答案的单选题

（9～11 题共用备选答案）

　　A. 马来酸氯苯那敏

　　B. 阿司咪唑

C. 盐酸赛庚啶

D. 盐酸异丙嗪

E. 盐酸雷尼替丁

9. 分子组成中含不饱和酸，加稀硫酸及高锰酸钾试液，红色消失的药物是

10. 分子中含吩噻嗪三环，易被空气氧化变色的药物是

11. 结构中含硫原子，用小火缓缓加热，产生的硫化氢气体可使湿润的醋酸铅试纸变黑的药物是

第十一节　降血糖药

单选题

1. 下列哪一项与胰岛素的特点不符

A. 由 A、B 两个肽链组成

B. 牛胰岛素与人胰岛素最为相似

C. 用于治疗 1 型糖尿病

D. A、B 两个肽链以二硫键连接

E. 人胰岛素含 16 种 51 个氨基酸

2. 下列哪一项叙述与格列本脲不符

A. 水溶液在酸性条件下较稳定

B. 强效故可能导致低血糖

C. 治疗重度 2 型糖尿病

D. 不适合老年糖尿病患者

E. 属于第二代口服降糖药

第十二节　甾体激素药物

一、单选题

1. 对肾上腺皮质激素和性激素的共同基本骨架描述最准确的是

A. 四个环稠合

B. 三个甲基

C. 环戊烷并多氢菲

D. 环己烷并多氢菲

E. 5α – 甾醇

2. 不符合肾上腺皮质激素特点的是

A. 按作用分为糖皮质激素和盐皮质激素

B. 具有孕甾烷基本母核

C. 糖皮质激素具抗风湿作用

D. 盐皮质激素调解机体钠钾平衡

E. 盐皮质激素可用于抗炎

3. 醋酸地塞米松中不含下列哪个结构

A. 3 – 羟基醋酸酯

B. 9α – 氟

C. 16α – 甲基

D. 11β，17α，21 – 三羟基

E. 1，2 位及 4，5 位有双键

4. 下列不是孕激素的化学结构特点的是

A. 具孕甾烷母核

B. A 环为芳香环

C. 3 位和 20 位有酮

D. 4 位有双键

E. 10 和 13 位有甲基

5. 以下表述与雄激素结构不符的是

A. 具雄甾烷母核

B. 17 位有 β 羟基

C. 3 位有酮

D. 4 位有双键

E. 3 和 20 位有酮

6. 下列药物中可抗早孕的是

A. 炔诺孕酮　　　　B. 黄体酮

C. 米非司酮　　　　D. 睾酮

E. 雌二醇

二、共用备选答案的单选题

(7 ~ 9 题共用备选答案)

A. 醋酸氢化可的松

B. 醋酸泼尼松

C. 黄体酮

D. 雌二醇

E. 炔雌醇

7. 可用于急性白血病的药物是

8. 用于先兆流产的药物是

9. 主要用于抢救危重中毒感染的药物是

第十三节　抗恶性肿瘤药物

一、单选题

1. 抗肿瘤药环磷酰胺的作用机制属于

　　A. 抗代谢物

　　B. 烷化剂

　　C. 金属配合物

　　D. 天然抗肿瘤药

　　E. 酶抑制剂

2. 以下不属于环磷酰胺特点的是

　　A. 结晶失水可液化

　　B. 是毒性小的前药

　　C. 水溶液遇热易分解

　　D. 磷酰氮芥是其活化形式

　　E. 可用于乳腺癌的治疗

3. 以下化学结构是

（化学结构图）

　　A. 氮甲　　　　　B. 卡莫司汀

　　C. 塞替派　　　　D. 环磷酰胺

　　E. 巯嘌呤

二、共用备选答案的单选题

（4～5题共用备选答案）

　　A. 长春新碱　　　B. 丝裂霉素 C

　　C. 博来霉素　　　D. 紫杉醇

　　E. 氟尿嘧啶

4. 对治疗宫颈癌和脑癌都有效的是

5. 对难治疗的乳腺癌有效的是

第十四节　抗感染药物

一、单选题

1. 阿昔洛韦在临床上主要用作

　　A. 抗疱疹首选药

　　B. 抗深部真菌感染药

　　C. 抗革兰阴性菌感染药

　　D. 治疗厌氧菌感染

　　E. 治疗泌尿系统感染

2. 下列属于蛋白酶抑制剂类抗艾滋病药的是

　　A. 阿昔洛韦　　　B. 齐多夫定

　　C. 利巴韦林　　　D. 金刚烷胺

　　E. 沙奎那韦

3. 诺氟沙星不具有下列哪个特点

　　A. 有一个手性中心

　　B. 第三代喹诺酮类

　　C. 与金属离子形成螯合物

　　D. 儿童和老人不宜服用

　　E. 治疗敏感菌所致的泌尿系和肠道感染

4. 按结构分类头孢唑林属于

　　A. β–内酰胺类　　　B. 蒽醌类

　　C. 大环内酯类　　　D. 氯霉素类

　　E. 大环内酰胺类

5. 药物水解的产物毒性大，变质后不能药用的是

　　A. 环丙沙星　　　B. 阿昔洛韦

　　C. 乙胺丁醇　　　D. 哌嗪酰胺

　　E. 异烟肼

6. 下列药物可增强抗菌药抗菌作用的是

　　A. 磺胺甲噁唑　　　B. 呋喃妥因

　　C. 红霉素　　　　　D. 甲氧苄啶

　　E. 诺氟沙星

7. 用三唑替换咪唑，增强抗真菌活性的药

物是

A. 呋喃妥因　　　　　B. 咪康唑

C. 克霉唑　　　　　　D. 氟康唑

E. 酮康唑

8. 下列药物可用于抗真菌的是

A. 利巴韦林　　　　　B. 阿昔洛韦

C. 磺胺甲噁唑　　　　D. 呋喃妥因

E. 酮康唑

9. 发生聚合反应的速度比氨苄西林快的是

A. 苯唑西林钠　　　　B. 阿莫西林

C. 磺苄西林　　　　　D. 非萘西林

E. 青霉素

10. 下列药物 7 位侧链含 2 – 氨基噻唑和甲氧基肟的是

A. 头孢噻肟钠

B. 头孢拉啶

C. 头孢呋辛

D. 头孢氨苄

E. 头孢哌酮

11. 青霉素类药物会产生交叉过敏，因为其过敏原的主要决定簇是

A. 青霉醛

B. 青霉胺

C. 青霉噻唑基

D. 6 位酰胺取代基

E. 2 位脱羧基产物

12. 下列各项哪一项符合头孢哌酮的特点

A. 第二代广谱抗生素

B. 对 β – 内酰胺酶稳定

C. 不耐酶，不能口服

D. 可治疗骨髓炎

E. 3 位是氯取代

13. 在胃酸中易被破坏的抗生素是

A. 青霉素 V　　　　　B. 阿奇霉素

C. 红霉素　　　　　　D. 克拉霉素

E. 罗红霉素

14. 耐药溶血性链球菌感染的首选药是

A. 青霉素 V　　　　　B. 阿奇霉素

C. 红霉素　　　　　　D. 克拉霉素

E. 罗红霉素

15. 链霉素没有下列哪一个鉴别反应

A. 坂口反应

B. 茚三酮反应

C. N – 甲基葡萄糖胺反应

D. 麦芽酚反应

E. 羟肟酸铁反应

16. 关于氯霉素的特点表述不正确的是

A. 白色或者微带黄绿色粉末

B. 具有 1，3 – 丙二醇结构

C. 含有两个手性碳原子

D. 只有 （-）–（1R，2R）– 异构体有抗菌活性

E. 水溶液在 pH 2 ~ 7 性质稳定

二、共用备选答案的单选题

（17 ~ 18 题共用备选答案）

A. 环丙沙星　　　　　B. 乙胺丁醇

C. 甲氧苄啶　　　　　D. 诺氟沙星

E. 酮康唑

17. 属于抗结核药的是

18. 属于抗真菌药的是

（19 ~ 20 题共用备选答案）

A. 林可霉素　　　　　B. 克拉霉素

C. 红霉素　　　　　　D. 多西环素

E. 阿莫西林

19. 对支原体和衣原体均有效的药物是

20. 适用于骨髓炎的药物是

（21 ~ 22 题共用备选答案）

A. 阿奇霉素

B. 阿米卡星

C. 环孢菌素 A

D. 多西环素

E. 阿莫西林

21. 常用于治疗烧伤感染的药物是

22. 由于具更强的碱性，可治疗性病如淋球菌感染的药物是

第十五节 维 生 素

单选题

1. 以下属于脂溶性维生素，用于习惯性流产、不孕症以及心血管疾病的是
   A. 维生素 B_2　　　B. 维生素 C
   C. 维生素 B_1　　　D. 维生素 B_6
   E. 维生素 E

2. 下列表述与维生素 B_2 无关的是
   A. 可用于治疗各种黏膜炎症和皮炎
   B. 饱和水溶液呈黄绿色荧光
   C. 对光不稳定，易分解
   D. 为两性化合物
   E. 易溶于水

3. 下列药物用于放射治疗引起的恶心和妊娠呕吐的是
   A. 维生素 A　　　　B. 维生素 K_3
   C. 维生素 D_3　　　D. 维生素 E
   E. 维生素 B_6

4. 下列药物可预防冠心病、治疗克山病的是
   A. 维生素 B_2　　　B. 维生素 K_3
   C. 维生素 D_3　　　D. 维生素 C
   E. 维生素 B_6

5. 能发生硫色素特征反应的药物是
   A. 维生素 A　　　　B. 维生素 B_1
   C. 维生素 C　　　　D. 维生素 E
   E. 烟酸

第六章 药 物 分 析

第一节 药 品 质 量 标 准

单选题

1. 《中国药典》规定的"澄清"系指
   A. 药物溶液澄清度相当于所用溶剂的澄清度或未超过 0.5 号浊度标准液
   B. 药物溶液的吸收度不得超过 0.03
   C. 药物溶液的澄清度未超过 1 号浊度标准液
   D. 目视检查未见浑浊
   E. 在 550 nm 测得吸收度应为 0.12～0.15

2. 《中国药典》从哪一版开始分为两部
   A. 1953 年版　　　B. 1963 年版
   C. 1977 年版　　　D. 1985 年版
   E. 1990 年版

3. 为保证药品质量，必须对药品进行严格地检验，其检验工作应遵循
   A. 药物分析　　　　B. 国家药品标准

   C. 制剂分析　　　　D. 物理化学手册
   E. 体内药物分析

4. 关于《中国药典》，下列说法不正确的是
   A. 药典是判断药品质量的准绳，具有法律作用
   B. 凡是药典收载的药品称为法定药品
   C. 凡是药典收载而又不符合药典规定的药品不得使用
   D. 《中国药典》是记载我国药品质量标准的国家法典
   E. 凡是药典收载的药物，其品种和数量是不变的

5. 关于药品质量标准错误的叙述是
   A. 国家对药品质量及检验方法所做的技术规定
   B. 药品使用和检验部门共同遵循的法定

依据

C. 药品生产和经营部门共同遵循的法定
依据

D. 药品监督管理部门应遵循的法定依据

E. 新药审批部门应遵循的法定依据

6. 不属于《中国药典》组成部分的是

A. 凡例　　　　　　B. 正文

C. 附录　　　　　　D. 索引

E. 药典论坛

7. 下列哪项不符合《中国药典》规定

A. 恒重是指两次称量的毫克数不超过
0.3 mg

B. 在色谱定量分析中，分离度 R 应大
于 1.5

C. 进行溶出度测定时，一般应取供试品的
片数为 6

D. 含量均匀度测定时，一般初试应取供
试品的片数为 10

E. 在气相色谱法中，除另有规定外，一般
不考虑拖尾因子

8.《中国药典》中原料药的含量多是

A. 含量测定以百分数表示

B. 以标示量百分数表示

C. 以杂质总量表示

D. 以干重表示

E. 以理化常数值表示

**9.《中国药典》中药物有害杂质限量很低，
有的不允许检出如**

A. 硫酸盐　　　　　　B. 碘化物

C. 氰化物　　　　　　D. 重金属

E. 氯化物

第二节　药品检验的主要任务和方法

一、单选题

**1. Ag – DDC 法检查砷盐时，判断结果依
据是**

A. 砷斑颜色

B. Ag – DDC 吡啶溶液的体积

C. Ag – DDC 吡啶吸收液的吸收度大小

D. 砷化氢气体多少

E. 峰面积大小

2. 古蔡法检查砷盐时，砷斑的组分为

A. AsH_3　　　　　　B. $HgBr_2$

C. KI　　　　　　　D. $SnCl_2$

E. $AsH(HgBr)_2$或 $As(HgBr)_3$

**3. Ag – DDC 法检查砷盐时，目视比色或于
510 nm 波长处测定吸收度的有色胶态溶液
中的红色物质应为**

A. 氧化汞　　　　　　B. 氧化亚铜

C. 硫化铅　　　　　　D. 红色胶态银

E. 胶态碘化银

4. 对硫酸盐进行杂质检查所用的沉淀剂为

A. 氯化钡　　　　　　B. 硝酸银

C. 稀硝酸　　　　　　D. 稀磷酸

E. 硫化钠

5. 紫外分光光度法常用的波长范围是

A. 100～760 nm　　　B. 760～1000 nm

C. 200～400 nm　　　D. 2.5～50 μm

E. 200～700 nm

**6. 在药物分析中，测定药物的折光率主要是
为了**

A. 杂质检查　　　　　B. 定量

C. 鉴别　　　　　　D. 药物含量

E. 用以鉴别药物和检查药物的纯度

**7. 比色法用于有色溶液的鉴别，常用的波长
范围是**

A. 400～760 nm　　　B. 760～1000 nm

C. 200～400 nm　　　D. 2.5～50 μm

E. 200～700 nm

8. 对于有机药物的化学鉴别，主要是做

A. 官能团的鉴别

B. 疗效的鉴别

C. 毒、副反应的鉴别

D. 阴、阳离子的鉴别

E. 旋光度的测定

9. 关于杂质叙述正确的是

A. 杂质对人体有害，故越纯越好

B. 一级葡萄糖试剂可供药用

C. 杂质是指药物以外的其他化学物质

D. 杂质来源于生产过程

E. 药物的旋光异构体一般以为不是杂质

10. 炽灼残渣检查系指

A. 检查不含金属的有机药物中的无机
杂质

B. 检查有机药物中的无机杂质

C. 检查有机药物中的还原性杂质

D. 检查有机药物中的氧化性杂质

E. 检查无机药物中的有机杂质

11. 下列关于酸碱度检查不正确的是

A. 采用碱滴定液进行滴定称酸度检查

B. 采用酸滴定液进行滴定称碱度检查

C. 液体制剂的酸碱度检查都直接测定 pH

D. 固体药物不需要检查酸碱度

E. 纯化水也需要检查酸碱度

12. 通常用下列哪种方法进行干燥失重的测定

A. 比色法   B. 比浊法

C. 重量法   D. 酸碱滴定法

E. 古蔡氏法

13. 古蔡氏检砷法中，加碘化钾和酸性氯化亚锡的主要目的是

A. 将溶液中的碘还原

B. 将溶液中的碘氧化

C. 将三价砷氧化为五价砷

D. 将五价砷还原为三价砷

E. 降低反应速度

14. 采用比色法进行一般性杂质检查的项目是

A. 氯化物检查   B. 干燥失重检查

C. 重金属检查   D. 炽灼残渣检查

E. 硫酸盐检查

15. 对于不溶性或在酸性中析出沉淀的药物进行重金属检查，宜采用的显色剂是

A. 硫化钠   B. 硫代乙酰胺

C. 亚硫酸钠   D. 焦亚硫酸钠

E. 亚硫酸氢钠

16. 下列各项中不属于一般性杂质的是

A. 氯化物   B. 酸性物

C. 硫酸盐   D. 重金属

E. 旋光活性物质

17. 薄层色谱法检查药物中杂质不采用的方法是

A. 已知杂质对照法

B. 高低浓度对照法

C. 灵敏度法

D. 内标法

E. 可能存在的杂质对照法

18. 关于药品中重金属检查，下列说法不对的是

A. 在酸性溶液中，要以硫代乙酰胺作显色剂

B. 在碱性溶液中，要以硫化钠作显色剂

C. 调整供试液为酸性时，用醋酸盐作缓冲液

D. 标准铅溶液通常使用醋酸铅配制

E. 比色时应将试管置黑色衬底上观察

19. 限量法检查氯化物时，须做

A. 比色试验   B. 比浊试验

C. 鉴别试验   D. 空白试验

E. 对照试验

20. 氯化物检查中，需在暗处放置 5 分钟，目的是

A. 避免氯化银沉淀生成

B. 促使氯化银沉淀溶解

C. 避免生成碳酸银沉淀

D. 避免析出单质银

E. 避免生成磷酸银沉淀

21. 铬酸钾指示剂法测定 Cl^- 含量时，要求溶液的 pH 在 6.5 ~ 10.5 范围内，如酸度过高则

    A. AgCl 沉淀不完全

    B. AgCl 沉淀易形成胶状沉淀

    C. AgCl 沉淀对 Cl^- 的吸附力增强

    D. Ag_2CrO_4 沉淀不易形成

    E. AgCl 沉淀对 Ag^+ 的吸附力增强

22. 溴量法测定操作中，为了防止游离的溴和碘挥散逸失，应使用

    A. 碘量瓶　　　　B. 锥形瓶

    C. 烧杯　　　　　D. 容量瓶

    E. 量杯

23. 硼酸不能用碱滴定液直接滴定，加入下列哪种试剂后，则可用碱滴定液滴定

    A. 甘露醇　　　　B. 乙醇

    C. 丙醇　　　　　D. 三氯甲烷

    E. 乙醚

24. 滴定终点是指

    A. 滴定液和被测物质质量相等时

    B. 加入滴定液 25.00 ml 时

    C. 滴定液与被测组分按化学反应式反应完全时

    D. 指示剂发生颜色变化的转变点

    E. 被测物质与滴定液体积相等时

25. 在药物分析中，测定药物的比旋度主要是为了

    A. 定量

    B. 定性

    C. 绘制标准曲线

    D. 计算标示量的百分比

    E. 杂质检查

26. 用非水滴定法测定乳酸钠，应选用的溶剂为

    A. 乙二胺　　　　B. 盐酸

    C. 冰醋酸　　　　D. 乙醇

    E. 苯

27. 在实际工作中，一般选用滴定液的浓度为

    A. 0.01 ~ 0.05 mol/L

    B. 0.01 ~ 0.5 mol/L

    C. 0.1 ~ 0.5 mol/L

    D. 0.1 ~ 5 mol/L

    E. 0.5 ~ 1 mol/L

28. 重氮化法测磺胺类药物含量，药典规定指示终点的方法为

    A. 电位法

    B. 指示剂法

    C. 永停滴定法

    D. 红外分光光度法

    E. 紫外分光光度法

29. 铈量法测定维生素 E 中游离的维生素 E 是利用游离维生素 E 的

    A. 氧化性　　　　B. 还原性

    C. 碱性　　　　　D. 酸性

    E. 水解性

30. 砷盐检查法中醋酸铅棉花的作用是

    A. 吸收砷化氢

    B. 吸收溴气

    C. 吸收硫化氢

    D. 吸收氢气

    E. 吸收锑化氢

31. 亚硝酸钠法测定药物含量时，下列哪种说法不正确

    A. 可以测定任何含氮的物质

    B. 一般在 HCl 酸性条件下测定

    C. 亚硝酸钠法在 HBr 中反应速度最快

    D. 磺胺类药物可用亚硝酸钠法测定含量

    E. 为了防止生成物分解，通常在 10 ~ 30℃，采用快速滴定法

32. 氧化还原滴定法的分类依据是

    A. 滴定方式不同

    B. 滴定液所用的氧化剂不同

    C. 指示剂的选择不可

    D. 测定对象不同

    E. 酸度不同

33. 地塞米松磷酸钠中含有氟原子，可通过

有机破坏后进行显色鉴别的试剂为
- A. 氯化钡
- B. 四氮唑红
- C. 亚硝基铁氰化钠
- D. 茜素氟蓝 – 硝酸亚铈
- E. 硝酸银

34. 药品的检验程序中，杂质检查之前应进行的步骤是
- A. 分装
- B. 取样
- C. 鉴别
- D. 含量测定
- E. 签名

35. 因阿片中含有吗啡、磷酸可待因、那可汀、盐酸罂粟碱、蒂巴因等多种有效成分，故《中国药典》规定其鉴别方法为
- A. 呈色反应
- B. TLC
- C. PC（纸色谱法）
- D. 紫外光谱法
- E. 沉淀法

36. 提取酸碱滴定法所依据的原理为
- A. 游离生物碱不溶于水
- B. 游离生物碱溶于有机溶剂
- C. 生物碱盐可溶于水
- D. 生物碱盐溶于水，而生物碱则溶于有机溶剂不溶于水
- E. 生物碱盐不溶于有机溶剂

37. 甾体皮质激素药物的分子结构特点为
- A. 分子结构中含酚羟基
- B. 分子结构中具有炔基
- C. 分子结构中具环戊烷多氢菲母核
- D. 分子结构中具有 $C_{17} - \alpha -$ 醇酮基
- E. 分子结构中具有 $C_{17} - \alpha -$ 甲酮基

38. 可用于鉴别对乙酰氨基酚的试剂是
- A. 三氯化锑
- B. 三氯化铁
- C. 四氮唑红
- D. 茜素氟蓝 – 硝酸亚铈
- E. 硝酸银

39. 亚硝酸钠滴定法测定药物含量时，滴定速度应
- A. 快速
- B. 慢速
- C. 先快后慢
- D. 先慢后快
- E. 中速

40. 下列关于旋光法的叙述正确的是
- A. 利用测定物质的旋光度来进行定性、定量分析的方法
- B. 利用测定物质的旋光度来进行定量分析的方法
- C. 利用测定物质的旋光度来进行定性分析的方法
- D. 利用测定物质的旋光度来进行定性、定量和杂质检查的方法
- E. 利用测定物质的旋光度来进行杂质检查的方法

41. 药品检验工作的基本程序为
- A. 取样、检查、含量测定
- B. 鉴别、检查、含量测定
- C. 取样、含量测定、写出报告
- D. 取样、鉴别、含量测定、写出报告
- E. 取样、鉴别、检查、含量测定、写出报告

42. 可用紫脲酸铵反应鉴别的药物是
- A. 布他卡因
- B. 可卡因
- C. 咖啡因
- D. 盐酸利多卡因
- E. 盐酸普鲁卡因

43. 配位滴定法常用的指示剂为
- A. 酚酞
- B. 二甲基黄
- C. 淀粉
- D. 荧光黄
- E. 金属指示剂

44. 硝酸银滴定液应贮存于
- A. 白色量瓶
- B. 棕色试剂瓶
- C. 白色试剂瓶
- D. 棕色滴定管
- E. 棕色量瓶

45. 下列测定方法中，灵敏度最高的方法是
- A. 荧光分析法
- B. 滴定分析法

C. 红外分光光度法

D. 可见分光光度法

E. 紫外分光光度法

46. 非水碱量法常见的溶剂是

A. 冰醋酸　　　　　　B. 二甲基甲酰胺

C. 甲醇　　　　　　　D. 三氯甲烷

E. 吡啶

47. 氢氧化钠溶液滴定盐酸溶液，可选用的指示剂是

A. 酚酞　　　　　　　B. 二甲基黄

C. 淀粉　　　　　　　D. 荧光黄

E. 金属指示剂

48. 标定 EDTA 滴定液的浓度应选择的基准物质是

A. 氧化锌

B. 硼砂

C. 邻苯二甲酸氢钾

D. 碳酸钠

E. 重铬酸钾

49. 利用维生素 A 的共轭多烯侧链结构，可以采用哪种方法测定含量

A. 旋光法

B. 折光法

C. 比色法

D. 红外分光光度法

E. 紫外分光光度法

50. 下列哪种物质不能用碘量法测定其含量

A. 漂白粉　　　　　　B. 二氧化锰

C. 硫化钠　　　　　　D. 硫酸钠

E. 重铬酸钾

51. 葡萄糖注射液的含量测定，常加入氨试液，其目的是

A. 溶解葡萄糖

B. 维持碱性

C. 促使葡萄糖溶液的变旋现象达到平衡

D. 使葡萄糖溶液发生变旋现象

E. 使葡萄糖溶液旋光现象消失

52. 铬酸钾指示剂法测定 NaCl 含量时，其滴定终点的颜色是

A. 黄色　　　　　　　B. 白色

C. 淡紫色　　　　　　D. 砖红色

E. 黄绿色

53. 对金属指示剂叙述错误的是

A. 指示剂本身颜色与其生成的配合物颜色应有显著的不同

B. 指示剂应在一适宜 pH 范围内使用

C. M_{In} 稳定性要略小于 M_Y 的稳定性

D. 指示剂与金属离子的显色反应有良好的可逆性

E. M_{In} 的稳定性要大于 M_Y 的稳定性

54. 具有旋光性的药物，结构中应含有的基团是

A. 手性碳原子　　　　B. 碳－碳双键

C. 酚羟基　　　　　　D. 羰基

E. 碳－碳三键

55. 通过旋光度测定法进行杂质检查，通常是利用

A. 药物本身无旋光性，杂质具有旋光性

B. 药物与杂质都无旋光性

C. 药物本身有旋光性

D. 杂质不具有旋光性

E. 药物与杂质都有旋光性

56. 下列哪类有机药物的含量测定可采用紫外分光光度法

A. 所有的有机药物

B. 含共轭双键或芳香环的药物

C. 含饱和结构的有机药物

D. 醇类药物

E. 环状结构的有机药物

57. 间接碘量法加入淀粉指示剂的时间是

A. 滴定前　　　　　　B. 终点时

C. 滴定开始　　　　　D. 近终点时

E. 计量点时

58. 色谱法定量分析时采用内标法的优点是

A. 方便操作

B. 优化共存组分的分离效果

C. 内标物易建立

D. 消除拖尾因子的影响

E. 消除仪器、操作等的影响，使测定的精密度提高

59. 利用紫外分光光度法鉴别维生素 E，是由于其分子结构中具有

A. 环己烷　　　　B. 氨基侧链

C. 酚羟基　　　　D. 羟基结构

E. 卤素

60. 在不影响指示剂变色敏锐性的前提下，一般指示剂的用量

A. 越多越好

B. 越少越好

C. 以用量少一些为佳

D. 以用量多一些为佳

E. 多少皆可

61. 溴量法测定苯酚是利用溴与苯酚发生

A. 加成反应

B. 氧化反应

C. 溴代（取代）反应

D. 碘仿反应

E. 水解反应

62. 利用茶碱与硝酸银反应生成定量的硝酸，再用氢氧化钠滴定硝酸，计算茶碱含量的滴定属于下列哪种滴定方式

A. 直接滴定　　　　B. 返滴定

C. 电位滴定　　　　D. 间接滴定

E. 置换滴定

63. 药品检验人员欲对维生素 C 片的重量差异进行检查，根据相关规定，片剂重量差异检查法要求取供试品的数量为

A. 20 片　　　　B. 10 片

C. 6 片　　　　D. 5 片

E. 3 片

64. 气相色谱法主要用于分离测定的药物是

A. 一些气体及易挥发性物质

B. 无机药物

C. 难挥发和热稳定性差的物质

D. 有机酸碱盐类药物

E. 蛋白质类药物

65. 非水滴定法测生物碱盐酸盐，为了消除盐酸干扰通常要加入

A. 醋酸汞　　　　B. 硝酸汞

C. 硫酸汞　　　　D. 醋酸钠

E. 硝酸钠

66. 标定氢氧化钠滴定液常用的基准物质是

A. 碳酸钠

B. 硼砂

C. 邻苯二甲酸氢钾

D. 氯化钠

E. 氧化锌

67. 用双相酸碱滴定法测定苯甲酸钠含量时，宜选用下列哪一种指示剂

A. 结晶紫　　　　B. 酚酞

C. 甲基橙　　　　D. 钙紫红素

E. 甲酚红

68. 高效液相色谱法色谱系统的分离度应

A. 小于 2.5　　　　B. 大于 2.5

C. 小于 1.5　　　　D. 大于 1.5

E. 大于 3.0

69. 在滴定分析中，从滴定管上读取的滴定液体积正确的是

A. 20 ml　　　　B. 20.00 ml

C. 20.0 ml　　　　D. 20.000 ml

E. 20.0000 ml

70. 精密量取一定体积的液体，应使用的量器是

A. 移液管　　　　B. 量筒

C. 量杯　　　　D. 量瓶

E. 碱式滴定管

71. 高效液相色谱法中的色谱峰面积或峰高可用于

A. 鉴别

B. 测试被分离物的疗效

C. 判断被分离物组成

D. 含量测定

E. 计算保留值

72. 水合氯醛可用下列哪种方法测定含量

    A. 碘量法   B. 高碘酸钾法

    C. 配位滴定法   D. 亚硝酸钠法

    E. 酸碱滴定法

73. 气相色谱法具有诸多优势，不恰当的说法是

    A. 分离性能好

    B. 选择性好

    C. 操作简便，快速

    D. 灵敏度高

    E. 可测定绝大多数有机、无机化合物

74. 下列药物的特殊杂质检查项目不正确的是

    A. 金霉素检查差向异构物

    B. 硫酸庆大霉素检查对氨基苯甲酸

    C. 皮质激素检查其他甾体

    D. 葡萄糖注射液检查热原

    E. 异烟肼检查游离肼

75. 葡萄糖中存在的特殊杂质为

    A. 糊精   B. 氯化物

    C. 砷盐   D. 酒精

    E. 盐酸

76. 可用四氮唑比色法测定的药物为

    A. 雌二醇

    B. 甲睾酮

    C. 醋酸甲羟孕酮

    D. 苯丙酸诺龙

    E. 醋酸泼尼松

77. 含金属有机药物亚铁盐的含量测定一般采用

    A. 氧化后测定   B. 直接容量法测定

    C. 比色法测定   D. 灼烧后测定

    E. 重量法测定

78. 单剂量固体制剂含量均匀度的检查是为了

    A. 控制小剂量固体制剂、单剂中含药量的均匀程度

B. 严格重量差异的检查

C. 严格含量测定的可信程度

D. 避免制剂工艺的影响

E. 避免辅料造成的影响

79. 用紫外分光光度法测定药物含量时，不正确的是

    A. 已知药物的吸收系数，没有对照品也可以测定其含量

    B. 供试品溶液和对照品溶液的浓度应接近

    C. 供试品溶液和对照品溶液应在相同的条件下测定

    D. 可以在任何波长处测定

    E. 测定液浓度应设计调整使其吸收度在 $0.3 \sim 0.7$ 之间为宜

80. 药物分析部门的工作人员欲检查某药物中的氯化物，按照《中国药典》的有关规定进行实验，则产生的沉淀是

    A. 氯化银   B. 氯化汞

    C. 硫酸钡   D. 硫化铅

    E. 碳酸银

81. 检查某药物中的砷盐，取标准砷溶液 2 ml（每 1 ml 相当于 1 μg 的 As）制备标准砷斑，砷盐的限量为 0.0001%，应取供试品的量为

    A. 1 g   B. 2 g

    C. 4 g   D. 10 g

    E. 20 g

二、共用备选答案的单选题

（82～83 题共用备选答案）

    A. 由某种确定原因引起，一般有固定的方向和大小，重复测定时重复出现的误差

    B. 实验室的温度、湿度等的变化所造成的误差

    C. 进行衡量分析结果的真实性与估计分析

    D. 通过计算 G 值与查表临界 G 值比较对可疑数据进行取舍

E. 找出一条最能代表数据分布趋势的直线或曲线

82. G 检验是

83. 系统误差是

（84～85 题共用备选答案）

    A. 50 ml 中 50～80 μg

    B. 50 ml 中 0.1～0.5 mg

    C. 50 ml 中 10～50 μg

    D. 27 ml 中 10～20 μg

    E. 2 μg

84. 药物中砷盐检查时，对照液中所含最适宜的砷量为

85. 药物中铁盐检查时，对照液中所含最适宜的 Fe^{3+} 量为

（86～88 题共用备选答案）

    A. 比较最大吸收波长和相应的吸收系数一致性

    B. 与标准品的吸收光谱进行比较

    C. 比较相对比移值的一致性

    D. 利用相对保留值进行鉴别

E. 利用比旋度进行鉴别

86. 紫外分光光度法是

87. 红外分光光度法是

88. 薄层色谱法是

（89～90 题共用备选答案）

    A. 砷盐　　　　　　B. 硫酸盐

    C. 氯化物　　　　　D. 重金属

    E. 铁盐

89. 在试验条件下，与硫代乙酰胺试液反应形成有色物，是检查

90. 在酸性溶液中与硫氰酸胺反应生成红色物，是检查

（91～92 题共用备选答案）

    A. 含量测定　　　　B. 效价测定

    C. 鉴别反应　　　　D. 杂质检查

    E. t 检验

91. 用非水滴定法测定生物碱的含量属于

92. 用生物学方法或生化方法测定生理活性物质属于

第三节　典型药物的分析

一、单选题

1. 两步滴定法测定阿司匹林片剂含量时计算阿司匹林含量的依据是

    A. 第一步滴定反应

    B. 第二步滴定反应

    C. 两步滴定反应

    D. 硫酸滴定氢氧化钠反应

    E. 氢氧化钠滴定羧酸反应

2. 溴量法测定司可巴比妥钠含量的依据（即原理）为

    A. 丙二酰脲的弱酸性

    B. 烯醇式的不饱和性

    C. C5 - 丙烯基的双键

    D. C5 - 丙烯基双键的加成反应

    E. C5 - 丙烯基双键的氧化还原反应

3. Vitali 反应鉴别硫酸阿托品或氢溴酸山莨

菪碱的原理利用了

    A. 两药物的碱性

    B. 两药物分子结构中的托烷特征

    C. 两药物分子结构中莨菪酸的酸性

    D. 两药物分子结构中莨菪酸的苯环可发生硝基取代反应，加醇至氢氧化钾试液，即显深紫色

    E. 两药物分子结构中的莨菪酸与发烟硝酸可发生氧化还原反应

4. 盐酸普鲁卡因可先后与稀盐酸 + 亚硝酸钠和碱性 β - 萘酚作用，生成猩红色的偶氮化合物，是由于其结构中含有

    A. 脂肪仲胺　　　　B. 脂肪叔胺

    C. 芳香第一胺　　　D. 氨基醇

    E. 氨基酮

5. 检查硫酸阿托品中的莨菪碱，采用的方

法是

  A. 测定旋光度　　　　B. 测定吸收度

  C. 测定折光率　　　　D. 测定熔点

  E. 测定酸碱度

6. 巴比妥类药物采用紫外分光光度法进行含量测定时，是在

  A. 酸性溶液中　　　　B. 中性溶液中

  C. 碱性溶液中　　　　D. 缓冲溶液中

  E. 酸性和碱性溶液中

7. 可用酸碱滴定法进行含量测定的药物是

  A. 乙醇　　　　　　　B. 甲醛

  C. 水合氯醛　　　　　D. 水杨酸钠

  E. 阿司匹林

8. 鉴别水杨酸及其盐类，最常用的试液是

  A. 碘化钾　　　　　　B. 碘化汞钾

  C. 三氯化铁　　　　　D. 亚铁氰化钾

  E. 硫酸亚铁

9. 可用亚硝酸钠法测定含量的药物是

  A. 水杨酸　　　　　　B. 硫酸阿托品

  C. 巴比妥钠　　　　　D. 盐酸普鲁卡因

  E. 维生素 C

10. 可发生重氮化 – 偶合反应的药物是

  A. 硫酸阿托品

  B. 盐酸美沙酮

  C. 盐酸利多卡因

  D. 盐酸氯丙嗪

  E. 盐酸普鲁卡因

11. 碘量法测定维生素 C 的含量，是利用维生素 C 的

  A. 氧化性　　　　　　B. 还原性

  C. 酸性　　　　　　　D. 碱性

  E. 溶解性

12. 沉淀法测定巴比妥类药物的含量，采用的滴定液是

  A. 氢氧化钠滴定液

  B. 硫酸滴定液

  C. 硝酸银滴定液

  D. 碘滴定液

  E. 盐酸滴定液

13. 酸量法测定阿司匹林含量的最佳方法是

  A. 直接滴定法

  B. 返滴定法（中和后水解返滴）

  C. 水解后沉淀滴定法

  D. 剩余滴定法

  E. 差减法

14. 银量法测定巴比妥类药物的含量，所用的无水碳酸钠溶液需临用前当场配制，否则会使测定的结果明显

  A. 下降　　　　　　　B. 升高

  C. 不稳定　　　　　　D. 不易读数

  E. 不易确定终点

15. 遇硫酸产生黄绿色荧光的药物是

  A. 盐酸酚妥拉明　　　B. 地西泮

  C. 氯氮䓬　　　　　　D. 异烟肼

  E. 苯巴比妥

16. 异烟肼的重要分析化学性质是

  A. 氧化性

  B. 碱性

  C. 开环反应

  D. 还原性及缩合反应

  E. 分解反应

17. 采用碘量法测定维生素 C 注射液含量时，由于注射液中加有适量的焦亚硫酸钠作为抗氧剂而干扰测定，为消除其干扰，在滴定前应加入

  A. 甲醇　　　　　　　B. 乙醇

  C. 丙酮　　　　　　　D. 乙醚

  E. 乙腈

18. 将盐酸普鲁卡因与 $NaNO_2$ 液反应，之后再将反应液与碱性 β – 萘酚反应，偶合生成猩红色物质，进行该反应的依据为

  A. 生成 NaCl　　　　B. 叔胺的氧化

  C. 酯基水解　　　　　D. 因有芳伯氨基

  E. 苯环上的亚硝化

19. 《中国药典》采用银量法测定苯巴比妥的含量，方法：取供试品约 0.2 g，精密称

定，加甲醇 40 ml 使溶解，再加新制的 3％无水碳酸钠溶液 15 ml，用硝酸银滴定液（0.1 mol/L）滴定。所采用的指示终点的方法是

A. 电位法   B. 内指示剂法

C. 外指示剂法   D. 自身指示剂法

E. 永停滴定法

20. 取供试品，经鉴别检查，初步断定该药品为对乙酰氨基酚，其具有重氮化 – 偶合反应，是因其结构中具有

A. 酚羟基

B. 酰胺基

C. 潜在的芳香第一胺

D. 苯环

E. 乙酰氨基

21. 药检工作人员欲鉴定一化学药品，通过实验发现该药品可与氨制硝酸银试液反应生成银镜，并放出氮气，则该药品可能是

A. 磺胺嘧啶   B. 乙醇

C. 硼酸   D. 苯甲酸

E. 异烟肼

22. 于某供试品的 Na_2CO_3 溶液中滴加 $AgNO_3$ 试液，开始生成白色沉淀，经振摇即溶解，继续滴加 $AgNO_3$ 试液，生成的白色沉淀经振摇则不再溶解，该药物应是

A. 盐酸普鲁卡因

B. 异戊巴比妥

C. 地西泮

D. 咖啡因

E. 四环素

二、共用备选答案的单选题

（23～24 题共用备选答案）

A. 含有酚羟基或水解后产生酚羟基的药物

B. 丙二酰脲类药物

C. 含有芳伯氨基或水解后产生芳伯氨基的药物

D. 托烷生物碱类

E. 有机氟化物

23. Vitali 反应用于鉴别

24. 与铜吡啶试液反应显紫色用于鉴别

第七章　医疗机构从业人员行为规范与医学伦理学

第一节　医疗机构从业人员行为规范

单选题

1. 《医疗机构从业人员行为规范》公布执行的时间是

A. 2010 年 1 月 7 日

B. 2012 年 1 月 7 日

C. 2012 年 6 月 26 日

D. 2012 年 8 月 27 日

E. 2012 年 10 月 20 日

2. 《医疗机构从业人员行为规范》适用于哪些人员

A. 医疗机构的医生、护士、药剂、医技人员

B. 医疗机构的医护及后勤人员

C. 医疗机构的管理、财务、后勤等人员

D. 药学技术人员

E. 医疗机构内所有从业人员

3. 把"人命至重，有贵千金"作为从医的基本准则的是我国名医

A. 神农   B. 张仲景

C. 张果   D. 孙思邈

E. 张石顽

4. 在诊治过程中，病人也要履行其基本的义务，一般说来，这些义务不包括
   A. 提供病情与有关信息
   B. 在医生的指导下与医生积极配合
   C. 特殊干涉权
   D. 按时、按数支付医疗费用
   E. 保持和恢复健康的义务

第二节　医学伦理道德

一、单选题

1. 下列关于医德保密的提法中，错误的是
   A. 医德保密是最古老、也是最有生命力的医德范畴
   B. 医德保密是指医务人员保守病人的秘密和隐私
   C. 医德保密要求医务人员在任何情况下都不能将病人的秘密解密
   D. 医务人员不坚持医德保密可能会引起社会对某些患者的歧视
   E. 医务人员不坚持医德保密也会使患者产生对其不信任

2. 下列关于医患关系特点的说法中，错误的是
   A. 目标一致的相互依赖性
   B. 利益满足和社会价值实现的统一性
   C. 人格尊严、权利的不平等性
   D. 医学知识和能力的不对称性
   E. 医患冲突或纠纷的不可避免性

3. 下列关于医患双方权利的提法中，错误的是
   A. 维护患者的权利是医务人员、医疗卫生机构和社会的天职
   B. 维护医务人员的权利也是患者、医疗卫生机构和社会的义务
   C. 在处理维护医患双方权利的关系时，要把维护患者的权利放在优先的地位
   D. 维护患者权利的关键是保证不发生医患纠纷
   E. 维护医务人员权利的关键是尊重其人格尊严和人身安全

4. 医患双方要遵守共同的道德规范不包括
   A. 互相平等和尊重
   B. 互相理解和信任
   C. 互相学习和竞争
   D. 互相关爱和帮助
   E. 共同遵守法律和法规

5. 预防医学制定卫生政策、筹资、资源分配以及信息的公开等都要坚持社会的
   A. 公益原则
   B. 公正原则
   C. 整体原则
   D. 前瞻原则
   E. 知情同意原则

6. 下列药物治疗对医生的道德要求，错误的是
   A. "对症"下药，剂量安全
   B. 合理配伍，细致观察
   C. 节约费用，公正分配
   D. 病人要求，保证满足
   E. 严守法规，接受监督

7. 关于弱势群体作为受试者的下列提法中，错误的是
   A. 为了获得该群体特有的或独特的疾病或其他健康问题的改良诊断、预防或治疗，而正常人群不能替代
   B. 其风险最小而又能为他们的健康和疾病带来利益
   C. 研究开始前有家属或监护人的知情同意，受试者能表示者也要征求意见
   D. 大月份的孕妇在任何条件下都不能作为受试者
   E. 在研究中要有保护他们的措施

8. 医务人员的医德修养不能够
   A. 深化医学道德教育
   B. 提高医务人员的医学道德境界
   C. 促进医疗卫生保健机构的人际关系和谐
   D. 杜绝医患之间的纠纷

E. 促进医疗卫生保健机构形成良好的医德医风

9. 下列关于医学道德评价的提法中，正确的是
A. 它依据社会道德的原则和规范为标准
B. 它只对医务人员的行为和活动进行评价
C. 它是改善社会道德风尚的有力武器
D. 它是医务人员医学道德品质形成的重要手段
E. 它仅有社会评价的方式

10. 对病人造成的下列伤害中，与医务人员主观意志无关的是
A. 有意伤害　　　B. 可知伤害
C. 可控伤害　　　D. 责任伤害
E. 非责任伤害

11. 下列医患关系中，属于技术关系的是
A. 医务人员对患者良好的服务态度
B. 医务人员对患者高度的责任心
C. 医务人员对患者的同情和尊重
D. 医务人员以精湛医术为患者服务
E. 患者对医务人员的尊重

12. 医德品质具有的特征中，其中哪项是错误的
A. 医德行为整体的稳定特征
B. 以医德行为作基础
C. 静态的医德概括
D. 动态的医德表现
E. 属于医务人员的个体医德

13. 有利于"防病治病"等三条医德评价的客观标准是进行医德评价的
A. 最高标准　　　B. 具体标准
C. 基本标准　　　D. 根本指导原则
E. 具体要求

14. 医患关系要做到真诚相处，最主要的是
A. 关系和谐　　　B. 尽职尽责
C. 平等相待　　　D. 互相尊重
E. 互相信任

15. 构成医患之间信任关系的根本前提是

A. 病人求医行为已含对医师的信任
B. 病人在医患交往中处于被动地位
C. 医师是仁者
D. 现代医学服务是完全可以依赖的
E. 医患交往中加入一些特殊因素

16. 医学动机与效果之间存在下列关系，其中不包括
A. 良好的医学动机引出不良的医学效果
B. 良好的医学动机引出良好的医学效果
C. 相同的医学动机引出相同的医学效果
D. 不同的医学动机引出相同的医学效果
E. 相同的医学动机肯定是由相同的医学效果引出的

17. 医德义务对医务人员职责的规定包括的两个方面内容是
A. 权利与义务　　　B. 主观与客观
C. 个体与公益　　　D. 荣誉与幸福
E. 全体与部分

18. 下面说法中最能体现"指导－合作型"医患关系的说法是
A. 患者无条件地遵从医生诊治安排
B. 患者能充分发挥自己的主观能动性
C. 医生给予指导，患者给自己治疗
D. 医师虽处指导地位，但患者也有一定主动性
E. 患者与医师拥有一样的权利和义务

19. 在我国，对医务人员行为实行多种方式监督，以下方式通过立法来监督医务人员道德行为的是
A. 科室监督　　　B. 群众监督
C. 制度监督　　　D. 他人监督
E. 人大监督

20. 医患关系可分为技术方面和非技术方面，下列选项中属于医患关系技术方面的是
A. 诊治关系　　　B. 信托关系
C. 契约关系　　　D. 价值关系
E. 利益关系

21. 某年轻女患者，自诉近来感觉自己哪里

都不舒服，**A** 医生通过 **B** 超检查、尿化验等，确认患者为宫外孕，并建议其住院观察治疗，但这位年轻女患者强烈要求医生让她出院，在这位患者的强烈要求下，**A** 医生告诉她可能产生的后果后就让她出院了。这位医生的行为符合

A. 及时原则　　　B. 准确原则

C. 择优原则　　　D. 知情同意原则

E. 保密原则

二、共用备选答案的单选题

（22～24 题共用备选答案）

A. 任何一种疾病都可找到形态的或化学

的改变

B. 从生物和社会结合上理解人的疾病和健康

C. 不仅关心患者的躯体，而且关心病人的心理

D. 实现了对患者的尊重

E. 对健康、疾病的认识是片面的

22. 生物－心理－社会医学模式的基本观点是

23. 由生物医学模式转变到生物－心理－社会医学模式，要求临床医生

24. 生物医学模式的基本点是

相关专业知识

第一章 药剂学

第一节 绪 论

单选题

1. 有关药物剂型中无菌制剂的分类方法是
   A. 按给药途径分类
   B. 按分散系统分类
   C. 按制备方法分类
   D. 按形态分类
   E. 按药物种类分类

2. 有关药物的剂型因素对药物在胃肠道中吸收的影响错误的是
   A. 药物的解离度
   B. 脂溶性
   C. 药的溶出速度
   D. 药物的稳定性
   E. 胃蠕动的影响

3. 关于生物药剂学的研究内容，下述错误的是
   A. 固体制剂的溶出速率与生物利用度研究
   B. 根据机体的生理功能设计缓、控释制剂
   C. 研究物理化学的基本理论
   D. 研究新的给药途径
   E. 研究微粒给药系统在血液循环中的命运

4. 下列不是药剂学基本任务的是
   A. 药物合成
   B. 药剂学基本理论的研究
   C. 新剂型、新辅料的研究与开发
   D. 新机械设备和新技术的研究与开发
   E. 中药新剂型与生物技术药物制剂的研究与开发

5. 以下几种口服剂型其吸收从快到慢，顺序最为合理的是

   A. 混悬剂、水溶液、胶囊剂、片剂、散剂、包衣片
   B. 包衣片、水溶液、混悬剂、散剂、片剂
   C. 水溶液、混悬剂、散剂、胶囊剂、片剂、包衣片
   D. 混悬剂、水溶液、散剂、胶囊剂、片剂、包衣片
   E. 散剂、水溶液、混悬剂、片剂、胶囊剂、包衣片

6. 下列关于将同一药物制成不同剂型的叙述中，错误的是
   A. 为了提高药物的生物利用度
   B. 为了产生靶向作用
   C. 为了改变药物的作用速度
   D. 为了改变药物的化学结构
   E. 为了降低毒副反应

7. 有关剂型重要性的叙述错误的是
   A. 改变剂型可降低或消除药物的毒副作用
   B. 剂型可以改变药物作用的性质
   C. 剂型是药物的应用形式，能调节药物作用的速度
   D. 某些剂型有靶向作用
   E. 剂型不能影响药效

8. 下面关于药典的叙述错误的是
   A. 现行的《中国药典》为 2000 版，于 2000 年 7 月 1 日起施行，是新中国成立以来发行的第七个版本
   B. 是由权威医药专家组成的国家药典委员会组织编辑、出版的记载药品规格、标准的法典，由政府颁布施行，具有法律的约束力

C. 收载疗效确切、副作用小、质量稳定的常用药品及制剂，明确规定了其质量标准

D. 药典在一定程度上反映了国家在药品生产和医疗科技方面的水平

E. 各国的药典需要定期修订，如《中国药典》每5年修订一次

9. 关于《中国药典》叙述错误的是

A. 每五年修订出版一次

B. 现行版《中国药典》为2015版，分三部

C. 一部收载药材、饮片、植物油脂和提取物、成方制剂和单味制剂等

D. 二部收载化学药品、抗生素、生化药品、放射性药品等

E. 三部收载生物制品及其制剂

10. 关于常用的国外药典叙述错误的是

A.《美国药典》简称 USP，现行版为第31版（2008年）

B.《英国药典》简称 BP

C.《日本药局方》简称 JP

D.《国际药典》对世界各国都具有法律约束力

E.《国际药典》仅作为各国编纂药典时的参考标准

11. 关于药典的叙述不正确的是

A. 由国家药典委员会编纂

B. 由政府颁布、执行，具有法律约束力

C. 必须不断修订出版

D. 各国药典通用

E. 执行药典的最终目的是保证药品的安全性与有效性

12. 关于处方药和非处方药的叙述正确的是

A. 处方药不必凭执业医师处方可以购买

B. 非处方药指的是药房自己调配的方剂

C. 非处方药简称 R

D. 非处方药的包装上必须印有国家指定的非处方药专有标识

E. OTC 只是中国通用的非处方药的简称

13. 对处方药描述错误的是

A. 必须凭执业医师或执业助理医师的处方才能调配、购买

B. 不得在大众媒介上发布广告宣传

C. 可以在指定的医学、药学专业刊物上介绍

D. 病人可以自行判断用药

E. 处方药应在医生指导下用药

14. 关于 GMP 的叙述错误的是

A. GMP 中文全称是《药品生产质量管理规范》

B. 是药品生产和管理的基本准则

C. 适用于药品制剂生产的全过程和原料药生产中影响成品质量的关键工序

D. 新建、改建和扩建医药企业不需依据 GMP

E. 是 Good Manufacturing Practice 的缩写

15. 关于 GMP 的三大要素，下述错误的是

A. 人为产生的错误减少到最低

B. 防止对医药品的污染

C. 防止低质量医药品的产生

D. 保证产品高质量的系统设计

E. 财务预算的准确

16. 下列不属于药物剂型分类方法的是

A. 按形态分类

B. 按分散系统分类

C. 按给药途径分类

D. 按颜色分类

E. 按制备方法分类

17. 下列不属于药物制成剂型目的的是

A. 适应药物性质的要求

B. 适应治疗目的与给药途径的要求

C. 适应与应用、保管运输方面的要求

D. 药物剂型应与给药途径相适应

E. 改变药理作用

18. 适合于疾病的诊断、治疗或预防的需要而制备的不同给药形式，称为

A. 剂型　　　　　B. 制剂

C. 方剂　　　　　D. 药剂

E. 药品

19. 对药品分别按处方药与非处方药进行分类管理的依据不包括
　A. 药品品种　　　　B. 药品规格
　C. 药品剂量　　　　D. 药品给药途径
　E. 药品稳定性

20. 对易氧化变质的药物可酌加的稳定剂不包括
　A. 依地酸二钠　　　B. 维生素 E
　C. 高氯酸　　　　　D. 焦亚硫酸钠
　E. 硫代硫酸钠

21. 按形态对剂型进行的分类法中，不包括
　A. 液体剂型　　　　B. 气体剂型
　C. 固体剂型　　　　D. 气雾剂型
　E. 半固体剂型

22. 一个国家记载药品规格标准的法典是
　A. 药品管理法
　B. 药品经营管理规范
　C. 药品手册
　D. 医师用药指南
　E. 药典

23. 我国第一部《中国药典》的颁布时间是
　A. 1949 年　　　　B. 1953 年
　C. 2000 年　　　　D. 2005 年
　E. 2010 年

24.《药品生产质量管理规范》的表示是
　A. GVP　　　　　B. GRP
　C. GCP　　　　　D. GMP
　E. GAP

25. 生产药品和调配处方时所用的赋形剂与附加剂称为
　A. 活性物质　　　　B. 剂型
　C. 辅料　　　　　D. 配方
　E. 本草

26. 下列关于剂型的表述错误的是
　A. 剂型系指为适应治疗或预防的需要而制备的不同给药形式
　B. 同一剂型可以有不同的药物
　C. 同一药物可以制成多种剂型
　D. 剂型系指某一药物的具体品种
　E. 阿司匹林片、扑热息痛片、麦迪霉素片、尼莫地平片等均为片剂剂型

27. 在制剂中作为金属离子络合剂使用的是
　A. 盐酸　　　　　B. 亚硫酸氢钠
　C. 依地酸二钠　　　D. 碳酸钠
　E. 氯化钠

28. 关于剂型的分类，下列叙述不正确的是
　A. 注射剂为液体剂型
　B. 颗粒剂为固体剂型
　C. 丸剂为半固体剂型
　D. 气雾剂为气体分散型
　E. 软膏剂为半固体剂型

29. 药师小李在咨询窗口为患者做咨询，这时王大爷拿过一盒药向他咨询药盒上 OTC 的含义，那么小李关于"OTC"的叙述不正确的是
　A. OTC 即为非处方药
　B. 购买时可不需要医师处方
　C. 药师可向患者推荐适宜的非处方药物
　D. 非处方药物的活性成分被认为是安全有效的
　E. 非处方药物不会发生药物不良反应

第二节　液体制剂

一、单选题

1. 常用的水溶性抗氧剂是
　A. 二丁甲苯酚
　B. 叔丁基对羟基茴香醚
　C. 生育酚
　D. 硫代硫酸钠
　E. BHA

2. 下列关于 CMC 的说法，错误的是

A. 表面活性剂分子缔合形成胶束的最低浓度为临界胶束浓度（CMC）

B. 具相同亲水基的同系列表面活性剂，亲油基团越大，则 CMC 越小

C. 达到 CMC 时，溶液的表面张力基本达到最大值

D. 在 CMC 到达后一定范围内，单位体积胶束数量和表面活性剂总浓度几乎成正比

E. 不同表面活性剂的 CMC 不同

3. 维生素 C 注射液处方组成不包括

A. 碳酸氢钠　　　　B. 氯化钠

C. 注射用水　　　　D. 亚硫酸氢钠

E. 依地酸二钠

4. 关于温度对增溶的影响错误的是

A. 温度会影响胶束的形成

B. 温度会影响增溶质的溶解

C. 温度会影响表面活性剂的溶解度

D. Krafft 点是非离子表面活性剂的特征值

E. 起昙和昙点是非离子表面活性剂的特征值

5. 表面活性剂除增溶外，还具有的作用错误的是

A. 乳化剂　　　　B. 润湿剂

C. 助悬剂　　　　D. 浸出剂

E. 去污剂

6. 溶剂的极性直接影响药物的

A. 稳定性　　　　B. 溶解度

C. 润湿性　　　　D. 保湿性

E. 溶解速度

7. 关于表面活性剂的分子结构正确的表述是

A. 具有亲水基团与疏水基团

B. 仅有亲水基团而无疏水基团

C. 仅有疏水基团而无亲水基团

D. 具有网状结构

E. 具有双电层结构

8. 吐温 80 增加难溶性药物溶解度的机制是

A. 形成乳剂

B. 形成胶束

C. 改变吐温 80 的昙点

D. 改变吐温 80 的 Krafft 点

E. 形成络合物

9. 以下具有昙点的表面活性剂是

A. Span80　　　　3. Tween80

C. 卵磷脂　　　　Ｄ. 十二烷基硫酸钠

E. 季铵化合物

10. 有关药用溶剂的性质叙述不正确的是

A. 溶剂的极性直接影响药物的溶解度

B. 介电常数大的溶剂极性大

C. 溶解度参数越大极性越小

D. 两组分的溶解度参数越接近，越能互溶

E. 正辛醇常作为模拟生物膜相求分配系数的一种溶剂

11. 制备 O/W 型乳剂，若采用的表面活性剂为乳化剂，适宜的表面活性剂 HLB 值范围应为

A. 8 ～ 18　　　　B. 7 ～ 9

C. 3 ～ 6　　　　D. 15 ～ 18

E. 1 ～ 3

12. 溶胶剂的性质中不正确的是

A. 布朗运动　　　　B. 双分子层结构

C. 丁铎尔现象　　　　D. 界面动电现象

E. 聚结不稳定性

13. 混悬剂中增加分散介质黏度的附加剂是

A. 润湿剂　　　　B. 反絮凝剂

C. 絮凝剂　　　　D. 助悬剂

E. 稳定剂

14. 有关高分子溶液的叙述不正确的是

A. 高分子溶液是热力学稳定系统

B. 以水为溶剂的高分子溶液也称胶浆剂

C. 制备高分子溶液首先要经过溶胀过程

D. 高分子溶液是黏稠性流动液体

E. 高分子水溶液不带电荷

15. 表面活性剂的生物学性质包括几个方面，错误的是

A. 表面活性剂对药物吸收的影响

B. 表面活性剂不具有毒性和刺激性，可以安全地使用

C. 表面活性剂与蛋白有相互作用

D. 一般而言，表面活性剂具有一定的毒性

E. 长期使用表面活性剂，可能出现对皮肤的刺激性

16. 按照 Stoke′s 定律下列叙述错误的是

A. 粒子的沉降速度与介质的黏度成反比

B. 粒子的沉降速度与粒子半径的平方成正比

C. 粒子沉降过程中的速度为定值

D. 粒子沉降的加速度为定值

E. 当分散介质与分散质的密度相同时，不会发生沉降

17. 根据 Stoke′s 定律，混悬微粒沉降速度与下列哪一个因素成正比

A. 混悬微粒的半径

B. 混悬微粒的粒度

C. 混悬微粒半径的平方

D. 混悬微粒的粉碎度

E. 混悬微粒的黏度

18. 有关混悬剂的物理稳定性叙述错误的是

A. 外用混悬剂应易于涂布

B. 混悬剂形成疏松的絮状聚集体的过程称为絮凝

C. 向混悬剂中加入高分子助悬剂可增加介质黏度，并减少微粒与分散介质之间的密度差

D. 分散相浓度降低，混悬剂的稳定性下降

E. 冷冻可破坏混悬剂的网状结构，也可使稳定性降低

19. 下列关于混悬剂的叙述错误的是

A. 属于液体制剂

B. 可以用分散法和凝聚法制备

C. 在同一分散介质中分散相的浓度增加，混悬剂稳定性增高

D. 助悬剂的加入有利于体系稳定

E. 处方和制备工艺都会影响最终体系的稳定性

20. 混悬剂中药物粒子的大小一般为

A. < 0.1 nm   B. < 1 nm

C. < 10 nm   D. < 100 nm

E. 500 nm ~ 10 μm

21. 下列关于乳剂的叙述错误的是

A. 分散相和连续相均为液体

B. 乳剂中液滴分散度很大，药物吸收和发挥药效很快，生物利用度高

C. 制备乳剂时不能加入抗氧剂和防腐剂

D. 可以分为 O/W 和 W/O 型以及复合型

E. 其稳定性涉及分层、絮凝、转相、合并与破裂、酸败等

22. 下列关于液体制剂缺点的叙述错误的是

A. 药物分散度大，易受分散介质影响引起药物的化学降解，使药效降低甚至失效

B. 不适用于老年人和儿童等特殊人群

C. 分剂量和服用较方便

D. 水性液体制剂易霉变，需加入防腐剂

E. 非水液体制剂有副作用且高成本

23. 关于高分子溶液剂的叙述错误的是

A. 指高分子化合物溶解于溶剂中制成的均匀分散的液体制剂

B. 属于热力学稳定系统

C. 高分子具有荷电性、渗透性、胶凝性等特殊性质

D. 高分子溶液制备时首先要经过溶胀过程

E. 高分子溶液的制备方法与液体制剂的一样

24. 关于乳剂的叙述错误的是

A. 乳剂属于热力学稳定的非均相分散系统

B. 静脉注射乳剂后分布较快、药效高、具有靶向性

C. 按照乳剂乳滴的大小，可分为普通乳、

亚微乳、纳米乳

    D. 乳剂由水相、油相和乳化剂组成，三者缺一不可

    E. 乳剂中乳滴具有很大分散度，表面自由能很高，属于热力学不稳定体系

25. 关于乳剂的制备方法叙述错误的是

    A. 油中乳化法又叫作干胶法，是先将乳化剂分散于油相中研匀后加水相制备成初乳

    B. 水中乳化法又叫湿胶法，是先将乳化剂分散于水中研匀，再将油加入

    C. 将油水两相混合时，两相界面上生成的新生皂产生乳化的方法叫作新生皂法

    D. 机械法制备乳剂的时候一定要考虑混合顺序，否则不能生成乳剂

    E. 纳米乳除含有油相、水相和乳化剂外，还应含有辅助成分

26. 影响药物溶解度的叙述正确的是

    A. 药物在溶剂中的溶解度符合相似相溶原理

    B. 不同晶型的药物在相同溶剂中溶解速度不同，但溶解度是相同的

    C. 可溶性药物的粒子大小对于溶解度影响不大，但难溶性药物的溶解度在一定粒径范围内随粒径减小而减小

    D. 溶解度总是随温度升高而升高

    E. 氢键的存在对于药物溶解度没有影响

27. 以下增加药物溶解度的方法错误的是

    A. 加入助溶剂   B. 制成可溶性盐

    C. 使用增溶剂   D. 用混合溶媒

    E. 包衣

28. 下列关于液体制剂分散介质和附加剂的叙述错误的是

    A. 有机弱酸弱碱药物制成盐也不能改变其溶解度

    B. 助溶剂可与难溶性药物在溶剂中形成可溶性分子间络合物、复盐或缔合物等，以增加药物的溶解度

    C. 乙醇、甘油和聚乙二醇能与水形成混合溶剂来增加药物溶解度

    D. 难溶性药物分子中引入亲水基团可增加在水中的溶解度

    E. 选用溶剂时，无论何种给药途径都要考虑其毒性

29. 下述利用增溶原理来增加溶解度的例子是

    A. 制备碘溶液时加入碘化钾

    B. 生物碱加酸制成盐，可增加在水中的溶解度

    C. 苯巴比妥在90%的乙醇液中具有最大溶解度

    D. 维生素 K_3 不溶于水，制成维生素 K_3 亚硫酸氢钠溶解度提高

    E. 用聚山梨酯80增加难溶性药物的溶解度

30. 穿心莲注射液（穿心莲三氯甲烷提取物 50 g，乙醇 100 ml，吐温 – 80 200 ml，注射用水加至 10000 ml）中乙醇的作用是

    A. 助溶   B. 潜溶

    C. 防腐   D. 增溶

    E. 表面活性剂

31. 影响增溶的因素不包括

    A. 增溶剂的种类

    B. 药物的性质

    C. 增溶剂的用量

    D. 加入顺序

    E. 增溶剂的释放度

32. 下述关于影响药物溶出速度因素的叙述错误的是

    A. 溶出介质的体积小，溶液中药物浓度高，溶出速度快

    B. 药物在溶出介质中的扩散系数越大，溶出速度越快

    C. 扩散层的厚度越大，溶出速度越慢

    D. 温度升高，药物溶解度增大，溶出速度增快

    E. 增加溶出界面，溶出速度增加

33. 可以供口服和注射的表面活性剂是
A. 卵磷脂
B. 月桂硫酸钠
C. 钠皂
D. 十二烷基苯磺酸钠
E. 氯化苯甲烃铵

34. 有关表面活性剂的叙述错误的是
A. 表面活性剂可增加药物吸收，也可降低药物吸收
B. 表面活性剂毒性大小：一般阳离子型 ＞阴离子型＞非离子型
C. 非离子表面活性剂的 HLB 值具有加和性
D. Krafft 点是离子型表面活性剂的特征值，是离子型表面活性剂应用温度的上限
E. 在表面活性剂中，O/W 型乳化剂比W/O 型乳化剂的 HLB 值高

35. 有关表面活性剂泊洛沙姆的叙述错误的是
A. 商品名称为普朗尼克
B. 随分子量增加，本品从固态变为液态
C. 聚氧丙烯比例增加，亲油性增强；聚氧乙烯比例增加，则亲水性增强
D. 是一种 O/W 型乳化剂，可用于静脉乳剂
E. 用本品制备的乳剂能耐受热压灭菌和低温冰冻

36. 吐温类的应用不包括
A. 增溶剂　　　　　B. 抛射剂
C. 乳化剂　　　　　D. 分散剂
E. 润湿剂

37. 下面哪种表面活性剂可作为消毒剂应用
A. 司盘 20　　　　B. 吐温 80
C. 苯扎溴铵　　　　D. 十二烷基硫酸钠
E. 泊洛沙姆

38. 不属于阴离子表面活性剂的是
A. 十二烷基硫酸钠
B. 阿洛索－OT

C. 苯扎氯铵
D. 鲸蜡醇硫酸钠
E. 钠皂

39. 不属于非离子表面活性剂的是
A. 司盘　　　　　　B. 吐温
C. 苄泽　　　　　　D. 泊洛沙姆
E. 卵磷脂

40. 炉甘石洗剂属于
A. 溶液剂　　　　　B. 糖浆剂
C. 芳香水剂　　　　D. 溶胶剂
E. 混悬剂

41. 下列不属于高分子溶液特性的是
A. 带电性　　　　　B. 悬浊性
C. 水化作用　　　　D. 凝胶化
E. 稳定性

42. 西黄蓍胶在混悬剂中的作用是
A. 助悬剂　　　　　B. 润湿剂
C. 稀释剂　　　　　D. 絮凝剂
E. 反絮凝剂

43. 下列不属于矫味剂的是
A. 混悬剂　　　　　B. 甜味剂
C. 胶浆剂　　　　　D. 芳香剂
E. 泡腾剂

44. 一般供内服使用的制剂所使用的表现活性剂类型是
A. 阳离子型　　　　B. 阴离子型
C. 非离子型　　　　D. 两性离子型
E. 皂类

45. 单糖浆的浓度为
A. 95%（g/ml）
B. 85%（g/ml）
C. 64.74%（g/ml）
D. 55%（g/ml）
E. 45%（g/ml）

46. 下列哪种剂型不属于液体制剂研究的范围
A. 滴耳剂　　　　　B. 滴鼻剂
C. 滴眼剂　　　　　D. 滴牙剂
E. 洗耳剂

47. 下列不属于乳剂不稳定性的是

    A. 分层　　　　　　B. 胶凝

    C. 酸败　　　　　　D. 转相

    E. 破裂

48. 下列不属于表面活性剂作用的是

    A. 乳化剂　　　　　B. 消泡剂

    C. 润湿剂　　　　　D. 增溶剂

    E. 黏合剂

49. 能增加药物溶解度的表面活性剂称为

    A. 乳化剂　　　　　B. 助溶剂

    C. 增溶剂　　　　　D. 潜溶剂

    E. 润湿剂

50. 表面活性剂的增溶作用主要是因为

    A. 形成乳剂

    B. 形成胶团

    C. 促进液体在固体表面的铺展

    D. 起泡作用

    E. 消泡作用

51. 表面活性剂毒性大小的顺序是

    A. 阴离子型 > 阳离子型 > 非离子型

    B. 阳离子型 > 非离子型 > 阴离子型

    C. 阴离子型 > 非离子型 > 阳离子型

    D. 阳离子型 > 阴离子型 > 非离子型

    E. 非离子型 > 阴离子型 > 阳离子型

52. 下列制剂属于胶体溶液的是

    A. 薄荷水

    B. 甘草合剂

    C. 碘 – 碘化钾溶液

    D. 胃蛋白酶合剂

    E. 氯化钾溶液

53. 延缓混悬微粒沉降速度最简易可行的措施是

    A. 降低分散媒的黏度

    B. 减小混悬粒子的粒径

    C. 使微粒与分散媒之间的密度差接近零

    D. 增大混悬粒子粒径

    E. 增加混悬粒子密度

54. 利用助溶原理增加药物溶解度的是

    A. 将青霉素制成青霉素钠

    B. 苯巴比妥溶于乙二醇和水混合剂

    C. 苯甲酸钠增加咖啡因在水中的溶解度

    D. 将灰黄霉素粉碎成极细粉

    E. 将阿托品制成硫酸阿托品

55. 对于二甲基亚砜的认识和使用，错误的是

    A. 能与乙醇混溶

    B. 有较强促渗透作用

    C. 本品因有恶臭，不应用于内服制剂

    D. 也可添加于注射剂，以加强吸收

    E. 能与水混溶

56. 下列属于非离子表面活性剂的是

    A. 苯扎溴铵　　　　B. 十二烷基硫酸钠

    C. 消毒净　　　　　D. 月桂酸

    E. 司盘 80

57. 关于液体制剂质量要求的错误表述为

    A. 外用液体制剂应无刺激性

    B. 液体制剂应是澄明溶液

    C. 有效成分浓度应准确稳定

    D. 非均相液体制剂的药物粒子应分散均匀

    E. 液体制剂应有一定的防腐能力

58. 聚氧乙烯 – 聚氧丙烯共聚物属于

    A. 普朗尼克类

    B. 阳离子表面活性剂

    C. 阴离子表面活性剂

    D. 非离子表面活性剂

    E. 卖泽类

59. 尼泊金类在制剂中常作

    A. 润滑剂　　　　　B. 潜溶剂

    C. 防腐剂　　　　　D. 增塑剂

    E. 黏合剂

60. 属于亲脂性有机溶剂的是

    A. 酸水　　　　　　B. 甘油

    C. 甲醇　　　　　　D. 液状石蜡

    E. 碱水

61. 同属溶液型液体制剂的是

    A. 醑剂与甘油剂

B. 芳香水剂与混悬剂

C. 混悬剂与乳剂

D. 糖浆剂与乳剂

E. 混悬剂与溶液剂

62. 关于甘油剂，叙述错误的是

A. 甘油剂属于溶液剂

B. 甘油剂专供外用

C. 用于口腔、耳鼻喉科疾病

D. 甘油剂的制备可用溶解法或化学反应法

E. 硼酸甘油是用溶解法制备的

63. 仅供皮肤使用的液体剂型是

A. 混悬剂　　　　B. 糖浆剂

C. 溶液剂　　　　D. 溶胶剂

E. 洗剂

64. 口服混悬剂的沉降体积比应不低于

A. 0.10　　　　B. 0.30

C. 0.50　　　　D. 0.70

E. 0.90

65. 聚山梨酯60能使难溶药物溶解度增加，其作用是

A. 增溶　　　　B. 助溶

C. 乳化　　　　D. 去垢

E. 潜溶

66. 将60%的司盘80（HLB值4.3）和40%吐温80（HLB值15）混合后HLB值为

A. 5.3　　　　B. 9.7

C. 8.6　　　　D. 10.0

E. 7.8

67. 仅限外用的表面活性剂是

A. 卵磷脂　　　　B. 吐温60

C. 泊洛沙姆　　　D. 十二烷基硫酸钠

E. 司盘40

68. 单糖浆常用作

A. 助溶剂　　　　B. 矫味剂

C. 等渗调节剂　　D. 乳化剂

E. 防腐剂

69. 羧甲基纤维素钠在混悬液中可作

A. 助悬剂　　　　B. 絮凝剂

C. 反絮凝剂　　　D. 抑菌剂

E. 增溶剂

70. 下列口服制剂吸收速度最快的是

A. 颗粒剂　　　　B. 水溶液

C. 胶囊剂　　　　D. 混悬液

E. 丸剂

71. 下列辅料中，一般作 W/O 型辅助乳化剂的是

A. 大豆磷脂

B. 单硬脂酸甘油酯

C. 甲基纤维素钠

D. 聚山梨酯20

E. 氢氧化镁

72. 属于阳离子表面活性剂的是

A. 吐温60　　　　B. 司盘80

C. 苯扎氯铵　　　D. 卖泽类

E. 硫酸化蓖麻油

73. 氯化苯甲烃铵与下列哪种药物合用，会使其失去表面活性或抑菌效果

A. 苯扎溴铵　　　B. 氯化钠

C. 葡萄糖　　　　D. 皂类

E. 有机酸

74. 分散相质点最小的液体制剂是

A. 微乳制剂

B. 高分子溶液型液体制剂

C. 混悬液型液体制剂

D. 小分子溶液型液体制剂

E. 疏水胶体溶液型液体制剂

75. 在液体制剂中常添加亚硫酸钠，其作用是

A. 增溶剂　　　　B. 抑菌剂

C. 抗氧化剂　　　D. 助溶剂

E. 矫味剂

76. 关于糖浆剂的说法错误的是

A. 可作为矫味剂、助悬剂

B. 糖浆剂为高分子溶液

C. 热溶法制备有溶解快、滤速快、可杀灭微生物等优点

D. 蔗糖浓度高时渗透压大，微生物的繁殖受到抑制

E. 可加适量乙醇、甘油作为稳定剂

77. 采用加液研磨法制备的制剂是

A. 胃蛋白酶合剂

B. 炉甘石洗剂

C. 苯扎溴铵溶液

D. 硼酸甘油

E. 单糖浆

78. 若水为分散相，油为连续相，则乳剂类型是

A. O/W 型   B. W/O 型

C. 阳离子型   D. 阴离子型

E. 混合乳

79. 表面活性剂是能使溶液表面张力

A. 稍降低的物质

B. 增加的物质

C. 不改变的物质

D. 急剧下降的物质

E. 急剧上升的物质

80. 属非均相液体制剂的是

A. 芳香水剂   B. 醑剂

C. 溶胶剂   D. 酊剂

E. 溶液剂

81. 乳剂由 W/O 型转化成 O/W 型的现象称为

A. 反相   B. 反絮凝

C. 转相   D. 合并

E. 酸败

82. 外耳道发炎时所用的滴耳剂最好调节为

A. 中性   B. 酸性

C. 弱酸性   D. 碱性

E. 弱碱性

83. 咖啡因水溶液中常加入苯甲酸钠，其作用是

A. 助溶剂

B. 调节渗透压

C. 金属离子络合剂

D. 表面麻醉剂

E. 潜溶剂

84. 下列何物质不宜单独用作 O/W 型乳化剂

A. 碱金属皂   B. 阿拉伯胶

C. 泊洛沙姆 188   D. 聚山梨酯 60

E. 西黄蓍胶

85. 用于口服混悬剂中润湿目的的附加剂是

A. 糖浆

B. 乙醇

C. HLB 值为 7~9 的表面活性剂

D. PEG400

E. 水

86. 乳浊液在贮存过程中，其分散相互相凝结而与分散媒分离的现象是

A. 破裂   B. 乳析

C. 转相   D. 败坏

E. 分裂

87. 关于沉降容积比的错误表述为

A. 混悬剂的沉降容积比（F）是指沉降物的容积与沉降前混悬剂容积的比值

B. 测定混悬剂的沉降容积比可以比较两种混悬剂的稳定性

C. F 值在 0~1 之间

D. F 值越小，混悬剂越稳定

E. F 值越大，混悬剂越稳定

88. 多数情况下，溶解度和溶出速度的排列顺序是

A. 水合物 < 有机物 < 无机物

B. 水合物 < 无机物 < 有机物

C. 水合物 < 衍生物 < 有机物

D. 有机物 < 无机物 < 水合物

E. 无机物 < 有机物 < 水合物

89. 下列关于表面活性剂的叙述错误的是

A. 表面活性剂由非极性烃链和一个以上的极性基团组成

B. 表面活性剂的极性基团不可以是解离的离子

C. 离子表面活性剂又分为阳离子、阴离

子和两性离子表面活性剂

D. 表面活性剂分子的聚集状态在稀溶液和浓溶液中不同

E. 如果表面活性剂的浓度越低，而降低表面张力越显著，则其表面活性越强

90. 某处方中使用了吐温80（HLB值15.0）和司盘80（HLB值4.3）共5g，要求乳化剂的HLB值等于11.0，计算两乳化剂的用量各需多少

A. 吐温3.13g，司盘1.87g

B. 吐温2.50g，司盘2.50g

C. 吐温3.87g，司盘1.13g

D. 吐温2.87g，司盘2.13g

E. 吐温3.25g，司盘1.75g

91. 某液体制剂是用乙醇、油或适宜的溶剂制成的溶液、乳状液或混悬液，可供无损皮肤揉擦使用，该液体制剂是

A. 栓剂　　　　B. 凝胶剂

C. 滴眼剂　　　D. 眼膏剂

E. 搽剂

92. 处方为碘50g，碘化钾100g，蒸馏水适量，制成复方碘溶液1000ml。其中，碘化钾的作用是

A. 助溶　　　　B. 调节渗透压

C. 络合剂　　　D. 增溶

E. 调节离子强度

93. 某液体制剂的处方如下：布洛芬20g，羟丙甲纤维素20g，山梨醇250g，甘油30ml，枸橼酸适量，加蒸馏水至1000ml。制得的本品为口服混悬剂，则其中作为助悬剂的是

A. 甘油　　　　B. 山梨醇

C. 枸橼酸　　　D. 布洛芬

E. 羟丙甲纤维素

94. 某液体制剂的处方如下：胃蛋白酶2g，单糖浆10ml，5%羟苯乙酯乙醇液1ml，橙皮酊2ml，稀盐酸2ml，纯化水加至100ml。制得的药物属于

A. 乳剂　　　　　　　B. 混悬剂

C. 溶胶剂　　　　D. 高分子溶液剂

E. 低分子溶液剂

二、共用备选答案的单选题

（95～96题共用备选答案）

A. 甘油剂　　　　B. 涂剂

C. 酊剂　　　　　D. 糖浆剂

E. 芳香水剂

95. 药物溶于甘油中制成的专供外用的溶液剂是

96. 用纱布、棉花蘸取后涂搽皮肤或口腔、喉部黏膜的液体制剂是

（97～99题共用备选答案）

A. 低分子助悬剂

B. 天然高分子助悬剂

C. 合成或半合成的高分子助悬剂

D. 润湿剂

E. 絮凝剂与反絮凝剂

97. 作为混悬剂的稳定剂，甲基纤维素是

98. 作为混悬剂的稳定剂，泊洛沙姆是

99. 作为混悬剂的稳定剂，枸橼酸盐是

（100～102题共用备选答案）

A. 阴离子乳化剂

B. 非离子乳化剂

C. 天然乳化剂

D. 固体微粒乳化剂

E. 辅助乳化剂

100. 苄泽属于

101. 氢氧化镁属于

102. 阿拉伯胶属于

（103～105题共用备选答案）

A. 分层　　　　　　B. 絮凝

C. 转相　　　　　　D. 合并与破裂

E. 酸败

103. 乳化膜破裂导致乳滴变大，进一步发展使乳剂分为油、水两相，这个过程为

104. 受外界因素和微生物的影响，使油相或乳化剂等发生变化而引起变质，这个过程为

105. 分散相中的液滴发生可逆的聚集现象，

这个过程为

(106～108题共用备选答案)

A. 醚类

B. 酰胺类

C. 醇或多元醇类

D. 植物油类

E. 亚砜类

106. 作为非水溶剂，丙二醇属于

107. 作为非水溶剂，二乙二醇二甲基醚属于

108. 作为非水溶剂，二甲基甲酰胺属于

(109～110题共用备选答案)

A. 专供涂抹、敷于皮肤的外用液体制剂

B. 专供滴入鼻腔内使用的液体制剂

C. 滴入耳腔内的外用液体制剂

D. 用于咽喉、口腔清洁的液体制剂

E. 用于局部牙病治疗的液体制剂

109. 含漱剂是

110. 洗剂是

(111～112题共用备选答案)

A. 甘油剂　　　　B. 涂剂

C. 酊剂　　　　　D. 糖浆剂

E. 芳香水剂

111. 含药物或芳香物质的浓蔗糖水溶液是

112. 用规定浓度乙醇浸出或溶解而制成的澄清液体制剂是

(113～114题共用备选答案)

A. 增溶剂　　　　B. 防腐剂

C. 矫味剂　　　　D. 着色剂

E. 潜溶剂

113. 作为液体制剂常用的附加剂，吐温属于

114. 作为液体制剂常用的附加剂，乙醇属于

(115～117题共用备选答案)

A. 交联羧甲基纤维素钠

B. 微晶纤维素

C. 二氧化钛

D. 滑石粉

E. 淀粉浆

115. 可作为黏合剂的是

116. 可作为填充剂的是

117. 可作为遮光剂的是

(118～120题共用备选答案)

A. HLB值　　　　B. 昙点

C. Krafft 点　　　D. CMC

E. m. P.

118. 亲水亲油平衡值为

119. 临界胶束浓度为

120. 表面活性剂溶解度下降，出现混浊时的温度为

第三节　灭菌制剂与无菌制剂

一、单选题

1. 有关湿热灭菌法叙述正确的是

A. 包括热压灭菌、流通蒸汽灭菌、低温间歇灭菌和煮沸灭菌等

B. 灭菌效果可靠，灭菌效果与注射剂灭菌前微生物污染程度无关

C. 湿热灭菌最好使用过热蒸汽

D. 不仅适用于溶液型注射剂灭菌，也适用于注射用无菌粉末灭菌

E. 注射剂灭菌时温度愈高且时间愈长对注射剂质量和生产愈有利

2. 氯霉素滴眼剂采用的灭菌方法是

A. 100℃流通蒸汽灭菌15分钟

B. 100℃流通蒸汽灭菌30分钟

C. 115℃热压灭菌30分钟

D. 115℃干热灭菌1小时

E. 150℃干热灭菌1小时

3. 要求"每1ml中含内毒素量应小于0.25EU"的是

A. 原水　　　　　B. 纯化水

C. 去离子水　　　D. 注射用水

E. 细菌内毒素检查用水

4. 无菌操作法的主要目的是

A. 除去细菌　　　B. 杀灭细菌

C. 阻止细菌繁殖　　D. 稀释细菌

E. 保持原有无菌度

5. 下列关于溶液的等渗与等张的叙述错误的是

A. 等渗为物理化学概念，与 0.9% 氯化钠液的渗透压相等的溶液称为等渗液

B. 等张为生物学概念，红细胞在其中保持正常大小的溶液为等张液

C. 等渗溶液不一定等张，但是等张溶液一定等渗

D. 等渗不等张的药液调节至等张时，该液一定是高渗液（等渗液可能出现溶血，此时加入氯化钠、葡萄糖等调节等张）

E. 等渗是指与血浆渗透压相等的溶液，属于物理化学概念

6. 关于注射用溶剂的叙述中错误的是

A. 常用的注射用油有植物油、油酸乙酯等

B. 纯化水可用于配制注射剂，但此后必须马上灭菌

C. 注射用油的化学检查项目有酸值、皂化值与碘值

D. 注射用非水溶剂的选择必须慎重，应尽量选择刺激性、毒性和过敏性较小的品种，常用乙醇、甘油、丙二醇和 PEG 等

E. 注射用油色泽不得深于黄色 6 号标准比色液

7. 下列关于注射用油的叙述错误的是

A. 注射用油应无异臭，无酸败味

B. 酸值说明油中游离脂肪酸的多少，酸值高则质量差，也可看出酸败的程度

C. 碘值表示油中饱和脂肪酸多少，碘值高，则不饱和键多，油的性质稳定，适合注射

D. 皂化值表示油中游离脂肪酸和结合成酯的脂肪酸总量

E. 色泽不得深于规定标准，10℃时应澄明

8. 下列关于灭菌和无菌制剂的叙述正确的是

A. 滴眼剂要求严格灭菌和等渗，而洗眼剂无须灭菌和等渗

B. 注射用无菌粉末可分为注射用冷冻干燥制品和注射用无菌分装产品

C. 眼用液体制剂只能是真溶液

D. 眼部外伤或术后用的眼用制剂要求绝对无菌，应该加入抑菌剂

E. 输液剂与注射剂的质量要求完全不同

9. 有关无菌操作的叙述哪项是错误的

A. 无菌操作法是整个过程控制在无菌条件下进行的一种操作方法

B. 适用于不耐热药物的注射剂、眼用制剂、皮试液、海绵和创伤制剂的制备

C. 根据 GMP，无菌区的洁净度要求为 10000 级

D. 生产过程采用尽量避免微生物污染的操作

E. 无菌操作的场所通常为洁净室或洁净工作台

10. 下列关于灭菌与无菌的叙述错误的是

A. 灭菌是杀灭或除去所有微生物繁殖体和芽孢的手段

B. 无菌指在任一指定物体、介质或环境中不得存在任何活的微生物

C. 物理灭菌技术包括干热灭菌、湿热灭菌和射线灭菌

D. 药剂学中的灭菌法可分为物理灭菌法、化学灭菌法和无菌操作法

E. 为确保灭菌效果，应严格控制原辅料质量和环境条件

11. 关于化学灭菌法叙述错误的是

A. 指用化学药品直接作用于微生物而将其杀灭的方法

B. 气体灭菌法不适用于粉末注射剂的灭菌

C. 分为气体灭菌法和药液灭菌法

D. 环氧乙烷、甲醛、丙二醇都属于气态杀菌剂

E. 气体灭菌法适用于环境消毒以及不耐加热灭菌的医用器具、设备等

12. 关于药液灭菌法叙述错误的是

A. 一般采用杀菌剂溶液进行灭菌

B. 药液灭菌既能杀灭微生物繁殖体，也能杀灭芽孢

C. 适用于皮肤、无菌器具

D. 适用于设备的消毒

E. 75% 乙醇、1% 聚维酮碘溶液都是药液灭菌制剂

13. 下列关于空气净化的叙述错误的是

A. 超净净化经过初级、中级过滤器即可满足要求

B. 洁净级别的 100 级比 100000 级含尘少

C. 洁净室的空气净化技术一般采用空气过滤法

D. 100 级的洁净度区域必须采用层流的气流方式

E. 高效空气净化系统采用初效、中效和高效三级过滤装置

14. 下列关于注射剂的叙述错误的是

A. 其状态可以是真溶液、乳浊液、混悬液或固体粉末

B. 是无菌制剂或灭菌制剂

C. 由药物、溶剂、附加剂及特制容器组成

D. 其给药途径单一，质量要求较高

E. 其一般药效迅速、作用可靠

15. 有关注射用水的叙述中错误的是

A. 可用蒸馏法制备

B. 可为不含热原的蒸馏水

C. 纯化水又称重蒸馏水

D. 可用二级反渗透装置制备

E. 必须新鲜制备

16. 能破坏或去除注射剂中热原的方法是

A. 活性炭吸附

B. 加热使其挥发

C. 60℃ 加热 1 小时

D. 121℃ 热压灭菌 1 小时

E. 0.22 μm 孔径的微孔滤膜过滤

17. 下列关于注射用冻干制品的叙述错误的是

A. 冷冻干燥技术利用的是升华原理

B. 冷冻干燥由于干燥温度低，所以成品含水量比普通干燥高

C. 预冻是一个恒压降温过程

D. 添加填充剂并采用反复预冻法可改善产品外观

E. 如果供热太快，受热不匀或者预冻不完全，可能发生喷瓶

18. 下列关于物理灭菌技术的叙述正确的是

A. 包括干热灭菌、湿热灭菌、过滤灭菌、射线灭菌和熏蒸等方法

B. 湿热灭菌法的灭菌效率比干热灭菌低

C. 热压灭菌法采用高压饱和蒸汽杀灭微生物

D. 热压灭菌灭菌效果可靠，与注射剂灭菌前微生物污染程度无关

E. 热压灭菌能杀灭所有细菌繁殖体，但不能杀灭芽孢

19. 关于注射用溶剂及附加剂的叙述错误的是

A. 常用的注射用油有麻油、茶油、花生油等

B. 其他注射用非水溶剂有丙二醇、聚乙二醇等

C. 注射用油的化学检查项目有酸值、皂化值与碘值

D. 所谓注射剂常用附加剂就是指等渗调节剂和抑菌剂两种

E. 注射用非水溶剂应尽量选择刺激性、毒性和过敏性较小的品种

20. 下列关于灭菌和无菌制剂的叙述正确的是

A. 眼用制剂的黏度增加不能改变药物的吸收

B. 用于眼部的药物，可以起局部治疗作用，也可以起全身治疗作用

C. 完全解离的药物易于通过角膜吸收

D. 眼部外伤或术后用的眼用制剂要求绝对无菌，可加入抑菌剂

E. 输液剂中如果需要可以加入一定的抑菌剂

21. 热原不具有的性质是

A. 耐热性　　　　　B. 水不溶性

C. 不挥发性　　　　D. 滤过性

E. 可被吸附性

22. 以下注射剂的注射途径对其质量的要求错误的是

A. 供静注者多为水溶液，直接注入静脉内

B. 供脊椎腔注射等渗溶液 pH 应在 5.0 ~ 8.0 之间

C. 供皮内注射一次剂量在 0.2 ml 以下

D. 皮下注射主要用于过敏性试验或疾病诊断

E. 动脉内注射是注入靶区动脉末端

23. 某药物在 60℃加速试验中的水解反应属一级反应，此时其半衰期为 10 天，据此，该药物在 60℃时，其浓度降低至原始浓度的八分之一需要的时间是

A. 5 天　　　　　　B. 15 天

C. 30 天　　　　　D. 60 天

E. 90 天

24. 热压灭菌所用的蒸汽是

A. 过饱和蒸汽　　　B. 饱和蒸汽

C. 60℃蒸汽　　　　D. 流通蒸汽

E. 90℃蒸汽

25. 关于生产区的洁净度要求错误的是

A. 生产区无洁净度要求

B. 控制区的洁净度要求为 10 万级

C. 洁净区的洁净度要求为 1 万级

D. 无菌区的洁净度要求为 1000 级

E. 无菌区的洁净度要求为 100 级

26. 关于洁净室空气净化标准叙述正确的是

A. 单位体积空气中所含粉尘的个数（计

数浓度）或公斤量（重量浓度）

B. 净化方法可分两类：一般净化和超净净化

C. 一般净化可采用初效过滤器

D. 世界各国的净化度标准都是统一的

E. 超净净化只需经过初、中效过滤器即可满足要求

27. 关于热原的性质及检查方法中正确的是

A. 热原具水溶性，但不具挥发性

B. 热原具滤过性和可吸附性，一般滤器均可截留

C. 热原既耐酸又耐碱

D. 注射用水经过灭菌，因此不会引入热原

E. 用反渗法不可以除去水中热原

28. 以下处理维生素 C 注射剂的措施中，不正确的做法是

A. 不可加入抗氧剂

B. 通惰性气体二氧化碳或氮气

C. 调节 pH 至 6.0 ~ 6.2

D. 采用 100℃，流通蒸汽 15 min 灭菌

E. 用垂熔玻璃漏斗或膜滤器过滤

29. 既可用作注射剂的抑菌剂，又可用作注射的镇痛剂是

A. 乙醇　　　　　　B. 苯甲酸

C. 山梨酸　　　　　D. 苯甲醇

E. 利多卡因

30. 不能去除热原的是

A. 强氧化剂

B. 高锰酸钾

C. 活性炭

D. 二乙氨基乙基葡聚糖凝胶（分子筛）

E. 0.22 μm 的微孔滤膜滤过器

31. 在注射剂中附加剂的作用不包括

A. 减少生产费用

B. 增加药物的理化稳定性

C. 增加主药的溶解度

D. 抑制微生物生长

E. 减轻疼痛或对组织的刺激性

32. 有关注射用水的叙述中错误的是
    A. 为重蒸馏法所得的水
    B. 渗透压应与血浆的渗透压相等或接近
    C. 为经过灭菌处理的蒸馏水
    D. 澄明度应符合药典规定
    E. pH 要求与血液相等或接近

33. 关于各类注射剂的叙述错误的是
    A. 易溶于水且在水溶液中稳定的药物，可制成溶液型注射剂
    B. 静脉注射液多为水溶液，油溶液和混悬液能引起毛细血管栓塞，故一般不能静注
    C. 粉针剂药物稳定性差，特别是在灌封等关键工序，最好采用紊流洁净措施
    D. 水不溶性药物或注射后要求延长药效的药物可制成水或油的混悬液
    E. 输液剂是指由静脉滴注方法输入体内的大容量注射剂

34. 盐酸普鲁卡因 5.0 g；氯化钠 5.0 g；0.1 mol/L 的盐酸适量；注射用水加至 1000 ml。下列关于盐酸普鲁卡因注射液叙述错误的是
    A. 氯化钠用于调节等渗
    B. 盐酸用于调节 pH
    C. 产品需做澄明度检查
    D. 本品可采用 115 ℃、30 min 热压灭菌
    E. 产品需作热原检查

35. 下列关于灭菌法的描述错误的是
    A. 使用热压灭菌柜必须使用饱和蒸汽
    B. 热压灭菌法中过热蒸汽灭菌效率低于饱和蒸汽
    C. D 值为在一定温度下杀灭 10% 微生物所需的灭菌时间
    D. F_0 值和 F 值可作为验证灭菌可靠性的参数
    E. F_0 仅限于热压灭菌

36. 不属于射线灭菌法的是
    A. 微波灭菌法   B. 紫外线灭菌法
    C. 辐射灭菌法   D. γ 射线灭菌法

E. 过氧乙酸蒸气灭菌法

37. 影响 F_0 值的因素不包括
    A. 容器大小、形状
    B. 灭菌产品的溶液性质
    C. 容器在灭菌器的数量和分布
    D. 容器热穿透性
    E. 操作时间

38. 洁净室对于人员、物件和内部结构的要求错误的是
    A. 人员是洁净室粉尘和细菌的主要污染源
    B. 操作人员进入洁净室之前，必须水洗，更换衣、鞋、帽，风淋
    C. 头发和皮肤可以外露
    D. 原料、仪器、设备等物料在进入洁净室前需洁净处理
    E. 地面和墙面所用材料应防湿、防霉，不易开裂、燃烧，经济实用

39. 关于注射剂的特点叙述错误的是
    A. 药效迅速、作用可靠
    B. 适用于不宜口服的药物
    C. 可用于不宜口服给药的患者
    D. 注射剂是最方便的给药形式
    E. 制造过程复杂，生产费用高

40. 注射剂一般的质量要求不包括
    A. 无菌
    B. 无热原
    C. 不得有肉眼可见的混浊或异物
    D. pH 与血液相等或接近
    E. 具有一定的酸性

41. NaCl 输液的等渗浓度是
    A. 1.0%   B. 2.0%
    C. 5%   D. 0.9%
    E. 9%

42. 下述关于制药企业生产环境的叙述错误的是
    A. 注射剂的生产区域分为一般生产区、洁净区、控制区及无菌区

B. 洁净区的洁净度要求为 1 万级

C. 控制区的洁净度要求为 10 万级

D. 注射用水的制备、注射液的配液和粗滤一般在生产区内进行

E. 注射剂的生产区域之间应设置缓冲区

43. 以下注射给药没有吸收过程的是

A. 血管内给药   B. 皮下注射

C. 肌肉注射   D. 腹腔注射

E. 皮内注射

44. 药物从注射剂中的释放速率最快的是

A. O/W 乳剂   B. 油混悬液

C. 水混悬液   D. 水溶液

E. W/O 乳剂

45. 对无菌操作法不正确的描述是

A. 无菌操作法是把整个操作过程严格控制在无菌条件下的一种操作方法

B. 无菌操作必须在无菌室（柜）内进行

C. 无菌室应进行灭菌

D. 无菌室的地面、墙壁可用 0.1% ~ 0.2% 的甲酚皂溶液喷洒或擦拭

E. 操作中所用的一切原辅料、溶剂、用具均应预先灭菌

46. 滤过除菌法使用的微孔滤膜的孔径是

A. 0.1 μm   B. 0.22 μm

C. 0.45 μm   D. 0.8 μm

E. 1.0 μm

47. 流通蒸汽灭菌法的温度是

A. 80℃   B. 90℃

C. 100℃   D. 110℃

E. 120℃

48. 注射用水贮存在 80℃ 以上的时间不宜超过

A. 6 小时   B. 8 小时

C. 10 小时   D. 12 小时

E. 14 小时

49. 关于热原性质的描述，不正确的是

A. 热原有耐热性，通常在注射剂灭菌的条件下，往往不被破坏

B. 热原体积小，在 1 ~ 5 nm 之间，但一般滤器均可截留

C. 可用活性炭吸附法除去热原

D. 热原能被超声波所破坏

E. 热原能被强酸、强碱、强氧化剂所破坏

50. 关于注射剂的特点，以下叙述不正确的是

A. 药效迅速，作用可靠

B. 所有能口服的药物都可制成注射剂

C. 可产生局部定位作用

D. 生产成本较高

E. 适用于不能口服与禁食的患者

51. 蒸馏法制备注射用水的工艺流程是

A. 原水→蒸馏水→注射用水→贮存

B. 原水→蒸馏水机→纯化水→贮存

C. 深井水→蒸馏水机→注射用水→贮存

D. 纯化水→蒸馏水机→注射用水→贮存

E. 自来水→蒸馏水机→纯化水→贮存

52. 下列不属于输液剂质量要求的是

A. 无菌、无热原

B. 等渗

C. 不溶性微粒应符合规定

D. 添加适量抑菌剂

E. pH 接近人体血液 pH

53. 下列可在注射剂中作金属离子络合剂的是

A. 亚硫酸氢钠   B. 焦亚硫酸钠

C. 亚硫酸钠   D. 硫代硫酸钠

E. 依地酸二钠

54. 胰岛素宜采用的灭菌方法是

A. 高压蒸汽灭菌法

B. 用抑菌剂加热灭菌

C. 滤过灭菌法

D. 紫外线灭菌法

E. 流通蒸汽灭菌法

55. 可除去注射剂药液中热原的方法是

A. 冷冻干燥法   B. 多次蒸馏

C. 药用炭吸附   D. 微孔滤膜过滤

E. 超声波法

C. 内皮素　　　D. 脂多糖

E. 磷脂

56. 下列选项中不得添加抑菌剂的是

A. 采用低温间歇灭菌的注射剂

B. 输液

C. 采用无菌操作法制备的注射剂

D. 口服溶液剂

E. 采用滤过除菌法制备的注射剂

57. 控制氯霉素滴眼剂质量时不正确的是

A. 应对降解产物二醇等无效成分进行限量检查

B. 用紫外分光光度法定量不能区别氯霉素和二醇

C. 制剂 pH 控制在 10 以上

D. 应避光保存

E. 有效期为 1 年

58. 对无菌室内空气进行灭菌时可选择

A. 40% 甲醛溶液熏蒸灭菌

B. 环氧乙烷灭菌

C. γ - 射线灭菌

D. 流通蒸汽灭菌

E. 干热灭菌

59. 配制眼部手术后所用滴眼剂时，允许添加的附加剂是

A. 硼酸盐缓冲液

B. 甲基纤维素

C. 聚维酮

D. 聚乙烯醇

E. 羟丙甲纤维素

60. 有关影响湿热灭菌的因素，叙述正确的是

A. 含有营养性物质的药液中微生物的抗热性能增强

B. 最不耐热的是芽孢

C. 一般微生物在碱性环境中最耐热

D. 同一种细菌对热的抵抗能力相同

E. 过热蒸汽穿透力最强

61. 热原组成中致热活性最强的成分是

A. 多肽　　　B. 氨基酸

62. 注射液配制过程中，去除微粒杂质的关键操作是

A. 溶解　　　B. 滤过

C. 称量　　　D. 调节渗透压

E. 灌封

63. 应用层流洁净空气的洁净区，其洁净度级别一般为

A. 100 级　　　B. 10000 级

C. 100000 级　　　D. 300000 级

E. ＞300000 级

64. 下列操作需要洁净度为 100 级的环境条件是

A. 大于 50 ml 注射剂的灌封

B. 注射剂的稀配、滤过

C. 片剂的压片

D. 滴眼液的配制

E. 糖浆的配制

65. 不用作注射剂溶剂的是

A. 注射用油　　　B. PEG400

C. 三氯甲烷　　　D. 乙醇

E. 注射用水

66. 调整注射液的渗透压，常用

A. 氢氧化钠　　　B. 氯化钙

C. 氯化钠　　　D. 亚硫酸钠

E. 氯化铵

67. 乳酸钠注射液属于

A. 电解质输液　　　B. 营养输液

C. 胶体输液　　　D. 含药输液

E. 混悬型输液

68. 极不耐热的药液采用何种灭菌法

A. 流通蒸汽灭菌法

B. 紫外线灭菌法

C. 微波灭菌法

D. 低温间歇灭菌法

E. 滤过除菌法

69. 使用热压灭菌器时，当灭菌达到规定时

间后，一般应先

  A. 喷冷却水

  B. 除去热原，停止加热

  C. 打开放气阀

  D. 开启灭菌器柜门

  E. 无严格规定

70. 某药学人员计划配制 2% 的盐酸麻黄素溶液 200 ml，欲使其等渗，需加入多少克氯化钠或无水葡萄糖（已知 1 g 盐酸麻黄素的氯化钠等渗当量为 0.28，无水葡萄糖的氯化钠等渗当量为 0.18）

  A. 3.15 g 和 2.58 g

  B. 1.97 g 和 3.04 g

  C. 0.68 g 和 3.78 g

  D. 0.29 g 和 2.54 g

  E. 0.61 g 和 2.15 g

71. 患者女，20 岁。因减肥过度而昏倒，医生诊断后为其开具了葡萄糖注射液，该注射液属于

  A. 混悬型注射剂

  B. 水溶液型注射剂

  C. 油溶液型注射剂

  D. 乳剂型注射剂

  E. 注射用无菌粉末

72. 检验员李某负责检验某批输液剂是否合格，下列有关输液的质量要求不正确的是

  A. 无菌、无热原

  B. 澄明度应符合要求

  C. 等渗或低渗

  D. pH 在 4~9 范围

  E. 不得添加任何抑菌剂

73. 氯霉素滴眼液的处方如下：氯霉素 2.5 g，硼酸 19 g，硼砂 0.38 g，硫柳汞 0.04 g，注射用水加至 1000 ml。在上述处方中加硼酸的主要作用是

  A. 增溶　　　　B. 调节 pH

  C. 防腐　　　　D. 增加疗效

  E. 防氧化

二、共用备选答案的单选题

（74~76 题共用备选答案）

  A. 酒石酸　　　　B. 硫柳汞

  C. 明胶　　　　　D. 肌酐

  E. 麦芽糖

74. 上述注射剂中常用的附加剂，属于保护剂的是

75. 上述注射剂中常用的附加剂，属于助悬剂的是

76. 上述注射剂中常用的附加剂，属于缓冲剂的是

（77~79 题共用备选答案）

  A. 在干燥环境中进行灭菌的技术

  B. 用高压饱和水蒸气加热杀灭微生物的方法

  C. 常压下用 100℃ 流通蒸汽杀灭微生物的方法

  D. 将待灭菌物置沸水中加热灭菌的方法

  E. 用化学药品直接作用于微生物而将其杀灭的方法

77. 煮沸灭菌法是

78. 热压灭菌法是

79. 干热灭菌法是

（80~81 题共用备选答案）

  A. 乳化剂

  B. 等渗调节剂

  C. 金属离子络合剂

  D. 抑菌剂

  E. 抗氧化剂

80. 乙二铵四醋酸二钠在注射剂中作为

81. 聚山梨酯 80 在注射剂中作为

（82~84 题共用备选答案）

  A. 盐酸普鲁卡因注射液的灭菌

  B. 注射用油的灭菌

  C. 葡萄糖注射液的灭菌

  D. 破坏热原

  E. 袋装输液的灭菌条件

82. 100℃，流通蒸汽灭菌 30 min 适用于

83. 180℃ 干热灭菌 3~4 h 适用于

84. 150～160℃，干热灭菌 1～2 h 适用于

(85～86 题共用备选答案)

    A. 空气传热灭菌

    B. 大于常压的饱和蒸汽灭菌

    C. γ 射线杀灭微生物

    D. 穿透力最弱的灭菌

    E. 用化学药品的蒸汽熏蒸灭菌

85. 辐射灭菌法是利用

86. 气体灭菌法是利用

(87～89 题共用备选答案)

    A. 抛射剂   B. 增溶剂

    C. 抗氧剂   D. 助悬剂

    E. 金属离子络合剂

87. 维生素 C 注射剂中的依地酸二钠为

88. 醋酸可的松滴眼液中的羧甲基纤维钠为

89. 维生素 C 注射剂中的亚硫酸氢钠为

第四节　固体制剂

一、单选题

1. 下列各组辅料中，不能作稀释剂的是

    A. 淀粉、糊精

    B. 乳糖、微晶纤维素

    C. 蔗糖、糊精

    D. 滑石粉、聚乙二醇

    E. 硫酸钙、磷酸氢钙

2. 不能作片剂的崩解剂辅料的是

    A. 乳糖

    B. 羧甲基淀粉钠（CMS－Na）

    C. 低取代羟丙基纤维素（L－HPC）

    D. 交联聚维酮（PVPP）

    E. 交联羧甲基纤维素钠（CC－Na）

3. 以下为胃溶型薄膜包衣材料的是

    A. 羟丙甲纤维素

    B. 乙基纤维素

    C. 醋酸纤维素

    D. 邻苯二甲酸羟丙基甲基纤维素（HPM－CP）

    E. 丙烯酸树脂Ⅱ号

4. 下列要求在 21℃的水中 3 分钟即可崩解分散的片剂是

    A. 泡腾片   B. 薄膜衣片

    C. 舌下片   D. 分散片

    E. 普通片

5. 有关颗粒剂的质量检查项目不正确的是

    A. 干燥失重   B. 融变时限

    C. 溶化性   D. 主药含量

    E. 卫生学检查

6. 制备水溶性滴丸时用的冷凝液是

    A. PEG6000   B. 水

    C. 植物油   D. 硬脂酸

    E. 乙醇

7. 关于胶囊剂叙述错误的是

    A. 胶囊填充的药物可以是水溶液或稀乙醇溶液

    B. 可掩盖药物的不良气味

    C. 药物装入胶囊可以提高药物的稳定性

    D. 可以弥补其他固体剂型的不足

    E. 可延缓药物的释放和定位释药

8. 下列药物中，可以制成胶囊剂的是

    A. 颠茄流浸膏

    B. 土荆介油

    C. 橙皮酊溶液

    D. 易溶性的水合氯醛

    E. 小剂量吲哚美辛

9. 制备软胶囊时影响软胶囊成形的主要因素错误的是

    A. 囊壁组成的影响

    B. 药物的性质

    C. 介质的性质

    D. 胶囊壳型号的选择

    E. 药物为混悬液时对胶囊大小的影响

10. 下列关于胶囊剂特点的叙述，错误的是

A. 药物的水溶液与稀醇溶液不宜制成胶囊剂

B. 易溶且刺激性较强的药物可制成胶囊剂

C. 有特殊气味的药物可制成胶囊剂掩盖其气味

D. 易风化与潮解的药物不宜制成胶囊剂

E. 胶囊对药物在一定程度上具有遮蔽、保护和稳定作用

11. 关于软胶囊的叙述错误的是

A. 软胶囊的囊壁具有弹性和可塑性

B. 液态药物的 pH 以 2.5 ~ 7.5 为宜

C. 基质吸附率是 1 g 固体药物制成混悬液时所需液体基质的克数

D. 软胶囊不需要增塑剂

E. 可以通过计算基质吸附率来确定软胶囊的大小

12. 关于胶囊剂的质量检查错误的是

A. 胶囊应外观整洁，没有黏结、变形、破裂等现象

B. 胶囊的装量差异限度不论大小都应为 7.5%

C. 硬胶囊剂内容物的水分，除另有规定外，不得超 9.0%

D. 胶囊作为一种固体剂型，通常应做崩解度、溶出度或释放度检查

E. 硬胶囊剂内容物应干燥、松紧适度、混合均匀

13. 制备硬胶囊壳需要加入的附加剂不包括

A. 乳化剂　　　　B. 增塑剂

C. 遮光剂　　　　D. 增稠剂

E. 防腐剂

14. 某一药物味苦，难溶于水，置于日光下色渐变深，制成的最理想制剂是

A. 胶囊剂　　　　B. 液体制剂

C. 糖浆剂　　　　D. 泡腾片

E. 注射剂

15. 下列属于胶囊的基质之一，又有皮肤保湿作用的是

A. 聚乙二醇　　　　B. 甘油

C. 山梨醇　　　　D. 乙醇

E. 四氢呋喃

16. 下列关于颗粒剂的叙述错误的是

A. 颗粒剂应该冲入水中饮服，不可直接吞服

B. 颗粒剂可以作为胶囊剂或片剂的原料

C. 颗粒剂比散剂服用方便，吸湿性减小

D. 颗粒剂可以包衣以利于防潮等

E. 颗粒剂的飞散性、附着性、团聚性均较小

17. 下列关于片剂辅料的叙述错误的是

A. 淀粉是可压性良好的填充剂，可以起到稀释、崩解和乳化等作用

B. 不是所有片剂制备时都加入崩解剂

C. 如处方中有液体主药组分，还应加入吸收液体的吸收剂

D. 加入润湿剂与黏合剂都是为了使物料具有黏性以利于制粒与压片的进行

E. 微晶纤维素有"干黏合剂"之称，可用于粉末直接压片

18. 关于混合的影响因素错误的是

A. 物料粉体性质的影响

B. 设备类型的影响

C. 操作条件的影响

D. 装料方式的影响

E. 操作温度的影响

19. 下列关于片剂的叙述中错误的是

A. 片剂压片时加入的辅料有时会影响药物的溶出和生物利用度

B. 制粒的主要目的在于改善粉体的理化性质，使之具较好的流动性与可压性

C. 片剂处方中若有挥发油或挥发性物质应于压片之前加入

D. 所有的片剂都应作崩解时限检查（包括口含片、咀嚼片、缓控释片）

E. 片剂的包装与贮存应该密封、防潮并方便使用

20. 常作肠溶衣的高分子类物质是

A. PEG4000

B. 羟丙基纤维素

C. 甲基纤维素

D. 醋酸纤维素酞酸酯

E. 乙基纤维素

21. 下列有关片剂特点的叙述中不正确的是

A. 密度高、体积小，运输、贮存、携带和应用方便

B. 剂量准确、含量均匀

C. 产品性状稳定，成本及售价较低

D. 可制成不同类型的片剂满足医疗、预防用药的不同需要

E. 都具有靶向作用

22. 关于常用的片剂辅料叙述错误的是

A. 稀释剂会增加主药的剂量偏差

B. 常用的填充剂有淀粉、糊精、微晶纤维素等

C. 甲基纤维素可用于缓、控释制剂的黏合剂

D. PEG 是常用的润滑剂

E. 常见的崩解剂有干淀粉、羧甲基淀粉钠等

23. 膜剂制备中理想的成膜材料的条件错误的是

A. 性能稳定，不降低主药药效

B. 生理惰性、无毒、无刺激

C. 具有较小溶解度

D. 外用膜剂应能迅速、完全释放药物

E. 来源丰富、价格便宜

24. 下列关于散剂的叙述中正确的是

A. 散剂是将多种药物混合制成的供内服使用的固体制剂

B. 混合组分比例量差异悬殊的散剂时，应采用"配研法"操作

C. 混合有比重差异的散剂时，宜于先加入质重的组分，然后加入质轻的组分

D. 散剂的粒度一般能通过 1 号筛的细粉含量不少于 95%

E. 混合操作的时间越长，混得越均匀

25. 下列关于口服固体制剂的叙述错误的是

A. 粉碎、过筛与混合是保证药物含量均匀度的主要单元操作

B. 吸收快慢对比：溶液剂 > 散剂 > 颗粒剂 > 胶囊剂 > 片剂

C. 药物在体内首先溶解后才能透过生物膜被吸收入血液循环中

D. 胃肠道及黏膜吸收速度和程度对药物疗效影响很大

E. 颗粒剂和散剂都必须加入抑菌剂

26. 关于膜剂的叙述错误的是

A. 膜剂可以内用，也可外用

B. 采用不同成膜材料可以制成不同释药速度的膜剂

C. 膜剂不仅适用于小剂量药物，也适用于大剂量的药物

D. 生产膜剂的工艺简单，生产中没有粉末飞扬

E. 膜剂按照结构类型分有单层膜、多层膜和夹心膜等

27. 下列不是片剂成型影响因素的是

A. 物料的压缩成形性

B. 抗氧剂的加入

C. 润滑剂的加入

D. 水分含量

E. 压力

28. 不作为片剂崩解剂使用的材料是

A. 干淀粉　　　　　B. 交联聚维酮

C. 羟甲基淀粉钠　　D. 羟丙甲纤维素

E. 泡腾崩解剂

29. 下列关于片剂包衣的叙述错误的是

A. 包粉衣层的目的是消除片剂的棱角

B. 包糖衣层的目的是使表面光滑平整、细腻坚实

C. 包有色糖衣层的目的是便于识别与美观

D. 包隔离层的目的是抗氧化和制粒

E. 打光的目的是增加片剂的光泽和表面疏水性

30. 下列有关甘油的叙述错误的是

    A. 甘油可单独作溶剂，也可与水形成潜溶剂

    B. 在注射剂中，甘油作为等渗调节剂

    C. 注射剂中常加入甘油作为抑菌剂

    D. 片剂薄膜衣、胶囊剂、滴丸剂和膜剂使用甘油作为增塑剂

    E. 在软膏剂和栓剂中，甘油可作保湿剂

31. 关于片剂赋形剂的叙述错误的是

    A. 淀粉可作黏合剂、稀释剂

    B. 稀释剂又叫填充剂，用来增加片剂的重量和体积

    C. 稀释剂的加入还可减少主药成分的剂量偏差

    D. 微晶纤维素用在片剂中可起稀释、黏合、润湿、崩解、润滑等所有辅料的作用

    E. 崩解剂的加入方法有外加法、内加法和内外加法

32. 组成比例相差悬殊的粉末粉碎和混合时最适宜的方法是

    A. 喷雾混合   B. 万能粉碎机粉碎

    C. 等量递加法   D. 球磨机粉碎

    E. 直接混合法

33. 以下有关滴丸剂的叙述错误的是

    A. 滴丸剂主要供口服使用

    B. 易挥发的药物制成滴丸后，可增加其稳定性

    C. 滴丸剂和片剂一样，药物与辅料都形成固体分散体

    D. PEG 是滴丸剂的常用基质之一

    E. 常用的冷凝液有液状石蜡、植物油等

34. 崩解剂的加入方法影响溶出的速度，溶出速度最快的加入方法是

    A. 内加法

    B. 内外加法

    C. 外加法

    D. 空白颗粒加入法

    E. 直接加入法

35. 下列有关滴丸剂特点的叙述，错误的是

    A. 用固体分散技术制备的滴丸疗效迅速、生物利用度高

    B. 工艺条件易控制，剂量准确

    C. 生产车间无粉尘，利于劳动保护

    D. 液体药物可制成滴丸剂

    E. 滴丸剂仅供外用

36. 《中国药典》规定的片剂检查项目不包括

    A. 水分   B. 崩解度

    C. 片重差异   D. 溶出度

    E. 含量均匀度

37. 片重差异超限的主要原因不包括

    A. 颗粒流动性不好

    B. 颗粒内的细粉太多或者颗粒大小相差悬殊

    C. 加料斗内颗粒时多时少

    D. 药物浓度过高

    E. 冲头与模孔吻合性不好

38. 薄膜包衣材料不包括

    A. 高分子包衣材料

    B. 抑菌剂

    C. 增塑剂

    D. 释放速度调节剂

    E. 固体物料及色料

39. 搅拌制粒时影响粒径大小和致密性的主要因素不包括

    A. 黏合剂的种类、加入量、加入方式

    B. 原料粉末的粒度

    C. 搅拌速度

    D. 药物溶解度

    E. 搅拌器的形状与角度、切割刀的位置

40. 按照加热方式分类下述干燥方法错误的是

    A. 热传导干燥   B. 对流干燥

    C. 蒸馏干燥   D. 辐射干燥

    E. 介电加热干燥

41. 不可作为片剂润滑剂的是

    A. 硬脂酸镁   B. 滑石粉

C. 氢化植物油　　　D. 卵磷脂

E. 滑石粉

C. 溶出度　　　　　D. 含量均匀度

E. 生物利用度

42. 下列不属于混合目的的是

A. 增加药物表面积

B. 减小药物粒径

C. 增加药物溶解度

D. 使处方中各成分均匀

E. 保证药物迅速吸收

43. 痱子粉属于以下哪种剂型

A. 散剂　　　　　　B. 颗粒剂

C. 搽剂　　　　　　D. 滴丸剂

E. 微囊

44. 关于散剂的制备流程，下列正确的是

A. 粉碎→混合→过筛→分剂量→包装

B. 过筛→粉碎→混合→分剂量→包装

C. 粉碎→过筛→分剂量→混合→包装

D. 粉碎→过筛→混合→分剂量→包装

E. 混合→粉碎→过筛→分剂量→包装

45. 硬脂酸镁在片剂辅料中的作用是

A. 崩解剂　　　　　B. 助溶剂

C. 填充剂　　　　　D. 润滑剂

E. 吸收剂

46. 下列不是混合常用方法的是

A. 搅拌混合　　　　B. 湿法混合

C. 研磨混合　　　　D. 过筛混合

E. 混合筒混合

47. 下列关于片剂特点的表述，有误的是

A. 剂量准确　　　　B. 质量稳定

C. 服用方便　　　　D. 产量较低

E. 便于识别

48. 肠溶衣片的特点不包括

A. 防止胃液对某些药物的破坏

B. 防止胃酶对某些药物的破坏

C. 防止药物对胃的刺激

D. 使药物在肠液中释放

E. 嚼碎后服用可加快药物的溶出

49. 以下不是片剂质量检查中项目的是

A. 重量差异　　　　B. 硬度与脆碎度

50. 普通湿法制粒的工艺过程为

A. 制软材→制粒→干燥→整粒→压片

B. 制粒→制软材→干燥→整粒→压片

C. 制软材→制粒→整粒→干燥→压片

D. 制粒→制软材→整粒→干燥→压片

E. 制粒→整粒→制软材→干燥→压片

51. 下列不是制粒目的的是

A. 提高药物的流动性

B. 提高溶出度

C. 减少片重差异

D. 提高可压性

E. 减少裂片现象

52. 下列不属于丸剂优点的是

A. 作用缓和持久

B. 设备、制法简便

C. 可掩盖药物不良气味

D. 提高药物稳定性

E. 生物利用度较高

53. 《中国药典》规定的滴丸剂的质量检查不包括

A. 外观　　　　　　B. 重量差异

C. 溶散时限　　　　D. 硬度

E. 微生物限度

54. 制备滴丸剂时若冷凝液用液状石蜡，推测该滴丸的基质为

A. 硬脂酸

B. 氢化植物油

C. 虫蜡

D. 单硬脂酸甘油酯

E. 聚乙二醇 6000

55. 下列关于膜剂的特点，表述有误的是

A. 制备工艺简单

B. 膜材用量少

C. 配伍变化少

D. 可制成缓、控释剂给药

E. 载药量多，适用于大剂量药物

56. 下列不是膜剂制备方法的是

    A. 涂膜法   B. 流涎法

    C. 热塑法   D. 复合法

    E. 冷压法

57. 下列片剂检查项目间接地反映药物在体内吸收情况的是

    A. 崩解度   B. 含量均匀度

    C. 含量   D. 溶出度

    E. 脆碎度

58. 舌下片应符合

    A. 按崩解时限检查法检查，应在 15 min 内全部溶化

    B. 所含药物应是脂溶性的

    C. 药物在舌下发挥局部作用

    D. 按崩解时限检查法检查，应在 5 min 内全部崩解

    E. 可以含有大量刺激唾液分泌的药物

59. 邻苯二甲酸醋酸纤维素（CAP）可作为片剂的

    A. 肠溶衣   B. 胃溶衣

    C. 遮光剂   D. 黏合剂

    E. 助流剂

60. 药物遇湿热稳定且可压性和流动性较差，适于采用的压片方法是

    A. 湿法制粒压片

    B. 干法制粒压片

    C. 球晶造粒压片

    D. 结晶直接压片

    E. 半干式颗粒压片

61. 按给药途径分类的片剂不包括

    A. 内服片   B. 外用片

    C. 包衣片   D. 口含片

    E. 植入片

62. 丸剂中可使药物作用最缓和持久的赋形剂是

    A. 水   B. 蜂蜜

    C. 米糊   D. 酒

    E. 蜂蜡

63. 膜剂中除药物、成膜材料外，常加甘油或山梨醇作

    A. 避光剂   B. 增塑剂

    C. 抗氧剂   D. 着色剂

    E. 脱膜剂

64. 制备膜剂最常用的成膜材料是

    A. 聚乙烯吡咯烷酮

    B. 甲基纤维素

    C. 聚乙二醇

    D. 聚乙烯醇

    E. 明胶

65. 下列关于散剂的叙述中正确的是

    A. 散剂是将一种或多种药物混合制成的仅供内服使用的固体制剂

    B. 散剂按用途可分为溶液散剂、煮散剂、内服散剂、眼用散剂等

    C. 眼用散剂应全部通过 7 号筛

    D. 虽然比表面积大，但不容易分散，起效慢

    E. 混合操作的时间越长，越混得均匀

66. 关于片剂的质量检查错误的是

    A. 片剂表面应色泽均匀、光洁、无杂斑、无异物

    B. 片重差异要符合现行药典的规定

    C. 凡已规定检查含量均匀度的片剂，不必进行片重差异检查

    D. 除口含片、咀嚼片等以外，一般的片剂需做崩解度检查

    E. 崩解度合格就说明药物能快速而完全地释放出来

67. 片剂制备方法叙述错误的是

    A. 湿法制粒对于热敏性、湿敏性、极易溶性的物料适用

    B. 干法制粒常用于对热敏性、遇水易分解的物料

    C. 直接粉末压片适用于对湿热不稳定的药物

    D. 半干式颗粒压片适合于对湿热敏感不宜制粒的药物

E. 微晶纤维素、可压性淀粉可用于直接粉末压片法

68. 普通型薄膜衣的材料是

A. 甲基纤维素

B. 乙基纤维素

C. 醋酸纤维素

D. 邻苯二甲酸羟丙基甲基纤维素（HPMCP）

E. 丙烯酸树脂Ⅱ号

69. 可作片剂助流剂的是

A. 糊精　　　　　B. 聚维酮

C. 糖粉　　　　　D. 硬脂酸镁

E. 微粉硅胶

二、共用备选答案的单选题

（70～72 题共用备选答案）

A. 液状石蜡

B. 丙烯酸树脂

C. 交联羧甲基纤维钠

D. 二甲亚砜

E. 淀粉浆

70. 属于肠溶衣材料的是

71. 属于黏合剂的是

72. 属于崩解剂的是

（73～75 题共用备选答案）

A. 成膜材料

B. 避光剂

C. 碘口服液助溶剂

D. 肠溶衣材料

E. 增溶剂

73. 聚氧乙烯蓖麻油可作

74. 乙烯 – 醋酸乙烯共聚物可作

75. 醋酸纤维素酞酸酯可作

第五节　半固体制剂

一、单选题

1. 下列关于半合成脂肪酸酯作为栓剂的基质叙述不正确的是

A. 是目前取代天然油脂较理想的栓剂基质

B. 系由脂肪酸经部分氢化再与甘油酯化而得的三酯、二酯、一酯的混合物

C. 化学性质稳定

D. 具有适宜的熔点，易酸败

E. 国内已投产的有半合成椰子油酯、半合成山苍子油酯、半合成棕榈油酯等

2. 栓剂制备中，模型栓孔内涂液状石蜡为润滑剂适用的基质是

A. 聚乙二醇类

B. 半合成棕榈油酯

C. 可可豆脂

D. 半合成山苍子油酯

E. 硬脂酸丙二醇酯

3. 下列关于栓剂的叙述中正确的是

A. 油脂性基质的脂溶性药物比水溶性药物起效快

B. 可可豆脂、泊洛沙姆是常用的脂溶性基质

C. 甘油明胶、PEG 为常用的水溶性基质

D. 所有的栓剂都不经过肝代谢而直接进入血液循环系统

E. 为了使肛门栓全身作用发挥得更好，在使用时宜塞得深些

4. 下列药物剂型的处方中，哪一种是眼膏剂的处方

A. 氧化锌 100 g，凡士林 850 g，共制 1000 g

B. 氨茶碱 0.5 g，可可豆脂适量，共制 5 粒

C. 安体舒通 5 g，干淀粉 10 g，PEG6000 95 g，乙醇 95% 适量

D. 硫酸阿托品 0.25 g，液状石蜡 1 g，羊毛脂 1 g，凡士林 8 g，共制成 100 g

E. 硝酸毛果芸香碱 15 g，PVA05 – 88 28 g，

甘油 2 g，蒸馏水 30 ml

5. 不属于脂溶性软膏基质的是

A. 凡士林   B. 羊毛脂

C. 卡波姆   D. 蜂蜡

E. 二甲基硅油

6. 关于羊毛脂的叙述中错误的是

A. 羊毛脂的吸水性很差

B. 其主要特点是吸水性较强

C. 可以与凡士林混合，以改善凡士林的吸水性

D. 含水 30% 水分的羊毛脂常用，称为含水羊毛脂

E. 羊毛脂一般是指无水羊毛脂

7. 关于软膏剂的质量要求叙述错误的是

A. 均匀细腻，涂于皮肤上无刺激性

B. 具有适宜的黏稠度，易于涂布

C. 乳剂型软膏应能油水分离，保证吸收

D. 无过敏性和其他不良反应

E. 眼用软膏的配制应在无菌条件下进行

8. 关于软膏剂水溶性基质的表述错误的是

A. 常用的水溶性基质有聚乙二醇、CMC - Na 等

B. 此类基质由天然的或合成的水溶性高分子组成

C. 固体 PEG 和液体 PEG 适当比例混合可得半固体的软膏基质

D. 要求软膏色泽均匀一致、质地细腻、无粗糙感

E. 不需加防腐剂和保湿剂

9. 有关眼膏剂的表述错误的是

A. 是供眼用的灭菌软膏

B. 应均匀、细腻、易于涂布

C. 必须在清洁、灭菌的环境下制备

D. 常用基质中不含羊毛脂和液状石蜡

E. 成品不得检验出金黄色葡萄球菌和铜绿假单胞菌

10. 下列关于软膏剂的叙述错误的是

A. 是半固体外用制剂

B. 其基质既为该剂型的赋形剂又为药物的载体

C. 其仅能起全身治疗作用

D. 其可采用研磨法、熔融法、乳化法等方法制备

E. 凝胶剂为一种新的半固体制剂

11. 关于鲸蜡和蜂蜡的叙述错误的是

A. 两者均含有少量游离高级脂肪醇

B. 具有一定的表面活性作用

C. 易酸败

D. 较弱的 W/O 型乳化剂

E. 也可在 O/W 型乳剂型基质中起稳定作用

12. 关于乳剂型基质的叙述错误的是

A. 乳剂型基质分为水包油型和油包水型两类

B. O/W 型基质能与大量水混合，含水量较高

C. O/W 型基质外相含有多量水，在贮存过程中可能霉变，需加入防腐剂

D. 乳剂基质特别是 W/O 型基质软膏中药物的释放和透皮吸收较快

E. O/W 型基质水分容易蒸发而使软膏变硬，故常加入甘油、丙二醇等保湿剂

13. 软膏剂中加入的抗氧剂或辅助抗氧剂不包括

A. 苯甲酸   B. 维生素 E

C. 酒石酸   D. EDTA

E. 枸橼酸

14. 下述常用的软膏剂的抑菌剂不包括

A. 苯酚   B. 滑石粉

C. 肉桂酸   D. 茴香醚

E. 苯扎溴铵

15. 关于凝胶剂的叙述错误的是

A. 凝胶剂是药物与适宜辅料制成均匀或混悬的透明或半透明的半固体制剂

B. 只可外用

C. 分为单相凝胶和双相凝胶两类

D. 双相凝胶具有触变性，如氢氧化铝

凝胶

E. 单相凝胶又分为水性凝胶和油性凝胶

16. 卡波姆作为水性凝胶基质的特点叙述错误的是

A. 可在水中溶胀，但不溶解

B. 在 pH 6.0～11.0 之间具有最大的黏度和稠度

C. 本品制成的基质具有油腻感，使用舒适润滑

D. 适宜用于脂溢性皮肤病

E. 按黏度不同常分为 934、940、941 等规格

17. 关于栓剂直肠吸收的特点，下述叙述错误的是

A. 药物可经过直肠上静脉进入肝，代谢后再由肝进入体循环

B. 所有的栓剂都可以避免肝脏的首过效应

C. 栓剂也可通过直肠下静脉和肛门静脉，绕过肝通过下腔大静脉进入体循环

D. 栓剂应用时塞入肛门 2 cm 处为宜

E. 双层栓剂可延长在直肠下部的停留时间

18. 下列不是油脂性基质特点的是

A. 润滑无刺激

B. 对皮肤有保护作用

C. 对皮肤有软化作用

D. 可与创面渗出物混合

E. 疏水性大

19. 下列哪项不是软膏剂的质量检查项目

A. 粒度 B. 澄明度

C. 微生物限度 D. 装量

E. 无菌

20. 关于软膏剂，不正确的叙述是

A. 软膏剂是具有一定稠度的半固体外用制剂

B. 软膏剂常用基质分为油脂性、水溶性和乳剂型三种

C. 软膏剂在医疗中主要用于皮肤、黏膜表面

D. 软膏剂不能产生全身治疗作用

E. 糊剂形态上类似软膏，但稠度较大

21. 下列可用作脂肪性基质润滑剂的是

A. 液状石蜡 B. 植物油

C. 二甲硅油 D. 水

E. 肥皂醑

22. 在栓剂制备时，药物的重量与同体积基质的重量之比叫做

A. 酸值 B. 皂化价

C. 置换价 D. 碘值

E. 水值

23. 下列哪项不是栓剂作用特点

A. 药物不受胃肠道 pH 或酶的破坏而失去活性

B. 对胃有刺激性的药物可直肠给药

C. 完全避免肝脏首过效应

D. 方便吞咽困难的患者和小儿使用

E. 适用于伴有呕吐的患者治疗

24. 不是肛门栓剂具有的特点是

A. 药物不受胃肠道 pH 或酶的破坏而失去活性

B. 使用方便

C. 适用于对胃有刺激性的药物

D. 合适给药深度可以避免首过效应

E. 可以给不宜口服的患者给药

25. 含有大量（25%以上）吸湿、收敛性粉末成分的软膏状制剂称为

A. 硬膏剂 B. 软膏剂

C. 膜剂 D. 糊剂

E. 煎膏剂

26. 制备栓剂时，选用润滑剂的原则是

A. 油脂性润滑剂

B. 水溶性润滑剂

C. 水溶性基质采用水溶性润滑剂

D. 不用润滑剂

E. 油脂性基质采用水溶性润滑剂，水溶性基质采用油脂性润滑剂

27. 栓剂与口服制剂相比，其主要优点为
    A. 制备简单
    B. 易于携带
    C. 药品稳定性好
    D. 不易被胃肠液破坏
    E. 使用方便

28. 下列有关栓剂的叙述，正确的是
    A. 肛门栓不存在首过效应
    B. 局部用药应选择释药慢的基质
    C. 不用做融变时限检查
    D. 粪便不影响药物吸收完全
    E. 泊洛沙姆是油脂性基质

29. 可作为亲水凝胶骨架的是
    A. 胆固醇
    B. 单硬脂酸丙二酯
    C. 黄原胶
    D. 聚山梨酯 60
    E. 醋酸纤维素酞酸酯

30. 在软膏基质中常与凡士林合用以改善其穿透性和吸水性的是
    A. 羟丙基纤维素   B. 氢化植物油
    C. 羊毛脂   D. 聚乙二醇
    E. 聚维酮

31. 以下基质不可用于眼膏剂的是
    A. 凡士林   B. 羊毛脂
    C. 石蜡   D. 硅油
    E. 黄凡士林

32. 属于软膏剂不稳定变化的是
    A. 破坏   B. 絮凝
    C. 潮解   D. 基质分层
    E. 崩解迟缓

33. 大面积烧伤用软膏剂的特殊要求是
    A. 不得加防腐剂、抗氧剂
    B. 均匀细腻
    C. 无刺激
    D. 无菌
    E. 无热原

34. 眼膏剂常用基质是黄凡士林、液状石蜡、

羊毛脂组成的混合物，各成分比例一般为
    A. 1∶5∶1   B. 1∶1∶5
    C. 8∶1∶1   D. 5∶1∶2
    E. 2∶1∶2

35. 用于调节软膏硬度的物质是
    A. 石蜡   B. 硅酮
    C. 单软膏   D. 羊毛脂
    E. 植物油

36. 关于软膏基质凡士林的正确叙述是
    A. 稳定性高
    B. 涂展性差
    C. 吸水性强
    D. 释药、穿透力快
    E. 水合能力强

37. 患者男，65 岁。该患者属于不能口服给药的患者，则处方医师应为其选择的适宜固体制剂是
    A. 口服单层膜剂
    B. 栓剂
    C. 缓释制剂
    D. 气雾剂
    E. 静脉注射剂

38. 某栓剂的处方如下：甲硝唑细粉 4.5 g，磷酸二氢钠 1.6 g，碳酸氢钠 1.4 g，香果脂适量，共制成栓剂 10 枚。关于上述处方的有关叙述，有误的是
    A. 本品属于阴道栓
    B. 本品属于普通栓剂
    C. 本品属于中空栓剂
    D. 香果脂作为处方基质
    E. 碳酸氢钠和磷酸二氢钠为泡腾剂

二、共用备选答案的单选题

（39~41 题共用备选答案）
    A. 硬化剂   B. 增稠剂
    C. 吸收促进剂   D. 抗氧剂
    E. 防腐剂

39. 叔丁基对甲酚可作为栓剂的

40. 对羟基苯甲酸酯可作为栓剂的

41. 氢化蓖麻油可作为栓剂的

（42～44 题共用备选答案）

    A. 烃类基质   B. 水溶性基质

    C. 类脂类基质   D. 油脂类基质

    E. 二属硅酮类基质

42. 纤维素衍生物属于

43. 植物油属于

44. 凡士林属于

（45～47 题共用备选答案）

    A. 乳剂   B. 胶体溶液

    C. 散剂   D. 软膏剂

    E. 片剂

45. 转相易发生于

46. 崩解迟缓易发生于

47. 基质分层易发生于

第六节　气雾剂、喷雾剂与粉雾剂

一、单选题

1. 混悬型气雾剂为

    A. 一相气雾剂   B. 二相气雾剂

    C. 三相气雾剂   D. 喷雾剂

    E. 吸入粉雾剂

2. 溶液型气雾剂的组成部分不包括

    A. 抛射剂   B. 潜溶剂

    C. 耐压容器   D. 阀门系统

    E. 润湿剂

3. 关于气雾剂叙述错误的是

    A. 气雾剂具有速效、定位作用

    B. 气雾剂生产成本高

    C. 气雾剂可以避免肝首过效应

    D. 气雾剂是心脏病患者的首选剂型

    E. 气雾剂可以使用定量阀门准确控制剂量

4. 关于气雾剂的缺点下述错误的是

    A. 需要特殊的耐压容器、阀门系统和生产设备

    B. 抛射剂的高度挥发性具有制冷效应，会导致皮肤的不适和刺激

    C. 氟氯烷烃在体内达一定浓度时可致敏心脏

    D. 气雾剂长期使用对心脏没有影响

    E. 气雾剂对心脏病患者不适宜

5. 按照气雾剂的组成分类可分为

    A. 二相、三相

    B. 单相、多相

    C. 单相、二相、三相

    D. 单相、二相

    E. 单相、三相

6. 药物的性质对于气雾剂吸收的影响，叙述错误的是

    A. 小分子化合物吸收快

    B. 小分子化合物吸收慢

    C. 油水分配系数大的药物吸收快

    D. 脂溶性药物吸收快

    E. 药物吸湿性小，吸收速度快

7. 气雾剂中的附加剂不包括

    A. 潜溶剂

    B. 润湿剂

    C. 渗透压活性物质

    D. 乳化剂

    E. 矫味剂

8. 关于抛射剂的叙述，不正确的是

    A. 抛射剂在气雾剂中起动力作用

    B. 抛射剂可兼作药物的溶剂作用

    C. 气雾剂喷雾粒子的大小、干湿与抛射剂用量无关

    D. 抛射剂多为液化气体

    E. 喷雾剂不含抛射剂

9. 气雾剂中喷射药物的动力是

    A. 耐压容器   B. 附加剂

    C. 抛射剂   D. 定量阀门

    E. 非定量阀门

10. 可完全避免肝脏首过效应的剂型是
    A. 片剂　　　　　　B. 滴丸剂
    C. 栓剂　　　　　　D. 气雾剂
    E. 乳剂

11. 下列哪个不能作为气雾剂的抛射剂
    A. 氟氯烷烃　　　　B. 氟利昂
    C. 碳氢化合物　　　D. 压缩气体
    E. 氧气

12. 吸入粉雾剂中的药物微粒，大多数应小于
    A. 10 μm　　　　　B. 5 μm
    C. 1 μm　　　　　 D. 7 μm
    E. 13 μm

13. 关于吸入粉雾剂的错误描述是
    A. 药物粒度大小应控制在 10 μm 以下，其中大多数应在 5 μm 以下
    B. 为增加吸入粉雾剂的流动，可加入适宜的载体和润滑剂
    C. 吸入粉雾剂可采用多剂量贮库形式
    D. 吸入粉雾剂应特别注意防潮
    E. 吸入粉雾剂应置于室温干燥处保存

14. 混悬型气雾剂的组成不包括
    A. 抛射剂　　　　　B. 分散剂
    C. 润湿剂　　　　　D. 潜溶剂
    E. 助悬剂

15. 气雾剂中的氟利昂为
    A. 抛射剂　　　　　B. 增溶剂
    C. 助悬剂　　　　　D. 抑菌剂
    E. 等渗调节剂

16. 定量阀门能准确控制吸入气雾剂的喷出剂量主要是由于阀门系统中的
    A. 阀杆　　　　　　B. 封帽
    C. 浸入管　　　　　D. 定量杯（室）
    E. 弹簧

17. 目前国内医疗用气雾剂最常用的抛射剂是
    A. 氟烷
    B. 氟碳化合物

C. 挥发性有机溶媒
D. 烷烃
E. 惰性气体

18. 采用特制的干粉吸入装置，由患者主动吸入雾化药物的制剂为
    A. 溶液型气雾剂
    B. 乳剂型气雾剂
    C. 喷雾剂
    D. 混悬型气雾剂
    E. 吸入粉雾剂

19. 气雾剂的质量评定不包括
    A. 安全、漏气检查
    B. 喷次检查
    C. 抛射剂用量检查
    D. 粒度和雾滴大小检查
    E. 微生物限度检查

20. 下列关于气雾剂的叙述中正确的是
    A. 气雾剂为速效型制剂之一，吸入气雾剂要求粒子越细越好
    B. 气雾剂按相态数目可分为单相、二相和三相气雾剂
    C. 与气雾剂类似的剂型有喷雾剂、粉雾剂、雾化剂
    D. 混悬型气雾剂又叫粉末气雾剂
    E. 由于会产生大量泡沫堵塞阀门，所以气雾剂无法制成乳剂型

二、共用备选答案的单选题
（21～22 题共用备选答案）
    A. 吸入气雾剂
    B. 非吸入气雾剂
    C. 外用气雾剂
    D. 均相气雾剂
    E. 非均相气雾剂

21. 配非定量阀门，用于皮肤和黏膜及空间消毒的气雾剂是

22. 配定量阀门，供肺部吸入的气雾剂是

第七节 浸 出 制 剂

一、单选题

1. 下列关于浸出过程的叙述错误的是

A. 汤剂、中药合剂是含醇浸出剂型

B. 以扩散原理为基础

C. 其实质是溶质由药材固相转移到液相中的传质过程

D. 其一般包括浸润和渗透过程、解吸和溶解过程、扩散过程、置换过程等几步

E. 溶质的浓度梯度越大浸出速度越快

2. 关于浸出制剂的表述中错误的是

A. 适当加入酸，有利于生物碱的浸出

B. 适当用碱，可促进某些有机酸的浸出

C. 扩散面积越大，浸出越快，但过细的粉末也不适于浸出

D. 温度升高有利于加速浸出

E. 浓度梯度与浸出速度无关

3. 下列不属于浸出制剂的是

A. 酊剂　　　　　B. 流浸膏剂

C. 汤剂　　　　　D. 软膏剂

E. 酒剂

4. 关于酊剂，叙述正确的是

A. 酊剂系指药物用低浓度乙醇浸出或溶解而制成的澄清的液体制剂，也可用浸膏稀释而成

B. 酊剂不可外用

C. 含有毒性药品（药材）的酊剂，每100 ml应相当于原药物20 g

D. 酊剂的制备方法有溶解法、稀释法、浸渍法、渗漉法

E. 酊剂不可内服

5. 下列哪种药材不适于使用渗漉法

A. 毒性药材

B. 有效成分含量低的药材

C. 贵重药材

D. 新鲜及易膨胀的药材

E. 高浓度浸出制剂的制备

6. 下列哪个不是浸出制剂的特点

A. 具有药材各成分的综合作用

B. 有利于发挥成分的多效性

C. 提高有效成分浓度

D. 无效成分不容易浸出

E. 减少剂量，便于服月

7. 下列哪个不是影响干燥的因素

A. 物料性状　　　　B. 干燥湿度

C. 干燥方法　　　　D. 蒸气浓度

E. 空气温度

8. 下列措施不利于提高浸出效率的是

A. 恰当地升高温度

B. 加大浓度差

C. 选择适宜的溶剂

D. 将药材粉碎成细粉

E. 浸出一定的时间

9. 汤剂处方中羚羊角的处理方法为

A. 先煎　　　　　B. 后下

C. 另煎　　　　　D. 包煎

E. 烊化

10. 影响浸出的关键因素是

A. 药材含水量　　B. 浸泡时间

C. 浓度差　　　　D. 浸出温度

E. 浸出压力

11. 有效成分能溶于水，且对湿、热均较稳定的药材常采用的浸出方法是

A. 煎煮法　　　　B. 浸渍法

C. 渗漉法　　　　D. 超临界提取法

E. 乙醇连续回流法

12. 新鲜易膨胀的药材浸出时宜采用

A. 煎煮法　　　　B. 浸渍法

C. 渗漉法　　　　D. 回流法

E. 连续回流法

13. 下列属于醇性浸出制剂的为

A. 煎膏剂   B. 汤剂

C. 口服剂   D. 酒剂

E. 中药合剂

14. 下列关于剂型定义的叙述中正确的是

  A. 流浸膏剂为中草药的浸出液，通常 1 毫升含 1 毫克中草药的可溶性成分

  B. 酒剂系将挥发性药物溶于乙醇的溶液，其药物浓度高，含醇量小

  C. 汤剂系固体药物分散于液体介质所形成的一类粗分散系统

  D. 流浸膏剂为中草药的浸出液，通常 1 毫升含 1 克原有药材的可溶性成分

  E. 酒剂和酊剂是相同的浸出制剂

二、共用备选答案的单选题

（15 ~ 17 题共用备选答案）

  A. 中药材加水煎煮，去渣取汁制成的液体制剂

  B. 药材用蒸馏酒浸取的澄清的液体制剂

C. 药物用规定浓度的乙醇浸出或溶解制成的澄清液体制剂

D. 药材提取物与适宜辅料或与药材细粉制成的颗粒状内服制剂

E. 中药材用水煎煮，去渣浓缩后，加糖或炼蜜制成的稠厚半流体制剂

15. 煎膏剂是

16. 酒剂是

17. 酊剂是

（18 ~ 19 题共用备选答案）

  A. 水性浸出制剂

  B. 油性浸出制剂

  C. 醇性浸出制剂

  D. 含糖浸出制剂

  E. 精制浸出制剂

18. 中药合剂属于

19. 中药注射剂属于

第八节　制剂新技术与药物新剂型

一、单选题

1. 下列辅料在水中溶解度最小的是

  A. PEG6000   B. 羧甲基纤维素钠

  C. 聚维酮   D. 卡波姆

  E. 乙基纤维素

2. 制备固体分散体方法错误的是

  A. 熔融法   B. 双螺旋挤压法

  C. 研磨法   D. 冷熔法

  E. 溶剂 – 喷雾干燥法

3. 下列关于 β – CD 包合物优点的叙述错误的是

  A. 药物的溶解度增大

  B. 药物的稳定性提高

  C. 使液态药物粉末化

  D. 可以提高药物气味的穿透

  E. 防止挥发性成分挥发

4. 制备固体分散体常用的水不溶性载体材

料是

  A. PVP   B. EC

  C. PEG   D. 泊洛沙姆 188

  E. 枸橼酸

5. 用物理化学法制备微囊的方法不包括

  A. 单凝聚法

  B. 复凝聚法

  C. 溶剂 – 非溶剂法

  D. 液中干燥法

  E. 喷雾凝结法

6. 可用于制备缓、控释制剂的溶蚀性骨架材料是

  A. 甲基纤维素

  B. 单硬脂酸甘油酯

  C. 聚维酮

  D. 无毒聚氯乙烯

  E. 甲壳素

7. 铝箔在经皮给药系统中为

A. 控释膜材料　　　B. 骨架材料

C. 压敏胶　　　　　D. 背衬材料

E. 药库材料

8. 下列关于脂质体的叙述错误的是

A. 脂质体的物理性质与介质温度具有密切联系

B. 胆固醇的加入总是使脂质体膜的流动性下降，而与温度无关

C. 载药脂质体在体内具有靶向性

D. 温度变化可以导致脂质体膜的相态发生改变

E. 脂质体具有缓释性

9. 下列关于脂质体制备和评价的叙述错误的是

A. 薄膜分散法、逆相蒸发法可制备脂质体

B. 多室脂质体一旦制备完毕，再经超声处理也难以得到单室脂质体

C. 渗漏性是表征脂质体不稳定的主要指标之一

D. 脂质体的膜材料主要是磷脂和胆固醇

E. 胆固醇具有调节膜流动性的作用，可称为流动性缓冲剂

10. 关于固体分散体的速释原理错误的是

A. 药物的分散状态

B. 载体材料对药物的可润湿性

C. 载体材料可保证药物的高度分散性

D. 载体材料的骨架网状结构抑制药物的扩散

E. 载体材料对药物的抑晶作用

11. 下列关于靶向制剂的叙述错误的是

A. 靶向制剂可提高药物的安全性、有效性、可靠性和患者的顺应性

B. 不同粒径的微粒经静注后可以被动靶向于不同的组织器官

C. 主动靶向制剂能将药物定向地运送到靶区浓集而发挥药效

D. 磁靶向制剂是典型的物理化学靶向制剂

E. 微球、纳米粒和免疫脂质体等是典型的被动靶向制剂

12. 下述缓、控释制剂的特点叙述错误的是

A. 减少给药次数、避免夜间给药、增加患者用药的顺应性

B. 血药浓度在给药后最高

C. 增加药物治疗的稳定性

D. 可减少用药总剂量

E. 可用最小剂量达到最大药效

13. 关于缓、控释制剂制备的载体材料和附加剂不包括

A. 压敏胶　　　　　B. 阻滞剂

C. 骨架材料　　　　D. 包衣材料

E. 增稠剂

14. 设计缓、控释制剂应考虑的与理化性质有关的因素错误的是

A. 药物溶解度　　　B. 药物稳定性

C. 生物半衰期　　　D. 油水分配系数

E. 相对分子质量

15. 关于缓、控释制剂释放度的试验方法错误的是

A. 转篮法　　　　　B. 溶出法

C. 桨法　　　　　　D. 小杯法

E. 转瓶法

16. 下述剂型属于主动靶向制剂的是

A. 糖基修饰的脂质体

B. 栓塞靶向脂质体

C. 热敏脂质体

D. pH 敏感脂质体

E. 乳剂

17. 经皮吸收制剂的分类不包括

A. 膜控释型　　　　B. 高度渗透性

C. 黏胶分散型　　　D. 骨架扩散型

E. 微贮库型

18. 关于脂质体的制备方法错误的是

A. 薄膜分散法　　　B. 超声分散法

C. 逆相蒸发法　　　D. 冷压法

E. 冷冻干燥法

19. 用作透皮吸收促进剂的是
　　A. 蜂蜡　　　　　　　B. 硬脂酸
　　C. 月桂氮䓬酮　　　　D. 可可豆脂
　　E. 羊毛脂

20. 下列有关缓释制剂的叙述，错误的是
　　A. 可以包括注射剂，口服或外用等剂型
　　B. 缓释制剂可消除普通制剂血药浓度的"峰谷"现象
　　C. 可以减少给药次数
　　D. 可缩短药物的生物半衰期
　　E. 有些药制成缓释制剂可以减少给药总剂量

21. 下列为固体分散体中水溶性载体材料的是
　　A. 羟丙甲纤维素　　　B. 乙基纤维素
　　C. 胆固醇　　　　　　D. 聚丙烯酸树脂
　　E. 棕榈酸甘油酯

22. 渗透泵型片剂控释的基本原理是
　　A. 内置微型水泵将药物泵出
　　B. 药片通过胃肠道挤压将药物释放
　　C. 药物被水渗透崩解
　　D. 服药后片剂膜内渗透压大于膜外，将药物从细孔压出
　　E. 药物慢慢从片中溶蚀出来

23. 以下不属于脂质体特点的是
　　A. 靶向性　　　　　　B. 速释性
　　C. 细胞亲和性　　　　D. 降低药物毒性
　　E. 提高药物稳定性

24. 关于控释片说法正确的是
　　A. 释药速度主要受胃肠蠕动影响
　　B. 释药速度主要受胃肠 pH 影响
　　C. 释药速度主要受胃肠排空时间影响
　　D. 释药速度主要受剂型控制
　　E. 临床上吞咽困难的患者，可将片剂掰开服用

25. 多室脂质体是多层囊泡，直径在什么范围内
　　A. 10～15 nm　　　　B. 10～100 nm

C. 50～100 nm　　　　D. 200～1000 nm
E. 200～500 nm

26. 制备缓释制剂时，加入阻滞剂的目的是
　　A. 延缓药物释放
　　B. 增加物料流动性
　　C. 增加药物稳定性
　　D. 增加片剂硬度
　　E. 提高崩解性能

27. 不以减小扩散速度为主要原理制备缓释制剂的工艺是
　　A. 制成微囊
　　B. 制成植入剂
　　C. 增加制剂黏度
　　D. 制成水不溶性骨架片
　　E. 制成溶解度小的盐或酯

28. β-环糊精与挥发油制成的固体粉末为
　　A. 共沉淀物　　　　　B. 水合物
　　C. 溶剂化合物　　　　D. 微球
　　E. 包合物

29. 口服缓释制剂可采用的制备方法是
　　A. 制成包合物
　　B. 包糖衣
　　C. 制成口崩片
　　D. 制成亲水凝胶骨架片
　　E. 制成分散片

30. 下列关于胃内滞留漂浮型控释制剂的叙述，错误的是
　　A. 口服后，在胃部停留时间延长，增加药物吸收
　　B. 为提高漂浮能力，常加高密度物质
　　C. 不宜睡前服用
　　D. 主要有胃漂浮片和胃漂浮胶囊
　　E. 是由药物、赋形剂和一种或多种亲水胶体组成的经口服后在胃环境中密度小于1的制剂

31. 某口服缓、控释制剂的处方如下：药物层——硝苯地平100 g，氯化钾10 g，聚环氧乙烷（Mr200000）355 g，HPMC 25 g，硬

脂酸镁 10 g；助推层——聚环氧乙烷（Mr5000000）170 g，氯化钠 72.5 g，硬脂酸镁适量；包衣液——醋酸纤维素（乙酰基值 39.8%）95 g，PEG4000 5 g，三氯甲烷 1960 ml，甲醇 820 ml 制得。所制缓、控释制剂的类型是

A. 胃内滞留片

B. 亲水性凝胶骨架片

C. 渗透泵片

D. 不溶性骨架片

E. 微孔膜缓释小片

二、共用备选答案的单选题

（32～34 题共用备选答案）

A. 适用于剂量小的药物

B. 具有速效和定位作用

C. 适用于不能口服给药的患者

D. 不经过吸收过程立即发挥全身治疗作用

E. 能制备缓释或控释药物

32. 微囊的特点是

33. 栓剂的特点是

34. 口服单层膜剂的特点是

（35～36 题共用备选答案）

A. 口服单层膜剂

B. 栓剂

C. 缓释制剂

D. 气雾剂

E. 静脉注射剂

35. 能缓慢释放药物的是

36. 不经过吸收过程立即发挥全身治疗作用的是

（37～39 题共用备选答案）

A. 靶向制剂

B. 经皮给药系统简称

C. 磷脂与胆固醇

D. O/W/O 型或 W/O/W 型

E. β-环糊精

37. 脂质体的膜材为

38. 可制备包合物的是

39. 复合乳剂可以为

（40～41 题共用备选答案）

A. 溶出原理

B. 扩散原理

C. 溶蚀与扩散相结合原理

D. 渗透泵原理

E. 离子交换作用原理

40. 与高分子化合物形成盐属于

41. 采用膨胀型控释骨架属于

第九节　药物制剂稳定性

一、单选题

1. 影响药物制剂稳定性的处方因素不包括

A. 温度　　　　B. 溶剂

C. pH　　　　　D. 表面活性剂

E. 辅料

2. 关于药物制剂稳定性的叙述中错误的是

A. 药物制剂稳定性主要包括化学、物理和生物学三个方面

B. 药物稳定性的试验方法包括影响因素实验、加速试验、长期试验

C. 水解、氧化、变质、腐败都属于化学稳定性研究内容

D. 固体制剂的赋形剂可能影响药物的稳定性

E. 预测药物制剂有效期是药物制剂稳定性研究的一个基本任务

3. 下列属于化学稳定性研究内容的是

A. 沉淀　　　　B. 结晶

C. 吸潮　　　　D. 氧化

E. 腐败

4. 下列哪种方法可以防止药物氧化

A. 控制温度　　　B. 改变溶剂

C. 控制水分　　　D. 添加表面活性剂

E. 添加抗氧剂与金属离子络合剂

5. 不影响药物制剂降解的外界因素是

A. pH 与温度

B. 赋形剂或附加剂的影响

C. 溶剂介电常数及离子强度

D. 水分、氧、金属离子和光线

E. 药物的旋光性

6. 考察药物稳定性时高温试验的温度是

A. 37℃   B. 40℃/60℃

C. 55℃   D. 75℃

E. 98℃

7. 药物制剂处方中不影响稳定性的因素是

A. pH   B. 填充剂

C. 溶剂   D. 外包装材料

E. 药物相互作用

8. 不能提高注射剂稳定性的方法是

A. 调 pH

B. 通入 CO_2 或 N_2

C. 用棕色玻璃容器

D. 加入金属离子络合剂

E. 加入等渗调节剂，如氯化钠

9. 关于药品稳定性的正确叙述是

A. 盐酸普鲁卡因溶液的稳定性受温度影响，与 pH 无关

B. 固体药物的晶型不影响药物稳定性

C. 药物的降解速度与离子强度无关

D. 药物的降解速度与溶剂无关

E. 零级反应的反应速度与反应物浓度无关

10. 某药物的分解反应属一级反应，在 20℃ 时其半衰期为 200 天，据此该药物在 20℃时，其浓度降低至原始浓度的 25% 需要多少天

A. 300 天   B. 400 天

C. 500 天   D. 600 天

E. 700 天

第二章　医院药事管理

第一节　医院药事与医院药事管理

单选题

1. 下列不属于医院药事管理常用方法的是

A. 线性回归法和 ABC 分类法

B. PDCA 循环法和线性回归法

C. 调查研究方法和线性回归法

D. 评估数据法和数据分析法

E. 调查研究方法和目标管理法

2. 我国药事管理的主要内容包括

A. 宏观药事管理

B. 微观药事管理

C. 宏观和微观药事管理

D. 药品管理

E. 药品监督管理

3. 下列不属于微观药事管理活动的是

A. 基本药物管理

B. 药品贮备管理

C. 药品生产质量管理

D. 药品经营质量管理

E. 药品价格管理

4. 药事管理的宗旨是

A. 保证药品质量、增进药品疗效，确保人民用药安全、有效、合理，维护人民身体健康

B. 保证药品质量，保障人民用药安全

C. 保证药品疗效提高，维护人民身体健康

D. 保证药品质量，维护人民身体健康

E. 保证药品质量，提高和维护全民族的身体素质

5. 符合《医疗机构药事管理规定》的是

A. 依法取得相应资格的药学专业技术人

员方可从事药学专业技术工作

B. 药学部门要建立以药品为中心的药学管理工作模式

C. 三级医院药学部门负责人应由具有药学专业或药学管理专业专科以上学历并具有中级技术职务任职资格者担任

D. 门诊药房实行小窗口发药

E. 住院药房实行多剂量配发药品

6. 一门学科以患者为对象，研究安全、有效、合理地使用药品，提高医疗质量，促进患者健康。这门学科是

A. 医院药事管理

B. 处方

C. 调剂

D. 协定处方

E. 临床药学

第二节　医院药事的组织管理

一、单选题

1. 我国规定，三级医院设置的临床药师不得少于

A. 1 名　　　　　B. 2 名

C. 3 名　　　　　D. 4 名

E. 5 名

2. 医疗机构药学专业技术人员占本机构卫生专业技术人员的比例

A. 不得少于 1%　　B. 不得少于 3%

C. 不得少于 5%　　D. 不得少于 6%

E. 不得少于 8%

3. 我国规定，二级医院设置的临床药师不得少于

A. 1 名　　　　　B. 2 名

C. 3 名　　　　　D. 4 名

E. 5 名

4. 我国规定，二级以上的医院应设立

A. 药品集中采购中心

B. 药品集中管理服务中心

C. 药事管理与药物治疗学委员会

D. 药品使用评价委员会

E. 药品质量评价中心

5. 医院药事管理指出医疗机构应

A. 以临床为中心，以患者为基础

B. 以病人为中心，以临床医学为基础

C. 以临床为中心，以合理用药为基础

D. 以病人为中心，以临床药学为基础

E. 以病人为中心，以合理用药为基础

6. 药学部门负责人可以担任药事管理与药物治疗学委员会的

A. 主任委员　　　　B. 副主任委员

C. 秘书长　　　　　D. 秘书

E. 委员

7. 医疗机构中直接接触药品的药学人员应当

A. 每半年进行 1 次健康检查

B. 每年进行 1 次健康检查

C. 每 2 年进行 1 次健康检查

D. 每 3 年进行 1 次健康检查

E. 每 5 年进行 1 次健康检查

8. 医疗机构药事管理委员会的主任委员是

A. 医疗业务主管负责人

B. 药学部门负责人

C. 有关业务科室主任

D. 临床专家

E. 知名专家

9. 医疗机构药事管理委员会（组）的职责不包括

A. 确定本机构用药目录和处方手册

B. 采购药品、保证质量

C. 审核本机构拟购入药品的品种、规格、剂型等，审核申报配制新制剂及新药上市后临床观察的申请

D. 建立新药引进评审制度，制定本机构新药引进规则，建立评审专家库组成评委，负责对新药引进的评审工作

E. 定期分析本机构药物使用情况，组织专

家评价本机构所用药物的临床疗效与安全性，提出淘汰药品品种意见

10. 药师的职业道德准则不包括

A. 掌握最优专业知识和技术

B. 为药学职业带来信任和荣誉

C. 促进医药行业的发展

D. 把患者的健康和安全放在首位

E. 保证生产、销售、使用高质量有效的药品

11. 医院药事管理委员会的组成不包括

A. 药学方面的专家

B. 临床医学方面的专家

C. 医院感染管理方面的专家

D. 护理方面的专家

E. 医疗行政管理方面的专家

12. 临床药学专业技术人员的职责不包括

A. 参与临床药物治疗方案设计

B. 对重点患者实施治疗药物监测

C. 做好药品请领、保管和正确使用工作

D. 收集药物安全性和疗效等信息，建立药学信息系统

E. 提供用药咨询服务、指导合理用药

13. 不符合处方书写规则的是

A. 患者一般情况、临床诊断填写清晰、完整，并与病历记载相一致

B. 每张处方限于一名患者的用药，西药和中成药应分别开具处方

C. 药品名称应当使用规范的中文名称书写，没有中文名称的可以使用规范的英文名称书写

D. 字迹清楚，不得涂改；如需涂改，应当在修改处签名并注明修改日期

E. 不得使用"遵医嘱""自用"等含糊不清字句

14. 某些慢性病、老年病的处方

A. 一般不得超过 2 日用量

B. 一般不得超过 3 日用量

C. 一般不得超过 7 日用量

D. 一般不得超过 15 日用量

E. 处方用量可适当延长，但医师应当注明理由

15. 为门（急）诊患者开具的麻醉药品注射剂每张处方为

A. 一次常用量

B. 不得超过 1 日常用量

C. 不得超过 3 日常用量

D. 不得超过 7 日常用量

E. 不得超过 15 日常用量

16. 哌醋甲酯用于治疗儿童多动症时，每张处方

A. 一次常用量

B. 不得超过 1 日常用量

C. 不得超过 3 日常用量

D. 不得超过 7 日常用量

E. 不得超过 15 日常用量

17. 为门（急）诊癌症疼痛患者和中、重度慢性疼痛患者开具的第一类精神药品缓、控释制剂，每张处方

A. 一次常用量

B. 不得超过 1 日常用量

C. 不得超过 3 日常用量

D. 不得超过 7 日常用量

E. 不得超过 15 日常用量

18. 不符合药师处方调剂要求的是

A. 药师应当按照操作规程调剂处方药品

B. 认真审核处方，准确调配药品

C. 正确书写药袋或粘贴标签，注明患者姓名和药品名称、用法、用量，包装

D. 向患者交付药品时，按照医嘱进行用药交代与指导，包括每种药品的用法、用量、注意事项

E. 向患者交付药品时，按照药品说明书或者处方用法，进行用药交代与指导，包括每种药品的用法、用量、注意事项

19. 药师应当对处方用药适宜性进行审核，审核内容不包括

A. 规定必须做皮试的药品，处方医师是

否注明过敏试验及结果的判定

B. 处方用药与临床诊断的相符性

C. 选用剂型与给药途径的合理性

D. 处方的合法性

E. 是否有潜在临床意义的药物相互作用和配伍禁忌

20. 担任三级医院药剂科主任的应是

A. 硕士学位并是执业药师

B. 学士学位并具高级职称

C. 药学专业本科以上学历，并具高级职称

D. 药学博士学位的执业药师

E. 执业药师

21. 做好治疗药物监测工作，协助医生制订个体化给药方案的是

A. 药事管理委员会

B. 住院药房

C. 检验科

D. 质控办

E. 临床药学部门

22. 根据有关规定，必须成立药事管理委员会的是

A. 一级以上医院

B. 二级以上医院

C. 二级以下医院

D. 三级以上医院

E. 三级以下医院

23. 具有高等药学学历，从事药学工作的人是

A. 药学教育　　　　B. 药学事业

C. 临床药师　　　　D. 药师

E. 执业药师

24. 属医院药检室主要工作范畴的是

A. 负责 QA 工作

B. 本院制剂用原料药、半成品、成品的质量控制

C. 进行 TDM 工作

D. 药品调配、制剂工作

E. 根据检验结果制定个体给药方案

25. 下列人员中不属于医院药事管理委员会成员的是

A. 主管院长

B. 药剂科主任

C. 医院感染专家

D. 保卫科负责人

E. 临床科室主任

26. 医院药事管理委员会各成员有一定任期，其任期是

A. 1 年　　　　　　B. 2 年

C. 3 年　　　　　　D. 5 年

E. 10 年

27. 负责编制医院基本用药目录的是

A. 药事管理委员会

B. 药剂科

C. 医务科

D. 质控办

E. 临床药学室

二、共用备选答案的单选题

（28～29 题共用备选答案）

A. 初级以上技术职务任职资格

B. 中级技术职务任职资格

C. 中级以上技术职务任职资格

D. 高级技术职务任职资格

E. 高级以上技术职务任职资格

28. 二级医院药事管理委员会的成员应有

29. 三级医院药事管理委员会的成员应有

（30～32 题共用备选答案）

A. 药事管理委员会

B. 药剂科

C. 药检室

D. 质量管理组

E. 制剂室

30. 确定医疗机构用药目录和处方手册的是

31. 由药学部门负责人、制剂室负责人、药检室负责人等成员组成的是

32. 负责医院所使用药物的具体质量控制工作的是

（33～34题共用备选答案）

A. 主任委员 　　　B. 副主任委员

C. 专家委员 　　　D. 执行委员

E. 质量管理委员

33. 医疗机构医疗业务主管负责人任药事管理委员会

34. 药学部门负责人任药事管理委员会

（35～37题共用备选答案）

A. 具有药学专业或药学管理专业本科以上学历并具有本专业高级技术职务任职资格

B. 具有药学专业或药学管理专业本科以上学历并具有本专业中级技术职务任职资格

职资格

C. 具有药学专业或药学管理专业专科以上学历并具有本专业高级以上技术职务任职资格者担任

D. 具有药学专业或药学管理专业专科以上学历并具有本专业中级以上技术职务任职资格者担任

E. 具有药学专业中专以上学历并具有药师以上药学专业技术职务

35. 三级医院药学部门负责人应

36. 二级医院药学部门负责人应

37. 一级医院和其他医疗机构药学部门负责人应

第三节　调剂管理

一、单选题

1. 住院调剂应做到

A. 每天盘点1次

B. 每周盘点1次

C. 每月盘点1次

D. 每季度盘点1次

E. 每年盘点1次

2. 儿科处方保存期限为

A. 半年 　　　　　B. 1年

C. 2年 　　　　　D. 3年

E. 5年

3. 医疗机构门诊药品调剂室对口服制剂药品实行

A. 隔日剂量调剂配发

B. 日剂量调剂配发

C. 单剂量调剂配发

D. 集中调配供应

E. 分散调配供应

4. 下列关于不合理处方的分类，说法最准确的是

A. 包括不规范处方、用药不适宜处方及超常处方

B. 包括用药不适宜处方和超常处方

C. 包括用药不适宜处方、信息不全处方及超常处方

D. 包括用药不适宜处方及信息不全处方

E. 包括信息不全处方、用药不适宜处方及未规范书写处方

5. 处方最长的有效期限为

A. 不超过1天 　　　B. 不超过2天

C. 不超过3天 　　　D. 不超过5天

E. 不超过7天

6. 医院门（急）诊处方点评时的抽样率不应少于总处方量的

A. 1‰ 　　　　　B. 2‰

C. 3‰ 　　　　　D. 4‰

E. 5‰

7. 负责静脉用药医嘱或处方适宜性审核的人员应当具有的资质是

A. 药学专业专科以上学历、3年以上临床用药或调剂工作经验、药师以上资格

B. 药学专业本科以上学历、3年以上临床用药或调剂工作经验、药师以上资格

C. 药学专业专科以上学历、5年以上临床用药或调剂工作经验、药师以上资格

D. 药学专业本科以上学历、5年以上临床

用药或调剂工作经验、药师以上资格

E. 药学专业本科以上学历、5年以上临床用药或调剂工作经验、主管药师以上资格

8.《处方管理办法》规定，医师开具处方时（除特殊情况外）必须注明

A. 临床判断　　B. 临床检查证明

C. 临床诊断　　D. 临床诊断方法

E. 临床检查标准

9. 规范书写处方时，要求中药饮片处方药物必须

A. 按照"君、佐、臣、使"的顺序排列

B. 按照"君、使、佐、臣"的顺序排列

C. 按照"使、佐、臣、君"的顺序排列

D. 按照"佐、使、君、臣"的顺序排列

E. 按照"君、臣、佐、使"的顺序排列

10. 精神药品处方格式组成包括

A. 前记、正文、附录

B. 前记、正文、后记

C. 前文、正文、后文

D. 前记、正文、后文

E. 前文、正文、附录

11. 关于盐酸二氢埃托啡的使用叙述，正确的是

A. 处方为1次用量，药品仅限于二级以上医院内使用

B. 处方为1次用量，药品仅限于医疗机构内使用

C. 处方为3次用量，药品仅限于二级以上医院内使用

D. 处方为3次用量，药品仅限于医疗机构内使用

E. 处方为1日用量，药品仅限于医疗机构内使用

12. 对处方描述正确的是

A. 患者购药必须出具的凭据

B. 调配发药的书面依据

C. 用药说明指导

D. 医师与患者间的信息传递方式

E. 就医报销凭据

13. 急诊药房的调配特点是

A. 随机性　　3. 随意性

C. 准确性　　D. 快速性

E. 变化性

14. 调剂是指

A. 在医疗机构中按制剂规范配制制剂

B. 对符合质量要求的自配制剂按医师处方使用

C. 配药、配方、发药，又称为调配处方

D. 根据患者的病情变化，处方医师适时调整患者的用药方案

E. 调整用药剂量，适应患者个体需要

15. 关于处方制度，下列叙述错误的是

A. 处方内容包括前记、正文、签名三部分

B. 处方中所用药品名可以为规范的中文名和外文名

C. 处方具有经济上、法律上、经营上等多方面的意义

D. 发生药疗事故时，处方是追查责任的依据

E. 药师具有处方审核权，但没有处方修改权

16. 调配处方时，如发现处方书写不符合要求或有差错，药剂人员的正确做法是

A. 处方医师重新签字后才能调配

B. 临床药师签字后才能调配

C. 药剂人员修改处方后签字才能调配

D. 药剂科主任签字后才能调配

E. 主任药师签字后才能调配

17. 住院药房实行单剂量配发药品的目的是

A. 方便药师调剂

B. 提高药品应用的安全性和经济性

C. 方便医师了解病情

D. 减少药疗差错

E. 提高患者服药三动性

18. 下列论述不符合处方管理要求的是

A. 处方中的药品名称可以是规范的中文名称，也可以是规范的英文名称

B. 处方剂量一律用公制表示，并且为常用量

C. 处方中的药品名称应有中文名也有外文名

D. 药品用法可用规范的中文、英文、拉丁文或者缩写体书写

E. 医疗机构或者医师、药师不得自行编制药品缩写名称或者使用代号

19. 医师法规定，医务工作者中具有处方权的是

A. 主任药师   B. 主管药师

C. 临床药师   D. 执业药师

E. 执业医师

20. 不属调剂部门的是

A. 门诊药房   B. 住院药房

C. 中药房   D. 西药房

E. 药库

21. 麻醉药品、精神药品处方和普通处方相比前记部分多出的项目是

A. 患者姓名

B. 患者性别

C. 患者年龄

D. 患者身份证明编号

E. 开具日期

22. 下列关于处方的概念错误的是

A. 是注册的执业医师为患者开具的医疗用药的医疗文书

B. 是药学专业技术人员审核、调配、核对和发药的凭证

C. 处方中药物用法用量只能按说明书开具

D. 处方为开具当日有效，特殊情况下需延长有效期的，最长不得超过3天

E. 普通处方、急诊处方、儿科处方保管期限为1年

23. 关于新发布的《处方管理办法》叙述错误的是

A. 每张处方限于一例患者的用药

B. 中药饮片应当单独开具处方

C. 每张处方不得超过5种药品

D. 药品用法用量应当按照药品说明书规定的常规用法用量使用

E. 年龄可注"成"而不必写实际年龄

24. 每张处方不超过7日常用量的药品是

A. 急诊处方使用药品

B. 麻醉药品注射剂

C. 第一类精神药品注射剂

D. 第二类精神药品

E. 毒性药品

二、共用备选答案的单选题

（25～27题共用备选答案）

A. 一年   B. 二年

C. 三年   D. 五年

E. 十年

25. 麻醉药品处方保存

26. 精神药品处方保存

27. 普通处方保存

（28～29题共用备选答案）

A. 前记   B. 前文

C. 正文   D. 后记

E. 附录

28. 以 Rp 或者 R 标示

29. 代办人姓名、性别、年龄、身份证名编号、科别等列于

（30～31题共用备选答案）

A. 1 次用量

B. 1 日用量

C. 不得超过 3 日用量

D. 不得超过 7 日用量

E. 不得超过 15 日用量

30. 为癌痛患者和慢性中、重度非癌痛患者开具的麻醉药品胶囊剂处方

31. 为癌痛患者和慢性中、重度非癌痛患者开具的第一类精神药品颗粒剂处方

（32～34 题共用备选答案）

  A. 对科别、姓名、年龄

  B. 对药品性状、用法用量

  C. 对药名、剂型

  D. 对规格、数量

  E. 对临床诊断

32. 查处方

33. 查配伍禁忌

34. 查用药合理

（35～37 题共用备选答案）

  A. 开具处方

  B. 处方签名

  C. 负责处方审核、评估、核对、发药以及安全用药指导

  D. 从事处方调剂、调配工作

  E. 处方调配工作；确因工作需要，经培训考核合格后，也可以承担相应的药品调剂工作

35. 具有药师以上药学专业技术职务任职资格人员的职责是

36. 药士从事

37. 取得药学专业技术资格人员方可

（38～40 题共用备选答案）

  A. 调剂　　　　　B. 处方审核

  C. 安全用药指导　D. 擅自更改

  E. 四查十对

38. 药学专业技术人员对于不能判定其合法性的处方，不得

39. 药学专业技术人员调剂处方时必须做到

40. 药学专业技术人员对于不规范的处方，不得

（41～42 题共用备选答案）

  A. 盐酸二氢埃托啡

  B. 第二类精神药品

  C. 麻醉药品、第一类精神药品处方

  D. 麻醉药品

  E. 缓、控释麻醉、第一类精神药品制剂

41. 处方为一次常用量且仅限于二级以上医院内使用的是

42. 药师应按年月日逐日编制顺序号的是

第四节　制剂管理

一、单选题

1. 《医疗机构制剂许可证》许可事项变更是指

  A. 制剂室负责人、注册地址、配制范围的变更

  B. 制剂室负责人、质检人员、配制范围的变更

  C. 制剂室负责人、注册地址、配制品种的变更

  D. 制剂室负责人、配制地址、配制范围的变更

  E. 制剂室负责人、配制地址、质检人员的变更

2. 发生灾情、疫情时，经有关部门批准，医疗机构配制的制剂可以

  A. 免费向灾区患者提供

  B. 有偿向灾区的消费者提供

  C. 在指定的医疗机构之间调剂使用

  D. 在市场销售

  E. 在医疗机构间销售使用

3. 为保证患者用药安全，医疗机构调剂时采取的措施为

  A. 注射用药品一经发出，不得退换

  B. 药品一经发出，不得退换（药品质量原因除外）

  C. 发出的药品无论何种原因坚决不得退换

  D. 内服药品一经发出，不得退换

  E. 药品包装一经打开，不得退换

4. 医疗机构购买一类精神药品时，其付款方式应为

A. 现金支付方式

B. 现金支票方式

C. 网上支付方式

D. 担保人支付方式

E. 银行转账方式

5. 医疗机构必须配备

A. 执业药师

B. 依法经过资格认定的药学技术人员

C. 执业助理医师

D. 药师以上的人员

E. 执业药师或药师以上的人员

6. 医疗机构配制的制剂

A. 应当是本单位临床需要而市场上没有供应的品种

B. 应当是本单位临床需要的品种

C. 应当是市场上没有供应的品种

D. 应当是本单位临床或科研需要而市场上没有供应的品种

E. 应当是本单位临床需要而市场上没有供应或供应不足的品种

7. 关于医疗机构制剂的说法错误的是

A. 制剂必须按照规定进行质量检验

B. 合格的，凭医师处方在本医疗机构使用

C. 不得零售

D. 不得进行广告宣传

E. 由国务院药品监督管理部门批准，发给制剂批准文号

8. 关于医疗机构的管理，说法不正确的是

A. 应当向患者提供所用药品的价格清单

B. 应当按照规定的办法如实公布本机构所有药品的价格

C. 禁止在药品购销中账外暗中给予、收受回扣或者其他利益

D. 应当按照公平、合理和诚实信用、质价相符的原则制定价格

E. 向患者提供的药品应当与诊疗范围相适应

9. 医疗单位供应和调配毒性药品，说法正确的是

A. 凭盖有医生所在医疗单位公章的正式处方，不超过三日极量

B. 凭工作证销售给个人，不超过两日极量

C. 凭医师处方不超过三日极量

D. 凭医师处方可供应四日极量

E. 凭医生正式处方，每张处方不超过两日极量

10. 医疗机构配制制剂所需的原、辅料必须符合

A. 药理标准　　　　B. 化学标准

C. 食用要求　　　　D. 药用要求

E. 生产要求

11. 在医院药品三级管理中，属于一级管理的是

A. 第一类精神药品

B. 第二类精神药品

C. 所有药品

D. 毒性药品的原料药

E. 贵重药品

12. 医疗机构配制制剂的最重要条件是

A. 有药学专业技术人员

B. 检验设备

C. 有《医疗机构制剂许可证》

D. 有经批准品种

E. 新药证书

13.《医疗机构制剂许可证》应当标明

A. 制剂负责人　　　B. 制剂质量负责人

C. 有效期　　　　　D. 制剂质量标准

E. 制剂价格

14. 医院中按照"金额管理季度盘点，以存定销"管理的是

A. 医疗用毒性药品原料药

B. 第二类精神药品

C. 贵重药品

D. 自费药品

E. 普通药品

15.《医疗机构制剂许可证》的有效期是

A. 2 年　　　　　　B. 3 年

C. 5 年　　　　　　　D. 8 年

E. 10 年

16. 关于医院制剂叙述错误的是

A. 具有药学技术人员、生产设施、检验仪器、管理制度和卫生条件即可配制制剂

B. 医院配制制剂必须具有《医疗机构制剂许可证》

C. 医院制剂的基本条件必须符合《医疗机构制剂配制质量管理规范》

D. 医院配制制剂必须具有制剂批准文号

E. 医疗机构的制剂不得发布广告

17. 医疗单位配制的制剂可以

A. 凭医生处方在本医疗机构使用

B. 在医疗单位之间使用

C. 在零售药店凭处方销售

D. 凭处方市场上销售

E. 凭处方在其他医疗机构销售

18. 禁止发布广告的药品是

A. 疫苗

B. 抗肿瘤药品

C. 医疗机构配制的制剂

D. 抗生素

E. 诊断药品

19. 负责医疗机构药品质量管理工作的是

A. 药事管理委员会

B. 药剂科

C. 药库

D. 药检室

E. 质控办

20. 医疗机构制剂配制人员

A. 应每年至少进行体检一次，患有精神病应调离制剂室

B. 应每年至少进行体检一次，患有心血管疾病应调离制剂室

C. 应每年至少进行体检两次，患有精神病应调离制剂室

D. 应每年至少进行体检两次，患有心血管疾病应调离制剂室

E. 应每年至少进行体检两次，患有糖尿病应调离制剂室

二、共用备选答案的单选题

（21～22 题共用备选答案）

A. 常用药品价格　　B. 生产经营成本

C. 药品零售价格　　D. 经营成本

E. 价格清单

21. 医疗机构应当向患者提供所用药品的

22. 医疗保险定点医疗机构还应当如实公布其

第五节　药品供应管理

一、单选题

1. 药品有效期标注错误的是

A. "有效期至×××年××月"

B. "有效期至×××年××月××日"

C. "有效期至×××年××月××日"

D. "有效期至×××.××."

E. "有效期至×××/××"

2. 麻醉药品的入库验收必须做到

A. 至少三人开箱验收，且清点验收到最小包装

B. 至少双人开箱验收，且清点验收至中包装

C. 至少三人开箱验收，且清点验收至中包装

D. 至少双人开箱验收，且清点验收到最小包装

E. 至少一人开箱验收，且清点验收到最小包装

3. 第二类精神药品经营企业应在药品库房中设立独立的专库，并建专用账册，其保存

期限为

A. 自药品有效期满之日算起不少于 1 年

B. 自药品有效期满之日算起不少于 2 年

C. 自药品有效期满之日算起不少于 3 年

D. 自药品有效期满之日算起不少于 4 年

E. 自药品有效期满之日算起不少于 5 年

4. 药品出库必须遵循的原则为

A. 近期先出、先进先出、易变先出、液体先出

B. 先产先出、近期先出、先进先出、易变先出、按批号发药

C. 先产先出、先进先出、易变先出、液体先出

D. 近期先出、外用先出、易变先出、按批号发药

E. 先产先出、近期先出、先进先出、液体先出、按批号发药

5. 药品在库的储存管理内容包括

A. 分类储存管理、标识管理和温湿度管理

B. 分类储存管理、标识管理和效期管理

C. 分类储存管理、效期管理和堆放管理

D. 分类储存管理、效期管理和温湿度管理

E. 分类储存管理、标识管理和堆放管理

6. 首次购进药品时加盖供货单位印章的证明文件的复印件保存期为

A. 不得少于 3 个月

B. 不得少于半年

C. 不得少于 1 年

D. 不得少于 3 年

E. 不得少于 5 年

7. 与毒性药品管理要求不符的是

A. 实行"五专"管理

B. 按《中国药典》和《炮制规范》加工炮制毒性中药

C. 毒性药品处方只能开制剂，不得超过 2 日极量

D. 处方保存 2 年备查

E. 未注明"生用"的毒性中药，应当付炮制品

8. 跨省、自治区、直辖市从事麻醉药品和第一类精神药品批发业务的企业，应当经

A. 县以上人民政府药品监督管理部门批准

B. 所在地省、自治区、直辖市人民政府卫生行政管理部门批准

C. 国务院卫生行政管理部门批准

D. 所在地省、自治区、直辖市人民政府药品监督管理部门批准

E. 国务院药品监督管理部门批准

9. 区域性批发企业由于特殊地理位置的原因，需要就近向其他省、自治区、直辖市行政区域内取得麻醉药品和第一类精神药品使用资格的医疗机构销售的，应当经

A. 县以上人民政府药品监督管理部门批准

B. 所在地省、自治区、直辖市人民政府卫生行政管理部门批准

C. 国务院卫生行政管理部门批准

D. 所在地省、自治区、直辖市人民政府药品监督管理部门批准

E. 国务院药品监督管理部门批准

10. 麻醉药品和第一类精神药品的使用单位的要求不包括

A. 应当设立专库或者专柜储存麻醉药品和第一类精神药品

B. 专柜应当使用保险柜

C. 专库和专柜应当实行双人双锁管理

D. 应当配备专（兼）职人负责管理工作，并建立储存麻醉药品和第一类精神药品的专用账册

E. 药品入库双人验收，出库双人复核，做到账物相符

11. 关于麻醉药品和精神药品的运输，错误的是

A. 通过铁路运输麻醉药品和第一类精神药品的，应当使用集装箱或者铁路行

李车运输

B. 托运或者自行运输麻醉药品和第一类精神药品的单位，应当向所在地省、自治区、直辖市人民政府药品监督管理部门申请领取运输证明

C. 托运人办理麻醉药品和第一类精神药品运输手续，应当将运输证明副本交付承运人

D. 承运人应当查验、收存运输证明副本，并检查货物包装

E. 承运人在运输过程中应当携带运输证明正本，以备查验

12. 医疗机构应当对麻醉药品、第一类精神药品处方进行专册登记，专用账册的保存应当在药品有效期满后不少于

A. 1 年　　　　　B. 2 年

C. 3 年　　　　　D. 5 年

E. 10 年

13. 下列不属于毒性药品的是

A. 斑蝥　　　　　B. 蟾酥

C. 毛果芸香碱　　D. 咖啡因

E. 士的宁

14. 关于毒性药品的管理，错误的是

A. 使用毒性药品的单位必须建立健全保管、验收、领发、核对等制度

B. 使用毒性药品的单位必须建立健全保管、检验、销售、领发、核对等制度

C. 严防收假、发错

D. 严禁与其他药品混杂

E. 做到划定仓间或仓位，专柜加锁并由专人保管

15. 特殊管理的药品是指

A. 麻醉药品、放射性药品、毒性药品、抗肿瘤药品

B. 麻醉药品、解毒药品、精神药品、毒性药品

C. 麻醉药品、放射性药品、毒性药品、精神药品

D. 麻醉药品、生物制品、放射性药品、

戒毒药品

E. 麻醉药品、解毒药品、放射性药品、毒性药品

16. 对易燃、易爆、易腐蚀等危险性药品要

A. 注意安全

B. 另设仓库

C. 专库，或专区，或单独存放

D. 单独存放

E. 另设仓库、单独存放

17. 麻醉药品是指

A. 连续使用后易产生依赖性的药品

B. 连续使用后易产生精神依赖性的药品

C. 经常使用后易产生生理依赖性、能成瘾癖的药品

D. 连续使用后易产生身体依赖性、能成瘾癖的药品

E. 连续使用后易产生精神依赖性、能成瘾癖的药品

18. 下列不应按新药审批的是

A. 正在合成阶段中的药品

B. 国内已上市，但改变剂型的药品

C. 国内上市，但国外未上市的药品

D. 国内已上市，但改变用药途径的药品

E. 单方成分改为复方成分

19. 下列属于第一类精神药品的是

A. 咖啡因　　　　B. 司可巴比妥

C. 异戊巴比妥　　D. 苯巴比妥

E. 艾司唑仑

20. 属医疗用毒性药品的是

A. 盐酸哌替啶　　B. 美沙酮

C. 三唑仑　　　　D. 雄黄

E. 氯胺酮

21. 列入国家药品标准的药品名称为药品的

A. 通用名称　　　B. 商品名称

C. 化学名　　　　D. 药典名

E. 国际标准名

22. 医疗机构按专柜存放，专账登记、每日清点管理的是

A. 自费药品

B. 第一类精神药品

C. 第二类精神药品

D. 毒性药品原料药

E. 贵重药品

23. 依据社会平均成本、市场供求状况和社会承受能力合理制定和调整的药品价格是

A. 药品零售价格

B. 市场调节价

C. 企业定价

D. 政府定价和政府指导价

E. 企业出厂价

24. 有关麻醉药品管理规定的叙述，错误的是

A. 专库或专柜储存

B. 专库和专柜实行双人双锁管理

C. 医务人员不得为自己开处方使用麻醉药品

D. 实行专用账册登记

E. 麻醉药品处方保存 2 年备查

25. 对造成麻醉药品流入非法渠道的行为进行查处的是

A. 国家食品药品监督管理总局

B. 国家卫生和计划生育委员会

C. 公安部

D. 国家安全生产监督管理总局

E. 国家食品药品监督管理总局药品评价中心

26. 报送新药时不需要提供的资料是

A. 研制依据

B. 检验数据

C. 药理试验结果

D. 开发单位财务年报

E. 质量标准

27. 在麻醉、精神药品的采购和贮存过程中，下列行为不符合规定的是

A. 麻醉、精神药品公路运输必须持有运输证明

B. 麻醉、精神药品入库必须货到即验，双人验收，清点到包装，双人签字记录

C. 麻醉、精神药品实行专人负责、专柜加锁

D. 医疗机构销毁麻醉、精神药品应在当地县级以上药品监督管理部门的监督下进行

E. 购买麻醉、精神药品付款应当采取银行转账方式

28. 按药品理化性质和毒性强弱设立的库房不包括

A. 中药库

B. 普通药品库

C. 特殊药品库

D. 冷藏库

E. 危险品库

29. 关于药品有效期的表述，正确的是

A. 药品标签中的有效期应当按照年、月、日的顺序标注，年份、月、日分别用两位数表示

B. 药品标签中的有效期应当按照月、日、年的顺序标注，年份用四位数字表示，月、日用两位数表示

C. 药品标签中的有效期应当按照日、月、年的顺序标注，年份用四位数字表示，月、日用两位数表示

D. 药品标签中的有效期应当按照年、月、日的顺序标注，年份用四位数字表示，月、日用两位数表示

E. 药品标签中的有效期应当按照月、日、年的顺序标注，年份、月、日分别用两位数表示

二、共用备选答案的单选题

（30～32 题共用备选答案）

A. 未曾在中国境内上市销售的药品

B. 未曾在中国生产的药品

C. 必须凭执业医师或执业助理医师的处方才可调配、购买和使用的药品

D. 不需要凭执业医师或执业助理医师的处方即可自行调配、购买和使用的

药品

E. 用于预防、治疗、诊断人的疾病，有目的地调节人的生理功能并规定有适应证或者功能主治、用法和用量的物质

30. 新药是

31. 处方药是

32. 非处方药/OTC 是

（33～34 题共用备选答案）

A. 临床必需、安全有效、价格合理、使用方便、中西药并重

B. 临床必需、安全有效、价格合理、中西药并重

C. 临床急需、安全有效、价格合理、使用方便、中西药并重、保证供应

D. 临床急需、安全有效、价格合理、使用方便、市场保证供应

E. 临床必需、安全有效、价格合理、使用方便、市场保证供应

33. 国家基本药物的遴选原则是

34. 《基本医疗保险药品目录》 药品的遴选原则是

（35～36 题共用备选答案）

A. 特殊管理制度

B. 品种保护制度

C. 分类管理制度

D. 批准文号管理制度

E. 药品保管制度

35. 国家对第二类精神药品实行

36. 国家对处方药和非处方药实行

（37～38 题共用备选答案）

A. 应与其他药品分开存放

B. 控制堆放高度，定期翻垛

C. 专库，或专区，或单独存放

D. 应分开存放

E. 应分类相对集中存放，按批号及效期

远近依次或分开堆码并有明显标志

37. 药品与非药品、内用药与外用药、处方药与非处方药之间

38. 易燃、易爆等危险品

（39～40 题共用备选答案）

A. 麻醉药品   B. 精神药品

C. 毒性药品   D. 放射性药品

E. 戒毒药品

39. 治疗剂量与中毒剂量相近的是

40. 处方应当留存 3 年备查的药品是

（41～43 题共用备选答案）

A. 第一类精神药品

B. 精神药品

C. 毒性药品

D. 贵重药品

E. 自费药品

41. 专柜存放，专账登记，并要每日清点的是

42. 属于二级管理并要定期清点的是

43. 其原料药属于医院一级管理的是

（44～46 题共用备选答案）

A. 仿制药品   B. 进口药品

C. 上市药品   D. 现代药

E. 传统药

44. 包括化学药品、抗生素、生化药品等

45. 经药品监督管理部门批准并发给进口药品注册证书的药品是

46. 仿制我国已正式生产并收载于国家药品标准的药品是

（47～48 题共用备选答案）

A. 假药   B. 按假药论处

C. 劣药   D. 按劣药论处

E. 药品

47. 擅自添加防腐剂、香料、矫味剂的药品属于

48. 药品所含成分不符合国家药品标准的是

第六节 医院药品质量管理

一、单选题

1. 药品监督管理部门对可能危害人体健康的药品采取行政强制措施的时间为

　A. 2 日　　　　　　B. 3 日

　C. 5 日　　　　　　D. 7 日

　E. 10 日

2. 药品的质量特征不包括

　A. 有效性　　　　　B. 安全性

　C. 稳定性　　　　　D. 均一性

　E. 质量重要性

3. 药品质量是

　A. 药品满足规定要求

　B. 药品满足规定需要

　C. 药品满足规定要求的特征总和

　D. 药品满足规定要求和需要的特征总和

　E. 药品满足规定要求、特性和质量需要的特征总和

4. 以下不属于药品监督管理技术机构的是

　A. 国家药典委员会

　B. 各级药品检验机构

　C. 国家食品药品监督管理总局药品认证中心

　D. 国家食品药品监督管理总局执业药师认证中心

　E. 国家食品药品监督管理总局

5. 下列属于药品特殊性的是

　A. 作用的两重性　　B. 药品有效性

　C. 药品安全性　　　D. 药品稳定性

　E. 药品均一性

6. 完整的药品质量概念不包括

　A. 直接接触药品的包装材料，标签、说明书的质量

　B. 药品生产过程的质量

　C. 药品经营过程的质量

　D. 药学服务的质量

　E. 药品广告的质量

7. 药品检验机构出具虚假检验报告不构成犯罪的，给予

　A. 警告，对单位处以 2 万元以上 10 万元以下的罚款

　B. 警告，对单位并处 3 万元以上 5 万元以下的罚款

　C. 警告，对单位并处 2 万元以上 5 万元以下的罚款

　D. 对单位处以 2 万元以上 10 万元以下的罚款

　E. 警告，对单位处以 1 万元以上 10 万元以下的罚款

8. 我国的药品质量监督管理的原则包括

　A. 标准第一的原则

　B. 以群众效益为最高原则

　C. 以经济效益为主的原则

　D. 法制化与民主化高度统一的原则

　E. 专业监督管理与群众性的监督管理相结合的原则

9. 药品的安全性、有效性、稳定性、均一性、经济性是药品的

　A. 质量特征　　　　B. 基本特征

　C. 特殊性　　　　　D. 重要特征

　E. 评价指标

10. 目前我国主管全国药品监督管理工作的部门是

　A. 国务院卫生行政部门

　B. 国务院药品监督管理部门

　C. 国家发展与改革部门

　D. 国家商务部门

　E. 中国药学会

11. 必须具有质量检验机构的药事组织是

　A. 药品零售企业

　B. 药品零售连锁企业

　C. 药品批发企业

D. 药品生产企业

E. 药品零售连锁、批发和生产企业

二、共用备选答案的单选题

（12～13题共用备选答案）

A. 有效性　　　　B. 安全性

C. 稳定性　　　　D. 均一性

E. 经济性

12. 药品在规定的适应证或功能主治、用法和用量的条件下，能满足预防、治疗、诊断人的疾病，有目的地调节人的生理功能的性能是

13. 药品在规定条件下保持其有效性和安全性的能力是

第七节　临床用药管理

一、单选题

1. 处方点评结果分为

    A. 合格处方和不合格处方

    B. 合理处方和不合格处方

    C. 恰当处方和不恰当处方

    D. 合理处方和不合理处方

    E. 无差错处方和差错处方

2. 新的药品不良反应是指

    A. 药品在正常用法情况下，从未出现过的与治疗目的无关的有害反应

    B. 药品使用不当时首次出现的有害反应

    C. 药品说明书中未载明的不良反应

    D. 药品在正常用量情况下，从未出现过的与治疗目的无关的有害反应

    E. 药品正常使用时首次出现的有害反应

3. 负责全国药品不良反应报告和监测的技术工作部门是

    A. 国家食品药品监督管理总局

    B. 省级药品监督管理局

    C. 国家药品不良反应监测中心

    D. 省级药品不良反应监测中心

    E. 卫计委

4. 紧急情况下临床医师越级使用高于权限的抗菌药物的用药量为

    A. 仅限于1次用量

    B. 仅限于2次用量

    C. 仅限于3次用量

    D. 仅限于1天用量

    E. 仅限于2天用量

5. 对已确认发生严重不良反应的药品

    A. 国务院药品监督管理部门可以采取停止生产、销售、使月的紧急控制措施

    B. 省、自治区、直辖市人民政府的药品监督管理部门可以采取停止生产、销售、使用的紧急控制措施

    C. 国务院或者省、自治区、直辖市人民政府的药品监督管理部门可以采取停止生产、销售、使用的紧急控制措施

    D. 国务院或者省、自治区、直辖市人民政府的药品监督管理部门可以采取查封、扣押的行政强制措施

    E. 国务院或者省、自治区、直辖市人民政府的卫生行政管理部门可以采取查封、扣押的行政强制措施

6. 进口药品自首次获准进口之日起5年内

    A. 报告该进口药品发生的所有不良反应

    B. 报告该进口药品发生的新的不良反应

    C. 报告该进口药品发生的严重不良反应

    D. 每3年汇总报告一次

    E. 每5年汇总报告一次

7. 国家药品不良反应监测中心向国家食品药品监督管理总局和卫计委报告药品不良反应监测统计资料的频率是

    A. 每季度　　　　B. 每半年

    C. 及时报告　　　D. 每年

    E. 不定期

8. 药品严重不良反应不包括因服用药品引起以下损害情形之一的反应

A. 引起死亡

B. 致癌、致畸、致出生缺陷

C. 对生命有危险并能够导致人体永久的或显著的伤残

D. 对器官功能产生永久性损伤

E. 上市前未发现的损害

9. "合理用药咨询"属于下列哪个部门的职责

    A. 门诊药房   B. 住院药房

    C. 调剂部门   D. 检验科

    E. 临床药学

10. 主管全国药品不良反应监测工作的部门是

    A. 卫计委

    B. 国家食品药品监督管理总局

    C. 国家药品不良反应监测中心

    D. 药品审评中心

    E. 药品评价中心

11. 《抗菌药物临床应用指导原则》属性是

    A. 属于药品监督管理的政策性文件

    B. 本文件供政府管理部门执法使用

    C. 用药失误造成的伤害都要追究法律责任

D. 本文件属技术指导性文件,目的在于推动合理用药

E. 文件内容属必须执行的规定,不允许松动

12. 药品不良反应英文缩写是

    A. GCP   B. ADR

    C. ADE   D. OTC

    E. GLP

二、共用备选答案的单选题

（13～15 题共用备选答案）

    A. 于发现之日起 15 日内报告

    B. 应立即向所在地的省、自治区、直辖市（食品）药品监督管理局、卫生厅（局）以及药品不良反应监测中心报告

    C. 于发现之日起一个月内报告

    D. 及时报告

    E. 每季度集中报告

13. 进口药品在其他国家和地区发生新的或严重的不良反应,代理经营该进口药品的单位应

14. 死亡病例须

15. 医疗卫生机构发现群体不良反应须

第八节　附　录

一、单选题

1. 处方药的广告宣传只能在

    A. 报纸、杂志   B. 广播

    C. 电视   D. 专业性医药报刊

    E. 大众媒介

2. 超过有效期的产品属于

    A. 辅料   B. 药品

    C. 新药   D. 假药

    E. 劣药

3. 药物非临床安全性评价研究机构应执行

    A. GLP   B. GCP

    C. GMP   D. GSP

    E. GAP

4. 麻醉药品的定点生产企业应

    A. 将麻醉药品的原料药和制剂一起专库存放

    B. 将麻醉药品制剂的各剂型分别存放

    C. 将麻醉药品的原料药和制剂分别存放

    D. 将麻醉药品的原料药及制剂与其他药品分开存放

    E. 将麻醉药品的原料药和制剂混合存放

5. 药品广告的内容必须真实、合法,要求

    A. 以国务院药品监督管理部门批准的说明书为准,不得含有虚假的内容

    B. 以国务院药品监督管理部门批准的批准

文号为准，不得含有虚假的内容

C. 以国务院药品监督管理部门批准的批准证明文件为准，不得含有虚假的内容

D. 以国务院卫生行政管理部门批准的说明书为准，不得含有虚假的内容

E. 以所在地省、自治区、直辖市人民政府药品监督管理部门批准的说明书为准，不得含有虚假的内容

6. 生产、销售假药的处罚不包括

A. 依法予以取缔

B. 没收违法生产、销售的药品和违法所得

C. 并处违法生产、销售的药品货值金额两倍以上五倍以下的罚款

D. 有药品批准证明文件的予以撤销，并责令停产、停业整顿

E. 情节严重的，吊销《药品生产许可证》《药品经营许可证》或者《医疗机构制剂许可证》

7. 关于药品生产企业使用的直接接触药品的包装材料和容器的说法错误的是

A. 必须符合药用要求

B. 必须符合保障人体健康的标准

C. 必须符合安全的标准

D. 经国务院药品监督管理部门批准注册

E. 省、自治区、直辖市人民政府药品监督管理部门批准注册

8. 不符合非处方药标签和说明书管理的是

A. 用语应当科学

B. 用语应当易懂

C. 必须经国家食品药品监督管理总局批准

D. 必须经国家和省级药品监督管理部门批准

E. 便于消费者自行判断、选择和使用

9. 国家食品药品监督管理总局负责监督管理的产品不包括

A. 食品　　　　　B. 保健品、化妆品

C. 人用药品　　　D. 兽用药

E. 医疗器械

10. 《处方药与非处方药分类管理办法》明确，以下哪项不是 CFDA 的职责

A. 负责非处方药目录的公布和调整

B. 负责提出处方药与非处方药分类管理办法

C. 负责处方药与非处方药分类管理的组织实施

D. 负责非处方药目录的遴选和审批

E. 负责处方药的标签和说明书的批准

11. 作为指南性标志的绿色椭圆形底阴文的专有标识是

A. 药品的通用名称

B. 药品的商品名称

C. 药品包装、标签及说明书

D. 甲类非处方药

E. 乙类非处方药

12. 药品生产、经营企业或医疗机构从无《药品生产许可证》《药品经营许可证》的企业购进药品的法律责任，错误的是

A. 给予警告

B. 责令改正

C. 没收违法购进的药品，并处违法购进药品货值金额二至五倍的罚款

D. 有违法所得的，没收违法所得

E. 情节严重的吊销《药品生产许可证》《药品经营许可证》或《医疗机构制剂许可证》

13. 《中华人民共和国药品管理法》规定，药品监督管理部门批准开办药品经营企业，除依据应具备的开办条件规定外，还应遵循的原则是

A. 公平合理和诚实信用

B. 市场需求和社会承受力

C. 安全有效和市场需求

D. 质量第一和方便群众购药

E. 合理布局和方便群众购药

14. 某药店最近进了一批药品，没有标明生产批号和有效期，在销售时被药品监督管理部门查处，此批药品应该按什么

处理

A. 假药   B. 劣药

C. 不合格药品   D. 合格药品

E. 待检药品

15. A 省某企业生产、销售假药，被依法查处，按照《药品管理法》的有关规定，其直接负责的主管人员和其他直接责任人员不得从事药品生产、经营活动的时间为

A. 1 年内   B. 3 年内

C. 5 年内   D. 7 年内

E. 10 年内

二、共用备选答案的单选题

（16～17 题共用备选答案）

A. 甲类非处方药

B. 生物制品

C. 化学药品

D. 乙类非处方药

E. 专有标识

16. 非处方药的包装必须印有国家规定的非处方药

17. 甲、乙两类非处方药中更为安全的是

（18～19 题共用备选答案）

A. 省级药品监督管理部门

B. 省级工商行政管理部门

C. 县级以上工商行政管理部门

D. 县级以上药品监督管理部门

E. 县级以上质量技术监督部门

18. 药品广告审批机关是

19. 有权吊销药品广告批准文号的是

（20～21 题共用备选答案）

A. 大窗口或柜台式发药

B. 统一配送

C. 处方点评制度

D. 临床药师复核制度

E. 单剂量配发药品

20. 门诊药房的管理实行

21. 住院药房的管理实行

（22～23 题共用备选答案）

A. 新的药品不良反应

B. 药品严重不良反应

C. 可疑药品不良反应

D. 药品不良反应

E. 罕见药品不良反应

22. 对器官能产生永久损伤的不良反应是

23. 能导致住院或住院时间延长的不良反应是

专业知识

第一章 药理学

第一节 绪 言

单选题

1. 时间药理学的定义为

A. 药物与机体相互作用规律的一门学科

B. 是一门与一般药理学完全不同的学科

C. 研究药效与生物周期相互关系的一门学科

D. 属于药理学的一个分支

E. 研究机体对药物反应性周期变化的一门学科

2. 临床药理研究不包括

A. Ⅰ期   B. Ⅱ期

C. Ⅲ期   D. Ⅳ期

E. Ⅴ期

第二节 药 效 学

一、单选题

1. 决定药物与受体结合后是否产生激动效应的指标是

A. 治疗指数   B. 内在活性

C. 效价   D. 安全指数

E. 亲和力

2. 药效学研究的是

A. 药物对机体的作用和作用机制

B. 药物的体内过程及规律

C. 给药途径对药物作用的影响

D. 药物的化学结构与作用的关系

E. 机体对药物作用的影响

3. 长期反复使用后，病原体对该药的敏感性降低，此现象称为

A. 耐药性   B. 耐受性

C. 后遗效应   D. 继发反应

E. 精神依赖性

4. 快乙酰化者易致

A. 肝炎   B. 心脏病

C. 肺纤维化   D. 结肠或直肠癌

E. 胃溃疡

5. 甲药对某受体有亲和力，无内在活性；乙药对该受体有亲和力，有较强的内在活性，下述正确的是

A. 甲药为激动剂，乙药为拮抗剂

B. 甲药为拮抗剂，乙药为激动剂

C. 甲药为部分激动剂，乙药为激动剂

D. 甲药为激动剂，乙药为部分激动剂

E. 甲药为部分激动剂，乙药为拮抗剂

6. 对药物副作用的正确描述是

A. 用药剂量过大引起的反应

B. 药物转化为抗原后引起的反应

C. 与治疗作用可以互相转化的作用

D. 药物治疗后所引起的不良反应

E. 用药时间过长所引起的不良后果

7. 下列现象属于首关消除的是

A. 苯巴比妥肌内注射，被肝药酶代射，使血药浓度降低

B. 硝酸甘油舌下含服，自口腔黏膜吸收，经肝代谢后药效降低

C. 羧苄西林口服被胃酸破坏，吸收入血的药量减少

D. 普萘洛尔口服经肝代谢灭活，进入体

循环的药量减少

    E. 水合氯醛灌肠，经肝代谢使药效降低

8. 下列关于化疗指数的叙述哪一项是错误的

    A. LD_{50}/ED_{50}

    B. LD_5/ED_{95}

    C. 表示化疗药物的安全性

    D. 化疗指数越大毒性越大

    E. 化疗指数越大毒性越小

9. 药物的作用是指

    A. 药物对机体生理功能、生化反应的影响

    B. 药物具有的特异性作用

    C. 对不同脏器的选择性作用

    D. 药物与机体细胞间的初始作用

    E. 对机体器官兴奋或抑制作用

10. 药物作用的选择性取决于

    A. 药物剂量大小

    B. 药物脂溶性大小

    C. 组织器官对药物的敏感性

    D. 药物在体内的吸收速度

    E. 药物 pK_a 值大小

11. 副作用是指

    A. 药物在治疗剂量下出现的与治疗目的无关的作用

    B. 应用药物不恰当而产生的作用

    C. 由于病人有遗传缺陷而产生的作用

    D. 停药后出现的作用

    E. 预料以外的作用

12. 药物产生副作用的药理学基础是

    A. 药物安全范围小

    B. 用药剂量过大

    C. 药理作用的选择性低

    D. 病人肝肾功能差

    E. 病人对药物过敏

13. 后遗效应是指

    A. 大剂量下出现的不良反应

    B. 血药浓度已降至最低有效浓度以下，仍残存的生物效应

    C. 治疗剂量下出现的不良反应

    D. 异常的免疫反应

    E. 药物发挥疗效后出现的不良反应

14. 以下反应中属于继发反应的是

    A. 用阿托品治疗肠痉挛时出现的心率加快

    B. 用抗凝血药时出现的出血反应

    C. 用青霉素时出现的变态反应

    D. 用广谱抗生素时出现的伪膜性肠炎

    E. 用巴比妥类后次日出现的困倦

15. 药物的不良反应不包括

    A. 选择性作用   B. 毒性反应

    C. 变态反应   D. 后遗效应

    E. 停药反应

16. 下列关于受体的叙述，正确的是

    A. 受体能与特异性配体结合并产生效应

    B. 受体都是细胞膜上的蛋白质

    C. 受体只能与外源性药物结合

    D. 受体与配基结合后都引起兴奋性效应

    E. 药物都是通过激动或抑制受体而发挥作用的

17. 下列有关受体的叙述，错误的是

    A. 受体可分布于细胞膜

    B. 受体可分布于细胞浆或细胞核

    C. 受体数目可以改变

    D. 受体亲和力可以改变

    E. 受体与配体结合后都引起细胞兴奋

18. 受体与激动剂结合后不可能出现的反应是

    A. 受体本身发生一定变化

    B. 作用于同一受体的阻断药可使激动剂的量－效曲线平行右移

    C. 非作用于同一受体的阻断药可使激动剂的量－效曲线非平行右移

    D. 与受体结合的激动剂一般用量很小

    E. 作用于相同受体的阻断药和激动药同时应用时，激动剂的量－效曲线斜率变小

19. 加入非竞争性拮抗药后，相应受体激动

药的量－效曲线将会

A. 平行右移，最大效应不变

B. 平行左移，最大效应不变

C. 向右移动，最大效应降低

D. 向左移动，最大效应降低

E. 保持不变

20. 安全范围为

A. LD_{50}/ED_{50}

B. LD_5/ED_{95}

C. LD_1/ED_{99}

D. $LD_1 \sim ED_{99}$ 之间的距离

E. 最小有效量和最小中毒量之间的距离

21. 质反应中药物的 ED_{50} 是指药物

A. 引起最大效能 50% 的剂量

B. 引起 50% 动物阳性效应的剂量

C. 和 50% 受体结合的剂量

D. 达到 50% 有效血浓度的剂量

E. 引起 50% 动物中毒的剂量

22. A 药和 B 药均为中效类利尿药，达同一效应，10 mg A 药与 100 mg B 药的利尿效力相当，可以认为

A. B 药疗效比 A 药差

B. A 药的效价强度是 B 药的 10 倍

C. A 药毒性比 B 药小

D. A 药效能是 B 药的 100 倍

E. A 药作用持续时间比 B 药短

23. 患者女，48 岁。因失眠使用地西泮，半片睡前服用。连续用药 2 个月后，自感半片药物不起作用，需服用 1 片才能入睡，请问发生此现象的原因是药物产生

A. 耐受性

B. 耐药性

C. 躯体依赖性

D. 心理依赖性

E. 低敏性

二、共用备选答案的单选题

（24～25 题共用备选答案）

A. 最小有效量　　B. 治疗量

C. 致死量　　　　D. 极量

E. 阈剂量

24. 产生副作用的药物剂量是

25. 临床允许使用的最高剂量是

（26～27 题共用备选答案）

A. 治疗量时发生，一般比较轻微，危害较轻

B. 用药剂量过大或时间过长时发生，一般比较严重，危害较大

C. 与用药剂量无关，与患者体质有关，难预防

D. 一旦停药，出现戒断症状

E. 一旦停药，出现主观不适

26. 过敏反应的特点是

27. 躯体依赖性的特点是

（28～29 题共用备选答案）

A. 高敏性　　　　B. 耐受性

C. 耐药性　　　　D. 依赖性

E. 快速耐受性

28. 短期内应用数次麻黄碱后其效应降低，属于

29. 长期应用抗生素，细菌可产生

（30～32 题共用备选答案）

A. 最小有效量与最小中毒量之间的药物剂量

B. 比最小有效量大些，比极量小些的药物剂量

C. 最小有效量与极量之间的药物剂量

D. 开始出现治疗作用的剂量

E. 最大治疗量的一半

30. 常用量是

31. 安全范围是

32. 治疗量是

第三节 药 动 学

一、单选题

1. 哺乳期用药时，药物在乳汁中排泄的影响因素之一是

A. 药物吸收率高

B. 母体组织通透性加强

C. 药物蓄积，肝、肾代谢减慢

D. 药物脂溶性高

E. 血液稀释，药物分布容积增大

2. 药物在胎盘转运过程中不正确的是

A. 简单扩散 　　 B. 易化扩散

C. 主动转运 　　 D. 特殊转运

E. 胞饮胞吞

3. 机体节律性对药物代谢有影响的原因为

A. 人体尿液 pH 的变化有昼夜节律性

B. 环己巴比妥引起的睡眠持续时间在肝代谢酶活性最高时间段明显最长

C. 肝药酶有昼夜节律性

D. 药物代谢酶有昼夜节律性

E. 血浆蛋白酶的含量有昼夜节律性

4. 下列关于药物的排泄，说法不正确的是

A. 阿司匹林合用碳酸氢钠可使其排泄减慢

B. 苯巴比妥合用碳酸氢钠可使其排泄加速

C. 青霉素合用丙磺舒可使其排泄减慢

D. 增加尿量可加快药物自肾排泄

E. 弱酸性药物在碱化尿液情况下排泄快

二、共用备选答案的单选题

（5～6题共用备选答案）

A. 单位时间内体内药物的消除速率常数

B. 药物在体内的分布达平衡后，按测得的血浆药物浓度计算该药应占有的血浆容积

C. 血浆药物浓度下降一半所需要的时间

D. 单位时间内从体内清除的药物表观分布容积

E. 药物吸收进入体循环的速度和程度

5. 药物的半衰期（$t_{1/2}$）是指

6. 药物在体内的清除率（Cl）是指

第四节 传出神经系统药理概论

一、单选题

1. 多巴胺引起肾及肠系膜血管扩张是由于

A. 兴奋 α_2 受体

B. 兴奋 M 受体

C. 阻断 α 受体

D. 兴奋组胺受体

E. 兴奋多巴胺受体

2. 胆碱能神经不包括

A. 交感、副交感神经节前纤维

B. 交感神经节后纤维的大部分

C. 副交感神经节后纤维

D. 运动神经

E. 支配汗腺和骨骼肌血管的交感神经

二、共用备选答案的单选题

（3～5题共用备选答案）

A. α_1 受体 　　 B. β_1 受体

C. β_2 受体 　　 D. M 受体

E. N_2 受体

3. 心脏上的去甲肾上腺素受体是

4. 激动后使皮肤黏膜、内脏血管收缩的受体是

5. 激动后引起骨骼肌收缩的受体是

第五节 胆碱受体激动药和作用于胆碱酯酶药

一、单选题

1. 有关毛果芸香碱的叙述，不正确的是

A. 能直接激动 M 受体，产生 M 样作用

B. 可使汗腺和唾液腺的分泌明显增加

C. 可使眼内压升

D. 可用于治疗青光眼

E. 常用制剂为 1% 滴眼液

2. 新斯的明在临床使用中不用于

A. 琥珀胆碱过量中毒

B. 手术后尿潴留

C. 阵发性室上性心动过速

D. 手术后腹气胀

E. 重症肌无力

3. 解磷定治疗有机磷酸酯中毒的主要机制是

A. 竞争性与 M 受体结合，对抗 M 样症状

B. 竞争性与 N 受体结合，对抗 N 样症状

C. 竞争性与 M 和 N 受体结合，对抗 M 和 N 样症状

D. 与乙酰胆碱结合，阻止其过度作用

E. 与磷酰化胆碱酯酶中的磷酰基结合，复活胆碱酯酶

4. 以下关于有机磷酸酯类急性中毒的描述正确的是

A. 腺体分泌减少、胃肠平滑肌兴奋

B. 膀胱逼尿肌松弛、呼吸肌麻痹

C. 支气管平滑肌松弛、唾液腺分泌增加

D. 中枢作用表现先兴奋后抑制、心血管作用复杂

E. 脑内乙酰胆碱水平下降、瞳孔扩大

5. 筒箭毒碱中毒宜选用的抢救药是

A. 新斯的明　　　　B. 东莨菪碱

C. 阿托品　　　　　D. 毒扁豆碱

E. 毛果芸香碱

6. 关于碘解磷定的叙述中，错误的是

A. 不能直接对抗体内积聚的 ACh 的作用

B. 对内吸磷、对硫磷中毒疗效好

C. 能迅速消除 M 样症状

D. 与阿托品有协同作用

E. 剂量过大，会加重有机磷酸酯的中毒反应

7. 毒扁豆碱和新斯的明的共同机制主要是

A. 均用于青光眼的治疗

B. 均可激动 N 受体

C. 均刺激运动神经纤维释放乙酰胆碱

D. 均可逆性抑制胆碱酯酶活性

E. 均易透过血 – 脑屏障

8. 患者女，21 岁。表现为面部表情肌无力，眼睑闭合力弱，吹气无力，说话吐词不清且极易疲劳，左右交替出现眼睑下垂、眼球运动障碍，诊断为重症肌无力，宜选用的治疗药物是

A. 阿托品

B. 新斯的明

C. 毛果芸香碱

D. 东莨菪碱

E. 毒扁豆碱

二、共用备选答案的单选题

（9～10 题共用备选答案）

A. 重症肌无力患者禁用的药物

B. 治疗重症肌无力的首选药

C. 治疗青光眼常用的药物

D. 青光眼患者禁用的药物

E. 拟肾上腺素药

9. 肾上腺素是

10. 毛果芸香碱是

第六节 胆碱受体阻断药

一、单选题

1. 有关阿托品药理作用的叙述，不正确的是

   A. 抑制腺体分泌

   B. 扩张血管改善微循环

   C. 升高眼内压，调节麻痹

   D. 松弛内脏平滑肌

   E. 中枢抑制作用

2. 阿托品可用于治疗

   A. 室性心动过速

   B. 室上性心动过速

   C. 心房纤颤

   D. 窦性心动过缓

   E. 窦性心动过速

3. 阿托品用于麻醉前给药主要是由于

   A. 抑制呼吸道腺体分泌

   B. 抑制排尿

   C. 抑制排便

   D. 防止心动过缓

   E. 镇静

4. 麻醉前给药可用

   A. 毛果芸香碱　　　　B. 贝那替秦

   C. 东莨菪碱　　　　　D. 后马托品

   E. 毒扁豆碱

5. 可用于治疗感染中毒性休克的药物是

   A. 毒扁豆碱　　　　　B. 新斯的明

   C. 东莨菪碱　　　　　D. 山莨菪碱

   E. 后马托品

6. 下列药物中具有中枢性抗胆碱作用的是

   A. 卡比多巴　　　　　B. 溴麦角隐停

   C. 东莨菪碱　　　　　D. 阿托品

   E. 山莨菪碱

7. 防治晕动病可选用

   A. 地西泮　　　　　　B. 氯丙嗪

   C. 东莨菪碱　　　　　D. 雷尼替丁

   E. 苯巴比妥

8. 患者男，73 岁。高血压病史 20 年，伴慢性心功能不全，给予地高辛每日维持量治疗，该患者因强心苷中毒引起的窦性心动过缓，可选用

   A. 胺碘酮　　　　　　B. 阿托品

   C. 苯妥英钠　　　　　D. 维拉帕米

   E. 异丙肾上腺素

二、共用备选答案的单选题

（9～10 题共用备选答案）

   A. 筒箭毒碱

   B. 新斯的明

   C. 异丙肾上腺素

   D. 多巴胺

   E. 琥珀胆碱

9. 重症肌无力患者禁用的药物是

10. 青光眼患者禁用的药物是

（11～13 题共用备选答案）

   A. 阿托品　　　　　　B. 东莨菪碱

   C. 山莨菪碱　　　　　D. 后马托品

   E. 丙胺太林

11. 睫状肌松弛作用最强的药物是

12. 可用于治疗帕金森病的是

13. 用于麻醉前给药较好的是

（14～15 题共用备选答案）

   A. 普鲁卡因　　　　　B. 美托洛尔

   C. 乙酰胂胺　　　　　D. 山莨菪碱

   E. 去氧肾上腺素

14. 可扩大瞳孔，升高眼压的药物是

15. 可扩大瞳孔，降低眼压的药物是

第七节　肾上腺素受体激动药

一、单选题

1. 易造成皮下组织坏死的药物是

A. 多巴胺

B. 肾上腺素

C. 去甲肾上腺素

D. 异丙肾上腺素

E. 麻黄碱

2. 去甲肾上腺素减慢心率的原因是

A. 直接负性频率

B. 抑制心肌传导

C. 降低外周阻力

D. 抑制心血管中枢的调节

E. 血压升高引起的继发性效应

3. 急性肾功能衰竭时，可与利尿剂合用来增加尿量的是

A. 多巴胺

B. 麻黄碱

C. 去甲肾上腺素

D. 异丙肾上腺素

E. 肾上腺素

4. 心脏骤停时，应首选的急救药是

A. 肾上腺素　　　　B. 多巴胺

C. 麻黄碱　　　　　D. 去甲肾上腺素

E. 地高辛

5. 过敏性休克的首选治疗药是

A. 葡萄糖酸钙

B. 去氧肾上腺素

C. 异丙肾上腺素

D. 多巴酚丁胺

E. 肾上腺素

6. 肾上腺素对心肌耗氧量的影响主要是

A. 加强心肌收缩力，反射性心率减慢，耗氧减少

B. 加强心肌收缩力，耗氧增多

C. 增加冠脉血流，使耗氧供氧平衡

D. 扩张骨骼肌血管，使外周阻力降低，耗氧减少

E. 传导加快、心率加快、耗氧增多

7. 关于间羟胺的描述错误的是

A. 选择性激动 α_1 受体

B. 升压作用较去甲肾上腺素（NA）弱而持久

C. 比 NA 较少引起心律失常

D. 能产生快速耐受性

E. 可以替代 NA 用于各种休克早期

8. 能代替阿托品作为快速短效扩瞳剂的药物是

A. 毛果芸香碱

B. 去氧肾上腺素

C. 去甲肾上腺素

D. 东莨菪碱

E. 琥珀胆碱

9. 关于肾上腺素叙述错误的是

A. 激动支气管平滑肌 β_2 受体

B. 可松弛支气管平滑肌

C. 抑制肥大细胞释放过敏性物质

D. 常用于预防支气管哮喘的发作

E. 使支气管黏膜血管收缩

10. 异丙肾上腺素可以

A. 与局部麻醉药配伍及用于局部止血

B. 口服用于控制支气管哮喘的急性发作

C. 治疗房室传导阻滞

D. 气雾给药用于冠心病

E. 心律失常

11. 属于药效持久的 β_2 受体激动剂，用于支气管哮喘和过敏反应的是

A. 去甲肾上腺素

B. 盐酸多巴胺

C. 盐酸肾上腺素

D. 盐酸甲氧明

E. 克仑特罗

12. 患者女，65 岁。近来出现头昏、乏力，易疲倦，活动后气促，听诊发现心音脱漏，脉搏也相应脱漏，心室率缓慢，诊断为二度房室传导阻滞，宜选用的治疗药物是
    A. 氯化钙
    B. 去氧肾上腺素
    C. 去甲肾上腺素
    D. 普萘洛尔
    E. 异丙肾上腺素

二、共用备选答案的单选题

（13～15 题共用备选答案）
    A. 心率加快，血压升高
    B. 收缩压明显升高，脉压增大
    C. 舒张压明显升高，脉压降低
    D. 增加收缩压、脉压，舒张肾血管
    E. 收缩压下降，舒张压上升

13. 小剂量静滴去甲肾上腺素引起
14. 大剂量静滴去甲肾上腺素引起
15. 治疗量静滴多巴胺引起

（16～18 题共用备选答案）
    A. α、β 受体激动药
    B. α 受体激动药
    C. β 受体激动药
    D. α 受体阻断药
    E. β 受体阻断药

16. 麻黄碱属于
17. 去氧肾上腺素属于
18. 多巴酚丁胺属于

第八节　肾上腺素受体阻断药

一、单选题

1. 有关普萘洛尔的叙述，不正确的是
    A. 无选择性阻断 β 受体
    B. 膜稳定作用
    C. 具有内在拟交感活性
    D. 主要在肝代谢
    E. 易透过血－脑屏障

2. 可翻转肾上腺素升压效应的药物是
    A. 阿托品　　　　B. 美托洛尔
    C. 甲氧胺　　　　D. 酚苄明
    E. 毒扁豆碱

3. β 受体阻断药一般不用于
    A. 心律失常
    B. 支气管哮喘
    C. 青光眼
    D. 高血压
    E. 心绞痛

4. 可用于治疗充血性心力衰竭的药物是
    A. 哌唑嗪　　　　B. 育亨宾
    C. 酚妥拉明　　　D. 美卡拉明
    E. 沙丁胺醇

5. 关于酚妥拉明的临床应用不正确的是
    A. 治疗外周血管痉挛性疾病，如肢端动脉痉挛性疾病
    B. 对抗静脉滴注去甲肾上腺素外漏
    C. 用于肾上腺嗜铬细胞瘤的鉴别诊断
    D. 抗休克
    E. 是一线降血压药

6. 对 α 和 β 受体都有阻断作用的药物是
    A. 普萘洛尔　　　B. 醋丁洛尔
    C. 拉贝洛尔　　　D. 阿替洛尔
    E. 吲哚洛尔

7. 帮助诊断嗜铬细胞瘤引起的高血压可用
    A. 肾上腺素　　　B. 普萘洛尔
    C. 酚妥拉明　　　D. 阿托品
    E. 多巴酚丁胺

8. 患者男，33 岁。高血压病史 10 年，伴有直立性低血压。近来常觉头痛、心悸、多汗，疑为嗜铬细胞瘤，帮助诊断应选用
    A. 阿托品　　　　B. 普萘洛尔
    C. 肾上腺素　　　D. 酚妥拉明
    E. 组胺

二、共用备选答案的单选题

（9～11 题共用备选答案）

A. 拉贝洛尔　B. 阿替洛尔

C. 普萘洛尔　D. 酚妥拉明

E. 哌唑嗪

9. 既能阻断 β_1 受体和 β_2 受体，又能阻断 α_1 受体的药物是

10. 对突触后膜 α_1 受体的阻断作用远大于阻断突触前膜 α_2 受体的药物是

11. 对 β_1 受体有选择性阻断的药物是

第九节　局部麻醉药

一、单选题

1. 局部麻醉作用最强，主要用于表面麻醉的药物是

A. 丁卡因

B. 普鲁卡因

C. 苯妥英钠

D. 利多卡因

E. 奎尼丁

2. 下列关于利多卡因特点的描述不正确的是

A. 属于酰胺类局麻药

B. 安全范围大

C. 有抗心律失常作用

D. 由于扩散力强，多用于腰部麻醉

E. 可用于对普鲁卡因过敏者

二、共用备选答案的单选题

（3～5 题共用备选答案）

A. 毒性最大

B. 作用最弱

C. 可用于心律失常

D. 可兴奋心肌细胞

E. 有明显收缩血管的作用

3. 普鲁卡因的特点是

4. 利多卡因的特点是

5. 丁卡因的特点是

第十节　全身麻醉药

单选题

1. 吸入性麻醉药的作用机制是

A. 作用于中枢特异性受体

B. 作用于痛觉中枢

C. 利用其脂溶性暂时改变中枢神经生物膜的性质

D. 首先抑制脑干网状结构上行激活系统

E. 选择性作用于大脑皮质

2. 当吸入气体中的吸入麻醉药浓度与组织中浓度达平衡时，组织中麻醉药浓度决定于

A. 组织血流量

B. 麻醉药的脂溶度

C. 组织中的氧分压

D. 吸入气体中麻醉药物的浓度

E. 呼吸速度

3. 氟烷类吸入麻醉药特点不含

A. 诱导期短，苏醒快

B. 麻醉深度不易调整

C. 肌肉松弛作用较好

D. 不增加心脏对儿茶酚胺类的敏感性

E. 对呼吸道无明显刺激

4. 具有“分离麻醉”作用的新型全麻药是

A. 甲氧氟烷

B. 氯胺酮

C. 麻醉乙醚

D. γ－羟基丁酸

E. 硫喷妥钠

第十一节 镇静催眠药

一、单选题

1. 地西泮抗焦虑的主要作用部位是
   A. 中脑网状结构
   B. 边缘系统
   C. 下丘脑
   D. 大脑皮层
   E. 纹状体

2. 有关地西泮的叙述，错误的是
   A. 口服比肌内注射吸收迅速
   B. 主要经肝代谢
   C. 能治疗癫痫持续状态
   D. 较大量可引起全身麻醉
   E. 其代谢产物也有作用

3. 苯巴比妥连续用药产生耐药性的主要原因是
   A. 重新分布，贮存于脂肪组织
   B. 被血浆中假性胆碱酶迅速水解破坏
   C. 以原型经肾排泄加快
   D. 被血浆中单胺氧化酶迅速水解破坏
   E. 诱导肝药酶使自身代谢加快

4. 巴比妥类中毒时，静脉滴注碳酸氢钠以达解毒目的。其机制为
   A. 巴比妥为弱碱性，碱化尿液，加速其由肾排泄
   B. 碳酸氢钠入血，加速巴比妥在血中分解
   C. 巴比妥为弱酸，碱化尿液加速其排泄
   D. 碳酸氢钠促进巴比妥类在肝内与葡萄糖醛酸结合
   E. 碳酸氢钠促进巴比妥类在肝药酶作用下分解

5. 苯二氮䓬类与巴比妥类比较，前者不具有的作用是

   A. 镇静、催眠
   B. 抗焦虑
   C. 麻醉作用
   D. 抗惊厥
   E. 抗癫痫作用

6. 以下对口服水合氯醛的描述，正确的是
   A. 无成瘾性
   B. 不刺激胃肠道
   C. 缩短快动眼睡眠时间
   D. 催眠作用发生快
   E. 长期应用不产生耐受性

7. 特效解毒药是氟马西尼的是
   A. 难逆性抗胆碱酯酶药
   B. 巴比妥类药物中毒
   C. 硫酸镁服用过量
   D. 吗啡及其衍生物
   E. 苯二氮䓬类

8. 患者女，34 岁。近期表现焦躁不安、忧虑重重、唉声叹气、彻夜不眠，伴有心悸、出汗等，诊断为焦虑症，可考虑首选的抗焦虑药是
   A. 地西泮   B. 氯氮平
   C. 地尔硫草   D. 苯巴比妥
   E. 水合氯醛

二、共用备选答案的单选题

(9 ~ 11 题共用备选答案)
   A. 焦虑症   B. 失眠症
   C. 抑郁症   D. 精神分裂症
   E. 帕金森病

9. 左旋多巴可治疗

10. 苯二氮䓬类可治疗

11. 阿米替林可治疗

第十二节 抗癫痫药和抗惊厥药

一、单选题

1. 癫痫强直－阵挛性发作和单纯性局限性发作的首选药是
    A. 氯硝西泮　　　　B. 苯巴比妥
    C. 扑米酮　　　　　D. 苯妥英钠
    E. 地西泮

2. 常见的抗惊厥药不包括
    A. 巴比妥类
    B. 水合氯醛
    C. 地西泮
    D. 硫酸镁
    E. 氯丙嗪

3. 治疗三叉神经痛可选用
    A. 阿司匹林
    B. 地西泮
    C. 苯妥英钠
    D. 乙琥胺
    E. 苯巴比妥

4. 对癫痫多种类型发作均有效的药物是
    A. 扑米酮　　　　　B. 丙戊酸钠
    C. 苯妥英钠　　　　D. 乙琥胺
    E. 苯巴比妥

5. 长期用于抗癫痫治疗时会引起牙龈增生的药物是
    A. 苯巴比妥　　　　B. 扑米酮
    C. 三甲双酮　　　　D. 苯妥英钠
    E. 乙琥胺

6. 下面关于卡马西平的特点，不正确的是
    A. 对失神性发作首选
    B. 作用机制与抑制 Na^+、Ca^{2+} 通道有关
    C. 对癫痫复杂部分性发作为首选药
    D. 对三叉神经和舌咽神经痛疗效优于苯妥英钠
    E. 对锂盐无效的躁狂抑郁症也有效

二、共用题干的单选题

(7～9题共用题干)

    患儿女，9岁。其母叙述曾因癫痫强直－阵挛性发作治疗，服苯巴比妥10个月，因疗效不佳，2日前改服苯妥英钠，反而病情加重入院。

7. 发生此种情况最可能的原因是
    A. 苯妥英钠剂量太小
    B. 苯妥英钠对癫痫强直－阵挛性发作无效
    C. 苯妥英钠诱导了肝药酶，加速自身代谢
    D. 苯妥英钠的血药浓度尚未达到有效血药浓度
    E. 苯妥英钠剂量过大而中毒

8. 关于苯妥英钠的临床应用，不正确的是
    A. 三叉神经痛
    B. 癫痫强直阵挛性发作
    C. 癫痫持续状态
    D. 室性心律失常
    E. 癫痫失神发作

9. 关于苯妥英钠的不良反应叙述不正确的是
    A. 胃肠反应
    B. 牙龈增生
    C. 巨幼细胞贫血
    D. 共济失调
    E. 锥体外系反应

三、共用备选答案的单选题

(10～12题共用备选答案)
    A. 卡马西平
    B. 苯妥英钠
    C. 地西泮
    D. 乙琥胺
    E. 扑米酮

10. 治疗癫痫持续状态的首选药物为

11. 治疗癫痫小发作的首选药物为

12. 治疗癫痫精神运动性发作的首选药物为

第十三节　抗精神失常药

一、单选题

1. 氯丙嗪对哪种病症疗效最好

　　A. 抑郁症　　　　　B. 精神分裂症

　　C. 焦虑症　　　　　D. 精神紧张症

　　E. 其他精神病

2. 丙米嗪对以下哪种情况几乎无效

　　A. 精神分裂症伴发的抑郁状态

　　B. 伴有焦虑症状的抑郁症

　　C. 内源性抑制症

　　D. 反应性抑郁症

　　E. 更年期抑郁症

3. 对氯丙嗪体内过程的叙述错误的是

　　A. 肌内注射局部刺激性小

　　B. 脑中浓度比血中高

　　C. 口服吸收缓慢

　　D. 约90%与血浆蛋白结合

　　E. 排泄缓慢

4. 碳酸锂临床主要用于

　　A. 精神分裂症　　　B. 抑郁症

　　C. 焦虑症　　　　　D. 躁狂症

　　E. 失眠

5. 患者女，29岁。产后2周，出现情绪抑郁，对大多数活动明显地缺乏兴趣，害羞、不愿见人，有时伤心、流泪，甚至焦虑，不愿抱婴儿，不能正常地给婴儿喂食，诊断为妊娠期抑郁症，以下药物可选用

　　A. 碳酸锂　　　　　B. 氯丙嗪

　　C. 氟哌啶醇　　　　D. 丙米嗪

　　E. 氯普噻吨

6. 患者女，49岁。患精神分裂症。使用氯丙嗪4年后，患者出现不自主吸吮、舔舌、咀嚼、舞蹈样动作等，诊断为药物引起的迟发性运动障碍，请问合理的处理措施是

　　A. 加多巴胺

　　B. 加左旋多巴

　　C. 停氯丙嗪，换药

　　D. 减量，用苯海索

　　E. 加大氯丙嗪的剂量

二、共用题干的单选题

（7～8题共用题干）

　　患者男，24岁。出现幻觉、妄想、言语紊乱等症状，诊断为精神分裂症，服用氯丙嗪50 mg，tid治疗。一日用药后突然昏倒，经检查发现血压过低。

7. 氯丙嗪的降压作用是由于

　　A. 阻断 M 胆碱受体

　　B. 阻断 α 肾上腺素受体

　　C. 阻断结节 - 漏斗多巴胺受体

　　D. 阻断中脑 - 皮层系统多巴胺受体

　　E. 阻断黑质 - 纹状体多巴胺受体

8. 最适于治疗氯丙嗪引起的低血压的药物是

　　A. 多巴胺　　　　　B. 肾上腺素

　　C. 麻黄碱　　　　　D. 去甲肾上腺素

　　E. 异丙肾上腺素

（9～10题共用题干）

　　患者男，62岁。一年前因有幻听和被害妄想，医生给服用氯丙嗪。1年后，患者出现肌张力升高的表现，肌震颤、僵直，运动困难，诊断为药物引起的帕金森综合征。

9. 发生上述情况的原因可能是氯丙嗪

　　A. 激动 M 受体，中枢胆碱能功能亢进

　　B. 阻断 α 受体

　　C. 阻断 DA 受体，中枢胆碱能功能相对亢进

　　D. 原有疾病加重

　　E. 产生耐受性，药效不能够控制病情

10. 针对上述变化，合理的处理措施是用

　　A. 多巴胺　　　　　B. 左旋多巴

　　C. 阿托品　　　　　D. 减量，用苯海索

　　E. 加大氯丙嗪的剂量

三、共用备选答案的单选题

（11～12 题共用备选答案）

  A. 每周口服 1 次即可维持治疗

  B. 属于吩噻嗪类且降压作用最弱

  C. 严重肝功能损害禁用

  D. 可治疗抑郁症

  E. 几乎无锥体外系反应

11. 氯丙嗪的特点是

12. 氯氮平的特点是

（13～15 题共用备选答案）

  A. 解热镇痛药　　　　B. 抗抑郁药

  C. 脱水药　　　　　　D. 抗过敏药

  E. 止血药

13. 丙米嗪属于

14. 甘露醇属于

15. 异丙嗪属于

第十四节　抗帕金森病和老年痴呆药

一、单选题

1. 下列关于左旋多巴的错误叙述是

  A. 治疗帕金森病，口服显效快

  B. 大部分在外周转变为多巴胺

  C. 改善运动困难效果好，缓解震颤效果差

  D. 对氯丙嗪引起的帕金森综合征无效

  E. 对轻症及年轻患者疗效好

2. 苯海索（安坦）治疗帕金森病的作用机制是

  A. 阻断中枢胆碱受体，减弱黑质 - 纹状体通路中乙酰胆碱的作用

  B. 阻断多巴胺受体，降低黑质 - 纹状体通路中多巴胺的作用

  C. 兴奋多巴胺受体，增强黑质 - 纹状体通路中多巴胺的作用

  D. 兴奋中枢胆碱受体，增强黑质 - 纹状体通路中乙酰胆碱的作用

  E. 抑制 5 - HT 在脑中的生成和作用

3. 溴隐亭能治疗帕金森病是由于

  A. 中枢抗胆碱作用

  B. 激动 DA 受体

  C. 激动 GABA 受体

  D. 提高脑内 DA 浓度

  E. 使 DA 降解减少

4. 有关金刚烷胺的叙述，不正确的是

  A. 起效快，用药数日即可获最大疗效

  B. 与左旋多巴合用有协同作用

  C. 促进 DA 释放，抑制 DA 再摄取

  D. 提高 DA 受体的敏感性

  E. 抗胆碱作用较弱

二、共用题干的单选题

（5～6 题共用题干）

  患者男，60 岁。半年前出现肌肉僵硬，运动不自由，继而手颤，去医院就诊。

5. 医生给开的药物是

  A. 吲哚美辛　　　　　B. 左旋多巴

  C. 丙米嗪　　　　　　D. 哌替啶

  E. 氯丙嗪

6. 应用 12 个月后，出现"开关现象"，可换用的药物是

  A. 吲哚美辛　　　　　B. 苯海索

  C. 丙米嗪　　　　　　D. 哌替啶

  E. 氯丙嗪

三、共用备选答案的单选题

（7～8 题共用备选答案）

  A. 激动 DA 受体

  B. 促进 DA 神经元释放 DA，抑制 DA 摄取

  C. 在脑内转变为 DA，补充纹状体中 DA 的不足

  D. 兴奋中枢胆碱受体

  E. 阻断中枢胆碱受体

7. 苯海索的作用是

8. 左旋多巴的作用是

第十五节　中枢兴奋药

一、单选题

1. 尼可刹米为

 A. 镇静催眠药 B. 抗肾上腺素药

 C. 抗胆碱药   D. 抗高血压药

 E. 中枢兴奋药

2. 咖啡因过量引起的不良反应不包括

 A. 躁动不安

 B. 呼吸抑制

 C. 失眠

 D. 呼吸加快，心动过速

 E. 肌肉抽搐

3. 咖啡因与解热镇痛药合用治疗头痛，其机制主要是

 A. 抑制痛觉感受器

 B. 使镇痛药在体内灭活减慢

 C. 抑制大脑皮层

 D. 扩张外周血管，增加散热

 E. 收缩脑血管

4. 中枢性呼吸衰竭时，可选用下列哪一药物

 A. 阿拉明   B. 尼可刹米

 C. 酚妥拉明 D. 美加明

 E. 新斯的明

5. 新生儿窒息首选

 A. 洛贝林

 B. 回苏灵

 C. 戊四氮

 D. 尼可刹米

 E. 去氧肾上腺素

6. 对咖啡因的叙述不正确的是

 A. 小剂量作用部位在大脑皮层

 B. 较大剂量可直接兴奋延脑呼吸中枢

 C. 中毒剂量时可兴奋脊髓

 D. 直接兴奋心脏，扩张血管

 E. 收缩支气管平滑肌

7. 患儿男，8 个月。入院见面色潮红、口唇樱桃红色，脉快，昏迷，问诊家人，答用煤炉采暖，诊断为 CO 中毒，以下药物可首选的是

 A. 洛贝林（山梗菜碱）

 B. 二甲弗林

 C. 甲氯芬酯

 D. 尼可刹米

 E. 哌甲酯

8. 患儿男，12 岁。由于患有儿童多动症，前来医院就诊，医师为小明开具了盐酸哌甲酯片剂。下列关于盐酸哌甲酯的叙述不正确的是

 A. 属于促进大脑功能恢复的药物

 B. 久用不产生耐受性

 C. 禁用于 6 岁以下儿童

 D. 可用于小儿遗尿症

 E. 可用于轻度抑郁症

二、共用备选答案的单选题

（9～10 题共用备选答案）

 A. 二甲弗林 B. 尼可刹米

 C. 洛贝林   D. 咖啡因

 E. 贝美格

9. 可直接及反射性兴奋呼吸中枢的药物是

10. 反射性兴奋呼吸中枢的药物是

第十六节　镇　痛　药

一、单选题

1. 用于偏头痛、三叉神经痛、炎症痛的是

 A. 纳洛酮   B. 吗啡

 C. 安那度   D. 罗通定

E. 芬太尼

2. 下列药效由强到弱排列正确的是
A. 二氢埃托啡、芬太尼、吗啡、哌替啶
（杜冷丁）
B. 二氢埃托啡、吗啡、芬太尼、哌替啶
（杜冷丁）
C. 芬太尼、二氢埃托啡、哌替啶（杜冷丁）、吗啡
D. 芬太尼、吗啡、哌替啶（杜冷丁）、二氢埃托啡
E. 哌替啶（杜冷丁）、吗啡、二氢埃托啡、芬太尼

3. 下述哪一作用是吗啡对中枢神经系统的药理作用
A. 扩瞳　　　　B. 止吐
C. 缩瞳　　　　D. 催眠
E. 麻醉

4. 不符合吗啡药动学特性的叙述是
A. 口服易吸收
B. 生物利用度高
C. 少量通过血－脑屏障
D. 主要代谢产物镇痛活性强于吗啡
E. 代谢物及原型可通过胎盘

5. 吗啡中毒的主要特征是
A. 血压降低　　B. 循环衰竭
C. 瞳孔缩小　　D. 恶心、呕吐
E. 中枢兴奋

6. 患者男，36岁。急诊入院，昏迷，呼吸抑制，瞳孔缩小，血压下降，查体见骨瘦如 柴，臂、臀多处注射痕，诊断为吸毒者，海洛因中毒，可用来鉴别诊断的药物是
A. 尼莫地平　　B. 纳洛酮
C. 肾上腺素　　D. 曲马多
E. 喷他佐辛

二、共用备选答案的单选题
（7~9题共用备选答案）
A. 芬太尼　　　B. 哌替啶
C. 可待因　　　D. 喷他佐辛
E. 曲马朵

7. 镇痛作用比吗啡强100倍，但成瘾性比吗啡小的药物是

8. 镇痛作用及副作用小于吗啡，主要用于镇咳的药物是

9. 为阿片受体部分激动剂的是

（10~12题共用备选答案）
A. 美沙酮　　　B. 哌替啶
C. 喷他佐辛　　D. 芬太尼
E. 纳洛酮

10. 与氟哌啶醇合用用于安定镇痛的药物是

11. 用于解救阿片类药物急性中毒的药物是

12. 可用于镇痛或吗啡成瘾者戒毒的药物是

（13~14题共用备选答案）
A. 哌替啶　　　B. 阿托品
C. 阿司匹林　　D. 纳洛酮
E. 硝酸甘油

13. 治疗内脏绞痛应与解痉药阿托品合用的药物是

14. 治疗胃肠绞痛，可单独使用的药物是

第十七节　解热镇痛抗炎药与抗痛风药

一、单选题

1. 以下哪种作用与解热镇痛抗炎药抑制PG生物合成无关
A. 解热、镇痛、抗炎、抗风湿
B. 抑制血小板聚集
C. 致胃出血、胃溃疡
D. "阿司匹林哮喘"
E. 水杨酸反应

2. 抑制PG合成酶作用较强者为
A. 非那西丁　　B. 丙磺舒
C. 对乙酰氨基酚　D. 吲哚美辛
E. 萘普生

3. 下列哪项不属于阿司匹林的不良反应
   A. 瑞夷综合征
   B. 水杨酸反应
   C. "阿司匹林哮喘"
   D. 恶心、呕吐、胃出血
   E. 大剂量长期服用可刺激凝血酶原形成

4. 下列哪种药选择性抑制 COX-2
   A. 布洛芬   B. 吡罗昔康
   C. 酮洛芬   D. 羟保泰松
   E. 尼美舒利

5. 下列解热镇痛药不良反应最大的是
   A. 乙酰水杨酸   B. 对乙酰氨基酚
   C. 吲哚美辛   D. 阿司匹林
   E. 萘普生

6. 下列哪种药对胃肠道刺激较轻微
   A. 对乙酰氨基酚   B. 阿司匹林
   C. 布洛芬   D. 吲哚美辛
   E. 尼美舒利

7. 对解热镇痛抗炎药的叙述哪项是错误的
   A. 降低高热患者体温的作用
   B. 中度镇痛作用
   C. 大多数解热镇痛药都有抗炎作用
   D. 对正常人体温无影响
   E. 此类药物均具有抗血栓形成作用

8. 解热镇痛药的作用是
   A. 能使发热病人体温降到正常水平
   B. 能使发热病人体温降到正常以下
   C. 能使正常人体温降到正常以下
   D. 必须配合物理降温措施
   E. 配伍物理降温，能将体温降至正常以下

9. 非甾体抗炎药引起急性胃炎的主要机制是
   A. 激活磷脂酶 A
   B. 抑制弹性蛋白酶
   C. 抑制前列腺素合成
   D. 促进胃蛋白酶合成
   E. 抑制脂肪酶

10. 布洛芬的主要特点是
    A. 吸收量多受食物与药物影响

   B. 口服吸收慢
   C. 与血浆蛋白结合少
   D. 半衰期长
   E. 胃肠反应较轻，易耐受

11. 患者男，58 岁。体检时 B 超显示肝部有肿块，血化验发现癌胚抗原升高，诊断为肝癌早期，后出现右肋胁部偶发间歇性钝痛，请问关于疼痛的处理措施，正确的是
   A. 尽早使用吗啡、哌替啶、美沙酮等镇痛药物
   B. 不需用药
   C. 选用苯妥英钠、卡马西平
   D. 可选用阿司匹林、吲哚美辛、对乙酰氨基酚等药物
   E. 使用氯丙嗪、氯氮平、氟哌啶醇

二、共用备选答案的单选题
(12～13 题共用备选答案)
   A. 阿司匹林   B. 对乙酰氨基酚
   C. 双氯芬酸   D. 吲哚美辛
   E. 布洛芬

12. 防治缺血性心脑血管疾病应选用

13. 抗炎镇痛作用强，胃肠道反应较轻的药物是

(14～16 题共用备选答案)
   A. 磷酸二酯酶
   B. 前列腺素合成酶
   C. 血管紧张素 I 转化酶
   D. H^+，K^+-ATP 酶
   E. Na^+，K^+-ATP 酶

14. 对乙酰氨基酚解热作用的机制是抑制

15. 卡托普利降压作用机制是抑制

16. 非强心苷类正性肌力药氨力农的作用机制是抑制

(17～19 题共用备选答案)
   A. 激动中枢阿片受体
   B. 阻断中枢阿片受体
   C. 抑制中枢前列腺素合成酶
   D. 抑制外周前列腺素合成酶

E. 抑制下丘脑体温调节中枢

17. 氯丙嗪影响体温调节的机制是

18. 阿司匹林解热作用的机制是

19. 阿司匹林镇痛作用的机制是

第十八节 抗心律失常药

一、单选题

1. 普萘洛尔临床上常用于治疗

A. 心律失常

B. 甲状腺功能低下

C. 心力衰竭

D. 心源性休克

E. 低血压

2. 选择性降低浦氏纤维自律性，缩短 APD 的药物是

A. 利多卡因　　　　B. 奎尼丁

C. 普鲁卡因胺　　　D. 普萘洛尔

E. 胺碘酮

3. 具有首过效应的抗心律失常药为

A. 胺碘酮

B. 异丙吡胺

C. 溴苄铵

D. 维拉帕米（异搏定）

E. 恩卡尼

4. 溴苄铵属于哪类抗心律失常药

A. 延长动作电位时程

B. β 受体阻断药

C. 钙通道阻断药

D. 钠通道阻断药

E. 促进钾外流药

5. 苯妥英钠治疗效果最佳的适应证是

A. 室性心动过速

B. 心房纤颤

C. 房室传导阻滞

D. 强心苷中毒引起的心律失常

E. 阵发性室上性心动过速

6. 高血压伴有快速型心律失常者最好选用

A. 硝苯地平　　　　B. 维拉帕米

C. 氨氯地平　　　　D. 肼屈嗪

E. 尼卡地平

7. 显著延长 APD 和 ERP 的药物是

A. 奎尼丁　　　　　B. 利多卡因

C. 二氮嗪　　　　　D. 呋塞米

E. 胺碘酮

8. 奎尼丁与强心苷联合应用，后者的血药浓度会

A. 升高　　　　　　B. 降低

C. 不变　　　　　　D. 不确定

E. 先升高后降低

9. 患者男，68 岁。高血压病史 10 年，1 周前查体心电图显示窦性心动过速，可用于治疗的药物是

A. 奎尼丁　　　　　B. 肾上腺素

C. 普萘洛尔　　　　D. 哌唑嗪

E. 维拉帕米

二、共用备选答案的单选题

（10～11 题共用备选答案）

A. 奎尼丁　　　　　B. 利多卡因

C. 苯妥英钠　　　　D. 阿托品

E. 维拉帕米

10. 阵发性室上性心动过速最好选用的药物是

11. 心肌梗死并发室性心动过速宜选用

（12～14 题共用备选答案）

A. 治疗室性心律失常的首选药

B. 治疗慢性心功能不全

C. 治疗高胆固醇血症

D. 治疗心绞痛

E. 治疗动脉粥样硬化

12. 地高辛的临床适应证是

13. 利多卡因的临床适应证是

14. 洛伐他汀的临床适应证是

第十九节 抗慢性心功能不全药

一、单选题

1. 下列哪种强心苷口服吸收率最高
- A. 洋地黄毒苷
- B. 毒毛花苷 K
- C. 地高辛
- D. 毛花苷丙
- E. 铃兰毒苷

2. 肝-肠循环较多的是
- A. 地高辛
- B. 洋地黄毒苷
- C. 毒毛花苷 K
- D. 毛花苷丙
- E. 去乙酰毛花苷

3. 强心苷产生正性肌力作用的机制是
- A. $Ca^{2+} \uparrow$
- B. $Ca^{2+} \downarrow$
- C. $Mg^{2+} \downarrow$
- D. $Mg^{2+} \uparrow$
- E. $Na^+ \downarrow$

4. 强心苷主要治疗以下哪种心功能不全
- A. 高度二尖瓣狭窄诱发的心功能不全
- B. 由瓣膜病、高血压、先天性心脏病引起的心功能不全
- C. 肺源性心脏病引起的心功能不全
- D. 严重贫血诱发的心功能不全
- E. 甲状腺功能亢进诱发的心功能不全

5. 下列哪种药物能增强地高辛的毒性
- A. 氯化钾
- B. 考来烯胺
- C. 苯妥英钠
- D. 螺内酯
- E. 奎尼丁

6. 下列磷酸二酯酶抑制剂中,不适用于治疗慢性心功能不全的是
- A. 多巴胺
- B. 氨茶碱
- C. 氨力农
- D. 多巴酚丁胺
- E. 米力农

7. 患者女,52 岁。有风湿性心脏病、二尖瓣狭窄,经常自觉气短,来医院诊为慢性心功能不全,并给予地高辛每日维持量治疗,该患者不久发生强心苷中毒,引起快速性心律失常,下述治疗措施不正确的是
- A. 停药
- B. 用氯化钾
- C. 用呋塞米
- D. 用苯妥英钠
- E. 用利多卡因

二、共用题干的单选题

(8~9 题共用题干)

患者男,64 岁。患慢性支气管炎 12 年,经常自觉胸闷、气短,来医院诊为慢性心功能不全。

8. 考虑给予抗心功能不全治疗,下列强心苷在静脉给药时起效最快的是
- A. 地高辛
- B. 洋地黄毒苷
- C. 毛花苷丙
- D. 去乙酰毛花苷
- E. 毒毛花苷 K

9. 强心苷最主要、最危险的毒性反应是
- A. 过敏反应
- B. 胃肠道反应
- C. 中枢神经系统反应
- D. 心脏毒性
- E. 血液系统毒性

三、共用备选答案的单选题

(10~11 题共用备选答案)
- A. 抑制房室传导
- B. 增强心肌收缩力
- C. 抑制窦房结
- D. 缩短心房的 ERP
- E. 加快房室传导

10. 强心苷治疗心力衰竭的机制是

11. 强心苷治疗房颤的机制是

第二十节 抗心绞痛及调脂药

一、单选题

1. 防治稳定型心绞痛宜选用

A. 硝酸甘油　　　B. 硝普钠

C. 硝苯的平　　　D. 维拉帕米

E. 普萘洛尔

2. 非诺贝特为

A. 抗痛风药

B. 抗动脉粥样硬化药

C. 抗慢性心功能不全药

D. 抗心律失常药

E. 调血脂药

3. 与硝酸甘油扩张血管作用无关的不良反应是

A. 心率加快

B. 搏动性头痛

C. 体位性低血压

D. 升高眼内压

E. 高铁血红蛋白血症

4. 与钙拮抗药抗心绞痛作用无关的是

A. 降低心肌耗氧量

B. 降低血胆固醇

C. 舒张冠脉血管

D. 保护缺血心肌细胞

E. 抑制血小板聚集

5. 变异型心绞痛宜选用

A. 硝酸甘油　　　B. 硝普钠

C. 硝苯地平　　　D. 维拉帕米

E. 普萘洛尔

6. 他汀类药物调脂作用最强的是

A. 降 LDL – C 和 TC

B. 降 TC 和 TG

C. 降 TG 和 HDL – C

D. 降 HDL – C 和 LDL – C

E. 降胆汁酸

7. 主要作用基础为抑制 HMG – CoA 还原酶

活性的药物是

A. 考来烯胺　　　B. 烟酸

C. 吉非贝齐　　　D. 洛伐他汀

E. 普罗布考

8. 他汀类药物不用于

A. 调血脂

B. 肾病综合征

C. 血管成形术后再狭窄

D. 预防心脑血管急性事件

E. 脂肪肝

9. 考来烯胺调血脂作用的机制是

A. 抑制胆固醇合成

B. 在肠道与胆汁酸结合而抑制后者重吸收

C. 促进 LDL – C 代谢消除

D. 抑制三酰甘油合成

E. 促进高密度胆固醇合成

10. 关于烟酸的叙述错误的是

A. 大剂量能使 VLDL 下降

B. 大剂量能使 TG 下降

C. 大剂量能使 LDL – C 下降

D. 大剂量能使 HDL – C 下降

E. 与考来烯胺合月，降 LDL – C 作用加强

11. 硝酸甘油、维拉帕米、川芎嗪、普萘洛尔治疗心绞痛的共同作用机制是

A. 扩张冠脉

B. 增加心肌供氧量

C. 减慢心率

D. 降低心肌耗氧量

E. 增加心肌收缩力

12. 硝酸甘油剂量过大可引起

A. 黄疸

B. 高血压

C. 心动过缓

D. 高铁血红蛋白血症

E. 支气管痉挛

13. 下列药物用于治疗心绞痛，作用最快的为
    A. 硝酸甘油　　　　B. 阿替洛尔
    C. 硝苯地平　　　　D. 吗多明
    E. 硝酸异山梨酯

14. 属于降低血三酰甘油的药物为
    A. 洛伐他汀　　　　B. 丙丁酚
    C. 弹性酶　　　　　D. 氟伐汀
    E. 非诺贝特

15. 患者男，50 岁。体检发现患 Ⅱa 型高脂血症，以 LDL 升高为主，下列调血脂药宜首选
    A. 烟酸　　　　　　B. 考来替泊
    C. 洛伐他汀　　　　D. 吉非贝齐
    E. 普罗布考

二、共用题干的单选题

（16～17 题共用题干）

现有血脂调节药对脂质和脂蛋白的调节各有一定的侧重，其作用机制是干扰脂质代谢过程中某一个或某几个环节。

16. HMG－CoA 还原酶抑制剂类调节血脂药的严重副作用是
    A. 腹泻　　　　　　B. 肌痛
    C. 胃痛　　　　　　D. 腹痛
    E. 皮疹

17. 以下有关血脂调节药合理应用的叙述中，不正确的是
    A. 提倡单一用药，避免不良反应

    B. 提倡联合用药，调脂功效互补
    C. 定期检查血脂或肝功能等安全指标
    D. 根据疗效调整用药的剂量或更换品种
    E. 使用 HMG－CoA 还原酶抑制剂宜慎重

（18～19 题共用题干）

患者男，48 岁。晨起时自觉心前区不适，胸骨后阵发性闷痛来院就诊，心电图无异常。

18. 若考虑抗心绞痛药治疗，请问下述药物不宜选用的是
    A. 硝酸异山梨酯　　B. 硝酸甘油
    C. 普萘洛尔　　　　D. 硝苯地平
    E. 维拉帕米

19. 入院后，休息时再次出现胸骨后闷痛，ECG 显示 ST 段抬高，应首选的抗心绞痛药是
    A. 硝酸异山梨酯　　B. 硝酸甘油
    C. 普萘洛尔　　　　D. 硝苯地平
    E. 维拉帕米

三、共用备选答案的单选题

（20～22 题共用备选答案）
    A. 利多卡因　　　　B. 地高辛
    C. 辛伐他汀　　　　D. 硝苯地平
    E. 地西泮

20. 治疗慢性心功能不全常选用

21. 治疗室性心律失常的首选药是

22. 治疗高胆固醇血症常选用

第二十一节　抗高血压药

一、单选题

1. 可乐定的降压作用机制是
    A. 与激动中枢的 α_2 受体有关
    B. 与激动中枢的 α_1 受体有关
    C. 与阻断中枢的 α_2 受体有关
    D. 与阻断中枢的 α_1 受体有关
    E. 与阻断外周的 α_1 受体有关

2. 关于利血平作用特点的叙述中，错误的是
    A. 作用缓慢、持久
    B. 有中枢抑制作用
    C. 能反射性加快心率
    D. 降压作用较弱
    E. 不增加血浆肾素水平

3. 依那普利降压作用的机制是

A. 阻断交感神经节

B. 激动 I_1 – 咪唑啉受体

C. 松弛小动脉平滑肌

D. 抑制 ACE

E. 直接松弛血管平滑肌

4. 关于哌唑嗪降压作用的叙述，错误的是

A. 选择性激动突触后膜 α_1 受体

B. 拮抗 α_1 受体激动引起的收缩血管作用

C. 对心率、心排血量无明显影响

D. 产生中等偏强的降压作用

E. 有"首剂现象"，如体位性低血压

5. 普萘洛尔降压机制不包括

A. 抑制肾素分泌

B. 抑制去甲肾上腺素释放

C. 减少前列环素的合成

D. 减少心输出量

E. 中枢性降压

6. 关于硝苯地平的药理作用，哪一项是错误的

A. 作用于细胞膜钙通道

B. 降低细胞内钙离子浓度

C. 降低外周血管阻力

D. 减慢心率

E. 口服及舌下给药均易吸收

7. 与硝苯地平比较，氨氯地平的特点是

A. 口服吸收好

B. 作用持久，每天用药一次

C. 阻滞细胞膜钙离子通道

D. 降低外周血管阻力

E. 可引起外周性水肿

8. 使用利尿药后期的降压机制是

A. 排 Na^+ 利尿，降低血容量

B. 降低血浆肾素活性

C. 增高血浆肾素活性

D. 抑制醛固酮分泌

E. 减少血管平滑肌细胞内 Na^+

9. 长期用利尿剂降压时，不良反应不包括

A. 电解质紊乱

B. 增加血中总胆固醇、三酰甘油

C. 降低血尿素氮

D. 增加尿酸和血浆肾素活性

E. 降低糖耐量

10. 关于卡托普利的叙述中错误的是

A. 降低外周血管阻力

B. 可用于治疗心力衰竭

C. 与利尿药合用可加强其作用

D. 可增加体内醛固酮水平

E. 双侧肾动脉狭窄的患者禁用

11. 高血压伴外周血管病者禁用

A. 氢氯噻嗪　　　　 B. 硝苯地平

C. 肼屈嗪　　　　　 D. 哌唑嗪

E. 普萘洛尔

12. 下列降压药中对血浆肾素水平影响小的是

A. 哌唑嗪　　　　　 B. 肼屈嗪

C. 普萘洛尔　　　　 D. 氢氯噻嗪

E. 卡托普利

13. 关于血管紧张素转化酶抑制剂治疗高血压的特点，下列哪种说法是错误的

A. 用于各型高血压，不伴有反射性心率加快

B. 防止和逆转血管壁增厚和心肌肥厚

C. 降低糖尿病、肾病等患者肾小球损伤的可能性

D. 降低血钾

E. 久用不易引起脂质代谢障碍

14. 关于氯沙坦的叙述错误的是

A. 选择性阻断血管紧张素 II 受体

B. 降低外周血管阻力

C. 可减少尿酸排泄

D. 可用于各型高血压

E. 不引起咳嗽和血管神经性水肿

15. 高血压伴痛风者不宜用

A. 氯沙坦　　　　　 B. 依那普利

C. 硝苯地平　　　　 D. 氢氯噻嗪

E. 哌唑嗪

16. 伴有冠心病的高血压患者不宜用

A. 普萘洛尔　　　　B. 硝普钠

C. 硝苯地平　　　　D. 肼屈嗪

E. 哌唑嗪

17. 伴有溃疡病的高血压患者不宜用

A. 硝苯地平　　　　B. 氢氯噻嗪

C. 可乐定　　　　　D. 卡托普利

E. 利血平

18. 硝苯地平不用于治疗

A. 高血压危象

B. 稳定型心绞痛

C. 变异型心绞痛

D. 伴有哮喘的心绞痛

E. 高胆固醇血症

19. 硝酸甘油与普萘洛尔共有的作用是

A. 减弱心肌收缩力

B. 降低血压

C. 增大心室容积

D. 减慢心率

E. 诱发支气管痉挛

20. 在降压时使血浆肾素水平有明显降低的是

A. 氢氯噻嗪　　　　B. 哌唑嗪

C. 普萘洛尔　　　　D. 硝苯地平

E. 二氮唑

21. 麻醉动物静脉注射可乐定时，血压变化是

A. 下降

B. 上升

C. 先下降后上升

D. 先短暂上升后下降

E. 不确定

22. 水溶液不稳定，药液应新鲜配制并避光的降压药是

A. 吲哚洛尔　　　　B. 普萘洛尔

C. 洛沙坦　　　　　D. 吲哚拉明

E. 硝普钠

23. 静注时可产生短暂升压作用的抗高血压药是

A. 利血平　　　　　B. 硝普钠

C. 硝苯地平　　　　D. 胍乙啶

E. 可乐定

24. 关于直接作用于血管平滑肌降压药的描述，哪点是错误的

A. 引起阳痿

B. 引起直立性低血压

C. 可激活交感神经活性

D. 不增强肾素活性

E. 可诱发心绞痛

25. 降压时使心率加快的药物是

A. 甲基多巴　　　　B. 肼屈嗪

C. 哌唑嗪　　　　　D. 利血平

E. 可乐定

26. 肝病患者禁用以下哪种药物来降压

A. 甲基多巴　　　　B. 降血压

C. 硝普钠　　　　　D. 吲哚拉明

E. 利血平

27. 患有抑郁症的高血压病人不宜选用

A. 尼卡地平　　　　B. 普萘洛尔

C. 肼苯哒嗪　　　　D. 利血平

E. 可乐定

28. 不良反应中不会出现免疫反应的降压药是

A. 肼屈嗪　　　　　B. 硝普钠

C. 强的松　　　　　D. 新诺明

E. 氯沙坦

29. 对血压有双向调节作用的降压药有

A. 氯沙坦　　　　　B. 氢氯噻嗪

C. 美加明　　　　　D. 利血平

E. 可乐定

30. 硝普钠主要用于

A. 高血压危象

B. 中度高血压

C. 肾性高血压

D. 轻度高血压

E. 原发性高血压

31. 易透过血－脑屏障的降压药为

A. 氯沙坦　　　　　B. 可乐定

C. 噻嗪类　　　　　D. 米诺地尔

E. 卡托普利

32. 对高肾素性高血压疗效最好的是

A. 可乐定　　　　B. 卡托普利

C. 利血平　　　　D. 胍乙啶

E. 拉贝洛尔

33. 下列叙述中不是硝苯地平特点的是

A. 对轻、中、重度高血压患者均有降压作用

B. 降压时伴有反射性心率加快和心搏出量增加

C. 可增高血浆肾素活性

D. 合用 β 受体阻断药可增加其降压作用

E. 对正常血压者有降压作用

34. 血管紧张素转化酶抑制剂不具有的作用是

A. 血管扩张作用

B. 增加尿量

C. 逆转慢性心功能不全的心肌肥厚

D. 降低慢性心功能不全患者的死亡率

E. 止咳作用

35. 不属于抗高血压药的是

A. 肾素抑制药

B. 血管收缩药

C. 血管紧张素转化酶抑制药

D. α、β 受体阻断药

E. 利尿药

36. 拉贝洛尔的降压机制是

A. 阻断多巴胺

B. 阻断交感神经节

C. 阻断副交感神经节

D. 阻断 $α_1$ 受体和 β 受体

E. 选择性阻断 $β_2$ 受体

37. 患者男，43 岁。嗜酒如命，一次体检中发现自己患高血压，还有左心室肥厚，下列各类降压药中，该患者最宜服用

A. 利尿药

B. 钙拮抗药

C. 神经节阻断药

D. 中枢性降压药

E. 血管紧张素转换酶抑制剂

二、共用题干的单选题

（38 ~ 39 题共用题干）

患者男，47 岁。患抑郁症 1 年，近来常觉头痛，测量血压为 21. 3/13. 3 kPa （160/100 mmHg）。

38. 若考虑抗高血压治疗，则不宜选用

A. 胍乙啶　　　　B. 利血平

C. 肼屈嗪　　　　D. 普萘洛尔

E. 氢氯噻嗪

39. 根据病人情况，用钙拮抗药进行治疗，最为适合的是

A. 维拉帕米　　　　B. 硝苯地平

C. 尼莫地平　　　　D. 尼群地平

E. 地尔硫䓬

三、共用备选答案的单选题

（40 ~ 42 题共用备选答案）

A. 普萘洛尔　　　　B. 氢氯噻嗪

C. 吲达帕胺　　　　D. 尼群地平

E. 可乐定

40. 能引起停药综合征的降压药是

41. 可诱发支气管哮喘的降压药是

42. 中枢性降压药是

（43 ~ 45 题共用备选答案）

A. 钙通道阻滞药

B. 胆碱受体阻断药

C. 中枢性交感神经抑制药

D. 血管紧张素 I 转化酶抑制药

E. 直接扩张血管药

43. 贝那普利属于

44. 甲基多巴属于

45. 尼群地平属于

（46 ~ 47 题共用备选答案）

A. 引起刺激性干咳

B. 收缩支气管平滑肌

C. 引起过敏反应

D. 引起室颤

E. 发生"首剂现象"

46. 服用卡托普利会

47. 服用普萘洛尔会

（48～49题共用备选答案）

  A. 哌唑嗪   B. 普萘洛尔

C. 利血平   D. 氨氯地平

E. 依那普利

48. 属于钙通道阻滞药的是

49. 禁用于严重心功能不全、支气管哮喘的药物是

第二十二节　利尿药和脱水药

一、单选题

1. 排钠效价最高的是

 A. 氢氯噻嗪   B. 苄氟噻嗪

 C. 氢氟噻嗪   D. 环戊噻嗪

 E. 氯噻酮

2. 可用于特发性高尿钙症及钙结石的利尿剂是

 A. 呋塞米   B. 布美他尼

 C. 螺内酯   D. 氢氯噻嗪

 E. 乙酰唑胺

3. 螺内酯利尿作用的机制是

 A. 阻止管腔膜上的钠通道减少钠离子的重吸收

 B. 提高渗透压

 C. 对抗醛固酮的作用

 D. 直接增加远曲小管和集合管的 $Na^+ - K^+$ 交换

 E. 促进近曲小管对 Na^+ 的重吸收

4. 有关高效利尿剂，下列描述不正确的是

 A. 药物既干扰肾脏稀释功能，也干扰浓缩功能

 B. 反复应用不易在体内蓄积

 C. 药物耳毒性为过敏反应，与用药剂量无关

 D. 应避免与第一、第二代头孢菌素合用

 E. 华法林可增加此类药物毒性

5. 关于噻嗪类利尿药作用的描述，错误的是

 A. 有降压作用

 B. 影响尿的稀释功能，但不影响尿的浓缩功能

C. 有抗尿崩症作用

D. 使尿酸盐排出增加

E. 使远曲小管 $Na^+ - K^+$ 交换增多

6. 呋塞米可能引起

 A. 低血钠   B. 高血镁

 C. 高血容量   D. 高血钾

 E. 高血糖

7. 治疗醛固酮增高症的水肿病人，最合理的联合用药是

 A. 呋塞米加氨苯蝶啶

 B. 螺内酯加氨苯蝶啶

 C. 呋塞米加氢氯噻嗪

 D. 氨苯蝶啶加氢氯噻嗪

 E. 氢氯噻嗪加螺内酯

8. 不属于呋塞米适应证的是

 A. 充血性心力衰竭

 B. 急性肺水肿

 C. 低钙血症

 D. 肾性水肿

 E. 急性肾功能衰竭

9. 关于乙酰唑胺下列哪项正确

 A. 为碳酸酐酶激动剂

 B. 易致代谢性碱中毒

 C. 为中效利尿剂

 D. 可抑制房水生成

 E. 为临床较常用利尿剂

10. 甘露醇利尿作用与下列何项无关

 A. 增加循环血量

 B. 间接抑制 $Na^+ - K^+ - 2Cl^-$ 转运系统

 C. 增加肾髓质血流

D. 抑制碳酸酐酶

E. 降低髓质区渗透压

11. 关于呋塞米的叙述，错误的是

A. 是最强的利尿药之一

B. 抑制髓袢升支 Cl^- 的重吸收

C. 可引起代谢性酸中毒

D. 过量可致低血容量休克

E. 忌与利尿酸合用

12. 脱水剂作用的决定因素是

A. 肾小球滤过率

B. 肾小管吸收功能

C. 药物的渗透压作用

D. 机体对药物吸收的程度

E. 组织水肿程度

13. 脱水剂不应有下述哪一项

A. 易经肾小球滤过

B. 口服不易吸收

C. 不易被肾小管再吸收

D. 在体内不易被代谢

E. 易由血管进入组织中发挥作用

14. 高效利尿的主要作用部位为

A. 近曲小管

B. 髓袢升支粗段

C. 髓袢升支皮质部

D. 远曲小管

E. 集合管

15. 呋塞米利尿作用机制主要是

A. 特异性与 Cl^- 竞争结合部位

B. 抑制碳酸酐酶

C. 抑制 $Na^+ - H^+$ 交换

D. 特异性阻滞 Na^+ 通道

E. 拮抗醛固酮

16. 目前常用利尿剂作用方式主要是

A. 增加肾小球滤过率

B. 增加肾小球有效滤过压

C. 增加肾血流

D. 减少肾小管再吸收

E. 影响肾内血流分布

17. 对布美他尼描述正确的是

A. 效价低于呋塞米

B. 反复应用易产生蓄积中毒

C. 主要经胆汁排泄

D. 作用可被非甾体抗炎药减弱

E. 适用于磺胺过敏者

18. 主要用于治疗伴有醛固酮增高的顽固性水肿的药物是

A. 甘露醇　　　　　B. 螺内酯

C. 呋塞米　　　　　D. 氨苯蝶啶

E. 氯噻酮

19. 下列疾病中不属于氢氯噻嗪适应证的是

A. 轻度高血压

B. 心源性水肿

C. 轻度尿崩症

D. 高尿钙症

E. 高尿酸血症

20. 肝性水肿患者消除水肿宜用

A. 呋塞米　　　　　B. 布美他尼

C. 氢氯噻嗪　　　　D. 螺内酯

E. 乙酰唑胺

21. 关于螺内酯的叙述不正确的是

A. 竞争醛固酮受体产生利尿作用

B. 产生排钾排钠的作用

C. 利尿作用与体内醛固酮水平有关

D. 用于醛固酮增多性水肿

E. 利尿作用依赖于肾上腺

22. 氢氯噻嗪利尿作用机制是

A. 抑制 $Na^+ - K^+ - 2Cl^-$ 同向转运载体

B. 对抗醛固酮的 $K^+ - Na^+$ 交换过程

C. 抑制 $Na^+ - Cl^-$ 同向转运载体

D. 抑制肾小管碳酸酐酶

E. 抑制磷酸二酯酶，使 cAMP 增多

23. 呋塞米利尿作用是由于

A. 影响尿稀释过程

B. 影响尿浓缩过程

C. 影响尿稀释和浓缩过程

D. 影响尿酸的排泄

E. 影响 Ca^{2+}、Mg^{2+} 的重吸收

24. 噻嗪类利尿剂的禁忌证是

    A. 糖尿病

    B. 轻度尿崩症

    C. 肾性水肿

    D. 心源性水肿

    E. 轻度高血压

25. 易致耳毒性的利尿药是

    A. 氢氯噻嗪   B. 呋塞米

    C. 螺内酯   D. 乙酰唑胺

    E. 氨苯蝶啶

26. 下列关于甘露醇的叙述不正确的是

    A. 临床须静脉给药

    B. 体内不被代谢

    C. 不易通过毛细血管

    D. 提高血浆渗透压

    E. 易被肾小管重吸收

27. 患者男，63 岁。因进行性呼吸困难、干咳和低热 3 天就诊。于 2 年前曾因充血性心力衰竭住院。血压（BP）95/55 mmHg，心率 110 次/分，体温 37.9℃，呼吸周围空气时的血氧饱和度（SaO_2）为 86%。听诊双侧肺部有干、湿性啰音。胸部 X 线片显示双肺有提示肺水肿的浸润阴影，心影增大。为确定该患者急性肺水肿的病因，药物治疗应包括以下哪种药

    A. 甘露醇   B. 山梨醇

    C. 呋塞米   D. 乙酰唑胺

    E. 氨苯蝶啶

二、共用题干的单选题

（28～29 题共用题干）

    临床强效利尿药往往和弱效利尿药联合应用，协同产生利尿作用，并相互对抗低血钾、高血钾的不良反应。

28. 具有排钾作用，对抗高血钾的药物是

    A. 乙酰唑胺   B. 螺内酯

    C. 氢氯噻嗪   D. 呋塞米

    E. 氨苯蝶啶

29. 具有保钾利尿作用的药物是

    A. 氢氯噻嗪   B. 螺内酯

    C. 布美他尼   D. 呋塞米

    E. 乙酰唑胺

三、共用备选答案的单选题

（30～32 题共用备选答案）

    A. 呋塞米   B. 氢氯噻嗪

    C. 乙酰唑胺   D. 氨苯蝶啶

    E. 螺内酯

30. 急性肾衰竭少尿时，宜选用

31. 作为基础降压药时宜选用

32. 作为不受醛固酮影响的保钾利尿药是

（33～35 题共用备选答案）

    A. 甘露醇   B. 螺内酯

    C. 呋塞米   D. 氢氯噻嗪

    E. 氨苯蝶啶

33. 可加速毒物排泄的药物是

34. 治疗尿崩症可选用

35. 治疗脑水肿和青光眼可选用

第二十三节　血液及造血系统药

一、单选题

1. 右旋糖酐属于

    A. 抗贫血药   B. 抗肝病药

    C. 抗心律失常药   D. 抗消化性溃疡药

    E. 扩充血容量药

2. 铁制剂主要用于治疗

    A. 溶血性贫血

    B. 巨幼细胞贫血

    C. 再生障碍性贫血

    D. 慢性失血所致的贫血

    E. 自身免疫性贫血

3. 治疗巨幼细胞贫血宜选用

A. 叶酸　　　　　　　B. 维生素 B_{12}

C. 硫酸亚铁　　　　　D. 右旋糖酐

E. 维生素 K

4. 治疗尿激酶过量引起的出血宜选用

   A. 鱼精蛋白　　　　　B. 维生素 K

   C. 维生素 C　　　　　D. 氨甲苯酸

   E. 右旋糖酐

5. 长期应用香豆素类抗凝药引起自发性出血的原因是

   A. 激活抗凝血酶Ⅲ

   B. 灭活多种蛋白水解酶性凝血因子

   C. 抑制凝血因子Ⅱ、Ⅶ、Ⅸ、Ⅹ的合成

   D. 激活纤溶酶原变为纤溶酶

   E. 抑制血小板聚集

6. 下列关于肝素的叙述错误的是

   A. 口服无效

   B. 体内外均有效

   C. 主要以原型从肾排泄

   D. 可引起血小板减少

   E. 具有抗血脂作用

7. 氨甲苯酸的作用机制是

   A. 诱导血小板聚集

   B. 收缩血管

   C. 激活血浆中凝血因子

   D. 抑制抗凝血酶Ⅲ的活性

   E. 抑制纤维蛋白溶解

8. 可降低双香豆素抗凝作用的药物是

   A. 乙酰水杨酸　　　　B. 保泰松

   C. 广谱抗生素　　　　D. 苯巴比妥

   E. 链激酶

9. 孕妇应用抗凝药可以避免死胎和比较安全的药物是

   A. 肝素　　　　　　　B. 双香豆素

   C. 华法林　　　　　　D. 新双香豆素

   E. 醋硝香豆素

10. 孕妇服用苯妥英钠致新生儿凝血酶原时间延长，应给予何种药物治疗最好

   A. 氨甲苯酸

B. 氨甲环酸

C. 促红细胞生成素

D. 安络血

E. 维生素 K

11. 妨碍铁剂在肠道吸收的物质是

   A. 维生素 C

   B. 果糖

   C. 食物中半胱氨酸

   D. 食物中高磷、高钙、鞣酸等

   E. 稀盐酸

12. 胰腺手术后的出血宜选用的止血药是

   A. 维生素 K　　　　　B. 鱼精蛋白

   C. 氨甲苯酸　　　　　D. 垂体后叶素

   E. 噻氯匹定

13. 下列对华法林的描述中正确的是

   A. 能拮抗维生素 K 的作用

   B. 作用快速而强大

   C. 口服吸收不完全

   D. 体内外均有效

   E. 与血浆蛋白的结合率小于80%

14. 下列关于铁剂的叙述中错误的是

   A. 口服主要吸收部位在十二指肠和空肠上段

   B. 成人每天需补充铁约 1 mg

   C. 最容易吸收的铁剂是三价铁

   D. 缺铁性贫血口服首选硫酸亚铁

   E. 吸收的铁一部分储存，一部分造血

15. 患儿女，30 天，出生体重 2.3 kg。因间歇性呕血、黑便 5 天，入院体检：T 36.8℃，神清，精神差，贫血貌，反应尚可，前囟饱满，骨缝轻度分离，口腔黏膜少许出血点，心、肺、腹无异常，肌张力略高。血常规：WBC 11.9×10^9/L，N 0.33，L 0.67，Hb 54 g/L，RBC 3.66×10^{12}/L，PLT 353×10^9/L，血细胞比容 0.333。头颅 CT 扫描：后纵裂池少量出血。凝血全套：PT 77.7 s，PT（INR）5.8，活动度9.2%，FIB 469 mg/dl，APTT 86.4 s，APTT（INR）2.86，TT 20.2 s，

TT（INR）2.167。诊断为晚发性新生儿出血症伴颅内出血。采用以控制出血为主的综合治疗，并用以下何药

A. 肝素　　　　　B. 维生素 K

C. 香豆素类　　　D. 双嘧达莫

E. 尿激酶

16. 患者女，49 岁。被诊断为肺栓塞后，医师积极使用肝素为其进行抗凝治疗。但患者在接受抗凝治疗 3 天后，出现了出血症状，医师立即给其停用肝素，并加用了拮抗剂。下列药物中，属于肝素拮抗剂的是

A. 维生素 K

B. 凝血因子

C. 枸橼酸钠

D. 香豆素类药物

E. 硫酸鱼精蛋白

二、共用题干的单选题

（17～18 题共用题干）

血液系统药物以维生素 K、肝素和香豆素类为代表，临床用于治疗出血性疾病或动静脉血栓，过量均可引起凝血功能障碍。

17. 维生素 K 过量引起的凝血功能亢进，用于对抗的药物是

A. 鱼精蛋白　　　B. 叶酸

C. 香豆素类　　　D. 氨甲苯酸

E. 尿激酶

18. 肝素过量引起的出血性疾病，用于对抗的药物是

A. 鱼精蛋白　　　B. 叶酸

C. 香豆素类　　　D. 氨甲苯酸

E. 尿激酶

（19～20 题共用题干）

抑制或激动纤溶酶原激活酶，影响纤溶酶原转变成纤溶酶，表现出溶栓或抗纤溶作用。临床适用纤维蛋白溶解活性增高的出血、急性血栓栓塞性疾病、深部静脉血栓形成。

19. 抑制纤溶酶原激活酶，使纤溶酶原无法转变成纤溶酶，表现为抗纤溶作用的药物是

A. 鱼精蛋白　　　B. 链激酶

C. 维生素 K　　　D. 氨甲苯酸

E. 垂体后叶素

20. 激动纤溶酶原激活酶，促进纤溶酶原转变成纤溶酶，表现为纤溶作用的药物是

A. 鱼精蛋白　　　B. 链激酶

C. 维生素 K　　　D. 氨甲苯酸

E. 垂体后叶素

三、共用备选答案的单选题

（21～23 题共用备选答案）

A. 维生素 K　　　B. 肝素

C. 氨甲苯酸　　　D. 去铁胺

E. 右旋糖酐

21. 失血性休克宜选用

22. 铁剂中毒应选用

23. 预防新生儿出血宜选用

（24～26 题共用备选答案）

A. 体内抗凝血药

B. 体内、外抗凝血药

C. 促进纤维蛋白溶解药

D. 体外抗凝血药

E. 抑制纤维蛋白溶解药

24. 依诺肝素属

25. 双香豆素属

26. 尿激酶属

（27～28 题共用备选答案）

A. 硫酸鱼精蛋白

B. 维生素 K

C. 氨甲苯酸

D. 垂体后叶素

E. 右旋糖酐

27. 纤维蛋白溶解药过量所致自发性出血的对抗药是

28. 香豆素类过量所致自发性出血的对抗药是

第二十四节 消化系统药

一、单选题

1. 排除肠内毒物应选用
   A. 乳果糖　　　　B. 硫酸镁
   C. 大黄　　　　　D. 酚酞
   E. 液状石蜡

2. 阻断外周多巴胺受体，发挥止吐作用的药物是
   A. 甲氧氯普胺　　B. 多潘立酮
   C. 西沙必利　　　D. 昂丹司琼
   E. 雷普司琼

3. 对西咪替丁无效的卓-艾综合征可用何药治疗取得满意疗效
   A. 硫糖铝
   B. 胶体次枸橼酸铋钾
   C. 西咪替丁
   D. 奥美拉唑
   E. 法莫替丁

4. 下列属于止泻药物的是
   A. 硫酸钠　　　　B. 硫酸镁
   C. 地芬诺酯　　　D. 蒽醌类
   E. 氟氢可的松

5. 下列药物有止吐作用的是
   A. 鞣酸蛋白　　　B. 枸橼酸铋钾
   C. 甲氧氯普胺　　D. 米索前列醇
   E. 乳酶生

6. 多潘立酮发挥胃动力作用的机制是
   A. 激动外周多巴胺受体
   B. 阻断外周多巴胺受体
   C. 激动中枢多巴胺受体
   D. 阻断中枢多巴胺受体
   E. 阻断外周 M 受体

7. 多潘立酮是一作用较强的
   A. 多巴胺受体拮抗剂
   B. 麻醉剂
   C. 抗酸剂

   D. H_2 受体拮抗剂
   E. 吗啡受体拮抗剂

8. 西咪替丁治疗十二指肠溃疡的机制为
   A. 中和过多的胃酸
   B. 吸附胃酸，降低胃液酸度
   C. 阻断胃壁细胞上的组胺 H_1 受体，抑制胃酸分泌
   D. 阻断胃壁细胞上的组胺 H_2 受体，抑制胃酸分泌
   E. 抑制 H^+，K^+ - ATP 酶

9. 法莫替丁可用于治疗
   A. 十二指肠穿孔
   B. 萎缩性胃炎
   C. 心肌梗死
   D. 胃癌
   E. 胃及十二指肠溃疡

10. H_2 受体阻断药临床主要用于
   A. 抗过敏
   B. 止吐
   C. 治疗消化性溃疡
   D. 镇静
   E. 治疗晕动病

11. 硫酸镁导泻的作用机制是
   A. 对抗 Ca^{2+} 的作用
   B. 激活 Na^+，K^+ - ATP 酶
   C. 扩张外周血管
   D. 在肠腔内形成高渗而阻止水分吸收
   E. 分泌缩胆囊素，促进肠液分泌和蠕动

12. 下列哪种抗酸药作用强、易吸收且产气
   A. 氢氧化镁　　　B. 氢氧化铝
   C. 三硅酸镁　　　D. 碳酸氢钠
   E. 碳酸钙

13. 奥美拉唑特异性地作用于胃黏膜细胞，降低壁细胞中的
   A. H^+，Na^+ - ATP 酶活性

B. H^+，K^+ – ACP 酶活性

C. Na^+，K^+ – Ca^{2+} 通道活性

D. H^+，K^+ – ATP 酶活性

E. H^+，K^+ – AMP 酶活性

二、共用备选答案的单选题

（14～16 题共用备选答案）

    A. 氢氧化铝   B. 西咪替丁

    C. 奥美拉唑   D. 甲氧氯普胺

    E. 硫酸镁

14. 主要通过中和胃酸发挥抗消化性溃疡作用的是

15. 阻断 CTZ 的 D_2 受体，产生强大的中枢性止吐作用的是

16. 抑制胃壁细胞内质子泵而抑制胃酸分泌的是

（17～18 题共用备选答案）

    A. 在胃液中形成胶体物，保护溃疡面

    B. 阻断 H_2 受体

    C. 阻断促胃液素受体

    D. 抗幽门螺杆菌药

    E. 抑制胃壁细胞质子泵

17. 枸橼酸铋钾抗消化性溃疡的机制是

18. 兰索拉唑抗消化性溃疡的机制是

第二十五节　呼吸系统药

一、单选题

1. 原因不明的哮喘急性发作首选

    A. 氨茶碱   B. 麻黄碱

    C. 吗啡   D. 异丙肾上腺素

    E. 肾上腺素

2. 治疗哮喘持续状态宜选用

    A. 异丙肾上腺素

    B. 氨茶碱

    C. 麻黄碱

    D. 糖皮质激素

    E. 乙酰半胱氨酸

3. 不抑制呼吸的外周性镇咳药是

    A. 可待因   B. 喷托维林

    C. 右美沙芬   D. 苯佐那酯

    E. N – 乙酰半胱氨酸

4. 支气管哮喘急性发作时，应选用

    A. 沙丁胺醇   B. 麻黄碱

    C. 普萘洛尔   D. 色甘酸钠

    E. 阿托品

5. 下列用于防治哮喘的药物中与其他 4 个药物作用机制不同的是

    A. 倍氯米松   B. 倍他米松

    C. 布地奈德   D. 酮替芬

    E. 氟尼缩松

6. 氨茶碱松弛支气管平滑肌作用的主要机制不包括

    A. 抑制磷酸二酯酶

    B. 抑制过敏介质释放

    C. 阻断腺苷受体

    D. 增加内源性儿茶酚胺释放

    E. 抑制鸟苷酸环化酶

7. 色甘酸钠预防哮喘发作的机制是

    A. 稳定肥大细胞的细胞膜，抑制过敏介质释放

    B. 直接松弛支气管平滑肌

    C. 对抗组胺、白三烯等过敏介质

    D. 具有较强的抗炎作用

    E. 阻止抗原和抗体结合

8. 预防过敏性哮喘最好选用

    A. 麻黄碱   B. 氨茶碱

    C. 色甘酸钠   D. 沙丁胺醇

    E. 肾上腺素

9. 下列关于祛痰药的叙述错误的是

    A. 抑制黏多糖合成，使痰液变稀

    B. 增加呼吸道分泌，稀释痰液

    C. 裂解痰中黏多糖，使痰液变稀

D. 能间接起到镇咳和抗喘作用

E. 扩张支气管，使痰易咳出

10. 可待因主要用于

    A. 长期慢性咳嗽

    B. 多痰的咳嗽

    C. 剧烈的干咳

    D. 支气管哮喘

    E. 支气管黏膜水肿

11. 常用于抗喘的 M 受体阻断剂是

    A. 沙丁胺醇   B. 后马托品

    C. 异丙托溴铵   D. 丙胺太林

    E. 山莨菪碱

12. 不能控制哮喘发作症状的药物是

    A. 地塞米松

    B. 色甘酸钠

    C. 异丙肾上腺素

    D. 氨茶碱

    E. 异丙托溴铵

13. 与沙丁胺醇作用不符的是

    A. 激动支气管 β_2 受体

    B. 激活支气管平滑肌腺苷酸环化酶

    C. 对 β_1、β_2 受体作用相近

    D. 抑制肥大细胞释放炎性介质

    E. 过量可引起心律失常

二、共用题干的单选题

（14～15 题共用题干）

    氨茶碱是茶碱与乙二胺的复盐，药理作用较广，有平喘、强心、利尿、血管扩张、中枢兴奋等作用，临床主要用于治疗各型哮喘。

14. 氨茶碱治疗支气管哮喘的机制是

    A. 抑制磷酸二酯酶

    B. 稳定肥大细胞膜

    C. 兴奋支气管平滑肌 β 受体

    D. 阻断 M 胆碱受体

    E. 激动 α 受体

15. 氨茶碱治疗心源性哮喘的机制是

    A. 激动腺苷酸环化酶

    B. 增加心脏收缩力，心率加快，冠脉扩张

    C. 兴奋心肌 β 受体

    D. 激动 M 胆碱受体，激活鸟苷酸环化酶

    E. 兴奋血管活性肠多肽

（16～17 题共用题干）

    患儿女，14 岁。2 年前确诊为支气管哮喘，长期应用糖皮质激素维持治疗。

16. 糖皮质激素用于治疗支气管哮喘的机制是

    A. 抑制前列腺素和白三烯的生成

    B. 直接扩张支气管

    C. 使血液中淋巴细胞增多

    D. 兴奋 β_2 受体

    E. 使 NO 生成增加

17. 若患者出现不明原因身体不适，阵发性咳嗽，咳白色黏痰，疲乏无力，气喘、胸闷，考虑是肾上腺皮质激素诱发和加重感染，其主要原因是

    A. 抑制炎症反应和免疫反应，降低机体的防御功能

    B. 抑制 ACTH 的释放

    C. 病人对激素不敏感而未反映出相应的疗效

    D. 促使许多病原微生物繁殖所致

    E. 用量不足，无法控制症状而造成

三、共用备选答案的单选题

（18～20 题共用备选答案）

    A. 心脏毒性

    B. 口腔感染

    C. 高氯性酸中毒

    D. 诱发哮喘

    E. 肺纤维化

18. 倍氯米松的不良反应是

19. 异丙肾上腺素的不良反应是

20. 色甘酸钠的不良反应是

第二十六节 抗组胺药

一、单选题

1. 具中枢兴奋作用的 H_1 受体阻断药是
　　A. 苯海拉明　　　　　B. 异丙嗪
　　C. 氯苯那敏　　　　　D. 雷尼替丁
　　E. 苯茚胺

2. 苯海拉明可用于
　　A. 过敏性休克　　　　B. 晕动病
　　C. 妊娠呕吐　　　　　D. 胃溃疡
　　E. 过敏性结肠炎

3. 组胺最重要的用途是
　　A. 变态反应性疾病　　B. 支气管哮喘
　　C. 晕动病　　　　　　D. 过敏性休克
　　E. 胃酸分泌功能检查

4. H_1 受体阻断药对下列哪种疾病疗效较好
　　A. 过敏性休克
　　B. 皮肤黏膜性变态反应性疾病
　　C. 支气管哮喘
　　D. 溶血反应
　　E. 胃溃疡

5. H_1 受体阻断药不能治疗的疾病是
　　A. 妊娠呕吐　　　　　B. 失眠
　　C. 过敏性休克　　　　D. 晕动症
　　E. 变态反应性疾病

6. 盐酸雷尼替丁属于
　　A. 抗酸药
　　B. 组胺 H_2 受体拮抗药
　　C. H_1 受体阻滞药
　　D. 过敏反应介质阻释药
　　E. 胃泌素受体阻滞药

7. 对中枢抑制作用较强的 H_1 受体阻断药是
　　A. 扑尔敏　　　　　　B. 曲吡那敏
　　C. 异丙嗪　　　　　　D. 安其敏
　　E. 敏可静

8. H_1 受体阻断药对下列哪种与变态反应有关的疾病最有效
　　A. 风湿热　　　　　　B. 支气管哮喘
　　C. 过敏性休克　　　　D. 过敏性皮疹
　　E. 过敏性结肠炎

9. 下列抗组胺 H_1 受体阻断药的应用中，哪一条是错误的
　　A. 可用于镇静、催眠
　　B. 有抑制唾液分泌、镇吐作用
　　C. 对内耳眩晕症、晕动症有效
　　D. 可减轻氨基糖苷类的耳毒性
　　E. 在服药期间不宜驾驶车辆

10. 有关 H_1 受体阻断剂的叙述错误的是
　　A. 主要用于治疗变态反应性疾病
　　B. 主要代表药有法莫替丁
　　C. 可用于治疗放射病引起的呕吐
　　D. 可用于治疗失眠
　　E. 有阿托品样副作用

11. 氯雷他定临床用于治疗
　　A. 过敏性鼻炎　　　　B. 病毒感染
　　C. 肿瘤　　　　　　　D. 类风湿关节炎
　　E. 红斑狼疮

12. 苯海拉明不具备的药理作用是
　　A. 镇静作用
　　B. 抗胆碱作用
　　C. 减少胃酸分泌作用
　　D. 局麻作用
　　E. 止吐作用

二、共用备选答案的单选题

（13～15 题共用备选答案）
　　A. 解热镇痛　　　　　B. 抗消化性溃疡
　　C. 抗高血压　　　　　D. 抗过敏
　　E. 驱肠虫

13. 吲哚美辛用于

14. 雷米替丁用于

15. 茶苯海明用于

第二十七节 作用于子宫平滑肌的药物

一、单选题

1. 缩宫素对子宫平滑肌作用的特点是

A. 小剂量即可引起肌张力持续增高，甚至强直收缩

B. 子宫肌对药物敏感性与体内性激素水平无关

C. 引起子宫底节律性收缩，子宫颈松弛

D. 妊娠早期对药物敏感性增高

E. 收缩血管，升高血压

2. 缩宫素不能用于

A. 冠心病   B. 催产

C. 引产   D. 产后止血

E. 缩短第三产程

3. 麦角新碱治疗产后出血的作用机制是

A. 收缩子宫平滑肌

B. 收缩血管

C. 促进血管修复

D. 促进凝血过程

E. 降低血压

4. 患者男，48 岁。主诉间断性左侧胸痛、咯血、呼吸困难 1 小时。胸部 X 线检查提示左侧肺门太高，纹理呈倒垂柳状，广泛纤维增生。住院期间突发大量咯血，立即用药物止血，应首选

A. 垂体后叶素   B. 前列腺素

C. 酚磺乙胺   D. 麦角胺

E. 麦角生物碱

二、共用题干的单选题

(5 ~ 6 题共用题干)

患者女，26 岁。孕 38 周入院待产，B 超检查胎儿发育良好。

5. 拟剖宫产手术前应选用的药物是

A. 麦角新碱   B. 麦角胺

C. 小剂量缩宫素   D. 大剂量缩宫素

E. 硫酸镁

6. 该患者手术后出现大量出血，立即给予药物止血，不宜选用的药物是

A. 麦角新碱   B. 硫酸镁

C. 麦角胺   D. 大剂量缩宫素

E. 麦角毒

三、共用备选答案的单选题

(7 ~ 9 题共用备选答案)

A. 垂体后叶素   B. 麦角新碱

C. 加压素   D. 前列腺素

E. 缩宫素

7. 人工流产可选用

8. 产后子宫复原可选用

9. 足月催产和引产可选用

第二十八节 肾上腺皮质激素类药

一、单选题

1. 抗炎作用强，几乎无潴钠作用的激素药是

A. 去氧皮质酮   B. 地塞米松

C. 氢化可的松   D. 氟泼尼松龙

E. 甲泼尼龙

2. 糖皮质激素隔日清晨一次给药用于

A. 肾病综合征

B. 鹅口疮

C. 肾上腺皮质次全切术后

D. 过敏性休克

E. 中毒型菌痢

3. 小剂量糖皮质激素替代治疗用于

A. 肾病综合征

B. 鹅口疮

C. 肾上腺皮质次全切术后

D. 过敏性休克

E. 中毒性菌痢

4. 糖皮质激素在临床上应用于
   A. 癌症疼痛
   B. 高血脂
   C. 糖尿病
   D. 严重高血压
   E. 风湿性关节炎

5. 糖皮质激素对血液和造血系统的作用是
   A. 刺激骨髓造血功能
   B. 使红细胞与血红蛋白减少
   C. 使中性粒细胞减少
   D. 使血小板减少
   E. 淋巴细胞增加

6. 糖皮质激素和抗生素合用治疗严重感染的目的是
   A. 增强机体对疾病的防御能力
   B. 增强抗菌药物的抗菌活性
   C. 增强机体的应激性
   D. 抗毒性、抗休克，缓解毒血症状
   E. 拮抗抗生素的副作用

7. 关于糖皮质激素的不良反应及禁忌证说法不正确的是
   A. 诱发或加重胃、十二指肠溃疡；可引起胎儿畸形
   B. 医源性肾上腺皮质功能亢进症；诱发或加重感染或使体内潜在的病灶扩散
   C. 白内障个别患者有精神或行为的改变，可能诱发精神病或癫痫
   D. 停药后不诱发医源性肾上腺皮质功能不全症
   E. 抗菌药物不能控制的病毒、真菌等感染，活动性结核病、骨质疏松症、库欣病、妊娠早期、骨折或创伤修复期等，心或肾功能不全者、有精神病病史者等禁用

8. 属于长效糖皮质激素类的药物是
   A. 氢化可的松
   B. 泼尼松
   C. 地塞米松
   D. 氟轻松
   E. 可的松

9. 下列糖皮质激素类药物中抗炎作用最强的是
   A. 可的松
   B. 泼尼松

C. 倍他米松
D. 氢化可的松
E. 泼尼松龙

10. 糖皮质激素诱发和加重感染的主要原因是
    A. 激素用量不足，无法控制症状
    B. 病人对激素不敏感
    C. 激素促进了病原微生物的繁殖
    D. 病原微生物毒力过强
    E. 降低了机体的防御功能

11. 糖皮质激素用于慢性炎症的目的是
    A. 抑制花生四烯酸释放，使 PG 合成减少
    B. 具有强大的抗炎作用，使炎症消散
    C. 使炎症部位血管收缩，通透性下降
    D. 抑制肉芽组织生长，防止粘连和瘢痕形成
    E. 稳定溶酶体膜，减少蛋白水解酶的释放

12. 糖皮质激素类药物全身应用时不会引起的不良反应是
    A. 水肿
    B. 高血压
    C. 血糖升高
    D. 高血钾
    E. 低血钙

13. 长期应用糖皮质激素突然停药出现反跳现象是由于
    A. 肾上腺皮质功能低下
    B. 体内糖皮质激素水平过高
    C. 无抗菌作用
    D. 肾上腺皮质功能亢进
    E. 促肾上腺皮质功能亢进

14. 糖皮质激素类药物与水盐代谢相关的不良反应是
    A. 痤疮
    B. 多毛
    C. 消化道溃疡
    D. 向心性肥胖
    E. 高血压

15. 糖皮质激素的禁忌证是
    A. 结核性脑膜炎
    B. 水痘

C. 风湿性心肌炎

D. 支气管哮喘

E. 过敏性皮炎伴局部感染

16. 感染中毒性休克用糖皮质激素治疗应采用

A. 大剂量肌内注射

B. 小剂量反复静脉点滴给药

C. 大剂量突击静脉给药

D. 一次负荷量肌内注射，然后静脉点滴维持给药

E. 小剂量快速静脉注射

17. 患者女，35岁。因患全身性红斑狼疮而长期使用糖皮质激素，近日来面部浮肿，皮肤下血管清晰可见，头痛、头昏、胃口差，但常有饥饿感。住院期间查血电

解质，发现血钾降低，对该患者错误的处理是

A. 应用降压药　　　B. 应用降糖药

C. 口服氯化钾　　　D. 低盐、低糖饮食

E. 立即停药

二、共用备选答案的单选题

（18~20题共用备选答案）

A. 水、钠潴留

B. 抑制免疫功能

C. 促进胃酸分泌

D. 兴奋中枢神经系统

E. 抑制蛋白质合成

18. 糖皮质激素禁用于精神病是因为

19. 糖皮质激素禁用于胃溃疡是因为

20. 糖皮质激素禁用于高血压是因为

第二十九节　性激素和避孕药

单选题

1. 有关孕激素的作用，下列叙述错误的是

A. 可降低子宫对缩宫素的敏感性

B. 促进乳腺腺泡发育

C. 大剂量可抑制LH分泌，起到抑制排卵的作用

D. 有抗利尿的作用

E. 有抗醛固酮的作用

2. 有关雌激素描述错误的是

A. 增加骨骼钙盐沉积

B. 有水钠潴留作用

C. 增加肾小管对抗利尿激素的敏感性

D. 提高血液低密度脂蛋白和胆固醇含量

E. 增加子宫平滑肌对缩宫素的敏感性

3. 雌激素的作用不含

A. 维持女性性征

B. 参与月经周期形成

C. 抑制子宫收缩

D. 抑制乳汁分泌

E. 水钠潴留

4. 卵巢功能不全和闭经宜选用

A. 黄体酮　　　　　B. 甲基睾酮

C. 氯米芬　　　　　D. 己烯雌酚

E. 双醋炔诺酮

5. 雌激素禁用于

A. 绝经期综合征　　B. 绝经后乳腺癌

C. 绝经前乳腺癌　　D. 前列腺癌

E. 闭经

6. 天然孕激素是

A. 甲孕酮　　　　　B. 黄体酮

C. 甲地孕酮　　　　D. 炔诺酮

E. 甲基炔诺酮

7. 关于孕激素作用表述错误的是

A. 促使子宫内膜由分泌期转为增殖期，用于避孕

B. 降低子宫对缩宫素的敏感性，用于安胎

C. 可抑制排卵，用于避孕

D. 具有利尿作用

E. 使月经周期的黄体相基础体温升高

8. 女用避孕药的作用机制不包括

A. 抑制排卵

B. 减少精子数量

C. 改变宫颈黏液性质

D. 改变子宫内膜结构

E. 改变输卵管功能

9. 患哪种疾病的患者禁用雄激素

  A. 前列腺癌   B. 乳腺癌

  C. 贫血   D. 胃溃疡

E. 急慢性肝炎

10. 长效口服避孕药是

A. 复方炔诺酮片

B. 甲地孕酮片

C. 复方炔诺孕酮Ⅰ号片

D. 复方氯地孕酮

E. 炔诺酮片

第三十节　甲状腺激素与抗甲状腺药

一、单选题

1. 甲状腺制剂主要用于

A. 甲状腺危象

B. 甲亢手术前准备

C. 青春期甲状腺肿

D. 尿崩症的辅助治疗

E. 黏液性水肿

2. 治疗呆小症的首选药是

  A. 甲硫氧嘧啶   B. 碘化钾

  C. 卡比马唑   D. 甲巯咪唑

E. 甲状腺激素

3. 关于碘及其碘化物药理作用特点，下述不正确的是

A. 小剂量的碘是合成甲状腺的原料

B. 小剂量的碘可预防单纯性甲状腺肿

C. 大剂量的碘有抗甲状腺的作用

D. 大剂量的碘主要抑制甲状腺激素的释放

E. 碘化物可以单独用于甲亢的内科治疗

4. 关于甲状腺激素的药理作用，不正确的是

A. 维持生长发育

B. 促进代谢

C. 促进第二性征和性器官的发育成熟

D. 具有神经系统和心血管效应

E. 该激素分泌过多会导致机体功能异常

5. 关于甲状腺激素表述错误的是

A. 促进生长发育

B. 促进代谢和产热

C. 血浆蛋白结合率达99%

D. 可用于治疗单纯性甲状腺肿

E. 降低对儿茶酚胺的敏感性

6. 黏液性水肿昏迷者应

A. 立即口服甲状腺激素

B. 立即注射大量 T_3

C. 糖皮质激素

D. 丙硫氧嘧啶

E. 大剂量碘剂

7. 硫脲类的抗甲状腺作用是由于

A. 抑制垂体前叶促甲状腺素的分泌

B. 抑制甲状腺对碘的摄取

C. 抑制碘离子的氧化与碘化酪氨酸的缩合

D. 抑制甲状腺球蛋白的水解

E. 加速甲状腺素的破坏

8. 患者女，62岁。有甲状腺功能低下病史7年，黏液性水肿2年，现出现明显怕冷、乏力，皮肤干燥无汗，食欲缺乏，便秘，声哑，嗜睡，进而呼吸频率减慢，心率缓慢，血压偏低，腱反射消失，半昏迷，处理措施是

A. 肾上腺素静脉注射

B. 多巴胺静脉注射

C. 胰岛素静脉注射

D. 三碘甲状腺原氨酸静脉注射

E. 呋塞米静脉注射

9. 某患者以身体"浮肿"就诊，诊断为黏液

性水肿，可选用

A. 卡比马唑　　　　B. 碘化钾

C. 甲状腺片　　　　D. 丙硫氧嘧啶

E. 甲巯咪唑

二、共用题干的单选题

（10～11 题共用题干）

患者女，16 岁。怕热、多汗、饮食量增加一月，自称体重显著下降，排便次数增加，夜间睡眠较差，失眠不安。

10. 该患者治疗应首选

A. 甲状腺次全切除

B. ^{131}I 治疗

C. 复方碘化钠溶液

D. 丙硫氧嘧啶

E. β 受体阻断剂

11. 如果患者在治疗期间突然出现高热、烦躁不安、呼吸急促、恶心、呕吐、腹泻等症状，下列处理不正确的是

A. 首选丙硫氧嘧啶 + 复方碘化钠溶液

B. 物理降温

C. 也可用乙酰水杨酸类药物降温

D. 普萘洛尔有抑制外周组织 T_4 转换为 T_3 的作用，可选用

E. 氢化可的松 50～100 mg 加入 5%～10% 葡萄糖溶液静脉滴注

第三十一节　胰岛素及口服降血糖药

一、单选题

1. 关于磺酰脲类降血糖的作用机制叙述不正确的是

A. 刺激胰岛 B 细胞释放胰岛素

B. 降低血清糖原水平

C. 增加胰岛素与靶组织的结合能力

D. 对胰岛功能尚存的患者有效

E. 对正常人血糖无明显影响

2. 瑞格列奈可用于治疗

A. 高血压　　　　B. 高脂血症

C. 1 型糖尿病　　D. 2 型糖尿病

E. 甲状腺功能亢进

3. 关于胰岛素治疗糖尿病的叙述，错误的是

A. 可用于胰岛素依赖型糖尿病

B. 不可用于非胰岛素依赖型糖尿病

C. 可用于发生急性或严重并发症的糖尿病

D. 可用于高钾血症

E. 纠正细胞内缺钾

4. 下列药物中降糖作用最强者为

A. 甲苯磺丁脲　　　B. 氯磺丙脲

C. 格列本脲　　　　D. 氢化可的松

E. 氢氯噻嗪

5. 主要用于成年人轻型肥胖型糖尿病病人的药物是

A. 苯乙双胍

B. 氯磺丙脲

C. 甲苯磺丁脲

D. 低精蛋白锌胰岛素

E. 普通胰岛素

二、共用题干的单选题

（6～7 题共用题干）

鉴于胰岛素的性质以及制备工艺所限，胰岛素制品中大多含有防腐剂，因此大多胰岛素制品只能皮下注射。

6. 注射胰岛素部位常有皮肤发红、皮下结节和皮下脂肪组织萎缩等局部反应，因此注射胰岛素必须

A. 缓缓注射

B. 迅速注射

C. 关注注射部位反应

D. 更换注射部位

E. 经常更换注射部位

7. 为确保胰岛素稳定吸收，两次注射点需要间隔

A. 1.0 cm　　　　　B. 1.5 cm

C. 2.0 cm D. 2.5 cm

E. 3.0 cm

（8~9题共用题干）

糖尿病治疗药物的作用机制各异，优势不同。在选药时宜依据糖尿病的分型、体重、肥胖、血糖控制情况、并发症、药物敏感或耐药性、个体差异等因素综合考虑。

8. 1型糖尿病胰岛素分泌不足，最正确的药物治疗是

A. 胰岛素

B. 非磺酰脲类降糖药

C. 胰岛素或阿卡波糖

D. 胰岛素或双胍类降糖药

E. 胰岛素或与阿卡波糖联合使用

9. 糖尿病合并肾病的患者应该首选经肾脏排泄少的药物，最适宜的是

A. 格列齐特 B. 格列喹酮

C. 格列本脲 D. 格列吡嗪

E. 格列美脲

（10~11题共用题干）

患者男，42岁。最近一周常容易饥饿、口渴，饮食、饮水量增加，渐进消瘦，疲乏无力，自觉体重减轻，入院后查血浆胰岛素和C肽均有不同程度下降，血糖水平升高，

尿糖阳性。

10. 该患者治疗首选

A. 氯磺丙脲 B. 格列本脲

C. 胰岛素 D. 吡格列酮

E. 二甲双胍

11. 患者用药后饥饿感增强，出汗，心跳加快，焦虑，未给以重视，当晚即昏迷，考虑是

A. 中枢抑制

B. 酮症酸中毒

C. 高血糖高渗性昏迷

D. 低血糖昏迷

E. 乳酸血症

三、共用备选答案的单选题

（12~14题共用备选答案）

A. 中效类胰岛素

B. 长效类胰岛素

C. 磺酰脲类

D. α-葡萄糖苷酶抑制剂

E. 双胍类

12. 甲福明属于

13. 格列齐特属于

14. 低精蛋白锌胰岛素属于

第三十二节　影响其他代谢的药物

单选题

1. 不用于治疗骨质疏松症的药物是

A. 雌激素 B. 阿仑膦酸钠

C. 碳酸钙 D. 鲑鱼降钙素

E. 丙硫氧嘧啶

2. 减肥药物不包括

A. 食欲抑制剂

B. 代谢增强剂

C. 胆碱酯酶抑制剂

D. 去甲肾上腺素再摄取抑制剂

E. 胃肠道脂肪酶抑制剂

第三十三节　抗微生物药物概论

单选题

1. 抗菌谱是指

A. 药物抑制病原微生物的能力

B. 药物杀灭病原微生物的能力

C. 药物抑制或杀灭病原微生物的范围

D. 药物能够抑制培养基内细菌生长的最

低浓度

E. 半数致死量与半数有效量之比

2. 抗菌药物的作用机制不包括

A. 影响细胞膜通透性

B. 抑制蛋白质合成

C. 抑制细菌细胞壁的合成

D. 抑制核酸代谢

E. 改变细菌的基因

3. 下列抗结核药中属于抗生素的是

A. 异烟肼　　　　　B. 利福平

C. 乙硫异烟胺　　　D. 丙硫异烟胺

E. 氨苯砜

4. 有关抗生素后效应（PAE）的叙述中，错误的是

A. 是指药物浓度降至最小有效浓度以下，仍有抑菌作用的现象

B. 几乎所有的抗菌药物都有 PAE

C. PAE 大小与药物浓度及接触时间长短有关

D. 利用 PAE 可延长给药间隔，减少给药次数

E. 只有部分抗菌药物具有 PAE

5. 抗菌药物的合理应用不包括

A. 明确病因，针对性选药

B. 根据药动学特征合理选用

C. 根据患者情况合理选用

D. 预防应用要有一定适应证

E. 发热严重时可自行使用抗菌药

6. 抗菌药物治疗应用的基本原则不包括

A. 细菌感染为应用抗菌药物的指征

B. 根据病原种类和细菌药敏试验结果选药

C. 根据药物抗菌作用特点及药动学特点选药

D. 根据生产厂家选用抗菌药

E. 根据患者病情、病原菌及抗菌药物特点制定治疗方案

7. MIC 的中文含义为

A. 抗菌谱

B. 抗生素后效应

C. 最低抑菌浓度

D. 最低有效浓度

E. 最低杀菌浓度

8. MBC 的中文含义是

A. 抗菌活性

B. 抗生素后效应

C. 最低抑菌浓度

D. 最低有效浓度

E. 最低杀菌浓度

9. 细菌产生耐药性的途径不包括

A. 药物不能到达其靶位

B. 应用抗菌药物

C. 细菌产生的酶使药物失活

D. 菌体内靶位结构改变

E. 代谢拮抗物形成增多

10. 细菌耐药性可分为

A. 固有耐药性和天然耐药性

B. 固有耐药性和获得耐药性

C. 固有耐药性和水平耐药性

D. 固有耐药性和垂直耐药性

E. 固有耐药性和转移耐药性

11. 通过 DNA 的释出，耐药基因被敏感菌获取，再组合而变成耐药菌，称为

A. 转化　　　　　B. 转导

C. 转移　　　　　D. 转接

E. 转嫁

12. 通过噬菌体将耐药基因转移，称为

A. 转化　　　　　B. 转导

C. 转移　　　　　D. 转接

E. 转嫁

13. 下列感染性疾病中，可以选择口服给予抗菌药物的是

A. 轻症感染　　　B. 重症感染

C. 败血症　　　　D. 全身性感染

E. 感染性心内膜炎

第三十四节　喹诺酮类、磺胺类及其他合成抗菌药物

一、单选题

1. 下列有关环丙沙星特点的叙述中错误的为

A. 对 G^- 菌抗菌作用强

B. 对 G^+ 菌抗菌作用较青霉素 G 弱

C. 对铜绿假单胞菌－厌氧菌抗菌作用强

D. 可用于呼吸道厌氧菌感染

E. 可用于呼吸道、泌尿道、皮肤软组织感染

2. 关于氟喹诺酮类药物的药动学特点叙述不正确的是

A. 口服吸收良好

B. 表观分布容积大，体内分布较广

C. 大多数通过肝脏代谢

D. 大多数以原型由肾排泄

E. 渗透性强，可进入骨、关节、前列腺等组织

3. 下列哪种药可用于治疗肺部感染

A. 吡哌酸　　　　　B. 环丙沙星

C. 萘啶酸　　　　　D. 氧氟沙星

E. 依诺沙星

4. 磺胺类药物通过抑制下列哪种酶而起作用

A. 一碳基团转移酶

B. 二氢叶酸还原酶

C. 二氢叶酸合成酶

D. β－内酰胺酶

E. DNA 回旋酶

5. 不属于第三代喹诺酮类药物的是

A. 诺氟沙星　　　　B. 环丙沙星

C. 司帕沙星　　　　D. 莫西沙星

E. 左氧氟沙星

6. 氟喹诺酮类药对厌氧菌呈天然抗菌活性，但属例外的是

A. 氧氟沙星　　　　B. 洛美沙星

C. 环丙沙星　　　　D. 诺氟沙星

E. 左氧氟沙星

7. 与磺胺药抗菌作用机制有关的描述正确的是

A. 结构与 PABA 相似

B. 与 PABA 竞争二氢叶酸合成酶，干扰叶酸代谢

C. 与 PABA 竞争二氢叶酸还原酶，干扰叶酸代谢

D. 不影响人与哺乳动物叶酸的合成

E. 抑制核酸代谢而起到杀菌作用

8. 喹诺酮类药物的不良反应不包括

A. 消化道反应

B. 光敏性皮炎

C. 血小板增多

D. 头晕、头痛、情绪不安等中枢神经系统反应

E. 对幼年动物引起软骨组织损害

9. 磺胺类药物应用时应注意的问题是

A. 为使血药浓度迅速达到有效抑菌浓度，应首剂加倍

B. 与普鲁卡因合用，可减弱其疗效

C. 与普鲁卡因合用，有增强疗效作用

D. 外用时应先清疮排脓，否则会削弱其抑菌作用

E. 细菌对各类磺胺药间有交叉耐药性

10. 抑制细菌二氢叶酸还原酶的药物是

A. 甲氧苄啶　　　　B. 诺氟沙星

C. 利福平　　　　　D. 红霉素

E. 对氨基水杨酸

11. 喹诺酮类药物不宜应用于

A. 溃疡病患者　　　B. 肝病患者

C. 婴幼儿　　　　　D. 老年人

E. 妇女

12. 氟喹诺酮类药物的共同特点不含

A. 口服吸收好

B. 细菌对其不产生耐药性

C. 抗菌谱广

D. 抗菌作用强

E. 不良反应少

13. 体外抗菌活性最强的药物是

A. 环丙沙星　　　　B. 氧氟沙星

C. 诺氟沙星　　　　D. 洛美沙星

E. 氟罗沙星

14. 不符合磺胺类药物特点的叙述是

A. 进入体内的磺胺多在肝中乙酰化

B. 抗菌谱较广，包括 G^+ 菌、G^- 菌等

C. 可用于衣原体感染

D. 可用于立克次体感染

E. 抑制细菌二氢叶酸合成酶

15. 关于氟喹诺酮类抗菌药物应用注意事项的叙述中，不正确的是

A. 有癫痫病史者慎用

B. 用药产生毒性

C. 孕妇、未成年患者不可使用

D. 大剂量或长期应用可致肝损害

E. 应用洛美沙星应避免紫外线和日光照射

二、共用题干的单选题

（16～18 题共用题干）

患儿，5 岁。寒战、高热、恶心、呕吐、烦躁不安、谵妄等症状，体检体温 39.6℃，血压 90/40 mmHg，克氏征、布氏征阳性，白细胞计数 40×10^9/L，腰椎穿刺检查有脓样脑脊液。诊断流行性脑脊髓膜炎。

16. 首选的药物是

A. 青霉素　　　　B. 庆大霉素

C. 氯霉素　　　　D. 磺胺嘧啶

E. 磺胺米隆

17. 为避免该药对泌尿道损害，可采取的措施是

A. 少饮水

B. 降低尿液 pH

C. 加服等量碳酸氢钠

D. 合用 TMP

E. 首剂加倍

18. 可以选用的临床常用药物组合是

A. SD + SMZ　　　　B. SMZ + TMP

C. SD – Ag + TMP　　D. SML + TMP

E. SA + TMP

三、共用备选答案的单选题

（19～21 题共用备选答案）

A. DNA 合成酶

B. DNA 回旋酶

C. 二氢叶酸合成酶

D. 二氢叶酸还原酶

E. β – 内酰胺酶

19. TMP 抗菌作用的机制是抑制

20. 诺氟沙星抗菌作用的机制是抑制

21. 金黄色葡萄球菌对青霉素耐药的机制是产生

第三十五节　β－内酰胺类抗生素

一、单选题

1. 一般情况下，青霉素每日两次肌内注射可达到治疗要求，因

A. $t_{1/2}$ 为 10～12 h

B. 细菌受其一次杀伤后恢复细菌增殖力所需时间一般为 6～12 h

C. 体内维持有效血药浓度为 6～12 h

D. 相对脂溶性高，易进入宿主细胞

E. 在感染病灶停留时间为 8～12 h

2. 抗金黄色葡萄球菌感染宜选用

A. 青霉素 V

B. 羟氨苄青霉素

C. 羧苄青霉素

D. 氨苄青霉素

E. 邻氯青霉素

3. 下列哪一项为青霉素类药物所共有

A. 耐酸可口服

B. 不能被 β – 内酰胺酶破坏

C. 阻碍细菌细胞壁的合成

D. 抗菌谱广

E. 主要用于革兰阳性菌感染

4. 与青霉素之间存在交叉过敏反应的是

A. 链霉素　　　　　B. 苯唑西林

C. 红霉素　　　　　D. 青霉素 V

E. 氨苄西林

5. 下列哪一种药物可耐青霉素酶

A. 青霉素 G　　　　B. 氨苄西林

C. 阿莫西林　　　　D. 苯唑西林

E. 羧苄西林

6. 关于青霉素 G 的叙述哪一项是正确的

A. 耐酸

B. 耐青霉素酶

C. 为广谱抗生素

D. 易引起过敏反应

E. 杀菌力弱

7. 克拉维酸可与阿莫西林、替卡西林配伍组成复方制剂，是因为

A. 它对革兰阳性菌有杀菌作用

B. 它对革兰阴性菌有杀菌作用

C. 它能使 β – 内酰胺酶失活

D. 它具有青霉素 G 相似的抗菌活性

E. 它是细胞壁转肽酶抑制剂

8. 对头孢菌素的错误描述为

A. 与青霉素仅有部分交叉过敏现象

B. 抗菌作用机制与青霉素类似

C. 与青霉素类具协同抗菌作用

D. 第三代药物对革兰阳性菌和革兰阴性菌的作用均比第一、第二代强

E. 第一、二代药物对肾均有毒性

9. 对钩端螺旋体引起的感染首选药物是

A. 链霉素　　　　　B. 两性霉素

C. 红霉素　　　　　D. 青霉素

E. 氯霉素

10. 关于青霉素不良反应的说法不正确的是

A. 局部刺激症状如注射部位疼痛、硬结

较常发生

B. 有明显的肾毒性和耳毒性

C. 可发生过敏性休克、荨麻疹、血管神经性水肿等

D. 可引起接触性皮炎、血清病样反应等

E. 一旦发生休克，可用肾上腺素和糖皮质激素抢救

11. 患者男，30 岁。有先天性心脏病。1 个月前牙痛拔牙后，出现发热，全身乏力症状，检查，皮肤有出血点，手掌和足部有小结节状出血点（Janewey 结节），心尖区可闻及双期杂音。诊断为亚急性感染性心内膜炎，连续 4 次血培养为草绿色链球菌感染。可作为首选的抗生素组合是

A. 青霉素 + 氯霉素

B. 青霉素 + 庆大霉素

C. 青霉素 + 四环素

D. 青霉素 + 红霉素

E. 青霉素 + 磺胺类

12. 患者男，24 岁。诊断为链球菌肺炎，医师为其开具了青霉素静滴，q8 h 给药。下列抗感染药物中，需要一日多次给药的是

A. 左氧氟沙星

B. 头孢克洛

C. 阿奇霉素

D. 依替米星

E. 莫西沙星

13. 患者男，33 岁。使用青霉素钠注射液后产生了过敏反应，当发生过敏性休克后，应立即注射

A. 维生素 C　　　　B. 肾上腺素

C. 葡萄糖酸钙　　　D. 氟马西尼

E. 叶酸

14. 患者男，25 岁。寒战、高热、胸痛、咳嗽、咳铁锈样痰，X 线胸透显示右上肺有片状致密阴影，诊断为大叶性肺炎，首选的治疗药物为

A. 庆大霉素　　　　B. 青霉素

C. 红霉素　　　　　D. 头孢噻肟

E. 氨曲南

二、共用题干的单选题

(15~17题共用题干)

患者女，28岁。妊娠5个月。淋雨1天后，出现寒战，高热，伴咳嗽、咳痰，迁延未愈，12天后突然咳出大量脓臭痰及坏死组织，并有咯血，来诊。查体：体温39℃，脉搏89次/分，右肺部叩诊呈浊音，可于右肺底闻及湿啰音，实验室检查：白细胞 28×10^9/L，中性粒细胞0.92，核左移明显，并有毒性颗粒，痰液留置可分层。诊断为肺脓肿。

15. 该患者应避免应用的药物是

A. 四环素类　　　　B. 青霉素

C. 头孢菌素　　　　D. 阿莫西林

E. 林可霉素

16. 通过环甲膜穿刺吸取痰液，进行痰涂片和需氧、厌氧菌检查，结果证实是金黄色葡萄球菌感染，治疗宜首选

A. 喹诺酮类　　　　B. 磺胺嘧啶

C. 阿奇霉素　　　　D. 青霉素

E. 氯霉素

17. 如该患者对青霉素过敏，改用其他抗菌药物时，可选用

A. 头孢菌素　　　　B. 多西环素

C. 氧氟沙星　　　　D. 环丙沙星

E. 庆大霉素

三、共用备选答案的单选题

(18~19题共用备选答案)

A. 窄谱、耐酸、不耐酶

B. 窄谱、不耐酸、不耐酶

C. 广谱、耐酸、不耐酶

D. 广谱、不耐酸、不耐酶

E. 广谱、耐酸、耐酶

18. 氨苄西林的特点是

19. 哌拉西林的特点是

(20~22题共用备选答案)

A. 他唑巴坦　　　　B. 布洛芬

C. 氯雷他定　　　　D. 巯嘌呤

E. 尼可刹米

20. 具有抑制β-内酰胺酶作用的药物是

21. 具有消炎、镇痛作用的药物是

22. 具有抗代谢作用的药物是

第三十六节　大环内酯类、林可霉素及其他抗生素

一、单选题

1. 大环内酯类抗生素对哪种病原微生物无效

A. G⁺球菌　　　　B. G⁻球菌

C. 大肠埃希菌　　　D. 军团菌

E. 立克次体

2. 新大环内酯类药物的特点不包括

A. 抗菌谱广

B. 抗菌作用强

C. 不良反应轻

D. 良好的药动学特性

E. 无交叉耐药性

3. 对万古霉素的描述正确的是

A. 仅对革兰阳性菌有强大杀菌作用

B. 属快速杀菌剂

C. 主要适应证是对青霉素耐药的金黄色葡萄球菌所致的严重感染

D. 尤其适用于克林霉素引起的假膜性肠炎

E. 大剂量可致耳鸣、听力损害，甚至耳聋

4. 磷霉素的抗菌机制为

A. 阻止 N-乙酰胞壁酸形成

B. 影响胞浆膜中磷酸脂循环

C. 抑制转肽酶的转肽作用

D. 抑制细菌核酸合成

E. 抑制细菌蛋白质合成

5. 大环内酯类药物的不良反应不包括

A. 肝毒性

B. 耳鸣和听觉障碍

C. 过敏

D. 局部刺激

E. 光敏反应

6. 作用于核糖体 50S 亚基，阻碍肽链延长的抗菌药物是

　A. 庆大霉素　　　　B. 红霉素

　C. 四环素　　　　　D. 青霉素

　E. 头孢菌素

二、共用备选答案的单选题

（7～9题共用备选答案）

　A. 繁殖期杀菌药

　B. 静止期杀菌药

　C. 高效抑菌药

　D. 速效抑菌药

　E. 慢效杀菌药

7. 大环内酯类药物红霉素属于

8. 氨基糖苷类药物庆大霉素属于

9. 青霉素类药物苯唑西林属于

第三十七节　氨基糖苷类与多黏菌素类抗生素

一、单选题

1. 对多黏菌素类的描述正确的是

　A. 属广谱抗生素，对革兰阴性、阳性球菌有强大杀菌作用

　B. 属窄谱抗生素，对革兰阴性、阳性球菌均无抗菌作用

　C. 只对革兰阴性杆菌尤其是铜绿假单胞菌有强大抗菌作用

　D. 口服不吸收，可作肠道手术前准备

　E. 毒性较大，常用量下出现急性肾小管坏死

2. 使用链霉素后出现耳毒性症状，应采取哪一措施

　A. 换用耳毒性小的核糖霉素

　B. 停用链霉素

　C. 换用耳毒性小的卡那霉素

　D. 减低剂量

　E. 换用丁胺卡那霉素

3. 临床主要用于鼠疫杆菌和结核杆菌感染的

抗生素为

　A. 庆大霉素　　　　B. 妥布霉素

　C. 阿米卡星　　　　D. 卡那霉素

　E. 链霉素

4. 患者男，48 岁。由于感染，医师为其开具了依替米星注射液静脉滴注。为了避免依替米星的耳毒性，该患者应尽量避免同时应用的药物不包括

　A. 红霉素　　　　　B. 奎尼丁

　C. 呋塞米　　　　　D. 维生素 K

　E. 阿司匹林

二、共用备选答案的单选题

（5～7题共用备选答案）

　A. 阿普唑仑　　　　B. 环丙沙星

　C. 妥布霉素　　　　D. 利巴韦林

　E. 阿奇霉素

5. 属于氨基糖苷类的药物是

6. 属于镇静催眠药的是

7. 属于抗病毒药的是

第三十八节　四环素类及氯霉素类

一、单选题

1. 使用四环素后若出现葡萄球菌性假膜性肠炎，应用何药治疗

　A. 柳氮磺吡啶　　　B. 两性霉素 B

　C. 万古霉素　　　　D. 环丙沙星

　E. 酮康唑

2. 治疗立克次体感染首选的四环素类药物是

　A. 土霉素　　　　　B. 四环素

C. 多西环素　　　　D. 米诺环素

E. 美他环素

3. 氯霉素最严重的不良反应是

A. 二重感染

B. 灰婴综合征

C. 影响骨、牙生长

D. 骨髓造血功能抑制

E. 视神经炎、皮疹、药热

4. 患者男，67 岁。被诊断为前列腺炎，医师为其开具了米诺环素口服抗感染治疗。下列药物中，与米诺环素属于同一类的是

A. 万古霉素　　　　B. 多西环素

C. 多黏菌素　　　　D. 替考拉宁

E. 克林霉素

二、共用备选答案的单选题

（5～7 题共用备选答案）

A. 缺铁性贫血

B. 巨幼细胞贫血

C. 恶性贫血

D. 溶血性贫血

E. 再生障碍性贫血

5. 氯霉素可引起

6. 叶酸可用于治疗

7. 枸橼酸铁胺可用于治疗

（8～10 题共用备选答案）

A. 影响叶酸代谢

B. 抑制蛋白质合成

C. 抑制细菌细胞壁的合成

D. 抑制核酸代谢

E. 影响细胞膜的通透性

8. 四环素类抗生素的抗菌机制是

9. 咪唑类抗真菌药的抗菌机制是

10. 磺胺类抗生素的抗菌机制是

第三十九节　抗真菌药与抗病毒药

一、单选题

1. 下列药物中仅有抗浅表真菌作用的是

A. 特比萘酚　　　　B. 两性霉素

C. 氟康唑　　　　　D. 伊曲康唑

E. 阿昔洛韦

2. 治疗深部真菌感染的首选药物是

A. 氟康唑　　　　　B. 酮康唑

C. 伊曲康唑　　　　D. 特比萘芬

E. 两性霉素 B

3. 下列抗真菌药物中，仅限于局部应用的是

A. 酮康唑　　　　　B. 氟康唑

C. 克霉唑　　　　　D. 伊曲康唑

E. 特比萘芬

4. 下列抗病毒药物中，属于治疗单纯性疱疹病毒首选的药物是

A. 阿昔洛韦　　　　B. 更昔洛韦

C. 拉米夫定　　　　D. 金刚烷胺

E. 利巴韦林

5. 下列抗病毒药物中，可用于治疗流行性病毒性感冒的是

A. 阿昔洛韦　　　　B. 更昔洛韦

C. 拉米夫定　　　　D. 奥司他韦

E. 干扰素

二、共用备选答案的单选题

（6～8 题共用备选答案）

A. 氟康唑　　　　　B. 两性霉素 B

C. 酮康唑　　　　　D. 制霉菌素

E. 灰黄霉素

6. 可局部用于治疗皮肤、口腔及阴道念珠菌感染的药物是

7. 有剂量依赖性及一过性肾功能损害的药物是

8. 对浅表和深部真菌感染都有较好疗效的药物是

第四十节　抗结核病药和抗麻风病药

一、单选题

1. 下列药物引起的不良反应，不正确的是

A. 链霉素——听神经损害

B. 氯霉素——骨髓抑制

C. 磺胺类——肾损害

D. 四环素——婴幼儿骨牙损害

E. 利福平——视神经炎

2. 毒性主要为周围神经炎的抗结核药物是

A. 利福平　　　　　B. 链霉素

C. 异烟肼　　　　　D. 乙胺丁醇

E. 吡嗪酰胺

3. 肝功能不全应避免或慎用的药物是

A. 头孢唑林　　　　B. 四环素

C. 氨基苷类　　　　D. 氨苄西林

E. 利福平

4. 异烟肼致周围神经炎是由于相对缺乏

A. 维生素 A　　　　B. 维生素 B_6

C. 维生素 C　　　　D. 维生素 B

E. 维生素 D

5. 可用于预防与活动性肺结核病人接触的药物是

A. 异烟肼

B. 利福平

C. 链霉素

D. 对氨基水杨酸

E. 乙胺丁醇

6. 各种类型结核病的首选药是

A. 链霉素　　　　　B. 利福平

C. 吡嗪酰胺　　　　D. 乙胺丁醇

E. 异烟肼

7. 目前最常用的抗麻风药是

A. 苯丙砜　　　　　B. 氯苯砜

C. 醋氨苯砜　　　　D. 利福平

E. 氯法齐明

8. 患者男，60 岁。因患骨结核就诊，医生推荐化学治疗。下列药物中不用于结核病治疗的是

A. 异烟肼　　　　　B. 乙胺嘧啶

C. 乙胺丁醇　　　　D. 链霉素

E. 利福平

二、共用备选答案的单选题

（9～10 题共用备选答案）

A. 吡嗪酰胺　　　　B. 链霉素

C. 异烟肼　　　　　D. 乙胺丁醇

E. 对氨基水杨酸

9. 抗结核杆菌活性最强的药物是

10. 抗结核杆菌活性最弱的药物是

（11～12 题共用备选答案）

A. 利福平

B. 乙胺丁醇

C. 对氨基水杨酸

D. 异烟肼

E. 链霉素

11. 其耐药机制是抑制分枝杆菌酸合成的是

12. 能选择性抑制细菌依赖性 DNA 的 RNA 聚合酶的是

第四十一节　抗　疟　药

一、单选题

1. 同时具有抗阿米巴作用的抗疟药物是

A. 伯氨喹　　　　　B. 氯喹

C. 奎宁　　　　　　D. 乙胺嘧啶

E. 青蒿素

2. 治疗抗药恶性疟原虫引起的脑型疟宜选用

A. 伯氨喹　　　　　B. 青蒿素

C. 氯喹　　　　　　D. 乙氨嘧啶

E. 奎宁

3. 抗疟机制与叶酸合成有关的药物是

 A. 伯氨喹   B. 氯喹

 C. 奎宁   D. 乙胺嘧啶

 E. 青蒿素

4. 控制疟疾症发作的最佳药物是

 A. 伯氨喹   B. 氯喹

 C. 奎宁   D. 乙胺嘧啶

 E. 磺胺多辛

5. 主要作用于疟原虫原发性红细胞外期的药物是

 A. 氯喹   B. 伯氨喹

 C. 乙胺嘧啶   D. 奎宁

 E. 青蒿素

二、共用题干的单选题

（6～7 题共用题干）

  患者男，30 岁。到非洲出差回国 10 天后，出现寒战、面色苍白、肢体厥冷等症状，持续半小时左右继以高热、面色潮红伴头痛等症状，诊断为疟疾间日疟。

6. 为控制疟疾症状，应选择的药物是

 A. 吡喹酮   B. 乙胺嘧啶

 C. 氯喹   D. 伯氨喹

 E. 依米丁

7. 该患者治愈后，为控制复发，应选用的药物是

 A. 吡喹酮   B. 乙胺嘧啶

 C. 氯喹   D. 伯氨喹

 E. 依米丁

第四十二节　抗阿米巴病药及抗滴虫病药

一、单选题

1. 口服对肠内外阿米巴病均有效的药物是

 A. 氯喹   B. 依米丁

 C. 甲硝唑   D. 喹碘仿

 E. 巴龙霉素

2. 治疗阿米巴肝脓肿的首选药是

 A. 喹碘仿

 B. 乙酰胂胺（滴维净）

 C. 巴龙霉素

 D. 依米丁

 E. 甲硝唑

3. 只对肠外阿米巴有效的药物是

 A. 氯喹   B. 依米丁

 C. 喹碘方   D. 甲硝唑

 E. 巴龙霉素

4. 毒性最大的抗阿米巴病的药物是

 A. 氯碘喹啉   B. 巴龙霉素

 C. 双碘喹啉   D. 氯喹

 E. 依米丁

5. 患者女，28 岁。自述外阴瘙痒、白带增多；怀疑有滴虫病，取阴道分泌物镜检可见滴虫活动，如此，一般可用哪种药治疗

 A. 甲硝唑   B. 替硝唑

 C. 青霉素   D. 依米丁

 E. 氯喹

二、共用备选答案的单选题

（6～7 题共用备选答案）

 A. 甲硝唑   B. 依米丁

 C. 氯喹   D. 乙酰胂胺

 E. 氯碘羟喹啉

6. 因其毒性大而基本被甲硝唑取代的抗阿米巴药是

7. 同时具有抗疟原虫作用和抗阿米巴病作用的药物是

第四十三节　抗血吸虫和抗丝虫病药

单选题

1. 治疗各种血吸虫病的首选药物为

　　A. 乙胺嗪　　　　　B. 酒石酸锑钾

　　C. 吡喹酮　　　　　D. 左旋咪唑

　　E. 喹诺酮

2. 高效、低毒的抗血吸虫药物是

　　A. 吡喹酮　　　　　B. 氯喹

　　C. 酒石酸锑甲　　　D. 硝硫氰铵

　　E. 乙胺嗪

第四十四节　抗肠道蠕虫病药

单选题

1. 有驱蛔虫作用的药物是

　　A. 吡喹酮　　　　　B. 咪唑类

　　C. 塞替派　　　　　D. 哌唑嗪

　　E. 哌嗪

2. 治疗钩虫病和鞭虫病的首选药是

　　A. 左旋咪唑　　　　B. 恩波维铵

　　C. 甲苯达唑　　　　D. 哌嗪

　　E. 噻嘧啶

3. 阿苯达唑无下列哪一种作用

　　A. 可治疗血吸虫

　　B. 驱钩虫、鞭虫

　　C. 驱绦虫

　　D. 驱蛔虫、蛲虫

　　E. 有胚胎毒性和致畸形作用，孕妇禁用

4. 某女性患者，出现视力模糊、头痛、颅内压升高并出现癫痫症状，经询问得知曾食用过"米猪肉"，确诊为脑囊虫病，首选的治疗药物是

　　A. 吡喹酮　　　　　B. 喹诺酮

　　C. 左旋咪唑　　　　D. 阿苯达唑

　　E. 噻嘧啶

5. 患儿女，9 岁。因食欲不振，消瘦就诊，发现脸部发黄，黄中杂白，大便检查确诊为蛔虫寄生，请问首选药物是

　　A. 左旋咪唑　　　　B. 噻嗪类

　　C. 阿苯达唑　　　　D. 甲硝唑

　　E. 噻嘧啶

第四十五节　抗恶性肿瘤药

一、单选题

1. 下列抗癌抗生素中，骨髓抑制副作用较轻的是

　　A. 柔红霉素

　　B. 博来霉素

　　C. 丝裂霉素 C

　　D. 放线菌素 D

　　E. 羟基柔红霉素

2. 下列哪一种药物治疗绒毛膜上皮细胞癌和恶性肿瘤的疗效最差

　　A. 巯嘌呤　　　　　B. 氟尿嘧啶

　　C. 甲氨蝶呤　　　　D. 放线菌素 D

　　E. 博来霉素

3. 烷化剂中易诱发出血性膀胱炎的药物是

　　A. 氮芥

　　B. 卡莫司汀（卡氮芥）

　　C. 环磷酰胺

　　D. 氮甲（甲酰溶肉瘤素）

　　E. 苯丁酸氮芥

4. 可减轻甲氨蝶呤骨髓毒性反应的药物是

　　A. 叶酸　　　　　　B. 维生素 C

　　C. 硫酸亚铁　　　　D. 亚叶酸钙

E. 维生素 B

5. 抑制二氢叶酸还原酶的抗肿瘤药是

A. 顺铂

B. 氟尿嘧啶

C. 多柔比星（阿霉素）

D. 甲氨蝶呤

E. 环磷酰胺

6. 治疗睾丸癌可达根治效果的治疗方案是哪一项

A. 环磷酰胺 + 顺铂

B. 甲氨蝶呤 + 氟尿嘧啶

C. 博来霉素 + 顺铂

D. 塞替派 + 丝裂霉素

E. 白消安 + 长春新碱

7. 抗恶性肿瘤药物白消安的临床最佳适应证是

A. 急性淋巴细胞性白血病

B. 急性粒细胞性白血病

C. 慢性淋巴细胞性白血病

D. 慢性粒细胞性白血病

E. 多发性骨髓瘤

8. 能使细胞有丝分裂停止于中期的药物是

A. 甲氨蝶呤　　　　B. 放线菌素 D

C. 阿糖胞苷　　　　D. 氟尿嘧啶

E. 长春碱

9. 氟尿嘧啶抗消化道肿瘤的机制是

A. 抑制 DNA 合成酶

B. 抑制二氢叶酸还原酶

C. 抑制核苷酸还原酶

D. 抑制脱氧胸苷酸合成酶

E. 抑制 mRNA 合成

10. 影响核酸生物合成的抗恶性肿瘤药是

A. 长春新碱

B. 氟尿嘧啶

C. 放线菌素 D

D. 肾上腺皮质激素

E. 烷化剂

11. 对多柔比星（阿霉素）特点描述错误

的是

A. 属周期非特异性药

B. 属周期特异性药

C. 抑制肿瘤细胞 DNA 和 RNA 合成

D. 引起骨髓抑制及脱发

E. 具心脏毒性

12. 用于治疗白血病，具有抑制有丝分裂活性的药物是

A. 放线菌素 D（更生霉素）

B. 巯嘌呤

C. 长春新碱

D. 羟基脲

E. 甲氨蝶呤

13. 有细胞增殖周期特异性的抗肿瘤药是

A. 氟尿嘧啶　　　　B. 氮芥

C. 环磷酰胺　　　　D. 塞替派

E. 多柔比星（阿霉素）

14. 阿糖胞苷属于

A. 二氢叶酸还原酶抑制剂

B. 胸苷酸合成酶抑制剂

C. 嘌呤核苷酸互变抑制剂

D. 核苷酸还原酶抑制剂

E. DNA 多聚酶抑制剂

15. 下列抗恶性肿瘤药物的作用机制为干扰核蛋白体功能的是

A. 长春新碱

B. 紫杉醇

C. 三尖杉酯碱

D. 门冬酰胺酶

E. 长春碱

16. 下列抗恶性肿瘤药物中，对骨髓造血功能没有抑制作用的是

A. 长春碱类　　　　B. 激素类

C. 抗生素类　　　　D. 烷化剂

E. 抗代谢类

17. 大多数抗恶性肿瘤药共有的不良反应是

A. 高尿酸症　　　　B. 肾脏损害

C. 骨髓抑制　　　　D. 肺纤维化

E. 心肌损害

18. 属于雌激素受体拮抗剂的抗恶性肿瘤药是

A. 多柔比星（阿霉素）

B. 长春新碱

C. 顺铂

D. 门冬酰胺酶

E. 他莫昔芬

19. 患者女，55 岁。半年来食欲减退、易疲劳，出现瘙痒等全身症状，查体发现多处淋巴结肿大，尤以颈部淋巴结为甚。骨髓抽取及切片、放射线检查（X 光、淋巴摄影）后诊断为恶性淋巴瘤，选用环磷酰胺进行化疗，有可能出现的最严重的不良反应是

A. 厌食、恶心、呕吐

B. 脱发

C. 影响伤口愈合

D. 白细胞减少，对感染的抵抗力降低

E. 肝肾功能损害

二、共用题干的单选题

（20~21 题共用题干）

患者女，56 岁。近 2 个月来出现发热、盗汗、乏力、消瘦、鼻出血、咽痛等症状，查体发现左侧锁骨上浅表淋巴结肿大，CT 检查后诊断为恶性淋巴瘤。

20. 治疗可选用的烷化剂为

A. 环磷酰胺　　　　B. 甲氨蝶呤

C. 氟尿嘧啶　　　　D. 阿糖胞苷

E. 巯嘌呤

21. 该药较特殊的不良反应是

A. 恶心、呕吐

B. 胃肠道黏膜溃疡

C. 骨髓抑制

D. 出血性膀胱炎

E. 脱发

（22~23 题共用题干）

患者女，46 岁。半年来食欲减退、易疲劳，查体发现多处淋巴结肿大，尤以颈部淋巴结为甚。骨髓抽取及切片、放射线检查（X 光、淋巴摄影）后诊断为恶性淋巴瘤，用环磷酰胺进行化疗。

22. 该药物的作用机制是

A. 干扰蛋白质合成

B. 破坏 DNA 结构和功能

C. 嵌入 DNA 干扰核酸合成

D. 干扰核酸生物合成

E. 竞争二氢叶酸还原酶

23. 如用药后发生不良反应，最严重的不良反应是

A. 食欲下降　　　　B. 恶心、呕吐

C. 脱发　　　　　　D. 骨髓抑制

E. 膀胱炎

三、共用备选答案的单选题

（24~26 题共用备选答案）

A. 环磷酰胺　　　　B. 雌激素

C. 长春新碱　　　　D. 羟基脲

E. 5-氟尿嘧啶

24. 可直接破坏 DNA 结构和功能的药物是

25. 通过影响体内激素水平而产生抗肿瘤作用的是

26. 可影响肿瘤细胞蛋白质合成和功能的药物是

第四十六节　影响免疫功能的药物

一、单选题

1. 主要用于器官移植抗免疫排斥反应的药物是

A. 左旋咪唑　　　　B. 卡介苗

C. 环孢素　　　　　D. 芸芝多糖

E. 干扰素

2. 环孢素最主要的不良反应是

A. 肝脏损害

B. 肾毒性

C. 牙龈增生

D. 胃肠道反应

E. 过敏反应

3. 兼有抗病毒、抗肿瘤作用的免疫增强剂是

A. 左旋咪唑

B. 卡介苗

C. 环孢素

D. 芸芝多糖

E. 干扰素

二、共用备选答案的单选题

（4～5 题共用备选答案）

A. 干扰素

B. 糖皮质激素

C. 环磷酰胺

D. 环孢素

E. 左旋咪唑

4. 只抑制细胞免疫，不抑制体液免疫的药物是

5. 既可作用于免疫功能低下的病人，又可治疗自身免疫性疾病的药物是

第二章　生物药剂学与药动学

第一节　生物药剂学概述

单选题

1. 生物药剂学研究的剂型因素不包括

A. 药物化学性质

B. 药物的晶型

C. 药物溶出度

D. 药物溶出速度

E. 遗传因素

2. 药物在体内发生化学结构变化的过程是

A. 吸收　　　　B. 分布

C. 代谢　　　　D. 排泄

E. 转化

3. 以下关于生物药剂学的描述，不正确的是

A. 生物药剂学是研究药物及其制剂在体内的吸收、分布、代谢与排泄过程

B. 指导临床合理用药属于生物药剂学的具体任务

C. 药物效应是指药物的治疗作用，不包括副作用

D. 剂型因素是指药物及其制剂所表现出的内在与外在的所有性质

E. 生物因素包括种属差异、性别差异、年龄差异、个体差异、不同生理病理状态导致的差异

第二节　口服药物的吸收

一、单选题

1. 影响药物胃肠道吸收的生理因素不包括

A. 食物

B. 胃排空

C. 胃肠液的成分

D. 循环系统的转运

E. 药物在胃肠道中的稳定性

2. 药物口服后的主要吸收部位是

A. 口腔　　　　B. 胃

C. 小肠　　　　D. 大肠

E. 直肠

3. 脂溶性药物在体内通过生物膜的方式是

A. 主动转运　　　B. 简单扩散

C. 易化扩散　　　　D. 膜孔滤过

E. 离子通道转运

4. 某药物在口服和静脉注射相同剂量时的时–量曲线下面积相等，表明该药口服

A. 吸收迅速

B. 吸收完全

C. 药物未经肝门静脉吸收

D. 可以和静脉注射取得完全相同的药理效应

E. 生物利用度相等

5. 对药物简单扩散的叙述中，错误的是

A. 油水分配系数愈大，跨膜转运愈快

B. 多数药物的转运属于简单扩散

C. 药物解离度对扩散影响大

D. 药物解离常数影响转运

E. 体液 pH 不影响转运

6. 体液的 pH 影响药物转运是因为它改变了药物的

A. 稳定性　　　　　B. 脂溶性

C. pK_a　　　　　　D. 解离度

E. 溶解度

7. 下列因素中与口服药物吸收无关的是

A. 药物分子量

B. 药物脂溶性

C. 药物包装

D. 吸收部位环境

E. 肝首过效应（首先通过肝代谢）

8. 下列关于口服药物胃肠道吸收的叙述错误的是

A. 多数药物的胃肠道吸收部位中以小肠吸收最为重要

B. 药物的膜转运机制包括被动转运、主动转运、促进扩散和胞饮作用

C. 胃是药物吸收的唯一部位

D. 小肠由十二指肠、空肠和回肠组成

E. 胃肠道生理环境的变化是影响吸收的因素之一

9. 下列药物通过生物膜的转运机制需要载体的是

A. 单纯扩散　　　　B. 主动转运

C. 胞饮扩散　　　　D. 吞噬作用

E. 膜孔转运

10. 影响药物吸收的剂型因素不包括

A. 药物的解离常数

B. 药物的脂溶性

C. 药物的溶出速率

D. 药物的晶型

E. 胃的排空速率

11. 下列关于药物通过生物膜的转运机制逆浓度梯度的是

A. 被动扩散　　　　B. 主动转运

C. 促进扩散　　　　D. 胞饮作用

E. 吞噬作用

12. 胃排空速率对吸收的影响因素不包括

A. 胃内容物的化学组成

B. 胃内容物的性质

C. 胃内容物的理化特征

D. 空腹与饱腹

E. 肠道的酸碱环境

二、共用备选答案的单选题

（13～14 题共用备选答案）

A. 解离增多，重吸收增多，排泄减少

B. 解离增多，重吸收减少，排泄增多

C. 解离减少，重吸收增多，排泄减少

D. 解离减少，重吸收减少，排泄增多

E. 解离减少，重吸收减少，排泄减少

13. 碱性药物在碱性尿液中

14. 酸性药物在碱性尿液中

第三节 非口服药物的吸收

单选题

1. 有关鼻黏膜给药的叙述不正确的是
　A. 鼻黏膜内的丰富血管和鼻黏膜的高度渗透压有利于吸收
　B. 可避开肝首过效应
　C. 吸收程度和速度不如静脉注射
　D. 鼻腔给药方便易行
　E. 多肽类药物适宜以鼻黏膜给药

2. 注射给药吸收的特点不包括
　A. 吸收速率与注射部位血流量有关
　B. 吸收速率与药物剂型有关
　C. 肌内注射比皮下注射吸收快
　D. 油剂吸收比水溶液吸收快
　E. 油剂注射作用持久

3. 下列叙述中，哪项不符合吸入给药的特点
　A. 大多数药物可经吸入途径给药
　B. 吸收迅速，起效快
　C. 能避免首过效应
　D. 小分子脂溶性、挥发性药物可经呼吸道吸收
　E. 气体药物可经呼吸道吸收

4. 舌下给药的特点是
　A. 可避免肝－肠循环
　B. 可避免胃酸破坏
　C. 吸收极慢

　D. 只适用于小分子水溶性药物的给予
　E. 只适用于口腔部位疾病

5. 对全身循环差的休克患者，抢救时宜采用的给药途径是
　A. 口服　　　　　　　B. 皮下注射
　C. 肌内注射　　　　　D. 静脉注射
　E. 吸入

6. 下列关于注射吸收药物的叙述错误的是
　A. 一般注射给药吸收速度快，生物利用度高
　B. 局部热敷和运动可使血流加快，促进药物的吸收
　C. 分子量小的药物主要通过毛细血管吸收
　D. 分子量大的药物主要通过淋巴吸收
　E. 注射部位的血流速变与药物的吸收无关

7. 药物通过口腔黏膜吸收时药物的渗透性最大的是
　A. 颊黏膜　　　　　　B. 舌下黏膜
　C. 牙龈黏膜　　　　　D. 硬腭黏膜
　E. 舌腹黏膜

8. 药物经皮吸收时的影响因素不包括
　A. 药物性质　　　　　B. 光线
　C. 基质性质　　　　　D. 透皮吸收促进剂
　E. 皮肤状况

第四节 药物的分布

一、单选题

1. 影响药物分布的因素不包括
　A. 药物剂型
　B. 局部器官血流量
　C. 组织亲和力
　D. 体液 pH 和药物理化性质
　E. 血浆蛋白结合率

2. 与药物－血浆蛋白结合描述不符的是

　A. 可影响药物的作用
　B. 反应可逆
　C. 可影响药物的转运
　D. 可影响药物的吸收
　E. 可影响药物的转化

3. 药物与血浆蛋白结合后
　A. 药物作用增强　　　B. 药物代谢加快
　C. 药物转运加快　　　D. 药物排泄加快

E. 暂时失去药理活性

4. 以下关于体内药物分布影响因素的表述错误的是

A. 药物与蛋白结合能力还与动物的种属、性别、生理病理等状态有关

B. 大多数药物通过主动转运透过毛细血管壁

C. 药物的理化性质影响其透膜能力，从而影响药物的体内分布

D. 不同组织对药物亲和力不同会影响药物体内选择性分布

E. 小分子水溶性药物可从毛细血管的膜孔中透过

5. 以下关于药物分布的表述错误的是

A. 药物分布速度往往比药物消除速度快

B. 不同药物体内分布特性不同

C. 药物在体内的分布是均匀的

D. 药物的体内分布影响药效

E. 药物的化学结构影响分布

二、共用备选答案的单选题

（6～8 题共用备选答案）

A. 血浆蛋白结合率

B. 肠 - 肝循环

C. 静脉给药

D. 首过效应

E. 口服给药

6. 血中与蛋白结合的药物占总药量的百分数是

7. 药物经肝脏进入胆汁，排泄到肠道，在肠道再吸收，形成的循环是指

8. 易被消化酶破坏的药物不宜采取的给药方式是

第五节　药物的代谢

单选题

1. 不符合药物代谢的叙述是

A. 代谢和排泄统称为消除

B. 所有药物在体内均经代谢后排出体外

C. 肝是代谢的主要器官

D. 药物经代谢后极性增加

E. CYP450 酶系的活性不固定

2. 药物代谢反应方式不包括

A. 氧化　　　　B. 酯化

C. 还原　　　　D. 水解

E. 结合

3. 促进药物生物转化的主要酶系统是

A. 单胺氧化酶

B. 细胞色素 P450 酶系

C. 辅酶 Ⅱ

D. 葡萄糖醛酸转移酶

E. 胆碱酯酶

4. 下列关于肝药酶诱导剂的叙述错误的是

A. 使肝药酶的活性增加

B. 可能加速本身被肝药酶的代谢

C. 可加速被肝药酶转化的药物代谢

D. 可使被肝药酶转化的药物血药浓度升高

E. 可使被肝药酶转化的药物血药浓度降低

5. 下列药物中对肝药酶有诱导作用的是

A. 氯霉素　　　　B. 苯妥英钠

C. 异烟肼　　　　D. 对氨基水杨酸

E. 保泰松

6. 具有肝药酶活性抑制作用的药物是

A. 酮康唑　　　　B. 苯巴比妥

C. 苯妥英钠　　　　D. 利福平

E. 地塞米松

7. 药物代谢是指

A. 药物从给药部位进入体循环

B. 药物在机体内发生化学结构的变化

C. 药物在机体内发生化学结构的变化及由体内排出体外

D. 药物从血液向组织器官转运

E. 原型药物或其代谢物由体内排出体外

8. 关于药物代谢的叙述错误的是

A. 代谢又叫生物转化

B. 代谢的主要器官是肝

C. 代谢使药物活性增大

D. 消化道也是代谢反应发生的部位

E. 药物代谢分为两个阶段

第六节 药 物 排 泄

一、单选题

1. 肾小管分泌的过程是

A. 被动转运　　　B. 主动转运

C. 促进扩散　　　D. 胞饮作用

E. 吞噬作用

2. 肝－肠循环可影响

A. 药物作用的强弱

B. 药物作用的快慢

C. 药物作用的时间长短

D. 药物的吸收

E. 药物的分布

3. 长期大剂量服用异烟肼会加速从肾排泄增加的维生素是

A. 维生素 B_1　　　B. 维生素 B_6

C. 维生素 D　　　D. 维生素 B_{12}

E. 维生素 B_4

4. 与药物从肾排泄的快慢无关的是

A. 肾小球的滤过功能

B. 尿液的 pH

C. 肾小管分泌功能

D. 药物生物利用度

E. 合并用药

5. 药物的脂溶性是影响下列哪一步骤的最重要因素

A. 肾小球滤过　　　B. 肾小管分泌

C. 肾小管重吸收　　　D. 尿量

E. 尿液酸碱性

6. 以下既属于转运过程又属于消除过程的是

A. 吸收　　　B. 分布

C. 代谢　　　D. 排泄

E. 生物转化

7. 以下关于肾排泄的表述错误的是

A. 肾清除率是用来定量描述药物通过肾排泄效率的参数

B. 药物肾小球滤过方式为膜孔扩散，滤过率较高

C. 肾小管分泌也是将药物转运至尿中的过程

D. 肾小管分泌是主动转运过程

E. 肾小管分泌不需要载体，需要能量

8. 以下关于胆汁排泄的表述错误的是

A. 向胆汁转运的药物也是一种通过细胞膜的转运现象

B. 是仅次于肾排泄的最主要排泄途径

C. 胆汁排泄只排泄原型药物

D. 胆汁排泄的转运机制有被动扩散和主动转运等

E. 胆汁排泄受药物分子大小、脂溶性等因素影响

9. 以下属于药物肾排泄的机制是

A. 集合管中尿浓缩

B. 肾小球吸附

C. 肾小管重吸收

D. 肾单位被动转运

E. 肾小管溶解

10. 以下关于肾小管重吸收的表述错误的是

A. 大部分药物在肾小管中重吸收是主动转运

B. 脂溶性大的药物重吸收好

C. 非解离的药物重吸收好

D. 尿液的 pH 和尿量等也会影响肾小管重吸收

E. 肾小球滤过的水分 99% 被重吸收回到血液

11. 以下关于肾小管分泌的表述错误的是

A. 需要能量

B. 需要载体

C. 有饱和和竞争抑制现象

D. 属于主动转运过程

E. 属于被动扩散过程

12. 影响肾排泄的因素错误的是

A. 药物的血浆蛋白结合率

B. 尿液的 pH 和尿量

C. 合并用药

D. 药物代谢

E. 生物利用度

二、共用备选答案的单选题

(13~14题共用备选答案)

A. 生物利用度　　　B. 生物半衰期

C. 肝－肠循环　　　D. 表观分布容积

E. 首过效应

13. 药物随胆汁进入小肠后被小肠重新吸收的现象是

14. 服用药物后到达体循环使原型药物量减少的现象是

第七节　药动学概述

一、单选题

1. 下列对血药浓度的叙述，不正确的是

A. 血药浓度是指导临床用药的重要指标

B. 通过不同时间的血药浓度可以计算药动学参数

C. 血药浓度与表观分布容积成正比

D. 随着血药浓度的变化，药物的药理作用有时会发生变化

E. 随着血药浓度的变化，中毒症状会发生变化

2. 下列关于表观分布容积的描述错误的是

A. V 值与血药浓度有关

B. V 值大的药，其血药浓度高

C. V 值小的药，其血药浓度高

D. 可用 V 值与血药浓度推算出体内总药量

E. 可用 V 值计算出血浆达到某一有效浓度时所需剂量

3. 通常用来表示消除速度常数的符号是

A. D　　　　　　　B. V

C. k_0　　　　　　　D. k

E. C_{ss}

4. 下述说法不正确的是

A. 药物消除是指生物转化和排泄

B. 生物转化是指药物被氧化

C. 肝药酶是指细胞色素 P_{450} 酶系统

D. 苯巴比妥具有肝药酶诱导作用

E. 西咪替丁具有肝药酶抑制作用

5. 在体内药量相等时，V 值小的药物比 V 值大的药物

A. 血浆浓度较低

B. 血浆蛋白结合较少

C. 血浆浓度较高

D. 生物利用度较小

E. 能达到的治疗效果较强

6. 静脉注射 1 g 某药，其血药浓度为 10 mg/dl，其表观分布容积为

A. 0.05 L　　　　　B. 2 L

C. 5 L　　　　　　D. 10 L

E. 20 L

7. 关于消除速度常数的叙述正确的是

A. 表示药物在体内的转运速率

B. 表示药物自机体代谢的速率

C. 其数值越小，表明转运速率越慢

D. 其数值越大，表明代谢速率越快

E. 其数值越小，表明药物消除越慢

8. 药物在体内的消除半衰期依赖于

A. 血药浓度　　　　B. 分布容积

C. 消除速度　　　　D. 给药途径

E. 给药剂量

9. 表观分布容积的单位通常是

A. mg/kg
B. kg
C. L/kg
D. min^{-1}
E. mg/L

10. 某药按一级动力学消除,其血浆半衰期与消除速度常数 k 的关系为

A. $0.693/k$
B. $k/0.693$
C. $2.303/k$
D. $k/2.303$
E. $k/2$

11. 某药的半衰期为 12 h,如果每天用药两次,达到稳态血药浓度的时间为

A. 0.5 d
B. 1 d
C. 2 d
D. 4 d
E. 5 d

12. 下列关于清除率(Cl)的叙述中错误的是

A. 单位时间内有多少毫升血中的药物被清除干净
B. 药物的 Cl 与血药浓度有关
C. 药物的 Cl 与消除速度有关
D. 药物的 Cl 与药物剂量大小无关
E. 单位时间内药物被消除的百分率

13. 下列有关血浆半衰期的描述正确的是

A. 血浆半衰期是血浆峰浓度下降一半的时间
B. 血浆半衰期能反映体内药量的排泄速度
C. 血浆半衰期与体内药物的清除率成正比
D. 血浆半衰期长短与原血浆药物浓度有关
E. 一次给药后,经过 4~5 个半衰期血浆内药物已基本消除

14. 恒量恒速给药最后形成的血药浓度为

A. 有效血药浓度
B. 稳态血药浓度
C. 峰浓度
D. 阈浓度
E. 中毒浓度

15. 主动转运药物吸收速率可用什么方程来描述

A. 米氏方程
B. Stoke′s 方程
C. 溶出方程
D. 扩散方程
E. 转运方程

16. 以下关于表观分布容积的表述错误的是

A. 是将全血或血浆中药物浓度与体内药量联系起来的比例常数
B. 是描述药物在体内分布状况的重要参数,也是药动学的重要参数
C. 不是指体内含药物体液的真实容积,也没有生理学意义
D. 单位为 L 或者 L/kg
E. 药物在体内的实际分布容积与体重无关

17. 某患者服一催眠药 200 mg,该药 F 为 50%,V 为 10 L,$t_{1/2}$ 为 2 h,当测其血药浓度为 1.25 mg/L 时,该患者已睡了

A. 3 h
B. 4 h
C. 5 h
D. 6 h
E. 7 h

18. 某一单室模型药物的消除速度常数为 0.3465 h^{-1},分布容积为 5 L,静脉注射给药 200 mg,经过 2 小时后,体内血药浓度是多少

A. 40 μg/ml
B. 30 μg/ml
C. 20 μg/ml
D. 15 μg/ml
E. 10 μg/ml

19. 患儿男,4 岁。高热、咳嗽、咽痛,查体见咽红、扁桃体 II 度大,血常规见白细胞高,诊断为小儿扁桃体炎,选用头孢他啶治疗。已知头孢他啶的半衰期约为 2 小时,每日给一定治疗量,血药浓度达稳态浓度须经过

A. 2 小时
B. 4 小时
C. 6 小时
D. 10 小时
E. 20 小时

二、共用备选答案的单选题

（20～22题共用备选答案）

A. 单位时间内从体内消除药物的速度常数

B. 药物在体内的分布达平衡后，按测得的血浆药物浓度计算该药应占有的血浆容积

C. 血药浓度下降一半所需要的时间

D. 单位时间内从体内清除的药物表观分布容积

E. 药物吸收进入体循环的速度和程度

20. 表观分布容积是

21. 半衰期是指

22. 药物在体内的清除率是指

（23～25题共用备选答案）

A. V　　　　　　B. Cl

C. C_{max}　　　　D. AUC

E. C_{ss}

23. 评价指标"药峰浓度"可用英文缩写表示为

24. 评价指标"稳态血药浓度"可用英文缩写表示为

25. 评价指标"药－时曲线下面积"可用英文缩写表示为

（26～27题共用备选答案）

A. 生物利用度

B. 药－时曲线下面积

C. 表观分布容积

D. 清除率

E. 血浆半衰期

26. 坐标轴和药－时曲线围成的面积是

27. 血药浓度下降一半所用的时间是

（28～30题共用备选答案）

A. 血药浓度－时间曲线下面积

B. 达峰时间

C. 血药峰浓度

D. 消除半衰期

E. 清除率

28. 表示药物吸收量的是

29. 反映药物吸收速度的是

30. 药－时曲线上的最高血药浓度值是

第八节　药物应用的药动学基础

单选题

1. 单室模型口服给药用残数法求 k_a 的前提条件是

A. $k = k_a$，且 t 足够大

B. $k > k_a$，且 t 足够大

C. $k < k_a$，且 t 足够大

D. $k > k_a$，且 t 足够小

E. $k < k_a$，且 t 足够小

2. 等间隔多剂量给药，达到稳态浓度需经过几个半衰期

A. 1～3个　　　　B. 2～4个

C. 3～5个　　　　D. 4～6个

E. 6～8个

3. 下列不需常规监测的药物是

A. 阿米卡星　　　　B. 丙戊酸

C. 万古霉素　　　　D. 洛伐他汀

E. 茶碱

4. 关于单室模型的叙述中，错误的是

A. 各组织器官中的药物浓度相等

B. 药物在各组织器官间的转运速率相似

C. 血浆药物浓度与组织药物浓度快速达到平衡

D. 血浆药物浓度高低可反映组织中药物浓度高低

E. 各组织间药物浓度不一定相等

第九节 新药的药动学研究

单选题

1. 下列关于非临床药动学研究的叙述，有误的是

A. 目的在于揭示药物在人体外及动物体内动态变化的规律和特点

B. 可以为临床用药的安全性和合理性提供依据

C. 主要研究内容包括药物的吸收、分布、代谢和排泄的过程和特点等

D. 口服给药宜选用兔子等食草类动物

E. 一般受试动物采用雌雄各半

2. 新药临床药动学研究的内容不包括

A. Ⅰ期临床试验中，健康受试者单次给药和多次给药的药动学研究

B. Ⅱ期或Ⅲ期临床试验中，相应患者单次和多次给药的药动学

C. 研究药物的吸收、分布、代谢和排泄的过程和特点等，并根据数学模型提供重要的药动学参数

D. 药物相互作用的药动学研究

E. 群体、特殊人群的药动学及人体内血药浓度和临床药理效应相关性的考察与研究等

第十节 药物制剂的生物等效性与生物利用度

单选题

1. 药物的生物利用度是指

A. 药物通过胃肠道进入肝门脉循环的量

B. 药物被吸收进入体循环的量

C. 药物被吸收进入体内靶部位的量

D. 药物能吸收进入体内的相对速度

E. 药物被吸收进入体循环的程度和速度

2. 生物利用度研究的基本要求中，下述错误的是

A. 药物的分离测定应选择灵敏度高、专属性强、精密度好、准确度高的分析方法

B. 受试对象是年龄为18~40岁的健康人

C. 儿童用药应以健康儿童作为受试者

D. 服药剂量为该药的临床常用量，不超过最大安全剂量

E. 受试者应得到医护人员的监护

3. 影响生物利用度的因素不包括

A. 药物的化学稳定性

B. 药物在胃肠道中的分解

C. 制剂处方组成

D. 肝的首过效应

E. 受试者的个体差异

专业实践能力

第一章　岗位技能
第一节　药品调剂

一、单选题

1. 处方的正文包括
- A. 科别或病室和临床诊断
- B. 临床诊断和药品名称
- C. 药品名称、规格、数量、用法用量
- D. 药品名称和药品金额
- E. 临床诊断、药品名称和用法用量

2. 处方的调配程序不包括
- A. 认真审核处方
- B. 计算药品收费金额
- C. 准确调配药品
- D. 正确书写药袋和粘贴标签
- E. 向患者交付处方药品时，应当对患者进行用药说明与指导

3. 中国药品通用名的英文简写是
- A. ICBN
- B. CADN
- C. IADN
- D. ICDN
- E. INN

4. 关于从"配方"方面防范处方差错措施的叙述不正确的是
- A. 配方前先读懂处方上所有药品的名称、规格和数量
- B. 配方前如对处方上的药品名称有疑问时，应及时询问患者
- C. 配齐一张处方的药品后再取下一张处方
- D. 贴服药标签时再次与处方逐一核对
- E. 如果核对人发现调配错误，应将药品退回配方人

5. 调剂室的查对制度中的条款内容可以概括为四个字，即
- A. 三查四对
- B. 三查六对
- C. 四查六对
- D. 四查八对
- E. 四查十对

6. 调剂室制定贵重药品管理制度的最主要目的是
- A. 防止药品丢失
- B. 防治经济损失
- C. 防止药品丢失，避免经济损失
- D. 防止药品丢失，减少经济损失
- E. 防止药品丢失，保证药品供应

7. 处方是一种
- A. 行政文书
- B. 法律文书
- C. 专利文书
- D. 医疗文书
- E. 合同文书

8. 泼尼松 INN 命名中含有的词干是
- A. relin
- B. imus
- C. predni
- D. som
- E. formin

9. 中国药品通用药名的制定者是
- A. 卫计委
- B. 国家食品药品监督管理总局
- C. 国家工商总局
- D. 国家经贸委
- E. 国家药典委员会

10. 反映医生用药处方习惯的指标是
- A. 限定日剂量
- B. 药物利用指数
- C. 处方中剂量
- D. 单张处方平均金额
- E. 单张处方平均用药品种数

11. 四环素类通用药名词干的后半部分是
- A. －bactam
- B. －cycline

C. – cidin   D. – cillin

E. – kacin

12. 药学专业技术人员调剂处方药品的过程一般是

A. 调配→写药袋→审方→发药→用药交代

B. 审方→调配→写药袋→发药→用药交代

C. 写药袋→调配→审方→发药→用药交代

D. 调配→发药→写药袋→审方→用药交代

E. 调配→写药袋→发药→审方→用药交代

13. 属于处方中前记部分的是

A. 药品名称   B. 医生签名

C. 药品金额   D. 药品数量

E. 床位号

14. 甲硝唑类的通用名词干是

A. – adom   B. – oxef

C. – nidazole   D. – zolam

E. – guan

15. 横版标签上通用名标出的位置是

A. 上五分之一范围内

B. 上四分之一范围内

C. 上三分之一范围内

D. 下四分之一范围内

E. 下三分之一范围内

16. q. m. 的含义是

A. 每日1次   B. 每小时

C. 每日4次   D. 每晚

E. 每晨

17. 以下属于处方正文的是

A. 临床诊断   B. 费别

C. 药品数量   D. 药品金额

E. 处方审核人签名

18. 急诊处方的颜色是

A. 淡红色   B. 淡黄色

C. 淡绿色   D. 淡蓝色

E. 白色

19. 药品金额属于处方结构中的

A. 前记   B. 说明

C. 正文   D. 后记

E. 附件

20. p. m. 的含义是

A. 饭前   B. 饭后

C. 睡前   D. 上午

E. 下午

21. "信法丁"是法莫替丁的

A. 通用名   B. 商标名

C. 商品名   D. 非专利名

E. 习用名

22. 不属于特殊管理的药品是

A. 麻醉药品   B. 精神药品

C. 贵重药品   D. 医疗用毒性药品

E. 放射性药品

23. 当患者反映药品差错时应

A. 立即退药

B. 立即核对相关处方和药品

C. 收回患者的药品

D. 赔偿其损失

E. 向药品生产商反映

24. 发药前首先要

A. 核对患者姓名

B. 核对患者性别

C. 核对处方药品金额

D. 核对药品与处方相符性

E. 检查药品规格、剂量、数量

25. 发药时发现配方错误时应

A. 将药品丢弃

B. 改写处方

C. 继续发药

D. 将药品退回配方人

E. 将药品退回配方人并及时更正

26. 急诊处方的格式是

A. 印刷纸为淡绿色，右上角标注"急诊"

B. 印刷纸为淡红色，左上角标注"急诊"

C. 印刷纸为淡黄色，右上角标注"急诊"

D. 印刷纸为淡绿色，左上角标注"急诊"

E. 印刷纸为淡黄色，右下角标注"急诊"

27. 调配药品时应按
   A. 数量顺序
   B. 先静脉用药后口服用药顺序
   C. 药品顺序
   D. 先贵重药品后普通药品顺序
   E. 先普通药品后贵重药品顺序

28. 处方中 R 的含义是
   A. 药品名   B. 顺序
   C. 请取   D. 时间
   E. 处方

29. 洛赛克的通用名是
   A. 氢氧化铝   B. 西咪替丁
   C. 兰索拉唑   D. 奥美拉唑
   E. 法莫替丁

30. 舒喘灵的通用名是
   A. 肾上腺素   B. 异丙肾上腺素
   C. 麻黄碱   D. 沙丁胺醇
   E. 异丙托溴铵

31. 根据《药品管理法》的要求需要专柜加锁保存的药品有
   A. 麻醉药品、贵重药品、精神药品
   B. 麻醉药品、液体药品、精神药品
   C. 贵重药品、液体药品、精神药品
   D. 麻醉药品、精神药品、毒性药品
   E. 贵重药品、精神药品、毒性药品

32. 根据药品性质所要求的条件，对不同性质的药品应按规定
   A. 专柜加锁保存
   B. 单独保存
   C. 分开摆放并要有明显标记
   D. 冰箱内保存
   E. 冷藏、干燥处，常温以及避光、冰冻等分别保存

33. 处方医师的签名式样应当与院内留样备

查的式样相一致，否则应当重新
   A. 留样   B. 备案
   C. 登记留样   D. 登记备案
   E. 登记留样备案

34. 处方种类的文字注明在处方
   A. 左上角   B. 右上角
   C. 右下角   D. 左下角
   E. 正中

35. 医疗机构应该妥善保存调剂过的医师处方，至少保存 1 年的是
   A. 普通处方
   B. 麻醉药品处方
   C. 医疗用毒性药品处方
   D. 第一类精神药品处方
   E. 第二类精神药品处方

36. 每张处方中开具的西药与中成药，一般总共不得超过
   A. 2 种   B. 3 种
   C. 4 种   D. 5 种
   E. 6 种

37. 以下关于开具处方的叙述中，正确的是
   A. 西药应当单独开具处方
   B. 中成药应当单独开具处方
   C. 中药饮片应当单独开具处方
   D. 西药和中药饮片应当开具一张处方
   E. 中药饮片和中成药应当开具一张处方

38. 以下所列重量单位符号中，开具处方不允许使用的是
   A. 克   B. 毫克
   C. 微克   D. 纳克
   E. 毫微克

39. 就调剂室药品摆放的相关规定中，应分开摆放的是
   A. 贵重药品
   B. 调配率高的药品
   C. 调配率低的药品
   D. 需要冷藏，避光或保存在干燥处的药品

E. 名称相近、包装外形相似、同种药品
不同规格等常易引起混淆的药品

40. 调剂急救用药的抢救原则是

A. 迅速及时

B. 严防忙中出错

C. 随到随配随发

D. 随到随配，不得延误

E. 迅速及时，严防忙中出错

41. 急诊药房处方调剂工作最突出的特点是

A. 药品分类保管

B. 药品集中保管

C. 药品统一保管

D. 设立急救药品专柜，分类保管

E. 设立急救药品专柜，集中保管

42. 书写处方时，患者年龄应当填写实足年
龄，新生儿应写

A. 日龄   B. 月龄

C. 体重   D. 身高

E. 体表面积

43. 以下属于发药的是

A. 审核处方中剂量、用法

B. 核对患者姓名，确认患者身份

C. 制备临时合剂

D. 磨碎片剂并分包

E. 审核处方中剂型与给药途径

44. 在处方中，q. 2d. 代表的含义是

A. 每天 2 次

B. 每两天 1 次

C. 每隔 2 天 1 次

D. 每 2 小时 1 次

E. 每晚

45. 以下所列"在调配室应分开摆放并要有
明显标记"的药品中，最重要的是

A. 名称相近的药品

B. 同种药品不同规格

C. 包装外形相似的药品

D. 数量不多的相同剂型的药品

E. 误用可引起严重反应的药品

46. 以下有关"发药过程"的叙述中，不恰
当的是

A. 尽量做好门诊用药咨询工作

B. 核对患者姓名，最好询问就诊的科室

C. 逐一与处方核对药品，检查规格、
数量

D. 向患者详细介绍所发出药品的所有不
良反应

E. 向患者交代每种药品的用法和特殊注
意事项，尤其是同一药品有两盒以
上时

47. 为避免调配差错，往货架码放药品的药
学人员必须经受

A. 学习   B. 训练

C. 学习与训练   D. 训练与授权

E. 训练与考试

48. 在调配室，通常摆右前方或方便取拿处
的药品是

A. 高危药品   B. 储存量多者

C. 易发生差错者   D. 调配频率高者

E. 需要单独摆放者

49. 不属于调剂一般程序的是

A. 开方   B. 划价

C. 核查   D. 收方

E. 调配

50. 医院药房药品调配人员发出药品时不需
要向患者详细交代的是

A. 用法、用量

B. 特殊药物包装器使用方法

C. 不良反应

D. 药品价格

E. 适应证

51. 调剂室工作不需要遵循的制度是

A. 四查十对制度

B. 错误处方的登记、纠正及缺药的处理

C. 特殊药品和贵重药品管理制度

D. 有效期药品管理制度

E. 主任药师开具处方制度

52. 处方具有法律性、技术性和经济性。处方医师的签章式样必须在医疗机构
    A. 留样　　　　　　B. 备案
    C. 登记、备案　　　D. 留样、备案
    E. 登记、留样、备案

53. 《处方管理办法》规定，医师开具处方应当遵循的原则是
    A. 安全、有效、合理
    B. 安全、有效、经济
    C. 规范、有效、经济
    D. 安全、有效、规范
    E. 安全、有效、方便

54. 发药药师咨询服务的主要宗旨是确认
    A. 患者了解用药方法
    B. 家属了解用药方法
    C. 患者已了解用药方法
    D. 家属已了解用药方法
    E. 患者/家属已了解正确的用药方法

55. 医师书写处方应当按照药品说明书规定的常规用法用量，特殊情况需要超剂量使用时应当
    A. 签名　　　　　　B. 明显标识
    C. 注明日期　　　　D. 注明原因
    E. 注明原因并再次签名

56. 调配处方应该尽力杜绝差错。下述调配处方"查对"中，不规范的是
    A. 查处方，对科别、姓名、年龄
    B. 查配伍禁忌，对药品性状、用法用量
    C. 查药品，对药名、剂型、规格、数量
    D. 查配伍禁忌，对药品适宜性
    E. 查用药合理性，对临床诊断

57. 下述"调配药品注意事项"中，对避免调配差错最关键的是
    A. 登记麻醉药品等
    B. 依照处方，逐一调配药品
    C. 药品配齐后，与处方核对
    D. 绝不同时调配两张或两张以上的处方
    E. 书写标签，对需要特殊保存的药品加贴醒目的标签

58. 依据"处方差错的应对措施"，一旦有药品差错投诉，应该立即
    A. 问责调剂人员
    B. 予以更换药品
    C. 报告上级部门
    D. 核对处方和药品
    E. 另发给一份药品

59. 在医院调剂室，药士从事的工作主要是
    A. 货架摆药　　　　B. 处方登记
    C. 处方调配　　　　D. 处方核对
    E. 处方发药

60. 审核、评估、核对医师处方人员的专业技术职务必须是
    A. 药师　　　　　　B. 主管药师
    C. 主任药师　　　　D. 副主任药师
    E. 药师以上任职资格

61. 药品调配齐全、核对后书写标签时，需要加贴醒目标记的内容是
    A. 患者姓名　　　　B. 临床诊断
    C. 调配日期　　　　D. 用量和用法
    E. 需要特殊保存药品的条件

62. 为了推行"以提供信息和知识的形式"的药学服务，门诊药房应采用
    A. 平台发药　　　　B. 柜台发药
    C. 小窗口发药　　　D. 大窗口发药
    E. 大窗口或柜台式发药

63. "处方是药品消耗及药品经济收入结账的凭证和原始依据"，这体现的处方意义是具有
    A. 技术性　　　　　B. 稳定性
    C. 经济性　　　　　D. 法律性
    E. 有效性

64. 处方后记不包括
    A. 医生签名　　　　B. 审核签名
    C. 药品金额　　　　D. 药品规格
    E. 发药签名

65. 以下有关"差错的应对措施及处理程序"的叙述中，最重要的是

A. 建立差错处理预案

B. 依照差错处理预案处理

C. 根据差错后果采取救助措施

D. 得到药品差错反映，立即核对相关的处方和药品

E. 患者自己用药不当、请求帮助时，酌情提供指导

66. 医师和药师根据临床需要和医院用药经验整理选定，再经药事管理委员会和医院领导批准的处方称为

A. 固定处方　　　　B. 法定处方

C. 常用处方　　　　D. 协定处方

E. 院内处方

67. 医疗机构按照有关规定，对本机构的药师进行麻醉药品和精神药品使用知识和规范化管理的培训，药师经考核合格后，可取得这两类药品的

A. 使用权　　　　　B. 调剂权

C. 处方权　　　　　D. 调剂资格

E. 处方资格

68. 患者男，70岁。因骨癌疼痛前来医院就诊，医师为其开具了麻醉药物处方。根据《处方管理办法》，对于麻醉药物处方，医疗机构应保存

A. 1年　　　　　　B. 2年

C. 3年　　　　　　D. 4年

E. 5年

69. 患者男，22岁。拿医师所开具的处方到药房取药，药师在发药过程中的做法不适宜的是

A. 核对患者姓名

B. 逐一核对药品与处方的相符性

C. 询问患者与疾病相关的隐私

D. 向患者说明每种药品的服用方法

E. 向患者说明特殊注意事项

70. 某医院新建成，药师小张需要将杂乱的药品在药房中摆放好，他的做法不正确的是

A. 根据药品性质，将药品按规定放置在冷藏、阴凉、干燥处，常温以及避光、冰冻等处分别保存

B. 药品外包装相似者放在同一处

C. 贵重药品单独存放

D. 氯化钾注射液单独放置

E. 麻醉药品、精神药品、毒性药品等分别专柜加锁保存

71. 某药师在发药过程中，错误地将发给患者甲的药物发给了患者乙，针对此种差错，药师需要采取的防范措施不包括

A. 确认患者身份，以确保药品发给相应的患者

B. 多张处方同时调配以减少患者等候时间

C. 贴服药标签时再次与处方逐一核对

D. 对照处方逐一向患者说明每种药物的使用方法

E. 如果核对人发现调配错误，应将药品退回配方人

72. 消化科医师在给胃溃疡患者开具处方时，根据《处方管理办法》，他在处方中可以书写的药物名称为

A. 国际非专利名称

B. 药物的英文名称

C. 药物的英文缩写名称

D. 药物的商品名

E. 药物的通用名

73. 某药厂研发了一种新药，并且给这种药物设计了包装，那么根据《药名说明书和标签管理规定》，此包装中不适宜的是

A. 为了突出药物的商品名，商品名的字号大于通用名

B. 采用竖版标签，通用名在右三分之一范围内

C. 采用横版标签，通用名在上三分之一范围内

D. 字体颜色使用黑色

E. 字体颜色使用白色

74. 某男性哮喘患者，55岁。前来医院就诊，

呼吸科大夫给其开具了沙丁胺醇气雾剂，用法为必要时 1~2 喷，这时他想使用处方缩写词表示"必要时"，下列缩写正确的是

A. Cito!   B. stat!

C. s. o. s.   D. p. r. n.

E. Amp.

75. 某糖尿病患者，女性，60 岁，前来医院就诊。内分泌科大夫给其开具胰岛素处方，用法为皮下注射，如果用处方缩写词来表示"皮下注射"，下列缩写词正确的是

A. i. m.   B. i. d.

C. Co.   D. i. v.

E. i. h.

76. 某张处方中有阿莫西林胶囊这一药品，医生对该药的用法用量是这样缩写的：**0. 5 g tid**，该药的用法用量是

A. 每日 1 次，每次 0. 5 g

B. 每日 2 次，每次 0. 5 g

C. 每日 3 次，每次 0. 5 g

D. 每隔 6 小时 1 次，每次 0. 5 g

E. 每小时 1 次，每次 0. 5 g

77. 某张处方中有对乙酰氨基酚溶液剂这一药品，医生对该药的用法用量是这样缩写的：**5 ml p. r. n.**，药师应向病人交代该药的用法用量是

A. 马上服用 5 ml

B. 每日三次，每次 5 ml

C. 发烧时服用 5 ml

D. 饭后服用 5 ml

E. 睡觉前服用 5 ml

78. 医生为某晚期癌症患者开具了盐酸哌替啶，该药品属于特殊管理药品，医生处方时应该选用的处方颜色是

A. 淡红色   B. 淡黄色

C. 淡绿色   D. 淡蓝色

E. 白色

79. 某处方中阿托品项下，医生对该药的用

法用量是这样缩写的：**0. 1 mg i. m. stat！**，则该药的用法用量是

A. 需要时静脉注射 0. 1 mg

B. 需要时肌内注射 0. 1 mg

C. 立即静脉注射 0. 1 mg

D. 立即肌内注射 0. 1 mg

E. 需要时皮下注射 0. 1 mg

80. 患儿女，出生 27 日，医师书写处方年龄项下应该填写

A. 出生时间   B. 日龄

C. 月龄   D. 体重

E. 身高

81. 某抗感染药外包装上印有阿奇霉素片、希舒美字样，其中阿奇霉素片的单字面积更大，阿奇霉素片是该药品的

A. 通用名   B. 商标名

C. 商品名   D. 专用名

E. 习用名

二、共用题干的单选题

（82~83 题共用题干）

处方书写应当符合各项规则，字迹清楚，不得涂改；如需修改，应当在修改处签名并注明修改日期。药品名称应当规范。

82. 处方开具当日有效。特殊情况下需延长有效期的，由开具处方的医师注明有效期限，但有效期最长不得超过

A. 5 天   B. 4 天

C. 3 天   D. 2 天

E. 1 天

83. 必须限定"一张处方中只能开具一类普通药品"的是

A. 中成药   B. 化学药品

C. 中药饮片   D. 生物制品

E. 中西复方制剂

三、共用备选答案的单选题

（84~85 题共用备选答案）

A. i. d.   B. i. v. gtt.

C. p. o.   D. i. v.

E. i. h.

84. 皮内注射的缩写是

85. 静脉注射的缩写是

（86～88 题共用备选答案）

    A. 冬眠灵   B. 非那根

    C. 心痛定   D. 泼尼松

    E. 必嗽平

86. 硝苯地平又名

87. 抗精神失常药氯丙嗪俗称

88. 糖皮质激素强的松又称

（89～90 题共用备选答案）

    A. bid.   B. tid.

    C. a. c.   D. p. c.

    E. p. m.

89. 在处方书写中，"每天 3 次"的英文缩写为

90. 在处方书写中，"饭后"的英文缩写为

（91～92 题共用备选答案）

    A. INN 名   B. 通用名

    C. 商品名   D. 曾用名

    E. 化学名

91. 法莫替丁为药品的

92. 信法丁为药品的

（93～94 题共用备选答案）

    A. 技术性   B. 稳定性

    C. 经济性   D. 法律性

    E. 有效性

93. "医师具有诊断权和开具处方权，但无调配处方权；药师具有审核、调配处方权，但无诊断和开具处方权"，这体现的处方意义是具有

94. "医师对患者做出明确的诊断后，在安全、有效、经济的原则下开具处方"，这体现的处方意义是具有

（95～97 题共用备选答案）

    A. 一级管理   B. 二级管理

    C. 三级管理   D. 四级管理

    E. 五级管理

95. 麻醉药品和毒性药品原料药的管理是

96. 精神药品、贵重药品及自费药品的管理是

97. 普通药品的管理是

第二节　临床用药的配制

一、单选题

1. 配制液体药物或临床配制输液时，有可能会产生沉淀，其原因不包括

    A. 注射液溶媒组成改变

    B. 电解质盐析作用

    C. pH 改变

    D. 直接反应

    E. 效价下降

2. 关于脂肪乳剂静脉注射液混合的说法中正确的是

    A. 电解质可直接加入脂肪乳剂中

    B. 钙剂与磷酸盐在同一溶液中稀释

    C. 混合液中可根据需要加入其他药物

    D. 加入液体总量应至少 1500 毫升

    E. 脂肪乳剂静脉注射混合液可在常温下放

置数日后再使用

3. 药物不可见配伍变化为

    A. 溶液变色   B. 溶液浑浊

    C. 效价下降   D. 溶液产生沉淀

    E. 产生微粒

4. 在配置肠外营养液时微量元素和电解质应加入

    A. 脂肪乳   B. 水溶性维生素

    C. 脂溶性维生素   D. 葡萄糖溶液

    E. 氨基酸溶液

5. 关于配置肠外营养液注意事项的叙述不正确的是

    A. 混合顺序非常重要。在终混前氨基酸可被加到脂肪乳剂中或葡萄糖中，以

保证氨基酸对乳剂的保护作用

B. 钙剂和磷酸盐应分别加在不同的溶液中稀释，以免发生磷酸钙沉淀

C. 混合液中可以加入其他药物

D. 现配现用，24 小时输完，最多不超过 48 小时

E. 电解质不应直接加入脂肪乳剂中

6. 在配置肠外营养液时，Ca^{2+} 浓度应控制在

　　A. 小于 1.7 mmol/L

　　B. 大于 1.7 mmol/L

　　C. 小于 3.4 mmol/L

　　D. 大于 3.4 mmol/L

　　E. 小于 5.1 mmol/L

7. 注射剂配伍中属于可见的配伍变化为

　　A. 溶液浑浊和水解反应

　　B. 溶液结晶和效价变化

　　C. 溶液沉淀和结晶

　　D. 溶液变色和发生聚合反应

　　E. 溶液效价下降和出现浑浊

8. 注射剂配伍中属于不可见的配伍变化为

　　A. 浑浊　　　　　　B. 沉淀

　　C. 结晶　　　　　　D. 变色

　　E. 水解

9. 5%的硫喷妥钠 10 ml 加入 5%葡萄糖注射液 500 ml 中产生沉淀，主要是因为

　　A. 注射液溶媒组成改变

　　B. 电解质盐析作用

　　C. pH 改变

　　D. 直接反应

　　E. 水解反应

10. 普鲁卡因与氯丙嗪配伍出现沉淀，主要是因为

　　A. 注射液溶媒组成改变

　　B. 电解质盐析作用

　　C. pH 改变

　　D. 直接反应

　　E. 水解反应

11. 头孢菌素与 Ca^{2+} 配伍出现沉淀，主要是

因为

　　A. 注射液溶媒组成改变

　　B. 电解质盐析作用

　　C. pH 改变

　　D. 直接反应

　　E. 水解反应

12. 配制肠外营养制剂过程中，最重要的影响因素是

　　A. 混合顺序　　　　B. 混合时间

　　C. 储存时间　　　　D. 混合容器

　　E. 配制容量

13. 肠外营养液中脂肪乳剂的颗粒容易变化，最主要的影响因素是

　　A. pH　　　　　　　B. 氨基酸

　　C. 葡萄糖　　　　　D. 二价金属离子

　　E. 一价金属离子

14. 肠内营养制剂中最重要的营养成分是

　　A. 碳水化合物　　　B. 必需矿物质

　　C. 多种维生素　　　D. 氮源成分

　　E. 脂肪成分

15. 调配肠内营养制剂的最适宜分散媒是

　　A. 开水

　　B. 凉开水

　　C. 新制蒸馏水

　　D. 37～45℃的温开水

　　E. 30～40℃的温开水

16. 配制的肠外营养液可以短时间内冷处保存，但是至输注完的时间必须限制在

　　A. 48 小时内　　　　B. 40 小时内

　　C. 36 小时内　　　　D. 30 小时内

　　E. 24 小时内

17. 临床给予肠内营养的可行性主要决定于患者

　　A. 摄食量不足

　　B. 胃肠道功能允许

　　C. 原发疾病诊治需要

　　D. 不能或不愿经口摄食

　　E. 胃肠道功能允许而又可耐受

18. 以下使用肠外营养制剂的注意事项中，最重要的是
    A. 最好现配现用
    B. 宜在 18 ~ 20 小时输完
    C. 使用 PVC 袋时应避光
    D. 不能立即应用时应该冷藏保存
    E. 输注时不能在 Y 形管中加入其他药物

19. 乳酸根离子可加速氨苄西林的水解，此反应可使氨苄西林产生
    A. 沉淀   B. 变色
    C. 结晶   D. 效价下降
    E. 电解质盐析

20. 为了保证注射液配伍组合后输注全过程中的有效性和安全性，所采取的措施不包括
    A. 注射液配伍组合后应进行灯检
    B. 在滴注过程中要巡回观察配伍组合瓶内是否产生迟发型可见配伍反应
    C. 注射液配伍后应尽快应用
    D. 注射液配伍稳定性试验必须按照临床组合浓度进行
    E. 注射液配伍操作应在洁净空气 1 万级环境条件下进行

21. 某药师在配制肠外营养液时，发现配制好的脂肪乳剂出现分层现象，为了保证脂肪乳剂的稳定性，下列说法不正确的是
    A. 混合顺序非常重要
    B. 钙剂和磷酸盐可以同时混合在葡萄糖溶液中
    C. 电解质不应直接加入脂肪乳剂中
    D. 一般控制一价阳离子浓度小于 150 mmol/L
    E. 现配现用，24 小时输完，最多不超过

48 小时

22. 临床某医生想将 A 药混入 B 药中给予患者注射，但是不清楚这样做是否可以，特向药剂科咨询。以下药师关于药物配伍稳定性的叙述不正确的是
    A. 多种药物混合注射，由于各药物间的物理、化学等相互作用等原因，可影响医疗质量
    B. 可见的配伍变化，在混合后仔细观察，大多数是可以避免的
    C. 不可见的配伍变化潜在地影响药物对人体的安全性和有效性
    D. 药物的配伍变化均为立即反应，所以配伍后可及时观察到药物的可见配伍变化
    E. 注射液溶媒组成改变后，药物可能会生成沉淀

23. 药库人员将 1%（W/V）氨苄西林的储备液放置在了药库的规定位置，放置期间除发生变色、溶液黏稠外，还能形成沉淀，这主要是由于发生了
    A. 效价变化   B. 聚合反应
    C. pH 改变   D. 直接反应
    E. 水解反应

二、共用备选答案的单选题
（24 ~ 25 题共用备选答案）
    A. pH 的改变   B. 溶剂改变
    C. 直接反应   D. 离子反应
    E. 混合顺序不当

24. 乳酸钠能加速氨苄西林水解的原因是

25. 5% 硫喷妥钠 10 ml 加入 5% 葡萄糖注射液 500 ml 中产生沉淀的原因是

第三节　药品的仓储与保管

一、单选题

1. 药品的有效期是直接反映
    A. 药品内在质量的指标

    B. 药品内在质量的一个重要指标
    C. 稳定药品的质量指标
    D. 稳定药品内在质量的指标

E. 稳定药品内在质量的一个重要指标

2. 某药品的有效期是 2018 年 10 月 15 日

A. 本品自 2018 年 10 月 14 日起不得使用

B. 本品自 2018 年 10 月 15 日起不得使用

C. 本品自 2018 年 10 月 16 日起不得使用

D. 本品自 2018 年 11 月 1 日起不得使用

E. 本品自 2019 年 1 月 1 日起不得使用

3. 以下贮存药物方法中正确的是

A. 撕掉药瓶外的标签

B. 冷藏保存时放入冷冻室

C. 将药品放在浴室的药品柜中

D. 丢弃过期药品

E. 将药品放在儿童易拿到的地方

4. 以下对药品贮藏的叙述正确的是

A. 所有药品都可以贮藏在一起

B. 药品的养护不需要按照质量标准"贮藏"项下规定的条件分类储存

C. 对每一种药品的贮藏不需考虑温湿度要求,可直接保存在常温库内

D. 对每一种药品的贮藏不需考虑遇光变质的问题

E. 对每一种药品,应根据其贮藏温湿度要求,分别储存于冷库、阴凉库或常温库内

5. 药品贮藏各库房的相对湿度应保持在

A. 45% ~60% 之间

B. 35% ~75% 之间

C. 60% ~75% 之间

D. 50% ~75% 之间

E. 55% ~75% 之间

6. 药品的性状是外观检查的重要内容,最经常检查的药品性状是

A. 形态、颜色、味、嗅、溶解度等

B. 形态、颜色、嗅、溶解度等

C. 形态、颜色、味、溶解度等

D. 形态、味、嗅、溶解度等

E. 颜色、味、嗅、溶解度等

7. "某药品在阴凉处贮存"所指环境的温度是

A. 0 ~4℃　　　　B. 2 ~10℃

C. 10 ~20℃　　　D. 不超过20℃

E. 10 ~30℃

8. 关于对药品有效期的管理叙述不正确的是

A. 应有计划地采购药品,以免积压或缺货

B. 验收时检查有效期,并按有效期先后在账目上或计算机管理账目中登记

C. 加强有效期药品的管理是保证用药安全、有效的重要条件,且不可忽视

D. 需要定期检查有效期,但不需按有效期先后及时调整货位

E. 库房人员要勤检查,一般有效期药品在到期前 2 个月,要向药剂科主任提出报告

9. 药品库房内照明灯具垂直下方与货垛的水平距离不小于

A. 10 cm　　　　B. 50 cm

C. 100 cm　　　D. 150 cm

E. 200 cm

10. 下列关于医疗用毒性药品的叙述中,正确的是

A. 医疗用毒性药品就是毒品

B. 医疗用毒性药品不能随意销毁

C. 医疗用毒性药品可存放于普通仓库

D. 医疗用毒性药品可以随意买卖

E. 医疗用毒性药品应拆开内包装检查验收

11. 药品码垛时,垛与地面的间距应

A. ≥5 厘米　　　B. ≥10 厘米

C. ≥15 厘米　　　D. ≥20 厘米

E. ≥25 厘米

12. 药品入库后的储存管理办法是

A. 分类管理

B. 分区分类

C. 分剂型

D. 分区分类,货位编号

E. 分时段分种类

13. 下述"有效期药品管理"的基本原则中，最正确的是

A. 有效期内的药品不会失效

B. 超过有效期的药品不得使用

C. 在有效期内使用药品一定安全

D. 在有效期内使用药品一定有效

E. 超过有效期的药品也可能有效

14. 某药品批号为 990504，有效期 3 年，一般情况下，由该药品批号可知

A. 本品为 99 年 4 月生产

B. 本品为 99 年第 5 批生产

C. 本品为 99 年第 4 批生产

D. 本品可使用到 2002 年 5 月 3 日为止

E. 本品可使用到 2002 年 5 月 4 日为止

15. 验收记录必须妥善保存，应保存

A. 不少于 3 年

B. 不少于 4 年

C. 至超过药品有效期 1 年

D. 至超过药品有效期 3 年

E. 至超过药品有效期 1 年，但不少于 3 年

16. "某药品在普通库贮存"所指环境的温度是

A. 0~4℃   B. 2~10℃

C. 10~20℃   D. 0~30℃

E. 不超过 20℃、遮光

17. 生物制品、血液制品、基因药物及化学性质不稳定药品应该存放在

A. 专用库   B. 阴凉库

C. 冷藏库   D. 普通库

E. 危险品库

18. 容易受温度影响的药品应该存放在

A. 冷藏库   B. 阴凉库

C. 普通库   D. 专用库

E. 危险品库

19. 一般情况下，养护人员进行循环养护药品检查的周期是

A. 按月进行   B. 按季进行

C. 按双月进行   D. 按双季进行

E. 按双周进行

20. 药品出库复核时发现一些情况需要暂停发货，其中不应该包括

A. 外包装出现破损

B. 超过药品有效期

C. 包装内有异常响动

D. 拆零药品是拼箱包装

E. 药品标签上的文字模糊

21. 外观性状为粉红色澄明注射剂的药物制剂是

A. 果糖注射剂

B. 门冬氨酸钾镁注射剂

C. 红花黄色素氯化钠注射剂

D. 盐酸吗啡注射剂

E. 维生素 B_{12} 注射剂

22. 维生素 C 注射剂在正常情况下的颜色和性状是

A. 无色澄明液体

B. 红色浑浊液体

C. 棕色澄明液体

D. 黄色澄明液体

E. 无色浑浊液体

23. 药品入库后堆码的原则是

A. 先进先出，易变先出

B. 先进先出，近期先出

C. 先进先出，近期先出，易变先出

D. 易变先出，近期先出

E. 合格先出，待检后出

24. 为实施"有效管理和使用效期药品"，以下工作程序中最有效的是

A. 近期先用

B. 货位卡注明效期与数量

C. 发药时先取效期较早的药品

D. 药品到效期前 2 个月向科主任提出报告

E. 每购进新货，立即按效期先后调整位置

25. 药品入库验收的程序不包括
   A. 送货
   B. 收货
   C. 验收
   D. 货物入库交接
   E. 货物入库登记

26. "药品购进记录"是保障药品质量的重要档案资料，绝不能
   A. 及时、详尽
   B. 详尽、准确
   C. 真实、详尽
   D. 及时、准确
   E. 缺失、疏漏

27. 以下对过期药品的处置方式中，不正确的是
   A. 一律不得再调配
   B. 一律不得再使用
   C. 及时进行报废处理
   D. 质量复检如合格再继续使用
   E. 上报核查后存放入不合格药品库

28. 养护人员对药品库房的温湿度进行监测的时间是
   A. 每日上午
   B. 每日下午
   C. 上午9：00
   D. 下午3：00
   E. 每日上午9：00、下午3：00各1次

29. 一般情况下，养护人员对"重点养护品种"进行循环养护检查的周期是
   A. 按月进行
   B. 按双月进行
   C. 按季进行
   D. 按双季进行
   E. 按双周进行

30. 养护人员检查中发现药品质量问题，应立即悬挂明显的
   A. 红色标志牌
   B. 警示标志牌
   C. "不合格"标志牌
   D. "不合格"黄色标志牌
   E. "暂停发货"黄色标志牌

31. 医疗机构实行药品集中招标采购制，采购周期原则上不少于
   A. 3个月
   B. 6个月
   C. 9个月
   D. 12个月
   E. 18个月

32. 以下表述的"药品入库验收内容"中，不正确的是
   A. 数量清点
   B. 外包装检查
   C. 内包装检查
   D. 药品常规质量检查
   E. 每一最小销售单元质量检查

33. 药品剂型特征是其质量的重要表征，下列表明片剂有质量问题的是
   A. 完整
   B. 大小均一
   C. 硬度适宜
   D. 包衣颜色均一
   E. 个别包衣有裂隙

34. 对药物影响最大的环境因素是空气，空气中影响最大的成分是
   A. 尘埃
   B. 氧气
   C. 微生物
   D. 二氧化碳
   E. 氧气及二氧化碳

35. 为了保证注射用水的质量，有效的储存条件是密封保存在
   A. 75℃以上
   B. 80℃以上
   C. 85℃以上
   D. 90℃以上
   E. 95℃以上

36. 以下关于毒性药品的采购说法正确的是
   A. 毒性药品只可由医院随意采购
   B. 根据临床诊断治疗需要编制医疗用毒性药品月需求计划
   C. 毒性药品的采购须报经上一级卫生行政管理部门批准
   D. 毒性药品的采购须报经省级公安局毒品管理部门批准
   E. 毒性药品的采购须凭管理部门发给的购买卡到指定的供应单位购买

37. 下列药品中可以与软膏剂同区存放的是
   A. 搽剂
   B. 针剂
   C. 放射性药品
   D. 毒性药品
   E. 麻醉药品

38. 下列关于分区、分类管理说法不正确的是

A. 药品常按照药品的剂型不同而采取同类集中存放的办法保管

B. 所谓分区，是指按照仓储药品的自然属性、养护措施及消防方法对库房进行划分

C. 根据分类要求，可将药品库房分为普通库、阴凉库、冷藏库、麻醉药品库、毒品库和危险品库

D. 实行分区分类管理可以有利于保管员掌握药品进出库的规律

E. 实行分区分类管理有利于缩短药品收发作业时间

39. 关于药品保管的说法不正确的是

A. 药品在保管中应遵循先进先出、近期先出、易变先出的原则

B. 药品入库后应按生产批号堆码

C. 药品出库时应按入库先后出库

D. 有效期药品应挂明显标志

E. 对接近有效期限的药品应注意相互调剂使用，避免过期而造成浪费

40. 以下关于毒性药品的验收与保管说法正确的是

A. 一般可根据检验报告书或产品合格证验收

B. 验收时应拆开内包装查看

C. 应存放于贵重药品库

D. 验收应由专人进行并由领导签字

E. 如发现账目问题应立即报上一级医药主管部门及公安部门及时查处

41. 因配方需要将药品倒入磨口塞玻璃瓶中使用时，再次补充药品时应该

A. 在用完前直接加入新药品

B. 取出剩余药品与新补充的药品混合均匀后再倒入

C. 取出剩余药品，倒入新补充的药品后再倒入剩余药品

D. 将瓶中药品用完后再补充，或取出剩余药品另外包开先用

E. 必须将瓶中药品全部用完后才能补充

新药品

42. 药品入库后堆码的原则是

A. 按失效期堆码

B. 按生产厂家堆码

C. 按有效期堆码

D. 按生产批号堆码

E. 按出厂日期堆码

43. 药品"性状"有一定的鉴别意义，以下药品以"味酸"可识别的是

A. 山梨醇　　　　　B. 氯霉素

C. 葡萄糖　　　　　D. 阿司匹林

E. 对乙酰氨基酚

44. 患者女，66 岁。因上呼吸道感染前来医院就诊，医师为其开具了头孢克洛胶囊。患者拿到药物后，发现药盒上标明批号为 090514，有效期为 3 年，则表明药品可使用到

A. 2012 年 5 月 14 日

B. 2012 年 5 月 13 日

C. 2012 年 5 月 15 日

D. 2012 年 5 月

E. 2012 年 6 月

45. 患者男，40 岁。到药房取了一盒二甲双胍，看见药盒上表示的有效期是 2011 年 10 月 15 日，他向药师咨询此盒药物从何时不能使用，药师的回答正确的是

A. 2011 年 10 月 15 日起不能使用

B. 2011 年 10 月 16 日起不能使用

C. 2011 年 10 月 14 日起不能使用

D. 2011 年 10 月 30 日起不能使用

E. 2011 年 11 月 1 日起不能使用

46. 患者女，76 岁。因为高血压来医院看医生，医生给她开具了硝苯地平缓释片，张大妈想了解这盒药物在家中如何储存，于是来到药剂科咨询窗口咨询药师，药师对药品储存的叙述不正确的是

A. 所有药物都应保存在原始包装中

B. 不要将药瓶外的标签撕掉

C. 对大多数药物而言，在室温中避免阳

光直射的情况下可安全保存

D. 药物标签上如注明"冷藏保存",则意味着可将药物放入冷冻室

E. 所有药瓶都必须放在儿童不易拿到的地方存放

二、共用备选答案的单选题

（47～49题共用备选答案）

A. 20℃以下

B. 避光并不超过20℃

C. 2～10℃

D. 用不透光的容器包装

E. 不低于0℃

47. 关于药物贮存的条件，凉暗处是指

48. 关于药物贮存的条件，冷处是指

49. 关于药物贮存的条件，防冻是指

（50～52题共用备选答案）

A. 待验品

B. 过期品

C. 合格品

D. 残次品

E. 不合格品

50. 药品储存实行色标管理时，挂绿色色标的是

51. 药品储存实行色标管理时，挂红色色标的是

52. 药品储存实行色标管理时，挂黄色色标的是

（53～55题共用备选答案）

A. 麻醉药品

B. 精神药品

C. 毒性药品

D. 贵重药品

E. 放射性药品

53. 吗啡属于

54. 地西泮属于

55. 碘（^{131}I）属于

第四节　医院制剂

单选题

1. "盐酸四环素加入碳酸氢钠输液中发生配伍变化"的原因是

A. 混合顺序与配伍量不合适

B. 葡萄糖输液缓冲容量大

C. pH 范围差别较大

D. 溶剂性质改变

E. 直接反应

2. 配制含有少量挥发油、酊剂、流浸膏的散剂，通常采用的是

A. 搅拌混合法

B. 过筛混合法

C. 等量递加法

D. 吸收剂法

E. 套色法

3. 实施两种密度差别较大的物料混合时，最佳的操作程序是

A. 先加入密度大的物料

B. 先加入密度小的物料

C. 采用等量递加法

D. 采用研磨混合法

E. 采用套色法

4. 配制"10倍散"或"100倍散"，应该采用的方法是

A. 搅拌混合法

B. 过筛混合法

C. 等量递加法

D. 吸收法

E. 套色法

5. 在检验室，常用的架盘天平的称量限度为

A. 100 g

B. 200 g

C. 300 g

D. 400 g

E. 500 g

6. 定量分析中的试样和基准物质称量大都用

A. 减量法

B. 定量法

C. 增量法

D. 恒量法

E. 按天平去皮键清零法

7. 称量易挥发和具有腐蚀性的物品时，最适宜的盛器是

A. 表面皿

B. 锥形瓶

C. 称量瓶

D. 坩埚

E. 烧杯

8. 在制药工作区，≥5 μm 动态悬浮粒子最大允许数为 1 个/m³ 的洁净度是

A. A 级　　　　　B. B 级

C. C 级　　　　　D. D 级

E. Q 级

9. 下述不适宜用作气体灭菌法的化学杀菌剂是

A. 甲醛　　　　　B. 丙二醇

C. 苯扎溴铵　　　D. 过氧化氢

E. 环氧乙烷

10. 以下读取、量取试液的"量器刻度"的方式中，最正确的是

A. 液体凹面最低处

B. 深色液体的表面

C. 透明液体的表面

D. 不透明液体的表面

E. 透明液体的凹面最低处

11. 一般情况下，扭力天平的称量限度为

A. 100 g　　　　　B. 50 g

C. 20 g　　　　　D. 10 g

E. 5 g

12. 下列几项称重操作中，正确的是

A. 被称物放右盘

B. 砝码放在左盘

C. 砝码放在右盘

D. 被称物量小于天平的分度值

E. 被称物量大于天平的称量限度

13. 以下灭菌法中，不适宜含氯的药品或物品灭菌的是

A. 湿热灭菌法

B. 热压灭菌法

C. 紫外线灭菌法

D. 环氧乙烷灭菌

E. 75% 乙醇表面灭菌

14. 在制药用水中，细菌内毒素试验合格、作为配制注射剂的溶剂称为

A. 原水　　　　　B. 纯化水

C. 蒸馏水　　　　D. 注射用水

E. 灭菌注射用水

第五节　药品检验基本技术

一、单选题

1. "新购置的玻璃器皿应先在 2% 盐酸溶液浸泡"以便清洗，因为器皿表面残留

A. 尘埃　　　　　B. 沙粒

C. 游离碱　　　　D. 微生物

E. 润滑油

2. 标定法制备不能采用直接法配制的标准溶液，称量基准物质须称准至小数点后

A. 5 位有效数字

B. 4 位有效数字

C. 3 位有效数字

D. 2 位有效数字

E. 1 位有效数字

3. 使用酸度计测定药品 pH，要求配制标准缓冲液或溶解供试品水的 pH 应为

A. 4.5 ~ 6.0　　　B. 4.5 ~ 6.5

C. 5.0 ~ 7.0　　　D. 5.5 ~ 7.0

E. 5.5 ~ 7.5

4. 为除去新购置玻璃器皿表面的游离碱，浸泡法常用的洗涤液是

A. 0.1% 盐酸溶液

B. 0.2% 硫酸溶液

C. 1% 盐酸溶液

D. 2% 盐酸溶液

E. 2% 硫酸溶液

5. 容量瓶用于配制准确体积的溶液，为防止漏液，使用非标准的磨口塞必须

A. 保持严密　　　B. 保持原配

C. 保持洁净　　　D. 保持润滑

E. 保持完整

6. 以下量器中，不属于量出式液体量器的是

A. 量杯   B. 吸量管

C. 滴定管   D. 容量瓶

E. 移液管

7. 使用滴定管等量出式量器前，必须对量器进行预处理，即

A. 用欲量取的试液充分湿润

B. 仔细检查

C. 清洗干净

D. 充分湿润

E. 干燥灭菌

8. 配制的试液应装在适宜的试剂瓶中储存，最应该保存在棕色玻璃瓶中的是

A. 硫酸   B. 磷酸盐

C. 硝酸盐   D. 氢氧化钠

E. 高锰酸钾

9. 标定氢氧化钠滴定液，所需要的基准物质是

A. 邻苯二甲酸氢钾

B. 磷酸二氢钾

C. 无水碳酸钠

D. 高锰酸钾

E. 草酸钠

10. 碘量滴定法的主要理论基础是

A. 氧化反应

B. 取代反应

C. 还原反应

D. 络合反应

E. 碘的氧化性或碘离子的还原性

11. 为确保量取试液体积的准确性，应该保持所用量器与试液

A. 温度一致

B. 规格一致

C. 精密度一致

D. 存放地方一致

E. 准备时间一致

12. 玻璃器皿洗涤洁净程度的检验标准是

A. 水在器壁分布均匀

B. 水在器皿中均匀分布

C. 水呈一薄层而不出现水珠

D. 残留在内壁的水能均匀分布

E. 残留在内壁的水呈一薄层而不出现水珠

13. 以下药品中，所配制的试液最应该保存在聚乙烯塑料瓶中的是

A. 盐酸   B. 硝酸银

C. 碘化钾   D. 氢氧化钠

E. 高锰酸钾

14. 标定氢氧化钠滴定液的指示剂是

A. 淀粉溶液   B. 高锰酸钾

C. 甲基红   D. 草酸钠

E. 酚酞

15. 对批量药品原料药进行质量检验，取样数目与制剂成品不同。对原料药"每件取样"适用于货（批）件

A. ≤5   B. ≤4

C. ≤3   D. ≤2

E. ≤1

16. 以下常用的滴定液中，需要无水碳酸钠作为基准物质的是

A. 碘   B. 盐酸

C. 氢氧化钠   D. 高锰酸钾

E. 硫代硫酸钠

二、共用题干的单选题

（17~19 题共用题干）

液体量器：量入式量器用来测量注入量器的液体体积，量出式量器用来测量从其内部排出的液体体积。

17. 属于量入式液体量器的是

A. 量筒   B. 容量瓶

C. 滴定管   D. 移液管

E. 吸量管

18. 不属于量出式液体量器的是

A. 量杯   B. 吸量管

C. 滴定管   D. 移液管

E. 具塞量筒

19. 移液管必须规范使用与存放，确保

　　A. 不被污染　　　　B. 不被堵塞

　　C. 上端平整　　　　D. 尖端完整

　　E. 上端和尖端不被磕破

第六节　药物信息咨询服务

单选题

1. 药物信息归类划分的过程是

　　A. 由下而上　　　　B. 由大到小

　　C. 由部分到整体　　D. 由特殊到一般

　　E. 由总论到专论

2. 年鉴是

　　A. 原始文献　　　　B. 一次文献

　　C. 二次文献　　　　D. 三次文献

　　E. 零次情报

3. 数据手册是

　　A. 原始文献　　　　B. 一次文献

　　C. 二次文献　　　　D. 三次文献

　　E. 零次情报

4. 发表在期刊上的论文属于

　　A. 摘要　　　　　　B. 一次文献

　　C. 二次文献　　　　D. 三次文献

　　E. 零次情报

5. 药物信息咨询服务的第一步是

　　A. 明确问题　　　　B. 问题归类

　　C. 查阅文献　　　　D. 回答提问

　　E. 随访咨询者

6. 就下述用药咨询内容而言，护士最需要的内容是

　　A. 输液滴注速度

　　B. 血药浓度监测

　　C. 抗菌药物的配伍变化

　　D. 输液中药物的稳定性

　　E. 注射药物的剂量、用法

7. 以下提供给患者的信息中，归属"正确贮存药品"信息的是

　　A. 硝酸甘油不能放冰箱中

　　B. 正在使用的药物配伍不当

　　C. 使用的药品用法用量复杂

　　D. 识别包装标识物不清晰的药品

　　E. 所用药品近期发现严重不良反应

8. 护士应该知道以下注射剂中，因为"分解失效"而不宜用葡萄糖注射液溶解的是

　　A. 阿昔洛韦　　　　B. 头孢菌素

　　C. 依托泊苷　　　　D. 苯妥英钠

　　E. 青霉素

9. 护士应该获得的信息是：临床应用氯化钾，最重要的绝对禁忌是

　　A. 口服给药　　　　B. 连续给药

　　C. 注射给药　　　　D. 静脉滴注给药

　　E. 直接静脉注射

10. 不允许使用氯化钠注射液溶解的抗癌药粉针剂为

　　A. 奥沙利铂　　　　B. 表阿霉素

　　C. 环胞苷　　　　　D. 门冬酰胺酶

　　E. 羟基喜树碱

11. 根据《中华人民共和国药品管理法》规定，医疗机构有责任向患者提供所用药品的

　　A. 批准文号　　　　B. 说明书

　　C. 所含成分　　　　D. 价格清单

　　E. 批号

12. 关于药学信息的说法中正确的是

　　A. 护士不是药物信息的主要使用者

　　B. 药物信息是医药专业人员的专用品

　　C. 患者也是药学信息的利用者

　　D. 医生对药品的意见是客观、公正的

　　E. 药品生产厂家对药品的意见是完整、客观的

13. 药学信息服务的最终目标是

　　A. 防止药源性疾病

　　B. 减轻病人症状

C. 治愈病人疾病

D. 维护病人身体和心理健康

E. 提高用药经济性

14. 关于合理用药说法中正确的是

A. 合理用药是单纯的技术问题

B. 合理用药可以通过行政手段硬性规定而奏效

C. 经济性不是合理用药的内容

D. 药学信息服务有利于营造促进合理用药的良好氛围

E. 合理用药不能减少医疗卫生资源的浪费

15. 用药咨询不包括的内容是

A. 参与药物治疗方案的设计

B. 提供关于药品使用、贮存、运输、携

带包装方便性的信息

C. 为医师提供新药信息

D. 为护士提示常用注射药物的适宜溶媒、溶解或稀释的容积、浓度和滴速等

E. 为患者提供药品

16. 患者男，37 岁。被诊断为结核后，采取口服异烟肼、利福平等四联药物抗结核治疗，由于很多食物可以影响异烟肼的作用，于是该患者向药师咨询。药师告知他下列食物中不可以服用的是

A. 海鱼　　　　　　B. 绿叶蔬菜

C. 猪肉　　　　　　D. 大米

E. 面粉

第七节　用药指导

一、单选题

1. 下列有关药物的使用方法叙述正确的是

A. 肠溶胶囊可以将胶囊拆开服用

B. 缓释片剂可以鼻饲给药

C. 泡腾片剂可以直接服用或口含

D. 渗透泵片可以嚼服

E. 透皮贴剂不宜贴在皮肤的褶皱处、四肢下端或紧身衣服下

2. 考来烯胺粉状制剂口服的正确方法是

A. 可以直接吞服

B. 可倒入舌下后直接吞服

C. 用少量液体润湿后吞服

D. 用适宜液体混合完全后再吞服

E. 用大量液体混合均匀后再服用

3. 关于滴眼剂和眼膏剂的使用方法叙述不正确的是

A. 使用之前需先洗干净手

B. 滴入眼药水后应用一个手指轻轻按压鼻侧眼角 1 ~ 2 分钟

C. 使用眼膏剂的时候，应挤出一定量眼膏使成线状，滴入眼睑

D. 在重新将滴眼瓶放回前应冲洗或擦拭干净

E. 一定要保证所用的药水或软膏是眼用制剂

4. 下列关于滴眼剂的使用叙述不正确的是

A. 不要使用过期药物

B. 使用前要查对标签或包装上的有效期

C. 滴眼药水时，将滴眼瓶接近眼睑，可以触及，挤出规定量的药液

D. 滴眼液颜色发生变化后一定不要继续使用

E. 一旦出现购买时没有的颗粒物应弃用

5. 关于滴鼻剂的使用叙述不正确的是

A. 使用前最好先擤出鼻涕

B. 滴鼻时，滴瓶可以接触鼻黏膜

C. 滴鼻时，头后倾，向鼻中滴入规定数量的药液

D. 除非依照医嘱，否则连续使用滴鼻剂不应超过 2 ~ 3 天

E. 用同一容器给药时间不要多于 1 个星期

6. 关于局部用软膏和霜剂的叙述不正确的是

A. 大部分局部用药膏和乳剂只有局部功效

B. 应尽可能在皮肤上涂薄的一层药物

C. 含类固醇的药膏和乳剂即使在少量使用时也会产生毒副作用

D. 在涂药前，将皮肤清洗、擦干后再按说明涂药

E. 涂药后，轻轻按摩给药部位使药物进入皮肤

7. 下列有关药物剂型使用的叙述不正确的是

A. 滴丸剂多用于病情急重者，如冠心病、心绞痛等

B. 滴丸剂在保存中不宜受热

C. 泡腾片剂可迅速崩解和释放药物

D. 泡腾片剂宜用凉开水或温水浸泡，待完全溶解或气泡消失后再饮用

E. 泡腾片剂可以直接服用或口含

8. 关于直肠栓剂叙述不正确的是

A. 直肠栓剂可以用来释放各种类型药物

B. 在炎热的天气下，栓剂会变软而不易使用

C. 栓剂变软后，则不能再继续使用

D. 无论因何原因使用直肠栓剂，都应用同一方式插入

E. 如果插入直肠栓时有困难或是有疼痛感，可将栓剂上涂一层薄的凡士林或矿物油

9. 关于局部用气雾剂的叙述正确的是

A. 所有药物都可制成局部用气雾剂

B. 对同种药物来说，气雾剂通常较乳剂或软膏剂费用低

C. 气雾剂更适用于身体较为柔嫩或多毛发的区域

D. 气雾剂不能用于灼烧或皮疹部位

E. 使用气雾剂时，将药罐拿于皮肤上15～20 cm高处，按下喷嘴几秒钟后释放

10. 关于使用舌下片剂叙述正确的是

A. 舌下片剂可以用水吞服

B. 舌下片剂中的药物通过口腔黏膜吸收

进入血液，与胃肠道被吸收的药物相比，吸收一致

C. 服用硝酸甘油舌下片剂5分钟后，如果嘴中仍有苦味，表明药物质量有问题

D. 使用舌下片剂5分钟内不要饮水

E. 使用舌下片剂，在药物溶解过程中可以吸烟、进食或嚼口香糖

11. 关于透皮吸收贴膜剂叙述正确的是

A. 透皮贴膜剂释放药物迅速，可用于疾病的急救

B. 应选择一个进行剧烈运动的部位，如腿部、上臂等使用

C. 为使疗效最好，每次应将透皮贴膜剂贴于身体同一部位

D. 使用贴膜剂时可洗澡或淋浴

E. 贴膜剂部位如出现红肿或刺激，可自行将贴膜剂撕掉或采取其他处理措施

12. 连续使用滴鼻剂时一般不要超过

A. 3 天   B. 5 天

C. 7 天   D. 10 天

E. 14 天

13. 滴鼻剂滴鼻时头部应

A. 向左倾斜5～10秒

B. 向右倾斜5～10秒

C. 向前倾斜5～10秒

D. 向后倾斜5～10秒

E. 保持不动

14. 液体药物使用时要注意

A. 不要把液体药物倒在手中

B. 打开装有液体的药瓶时开口紧靠自己

C. 液体药物只能外用

D. 皮肤用药液应倒在大块棉花上

E. 把棉棒浸入外用药液瓶中以吸收液体

15. 硝酸甘油舌下片的正确服用方法是

A. 整个咽下

B. 研碎后服下

C. 舌下含服

D. 与牛奶混匀后一起服下

E. 与可乐混匀后一起服下

16. 以下关于药品使用方法的叙述中，正确的是

A. 混悬剂直接服用

B. 口服硝酸甘油片剂

C. 直接吞服考来烯胺药粉

D. 使用喷鼻剂时头部不要后倾

E. 局部涂抹软膏时尽量涂厚一些

17. 关于透皮吸收的贴膜剂叙述不正确的是

A. 透皮吸收贴膜剂可使药物可控地、连续地释放，便于使用

B. 应将透皮吸收的贴膜剂用于无毛发的或是刮净毛发的皮肤

C. 为使疗效最好、刺激最小，应每次将贴膜剂贴于身体的相同部位

D. 如果发现贴膜剂的给药部位出现红肿或刺激，可向医生咨询

E. 贴膜剂应贴在一个不进行剧烈运动的部位，例如胸部或上臂

18. 以下有关使用滴耳剂的叙述中，对患者最有指导性的是

A. 一定要滴入外耳道

B. 如果耳聋或耳道不通，不宜应用

C. 注意不要将滴管触及耳道的壁或边缘

D. 将头侧向一边，患耳朝上，滴入药物

E. 连续用药 3 日，患耳仍然疼痛，应停用，并及时去医院就诊

19. 阿莫西林胶囊的正确服用方法是

A. 研碎后服下

B. 整个咽下

C. 将胶囊打开后吞下其内容干粉

D. 舌下含服

E. 用开水融化后喝下其混悬液

20. 用药指导的内容一般不包括

A. 注意事项　　　B. 药品价格

C. 服药时间　　　D. 疗程

E. 潜在的不良反应

21. 某肿瘤患者，女性，68 岁。由于疼痛难

忍前来医院就诊，医生为其开具了芬太尼透皮贴剂，患者向药师咨询该贴剂的用法，药师对透皮贴剂的叙述不正确的是

A. 透皮贴剂可使药物可控的、连续地释放，便于使用

B. 应用于无毛发的或是刮净毛发的皮肤

C. 为使疗效最好、刺激最小，每次应将贴剂贴于身体相同的部位

D. 如贴剂效力已尽，应更换一张新的贴剂以保持给药的连续性

E. 如出现给药部位红肿或刺激，可向医生咨询

二、共用题干的单选题

（22～24 题共用题干）

用药指导的内容涉及用药注意事项、禁忌证、用药的适当方式、时间和疗程、潜在的不良反应及个体给药差异等。

22. 药物"与牛奶同服"可避免或减轻用药后轻微的不良反应，例如

A. 口干

B. 便秘

C. 轻度心悸

D. 胃部不适感

E. 鼻与喉咙干

23. 用药后，如果发生下列不良反应，则最应该及时就诊的是

A. 便秘

B. 水肿

C. 血压升高

D. 鼻腔呼吸不畅

E. 眼部出现病变

24. 用药后，需要定期检查或细心观察的不良反应是

A. 肝、肾功能　　　B. 胃肠反应

C. 血压升高　　　　D. 血糖变化

E. 皮肤反应

第八节　治疗药物监测

单选题

1. 血药浓度测定取得异常结果时

A. 不出测定结果报告

B. 将异常值修改为正常值

C. 将该结果舍去

D. 结合具体情况分析出现异常的原因

E. 无法出测定结果报告

2. 具有非线性药动学特征的药物是

A. 利多卡因　　　B. 庆大霉素

C. 苯妥英钠　　　D. 卡马西平

E. 丙戊酸钠

3. 不需要进行治疗药物监测的是

A. 地高辛　　　　B. 青霉素 G

C. 茶碱　　　　　D. 庆大霉素

E. 苯妥英钠

4. 治疗药物监测的工作内容不包括

A. 血药浓度测定

B. 数据处理

C. 对结果的解释

D. 定期出版药物通讯

E. 临床药代动力学研究

5. 下列哪类药物不需要进行治疗药物监测

A. 局部吸入用药

B. 治疗指数低、毒性大的药物

C. 中毒症状容易和疾病本身的症状混淆的药物

D. 临床效果不易很快被察觉的药物

E. 具有非线性动力学特征的药物

第二章　临床药物治疗学

第一节　药物治疗的一般原则

一、单选题

1. 用药经济性指

A. 防止药物不良反应

B. 对症治疗

C. 合理配置和使用医药资源

D. 防止药物过量中毒

E. 防止药物滥用

二、共用备选答案的单选题

（2 ~ 4 题共用备选答案）

A. 药物治疗的安全性

B. 药物治疗的有效性

C. 药物治疗的规范性

D. 药物治疗的方便性

E. 药物治疗的经济性

2. 首要标准是

3. 选择的前提是

4. 依据权威的专科诊疗指南是

（5 ~ 7 题共用备选答案）

A. 安全性　　　　B. 有效性

C. 规范性　　　　D. 经济性

E. 患者依从性

5. "注意个体化用药"体现

6. "利大于弊才有实际意义"体现

7. "控制被经济利益驱动的过度药物治疗"体现

第二节　药物治疗的基本过程

一、单选题

1. 制定药物治疗方案的首要程序是

A. 选择治疗药物

B. 启用常规治疗方案

C. 给予非处方药物信息

D. 识别和评估病人的症状和体征，选择治疗药物

E. 识别和评估病人的症状和体征，给予非处方药物信息

二、共用备选答案的单选题

（2～4 题共用备选答案）

A. 半衰期大于 30 小时

B. 半衰期大于 24 小时

C. 半衰期 8～24 小时

D. 半衰期小于 30 分钟

E. 半衰期 30 分钟～8 小时

2. "1 天给药 1 次；需要立即达到治疗浓度，可首剂加倍"针对

3. "1 个半衰期给药 1 次；如需要立即达到稳态，可首剂加倍"针对

4. "治疗指数低者 1 个半衰期给药 1 次，也可静脉滴注给药；治疗指数高者 1～3 个半衰期给药 1 次"针对

第三节　药品不良反应

一、单选题

1. 药品不良反应是指

A. 有意过量用药下产生的

B. 意外的过量用药下产生

C. 正常用量正常用法下产生

D. 用药不当所产生

E. 配伍用药不当所产生

2. A 类药品不良反应属于

A. 药效相关性不良反应

B. 剂量相关性不良反应

C. 剂量不相关性不良反应

D. 过敏反应

E. 变态反应

3. 关于 A 类药品不良反应叙述不正确的是

A. 只是由药物本身引起

B. 为药物固有药理作用增强和持续所致

C. 剂量相关

D. 具有可预见性

E. 本类不良反应发生率高，死亡率低

4. A 类药品不良反应，根据其性质可进一步分为

A. 副作用、毒性反应、首剂效应、过敏反应和特异质反应

B. 副作用、毒性反应、首剂效应、过敏反应和继发反应

C. 副作用、毒性反应、首剂效应、过敏反应和停药综合征

D. 副作用、毒性反应、首剂效应、继发反应和停药综合征

E. 副作用、毒性反应、首剂效应、继发反应和特异质反应

5. B 类药品不良反应的发生与

A. 药物剂量有关

B. 药物的药理作用有关

C. 药物的应用时间有关

D. 药物的给药方法有关

E. 用药者体质相关

6. 关于变态反应的叙述不正确的是

A. 是由抗原抗体的相互作用引起

B. 与药物的药理作用无关

C. 变态反应严重程度不一

D. 从接触抗原至出现症状时间基本一致

E. 变态反应持续时间不相同

7. 关于特异质反应的叙述正确的是

A. 是由抗原抗体相互作用引起

B. 是指由遗传因素，机体所产生的不良反应

C. 与用药剂量有关

D. 与药理作用有关

E. 与给药方式有关

8. 下列哪种不良反应属于功能性改变

A. 利血平引起的心动过缓

B. 药物性皮炎

C. 苯妥英钠引起的牙龈增生

D. 皮质激素注射引起的局部皮肤发生萎缩

E. 药疹

9. 关于药品不良反应引起器质性改变的叙述不正确的是

A. 药品不良反应引起的器质性改变与疾病本身引起的器质性改变可以明显区分

B. 各型药物性皮炎属于器质性改变

C. 药品不良反应引起的器质性改变与疾病本身引起的器质性改变不能根据组织病理检查鉴别诊断

D. 妇女服用四环素类药物可使幼儿乳牙釉质发育不全及黄色沉着属于器质性改变

E. 某些药物的致畸、致癌和致突变属于器质性改变

10. 以下关于病因学 C 类药品不良反应的叙述中，不正确的是

A. 发生率高

B. 具有可预见性

C. 用药与反应发生没有明确的时间关系

D. 潜伏期较长

E. 反应不可重现

11. 妊娠期服用己烯雌酚，子代女婴至青春期后患阴道腺癌，属于

A. 变态反应 B. 继发反应

C. 同类反应 D. 特异质反应

E. C 类药品不良反应

12. 我国药品不良反应监测管理办法（试行）中要求对其中严重的、罕见的或新的药品不良反应病例报告最迟不超过

A. 3 个工作日 B. 5 个工作日

C. 7 个工作日 D. 10 个工作日

E. 15 个工作日

13. 严重或罕见的药品不良反应必须

A. 逐级报告 B. 逐级定期报告

C. 随时报告 D. 越级报告

E. 集中报告

14. 药源性疾病是指

A. 人们在治疗过程中引起的疾病

B. 人们在治疗过程中引起的疾病或综合征

C. 人们在治疗过程中所用药物引起的疾病和综合征

D. 人们在防治疾病过程中所用药物引起的疾病或综合征

E. 人们在预防疾病过程中所用药物引起的疾病和综合征

15. 药物引起各型药物性皮炎的不良反应，属于不良反应器质性改变中的

A. 炎症型

B. 增生型

C. 发育不全型

D. 萎缩或坏死型

E. 血管及血管栓塞型

16. 四环素类可与新形成的骨牙中所沉积的钙结合，此反应属于不良反应器质性改变中的

A. 炎症型

B. 增生型

C. 发育不全型

D. 萎缩或坏死型

E. 血管及血管栓塞型

17. 皮质激素注射可使局部皮肤发生萎缩变

化，表皮变薄，表皮乳突消失，此反应属于不良反应器质性改变中的
A. 炎症型
B. 增生型
C. 发育不全型
D. 萎缩或坏死型
E. 血管及血管栓塞型

18. 药品不良反应中重点药物监测的特点是
A. 监测覆盖面大，监测范围广，时间长，简单易行
B. 覆盖面较小，针对性强，准确性高
C. 可以及时发现新药的一些未知或非预期的不良反应，并作为新药的早期预警系统
D. 能监测大量人群，有可能发现不常用药物的不常见不良反应
E. 可了解不良反应在不同人群的发生情况，寻找药品不良反应的易发因素

19. 上市 5 年以上的药品不良反应的报告范围是
A. 严重的不良反应
B. 罕见的不良反应
C. 新的不良反应
D. 严重的、罕见或新的不良反应
E. 所有可疑不良反应

20. 下述有关"病因学 A 类药品不良反应"的特点中，最正确的是
A. 不可重复性   B. 发生率低
C. 死亡率高   D. 潜伏期较长
E. 具有可预见性

21. 以下是机体因素引起的不良反应是
A. 胍乙啶降压时引起视力模糊
B. 四环素降解产物引起蛋白尿
C. 输液引起热原反应
D. 服用异丙嗪的病人饮酒后出现呼吸困难、头疼、面色潮红等症状
E. G6PD 酶缺乏病人服用大剂量维生素 K 后产生黄疸

22. 对药源性疾病应采取的正确措施是

A. 减量继续用药
B. 无须减量继续用药
C. 停药
D. 加用保护受损器官的药物
E. 换用药理作用相似的药物继续使用

23. 可引起光敏感的药物是
A. 甲基多巴   B. 阿米替林
C. 红霉素   D. 地高辛
E. 四环素

24. 患者男，66 岁。爱喝酒，每天晚上都会喝一些，可是他在喝酒的同时还在服用一些药物。由于乙醇可抑制乙醛脱氢酶，而使血中乙醛浓度升高产生双硫仑反应，下列药物中不会产生此反应的是
A. 甲硝唑   B. 头孢曲松
C. 头孢哌酮   D. 氯磺丙脲
E. 苯妥英钠

25. 患者男，56 岁，患有胃溃疡。医生为其开具了西咪替丁，并告知其西咪替丁为肝药酶抑制剂，会影响其他药物的代谢，因此在合用药物的时候需引起注意。下列药物中，不属于酶抑制剂的是
A. 氟西汀   B. 氟康唑
C. 巴比妥类   D. 环丙沙星
E. 伊曲康唑

26. 患者男，30 岁。患有癫痫而服用了医师为其开具的苯妥英钠，之后出现了牙龈增生、水肿的症状。患者前来向药师咨询此不良反应，药师对此不良反应病理学分类叙述正确的是
A. 功能性改变
B. 炎症型器质改变
C. 增生型器质改变
D. 血管栓塞型器质改变
E. 坏死型器质改变

27. 患者男，60 岁。由于心绞痛而服用硝酸甘油一段时间后，自觉症状好转，于是自行停用药物，结果造成反跳性血管收缩而致心绞痛发作。那么下列药物中不

会出现此种停药反应的是

A. 平喘药　　　　　B. 血管扩张药

C. 镇静催眠药　　　D. 抗高血压药

E. 抗菌药物

28. 患者女，62 岁。由于严重感染，医师为其开具广谱抗菌药物亚胺培南/西司他丁和万古霉素，结果患者出现了口腔真菌感染。患者咨询药师，药师告知他此反应为药物的

A. 过度作用　　　　B. 副作用

C. 毒性　　　　　　D. 二重感染

E. 继发反应

29. 患者因肺炎感染静脉输注常规剂量的头孢呋辛约一小时后发现手臂出现皮疹，医生立即停用该药并予以抗过敏治疗，四小时后恢复正常，换用阿奇霉素片继续治疗，未见皮疹发生，查阅头孢呋辛说明书有该药引起过敏反应的报告。按照药物不良反应因果关系评定方法，头孢呋辛引起皮疹与该药之间的相关性应该是

A. 很可能　　　　　B. 可能

C. 肯定　　　　　　D. 可疑

E. 不可能

30. 在未患所研究疾病的人群中将暴露于某药物的人群作为暴露组，未暴露者作为对照组，检验并比较两者的发病率，这种流行病学的研究方法是

A. 横断面调查　　　B. 病例对照研究

C. 队列研究　　　　D. 随机对照试验

E. 社区实验

二、共用备选答案的单选题

（31～32 题共用备选答案）

A. 治疗药物评价

B. 药物相互作用

C. 治疗药物监测

D. 医源性疾病

E. 药物不良反应

31. 缩写词 "TDM" 代表的含义是

32. 缩写词 "ADR" 代表的含义是

第四节　药物相互作用

一、单选题

1. 丙磺舒可以干扰下列哪一药物的肾排泄

A. 甲氨蝶呤　　　　B. 维生素 C

C. 格列本脲　　　　D. 异烟肼

E. 吲哚美辛

2. 保泰松可影响下列哪一药物的肾排泄

A. 青霉素类　　　　B. 维生素 C

C. 格列本脲　　　　D. 异烟肼

E. 头孢菌素类

3. 苯妥英钠与下列哪一药物合用可使其血药浓度上升

A. 利福平　　　　　B. 维生素 C

C. 青霉素　　　　　D. 异烟肼

E. 维生素 B_2

4. 药效学相互作用主要表现在

A. 相加、代谢和拮抗

B. 协同、代谢和拮抗

C. 相加、协同和拮抗

D. 相加、协同和代谢

E. 相加、抑制和拮抗

5. 关于药物药效学相互作用叙述正确的是

A. 相加和协同都是效应增强，两者是相同的

B. 相加的药效约等于两者的总和

C. 协同即两药的共同作用不如两者相加的强度

D. 拮抗作用都不利于药物的治疗

E. 协同作用肯定好于拮抗作用

6. 下列关于药物的相加或协同作用的叙述不正确的是

A. 氨基糖苷类和呋塞米合用可增加耳

毒性

  B. 氨基糖苷类和头孢菌素类注射剂合用
可增加肾毒性

  C. 氨基糖苷类和肌松药合用可增加耳毒性

  D. 甲氨蝶呤和甲氧苄啶合用可增加骨髓
抑制

  E. 钾盐和氨苯蝶啶合用可致高钾血症

7. 关于药物拮抗作用叙述不正确的是

  A. 口服抗凝血药与维生素 K 合用可使抗
凝作用减弱

  B. 氯丙嗪与苯海索合用可增加氯丙嗪的
锥体外系反应

  C. 甲苯磺丁脲与氢氯噻嗪类药合用，降糖
作用减弱

  D. 镇静药与咖啡因合用可使两者作用
抵消

  E. 甘珀酸与螺内酯合用，甘珀酸的促进溃
疡愈合作用被抵消

8. 四环素类药物在酸性条件下吸收较好，可
改变胃肠道 **pH** 而影响其吸收的药物不
包括

  A. 喹诺酮类药物 B. 碱性药物

  C. 抗胆碱药物 D. H_2受体阻滞剂

  E. 质子泵抑制剂

9. 可在消化道中产生吸附作用而影响其他药
物吸收的药物不包括

  A. 药性炭 B. 青霉胺

  C. 白陶土 D. 考来烯胺

  E. 非吸收性抗酸药

10. 可使胃肠道动力发生改变而增加地高辛
吸收的药物为

  A. 甲氧氯普胺 B. 喹诺酮类药物

  C. 抗胆碱药物 D. 考来烯胺

  E. 华法林

11. 下列药物在进食后吸收良好的是

  A. 阿莫西林 B. 头孢克洛

  C. 红霉素 D. 阿奇霉素

  E. 灰黄霉素

12. 阿莫西林－舒巴坦复方制剂使药效学作
用相加的机制是

  A. 促进吸收

  B. 减少不良反应

  C. 作用不同的靶点

  D. 保护药品免受破坏

  E. 延缓或降低抗药性

13. 药物联用可在体内发生相互作用，有些
可使疗效增加，而有些不但降低药效还
可能增加不良反应，呋塞米与地高辛联
用属于

  A. 吸收过程的药物相互作用

  B. 分布过程的药物相互作用

  C. 代谢过程的药物相互作用

  D. 排泄过程的药物相互作用

  E. 药物在药效学方面的相互作用

14. 依替米星与克林霉素合用引起呼吸麻痹
是属于药物之间的

  A. 敏感化现象

  B. 竞争性拮抗作用

  C. 非竞争性拮抗作用

  D. 作用于同一作用部位或受体的协同或
相加作用

  E. 作用于不同作用点或受体时的协同
作用

15. 氨基糖苷类药物与氢氯噻嗪合用易发生
不可逆耳聋，氢氯噻嗪的作用是

  A. 抑制氨基糖苷类药物的代谢

  B. 促进氨基糖苷类药物的吸收

  C. 干扰氨基糖苷类药物从肾小管分泌

  D. 影响体内的电解质平衡

  E. 促进氨基糖苷类药物从肾小管重吸收

16. 下列药物可能发生竞争性拮抗作用的是

  A. 肾上腺素和乙酰胆碱

  B. 肾上腺素和氯丙嗪

  C. 毛果芸香碱和新斯的明

  D. 间羟胺和异丙肾上腺素

  E. 阿托品和尼可刹米

17. 患者男，46 岁。由于高尿酸血症伴慢性

痛风性关节炎而口服丙磺舒，药师告知他丙磺舒可以干扰一些经肾排泄的药物。下列药物中与丙磺舒合用后不会产生血药浓度升高甚至出现毒性的是

  A. 氨苄西林   B. 头孢拉定

  C. 吲哚美辛   D. 阿司匹林

  E. 萘啶酸

18. 患者女，22 岁。在做矫形手术的过程中应用了肌松药泮库溴铵，为了避免患者神经肌肉抑制加深，呼吸恢复延迟，医师不应同时给他使用的药物为

  A. 青霉素   B. 红霉素

  C. 头孢他啶   D. 妥布霉素

  E. 左氧氟沙星

19. 某医生想将药物 A 和药物 B 同时给予患者，可是他不知道这样是否会使这两个药物产生药效学方面的相互作用，于是该医师咨询了药师。下列药师关于药效学方面相互作用的叙述不正确的是

  A. 药效学相互作用可以表现为相加、协同或拮抗

  B. 相加和协同都是药物效应的增强，两者是一致的

  C. 抗感染药物疗效的增强有利于治疗，但也可能引起继发感染

  D. 调节机体功能药物疗效的增强，可能有利于治疗，但也可以导致过度作用

  E. 药物毒副作用的拮抗有利于药物的安全应用

20. 某患者长期服用华法林进行抗凝血治疗，近日因风湿性关节炎合用保泰松后发生出血事件。发生出血事件的原因是

  A. 保泰松使华法林的蛋白结合率上升，游离华法林的浓度降低

  B. 保泰松使华法林的蛋白结合率上升，游离华法林的浓度上升

  C. 保泰松使华法林的蛋白结合率降低，游离华法林的浓度上升

  D. 保泰松使华法林的蛋白结合率降低，游离华法林的浓度降低

  E. 保泰松也具有抗凝血作用

二、共用题干的单选题

（21～23 题共用题干）

药物相互作用系指一种药物因受联合应用其他药物、食物或饮料的影响，其原来效应发生的变化。这种变化既包括效应强度的变化，也可发生作用性质变化而影响药物应用的有效性和安全性。

21. 配制液体药物或临床配制输液时，产生沉淀的原因不包括

  A. 溶媒组成改变

  B. 电解质盐析作用

  C. 药液 pH 改变

  D. 药物之间发生直接反应

  E. 氧化变色

22. 对大多数药物代谢有影响的药物是

  A. 碳酸氢钠   B. 利福平

  C. 甲氧氯普胺   D. 包醛氧淀粉

  E. 泮托拉唑

23. 对肝药酶 CYP3A4 具有抑制作用的药物是

  A. 苯巴比妥   B. 伊曲康唑

  C. 舍曲林   D. 扑米酮

  E. 卡马西平

第五节　特殊人群用药

一、单选题

1. 关于儿童药动学的说法中正确的是

  A. 儿童胃酸度相比成人要高

  B. 儿童肌内注射药物后吸收很好

  C. 小儿体液量所占比例比成人高

  D. 儿童的药物蛋白结合率比成人高

E. 儿童药物代谢活跃，药酶活性比成人高

2. 关于老年人药动学方面的说法中正确的是

A. 老年人胃酸分泌减少，胃液 pH 升高

B. 老年人水分减少，脂肪组织减少

C. 老年人肝脏药物代谢能力下降，药物半衰期缩短

D. 老年人肾功能减退，药物半衰期缩短

E. 老年人血清肌酐清除率 < 132.6 mol/L 时提示肾小球滤过率正常

3. 下列 β−内酰胺类抗生素在妊娠期中使用时需要权衡利弊的是

A. 青霉素 G   B. 阿莫西林

C. 头孢唑啉   D. 克拉维酸

E. 亚胺培南

4. 以下不属于"从乳汁排出量较大"的药物是

A. 红霉素   B. 地西泮

C. 卡马西平   D. 磺胺甲噁唑

E. 氨苄西林

5. 可引起新生儿高铁血红蛋白血症的药物是

A. 氯丙嗪

B. 吗啡

C. 马来酸氯苯那敏

D. 庆大霉素

E. 维生素 C

6. 可使婴儿眼球震颤的药物是

A. 可卡因   B. 环孢素

C. 放射性碘   D. 苯巴比妥

E. 苯妥英钠

7. 对危重新生儿较为可靠的给药方式是

A. 口服给药

B. 直肠给药

C. 肌内或皮下注射

D. 经皮吸收

E. 静脉给药

8. 不能达到预期的吸收效果，对新生儿治疗作用有限的给药方式是

A. 口服给药

B. 直肠给药

C. 肌内或皮下注射

D. 经皮吸收

E. 静脉给药

9. 关于新生儿药物的分布叙述不正确的是

A. 水溶性药物可在新生儿的细胞外液被稀释

B. 新生儿较多的细胞外液量会使受体部位药物浓度降低

C. 由于新生儿脂肪含量低，所以脂溶性药物在新生儿血中的游离药物浓度升高

D. 新生儿的白蛋白为胎儿白蛋白，与药物的亲和力较高

E. 由于新生儿血浆总蛋白和白蛋白浓度较低，因此当血液药物总浓度不变时，由于游离药物的量增加可使药物的作用增强

10. 关于新生儿药物代谢叙述不正确的是

A. 新生儿，尤其是早产儿的细胞色素 P450 酶的活性明显低于成人

B. 新生儿体内药物与葡萄糖醛酸的结合显著减少

C. 新生儿体内药物的硫酸盐及甘氨酸的结合反应速率低于成人

D. 早期新生儿的药物剂量不宜过大，否则易引起中毒

E. 对新生儿尤其是低出生体重儿，给药剂量需按照治疗血药浓度监测值进行调整

11. 新生儿期禁用的抗菌药物不包括

A. 青霉素类   B. 四环素类

C. 多黏菌素类   D. 第一代喹诺酮类

E. 氨基糖苷类

12. 关于儿童的药酶活性不足引起药效学改变叙述不正确的是

A. 氯霉素对新生儿的毒性，即灰婴综合征是由于药酶活性不足引起的

B. 有些需经药酶作用解毒的药物，可因药酶活性不足导致药物毒性增加

C. 新生儿、婴幼儿体内的葡萄糖醛酸酶的活性不足

D. 新生儿、婴幼儿如应用一些与血浆蛋白结合力高的药物如吲哚美辛，可使血浆中结合胆红素浓度急剧增加引起高胆红素血症

E. 对新生儿、婴幼儿应避免使用与胆红素竞争力强的药物

13. 可使新生儿、婴幼儿产生高铁血红蛋白血症的药物不包括
A. 地西泮 　　B. 硝基化合物
C. 对氨基水杨酸 　D. 非那西丁
E. 氯丙嗪

14. 关于药物对小儿生长发育的影响的叙述不正确的是
A. 长期应用肾上腺皮质激素可使骨骼脱钙和生长障碍
B. 长期应用苯妥英钠可使小儿产生共济失调
C. 含铁食物可使小儿牙齿染黑
D. 含激素的营养补剂长期使用可引起性早熟
E. 缺钙对小儿可引起佝偻病

15. 关于根据儿童特点，选择给药途径叙述不正确的是
A. 口服给药为首选，但要注意牛奶、果汁等食物的影响
B. 肌内注射给药要充分考虑注射部位的吸收状况
C. 静脉注射给药吸收完全，为儿童首选给药途径
D. 栓剂和灌肠剂对于儿童是一种较为安全的剂型，但目前品种较少
E. 儿童皮肤吸收较好，但敏感性较高

16. 儿童给药剂量的计算方法不包括
A. 根据成人剂量按照小儿体重计算
B. 根据小儿年龄计算
C. 根据体表面积计算
D. 根据脏器功能计算

E. 根据成人剂量折算

17. 关于小儿剂量 = 成人剂量 × 小儿体重/70 kg 的叙述正确的是
A. 此方法不太实用
B. 计算出的剂量对年幼儿来说偏大
C. 此方法较为繁琐，适用于某些剂量不需要十分精确的药物
D. 计算出的剂量对体重过重儿偏大
E. 计算出的剂量对年长儿偏小

18. 可使乳儿发生中毒性肝炎的药物有
A. 溴隐亭 　　B. 麦角胺
C. 异烟肼 　　D. 泼尼松
E. 溴化物

19. 药物在新生儿中的吸收较成人迅速广泛的给药方式是
A. 口服给药
B. 直肠给药
C. 肌内或皮下注射
D. 经皮吸收
E. 静脉给药

20. 新生儿使用氯霉素后常引发
A. 戒酒硫样反应
B. 瑞氏综合征
C. 循环衰竭综合征
D. 库欣综合征
E. 高铁血红蛋白血症

21. 可引起新生儿胆红素脑病的药物是
A. 氨苄西林 　B. 新生霉素
C. 红霉素 　　D. 对乙酰氨基酚
E. 葡萄糖酸钙

22. 10 岁以上儿童，每增加体重 5 kg，增加体表面积
A. 0.01 m² 　B. 0.05 m²
C. 0.1 m² 　　D. 0.15 m²
E. 0.2 m²

23. 小儿的给药剂量可按下式计算：1 岁以上用量 = 0.05 × (月龄 + 2) × 成人剂量，这一公式属于

A. 根据成人剂量按小儿体重计算

B. 根据 Fried 公式计算

C. 根据 Young 公式计算

D. 根据小儿年龄计算

E. 根据体表面积计算

24. 按成人剂量折算表，2～4 岁的小儿用药量相当于成人用量的比例是

A. 1/5～1/4　　　　B. 1/4～1/3

C. 1/3～2/5　　　　D. 2/5～1/2

E. 1/2～2/3

25. 关于老年人用药个体差异大的原因叙述不正确的是

A. 遗传因素和老化进程有很大差别

B. 各组织器官老化改变不同

C. 过去所患疾病及其影响不同

D. 同龄老人药物剂量相差不显著

E. 多种疾病多种药物联合使用的相互作用

26. 关于老年人药物排泄叙述不正确的是

A. 老年人肾功能减退，药物易滞留在血浆中

B. 老年人肾功能减退时，以原型从肾脏排泄的药物半衰期延长更明显

C. 老年人血清肌酐大于 132.6 mol/L 时，不能提示肾小球滤过率正常

D. 老年人为了避免药物的蓄积和不良反应的出现，必须减少给药剂量和延长给药间隔

E. 老年人以肾小球为主的维持体液平衡的功能减退，易引起电解质紊乱

27. 关于老年人用药的一般原则叙述不正确的是

A. 切实掌握用药指征，合理用药

B. 根据年龄，60 岁以后，每增加一岁，药量应减少成人标准剂量的 1%

C. 老年人个体差异很大，所以要严格遵守个体化原则，寻求最适宜的剂量

D. 老年人用药宜从简

E. 老年人用药剂量宜小，如不足以产生

疗效，则需要联合用药

28. 关于新生儿肌内或皮下注射的叙述不正确的是

A. 早产儿肌内注射易形成局部硬结或脓肿

B. 新生儿肌肉组织和皮下脂肪少

C. 低温、缺氧或休克时，新生儿肌内注射药物的吸收多

D. 新生儿局部血流灌注不足可影响药物的吸收

E. 应尽量避免给新生儿尤其是早产儿肌内或皮下注射

29. 关于儿童神经系统特点对药效的影响叙述不正确的是

A. 小儿的胆碱能神经与肾上腺素能神经调节不平衡

B. 小儿的血－脑脊液屏障不成熟

C. 吗啡类对新生儿、婴幼儿呼吸中枢的抑制作用特别明显

D. 喹诺酮类药物可致颅内压增高

E. 小剂量青霉素引起的青霉素脑病

30. 关于小儿消化道特点与用药的叙述不正确的是

A. 小儿肠管道相对较长，消化道面积相对较大

B. 小儿消化道通透性高、吸收率高，药物过量易引起毒副反应

C. 皮质激素可以引起婴幼儿肠黏膜坏死

D. 水杨酸可能引起胃穿孔

E. 婴幼儿发生消化功能紊乱，宜尽早使用止泻剂

31. 关于儿童肌内注射的叙述不正确的是

A. 小儿臀部肌肉不发达

B. 小儿局部肌肉收缩力、血流量、肌肉容量少

C. 肌内注射油脂类药物难以吸收

D. 肌内注射后易发生感染

E. 肌内注射后药物吸收不佳

32. 关于儿童用药一般原则的叙述不正确

的是

A. 选择药物时应严格掌握适应证

B. 对中枢神经系统、肝、肾功能有损害的药物尽可能少用或不用

C. 静脉给药为首选

D. 应严格掌握剂量

E. 在用药过程中应密切注意药品不良反应

33. 下列在妊娠期被禁止使用的药物是

A. 钙   B. 甲氨蝶呤

C. 加压素   D. 胰岛素

E. 左甲状腺素钠

34. 下列氨基糖苷类抗生素在妊娠期中使用时需要权衡利弊的是

A. 阿米卡星   B. 庆大霉素

C. 卡那霉素   D. 链霉素

E. 妥布霉素

35. 关于胎盘药物转运的说法中正确的是

A. 胎盘药物转运的方式是主动转运方式

B. 胎盘不能对药物进行代谢

C. 脂溶性小的药物易通过胎盘

D. 母亲胎盘的血流量影响胎盘药物转运

E. 离子状态的药物易通过胎盘

36. 以下妊娠期不同阶段中,用药不当最容易造成胚胎畸形的是妊娠

A. 第 14 天到 1 个月

B. 第 20 天到 3 个月

C. 6 个月到 9 个月

D. 14 周到 6 个月

E. 末期或产前

37. 以下所列"妊娠毒性 A 级药物"中,正确的是

A. 吗啡   B. 可待因

C. 哌替啶   D. 美沙酮

E. 左甲状腺素钠

38. 儿童用药容易出现的以下不良反应中,主要是由于"肾脏代谢水及电解质的功能较差"造成的是

A. 水杨酸引起胃穿孔

B. 吗啡引起呼吸中枢抑制

C. 氨基糖苷类损害听神经

D. 利尿药易出现低铋、低钾现象

E. 氯霉素引起循环衰竭综合征(灰婴综合征)

39. 以下有关"老年人药效学方面的改变"的叙述中,不正确的是

A. 个体差异很大

B. 药物的反应性增强

C. 药物的不良反应增多

D. 对中枢神经系统药物等敏感性增加

E. 对 β 受体激动剂等少数药物的反应性降低

40. 老年人服用水溶性药物地高辛等出现血药浓度高和毒性反应,源于

A. 血浆蛋白含量降低

B. 脂肪组织减少

C. 细胞内液减少

D. 细胞内液增加

E. 胃酸分泌减少

41. 关于妊娠期用药注意事项中错误的是

A. 属于临床试验的药物禁用于妊娠期妇女

B. 疗效不确定的药物禁用于妊娠期妇女

C. 妊娠期厌氧菌感染禁用甲硝唑

D. 胎盘娩出前禁用麦角新碱

E. 对致病菌不明的重症感染孕妇可采用青霉素类、头孢菌素类抗生素联用

42. 关于老年人用药的叙述合理的是

A. 对药物的敏感性降低

B. 不良反应减少

C. 肝清除率增加

D. 药物不容易在体内蓄积

E. 女性更年期后宜适当补充钙

43. 有关妊娠期用药原则的说法不正确的是

A. 尽量联合用药

B. 单药有效,则避免联合用药

C. 妊娠期应禁止应用 X 类药物

D. 宜选用疗效肯定的老药，避免应用对胎儿影响未肯定的新药

E. 确实需用对胎儿有危害的药物时，应先终止妊娠再用药

44. 不是哺乳期用药必须遵循的原则是

A. 哺乳母亲在确定无其他解决办法且利大于弊的情况下再服用药物

B. 在使用存在严重不良反应的药物期间应暂停哺乳

C. 哺乳期确需用药物时，服药时间应选在婴儿哺乳之后

D. 哺乳期允许使用的药物，也应掌握适应证、疗程和剂量

E. 哺乳期确需用药物时，服药时间应选在婴儿哺乳之前

45. 相比成人而言，新生儿对药物的处置能力为

A. 代谢能力和排泄能力都加强

B. 代谢能力加强，排泄能力减弱

C. 代谢能力减弱，排泄能力增强

D. 代谢能力与排泄能力都减弱

E. 代谢能力、排泄能力几乎没有差异

46. 极易通过乳汁分泌进入婴儿体内的药物是

A. 乳汁中含量少

B. 乳汁中溶解度低

C. 脂溶性低

D. 呈弱酸性

E. 呈弱碱性

47. 以下所列"妊娠毒性 X 级的镇静催眠药"中，正确的是

A. 地西泮   B. 艾司唑仑

C. 水合氯醛   D. 奥沙西泮

E. 司可巴比妥

48. 肾功能试验项目中，对肾病患者给药方案调整最具参考价值的是

A. 内生肌酐清除率

B. 血尿素氮值

C. 尿白细胞值

D. 血肌酐值

E. 尿蛋白值

49. 错误的老年人用药原则是

A. 应用最少药物治疗原则

B. 从最低有效剂量开始治疗原则

C. 选择最少不良反应药物治疗原则

D. 简化治疗方案原则

E. 最大剂量治疗原则

50. 以下所列"哺乳期禁用和慎用、可抑制乳儿甲状腺功能"的药物中，最正确的是

A. 溴隐亭   B. 阿司匹林

C. 四环素类   D. 苯巴比妥

E. 丙硫氧嘧啶

51. 患儿男，3 个月，体重 4 kg。服用对乙酰氨基酚时按体表面积计算应为（成人剂量 1 次 400 mg）

A. 55 mg   B. 60 mg

C. 65 ng   D. 70 mg

E. 75 mg

52. 患儿男，刚出生不久的早产儿，处方医师在开处方时避开了磺胺类药物，这是因为磺胺类药物与胆红素竞争结合血浆中内源性白蛋白，常导致新生儿出现

A. 血清热   B. 过敏性休克

C. 脑核黄疸   D. 急性肾衰竭

E. 肝坏死

二、共用题干的单选题

（53～54 题共用题干）

新生儿尤其是早产儿各器官功能的发育尚未完全成熟，其药物动力学及药物的毒性反应有其特点，且受胎龄、日龄及不同病理改变的影响。

53. 新生儿胃排空时间延长，可达

A. 8～10 h   B. 6～10 h

C. 6～8 h   D. 4～8 h

E. 4～6 h

54. 新生儿肾脏对药物的清除能力明显低于

年长儿，肾血流量不足成人的

A. 30%～50%　　　B. 30%～40%

C. 20%～40%　　　D. 20%～30%

E. 10%～20%

（55～57题共用题干）

不同年龄段的患者因为生理、病理及组织器官功能各异，以致对药物的处理能力和敏感性不同。

55. 以下妊娠期不同阶段中，用药不当容易造成畸形的是

A. 妊娠第14天～1个月

B. 妊娠第20天～3个月

C. 妊娠14天～6个月

D. 妊娠6～9个月

E. 产前

56. 以下抗菌药物中，对孕妇及胎儿比较安全的是

A. 酮康唑　　　　B. 青霉素

C. 四环素类　　　D. 万古霉素

E. 氟喹诺酮类

57. 下列"利尿药及相关药物"类别中，归属"妊娠毒性A级"的是

A. 甘露醇　　　　B. 别嘌醇

C. 氯化钾　　　　D. 氨苯蝶啶

E. 布美他尼

（58～59题共用题干）

由于儿童生理解剖方面的特点，应慎重选择给药途径，严格掌握用药剂量。

58. 儿童用药最适宜的给药途径是

A. 口服给药　　　B. 直肠给药

C. 经皮给药　　　D. 肌内或皮下注射

E. 静脉给药

59. 5岁的儿童用药剂量应为成人用量的

A. 1/5～1/4　　　B. 1/4～1/3

C. 1/3～2/5　　　D. 2/5～1/2

E. 1/2～2/3

（60～61题共用题干）

国际上一般采用美国FDA颁布的药物对

妊娠的危险性等级分级的标准。A级系在有对照组的研究中，在妊娠3个月的妇女未见到对胎儿危害的迹象。X级指对动物或人的研究表明它可使胎儿异常。

60. 属于妊娠危险性A级、可酌情用于妊娠或将妊娠的患者的是

A. 骨化三醇

B. 异维A酸

C. 左甲状腺素钠

D. 泛酸（超过每日推荐量）

E. 维生素E（超过每日推荐量）

61. 以下药物中，属于妊娠危险性X级、禁用于妊娠或将妊娠的患者的是

A. 异维A酸

B. 维生素C（推荐量）

C. 维生素B（推荐量）

D. 泛酸（推荐量）

E. 维生素E（推荐量）

三、共用备选答案的单选题

（62～64题共用备选答案）

A. A级　　　　　B. B级

C. C级　　　　　D. D级

E. X级

62. 只有在权衡了对孕妇的好处大于对胎儿的危害之后方可应用的药物属于

63. 可能对胎儿影响甚微的药物属于

64. 禁用于妊娠或将妊娠的患者的药物属于

（65～67题共用备选答案）

A. 脱水、低血钾甚至电解质紊乱

B. 大汗淋漓甚至发生虚脱

C. 精神抑郁症

D. 高血脂及贫血

E. 低血糖

65. 老年人应用对乙酰氨基酚可引起

66. 老年人应用利血平可引起

67. 老年人应用呋塞米可引起

（68～69题共用备选答案）

A. 氯霉素　　　　B. 苯妥英钠

C. 氯丙嗪　　　　D. 新生霉素

E. 水杨酸

68. 以上引起高铁血红蛋白血症的是

69. 可能引起胃穿孔的是

第六节　疾病对药物作用的影响

单选题

1. 关于肝功能不全时药动学/药效学改变的说法中正确的是

 A. 血浆中结合型药物减少，游离型药物增多

 B. 药物代谢减慢，清除率上升，半衰期缩短

 C. 经胆汁分泌排泄的药物排泄加快

 D. 药物分布容积减小

 E. 经肝代谢药物的药效与毒副作用降低

2. 肾衰竭时须减少剂量的药物是

 A. 地西泮   B. 氯霉素

 C. 红霉素   D. 别嘌醇

 E. 肝素

3. 肝病患者需要应用红霉素酯化物抗感染时，应该

 A. 谨慎使用

 B. 属于禁忌证

 C. 尽可能避免使用

 D. 长期用药应减量

 E. 短期口服或静脉给药

4. 肾功能正常的肝病患者需要应用阿米卡星抗感染时，应该

 A. 谨慎使用   B. 减量应用

 C. 属于禁忌证 D. 尽可能避免使用

 E. 短期口服或静脉给药

5. 肾功能损伤时，可根据肾功能试验进行剂量估算，当判定肾功能轻度损害后，可将每日剂量调整为正常剂量的

 A. 80%～100% B. 60%～80%

 C. 50%～67% D. 20%～50%

 E. 10%～20%

6. 当肝功能不全时，肝药酶活性降低，此时

 A. 药物代谢减慢，清除率上升

 B. 药物代谢减慢，半衰期延长

 C. 药物清除率下降，半衰期缩短

 D. 药物清除率上升，半衰期缩短

 E. 药物清除率下降，半衰期不变

7. 以下肝功能不全患者的用药注意事项叙述中，不正确的是

 A. 避免合用肝毒性药物

 B. 选用只经肾脏排泄的药物

 C. 肾功能正常者选用双通道排泄药物

 D. 注意药物相互作用，尤其是酶抑制药物

 E. 使用主要经肝代谢药物的剂量下调

第七节　呼吸系统常见病的药物治疗

一、单选题

1. 下列属于合理应用抗菌药物的是

 A. 无指征的预防用药

 B. 无指征的治疗用药

 C. 外科手术预防用药

 D. 抗菌药物品种、剂量不符合规定

 E. 给药途径、给药次数及疗程不符合规定

2. 下列疾病有应用抗菌药物指征的是

 A. 病毒性感冒

 B. 咳嗽

 C. 病因不明的发热

 D. 上呼吸道细菌感染

 E. 哮喘

3. 糖皮质激素能抑制炎症细胞的迁移和活化、控制哮喘发作；可是临床应该慎用的品种是

A. 泼尼松　　　　　B. 地塞米松

C. 布地奈德　　　　D. 甲泼尼龙

E. 琥珀酸氢化可的松

4. 化学药物"联合治疗"肺结核的主要作用是

A. 减少传染性

B. 提高治愈率

C. 杀灭结核菌株

D. 促使病变吸收

E. 增强和确保疗效、减少或防止耐药发生

5. 糖皮质激素用于抗炎平喘时常见的不良反应是

A. 手指震颤，心律失常

B. 恶心、呕吐、低血压

C. 胃肠刺激、心悸

D. 鹅口疮和声音嘶哑

E. 失眠、多尿

6. 关于茶碱的说法中正确的是

A. 茶碱个体差异小，安全范围宽

B. 茶碱降低 cAMP 的含量

C. 茶碱可以激活腺苷受体

D. 现多采用茶碱的水溶性衍生物如氨茶碱作为平喘药

E. 茶碱的主要副作用是血管神经性水肿

7. 以下抗病原体治疗社区获得性肺炎中，最适宜用青霉素的是

A. 流感嗜血杆菌

B. 革兰阴性杆菌

C. 肺炎衣原体

D. 肺炎链球菌

E. 金黄色葡萄球菌

8. 以下抗病原体治疗社区获得性肺炎中，最适宜用苯唑西林的是

A. 金黄色葡萄球菌

B. 军团菌属

C. 肺炎链球菌

D. 革兰阴性杆菌

E. 流感嗜血杆菌

9. 下列防治支气管哮喘药物中，属于缓解哮喘发作药物的是

A. 氨茶碱　　　　　B. 倍氯米松

C. 阿司咪唑　　　　D. 色苷酸钠

E. 扎鲁司特

10. 以下防治支气管哮喘药物中，应该为儿童患者首选的是

A. 抗胆碱药

B. β_2 受体激动剂

C. H_1 受体拮抗剂

D. 糖皮质激素

E. 磷酸二酯酶抑制剂

11. 以下药物中，治疗慢性阻塞性肺病最主要的药物是

A. 疫苗　　　　　　B. 祛痰药

C. 镇咳药　　　　　D. 免疫调节剂

E. 支气管舒张剂

12. 在慢性阻塞性肺病治疗药物中，副作用为房性和室性心律失常、癫痫大发作等的是

A. 流感疫苗

B. 抗胆碱药

C. 糖皮质激素

D. β_2 受体激动剂

E. 磷酸二酯酶抑制剂

13. 化学治疗肺结核的原则是"早期、规律、全程、适量、联合"。"早期治疗"的主要作用是

A. 减少复发率

B. 提高治愈率

C. 增强和确保疗效

D. 减少或防止耐药发生

E. 杀灭结核菌株、减少传染性

14. 下列抗结核药物中，属于一线抗结核药物的是

A. 对氨基水杨酸　　B. 阿米卡星

C. 环丝氨酸　　　　D. 左氟沙星

E. 利福平

15. 肺结核患者营养不良，应用异烟肼更易发生周围神经炎，需要的治疗药物是
    A. 维生素 B_6 B. 维生素 B_4
    C. 维生素 B_2 D. 维生素 B_{12}
    E. 维生素 B_1

16. 下列平喘药物中，属于 β 肾上腺素受体激动剂的是
    A. 茶碱   B. 特布他林
    C. 酮替芬   D. 色甘酸钠
    E. 异丙托溴铵

17. 下列药物中，属于抗过敏平喘药物的是
    A. 布地奈德   B. 特布他林
    C. 噻托溴铵   D. 色甘酸钠
    E. 孟鲁司特钠

18. 应用吸入性激素后，为减少鹅口疮的发生，应每次吸入药后
    A. 深深地吸气
    B. 尽可能长地屏住呼吸
    C. 用清水清洗面部
    D. 用清水漱口
    E. 及时呼气

19. 防治支气管哮喘的可量化目标是
    A. 症状减轻   B. 症状消失
    C. 不再发作   D. 发作次数减少
    E. 最大呼气流速峰值接近正常

二、共用题干的单选题
（20～21题共用题干）

化学药物治疗是治愈肺结核的重要措施。化学治疗的原则是早期、规律、全程、适量、联合，分为强化和巩固两个阶段。

20. "适量治疗"肺结核的主要目的是
    A. 发挥药物最大疗效、呈现最小副作用
    B. 杀灭结核菌株、减少传染性
    C. 减少或防止耐药发生
    D. 增强和确保疗效
    E. 促使病变吸收

21. "联合治疗"肺结核的主要作用是
    A. 减少传染性

B. 提高治愈率
    C. 杀灭结核菌株
    D. 促使病变吸收
    E. 增强和确保疗效、减少或防止耐药发生

（22～23题共用题干）

患者女，33 岁。近期出现胸闷、紧迫感、呼吸困难以呼气为主，经常被迫坐起，两手前撑，两肩耸起，额部冒汗。严重时出现口唇和指甲发紫，多在夜间或晨起时发病。诊断为支气管哮喘。

22. 可用于治疗的药物是
    A. 去甲肾上腺素
    B. 间羟胺
    C. 地诺帕明
    D. 美卡拉明
    E. 沙丁胺醇

23. 不能用于治疗的药物是
    A. 麻黄碱   B. 布他沙明
    C. 特布他林   D. 肾上腺素
    E. 异丙肾上腺素

三、共用备选答案的单选题
（24～26题共用备选答案）
    A. 异烟肼   B. 利福平
    C. 链霉素   D. 乙胺丁醇
    E. 吡嗪酰胺

24. 在一线抗结核药物中，主要不良反应是肝毒性和超敏反应的是

25. 在一线抗结核药物中，主要不良反应为视神经炎，儿童不宜使用的是

26. 在一线抗结核药物中，需要同服维生素 B_6 以防止周围神经炎的是

（27～29题共用备选答案）
    A. 磷酸二酯酶抑制剂
    B. $β_2$ 受体激动剂
    C. H_1 受体拮抗剂
    D. 糖皮质激素
    E. 抗胆碱药

27. 防治支气管哮喘药物中，茶碱的治疗机

制属于

28. 防治支气管哮喘药物中，沙丁胺醇的治疗机制属于

29. 防治支气管哮喘药物中，氯雷他定的治疗机制属于

(30～31题共用备选答案)

    A. 利福平

    B. 异烟肼

    C. 对氨基水杨酸

    D. 链霉素

    E. 乙胺丁醇

30. 抑制结核杆菌的分枝菌酸合成，对结核分枝杆菌有高度选择性的是

31. 毒性较大，易引起严重耳毒性和肾毒性的药物是

第八节　心血管系统常见病的药物治疗

一、单选题

1. 硝苯地平的特征不良反应是

    A. 干咳

    B. 体位性低血压

    C. 精神抑郁

    D. 踝关节水肿

    E. 味觉、嗅觉减退

2. 卡托普利的特征不良反应是

    A. 刺激性干咳　　　B. 心率加快

    C. 低血钾　　　　　D. 体位性低血压

    E. 嗜睡

3. 烟酸主要降低

    A. TC 和 TG　　　　B. TC 和 LDL

    C. TG 和 LDL　　　D. TC 和 HDL

    E. TG 和 VLDL

4. 关于卡托普利作用特点的说法中不正确的是

    A. 降压的同时伴有反射性心率加快

    B. 可增强机体对胰岛素的敏感性

    C. 可逆转心血管病理性重构

    D. 不易产生耐受性

    E. 适用于各型高血压

5. 贝特类药物主要降低

    A. TC 和 TG　　　　B. TC 和 LDL

    C. TG 和 LDL　　　D. TC 和 HDL

    E. TG 和 VLDL

6. 下列属于血管紧张素Ⅱ受体阻断剂的抗高血压药是

    A. 哌唑嗪　　　　　B. 缬沙坦

    C. 拉贝洛尔　　　　D. 尼群地平

    E. 氢氯噻嗪

7. 对变异型心绞痛最为有效的药物是

    A. 硝酸甘油　　　　B. 硝苯地平

    C. 普萘洛尔　　　　D. 硝酸异山梨酯

    E. 吲哚洛尔

8. 下列常用降压药中，归属利尿降压药的是

    A. 倍他洛尔　　　　B. 维拉帕米

    C. 氨氯地平　　　　D. 依那普利

    E. 氢氯噻嗪

9. 在五类主要降压药中，首选 ACEI 或 ARB 的高血压患者不包括

    A. 妊娠妇女　　　　B. 合并糖尿病

    C. 合并冠心病　　　D. 合并慢性肾病

    E. 合并心力衰竭

10. 下列调节血脂药类别中，高胆固醇血症患者首选的是

    A. 他汀类　　　　　B. 烟酸类

    C. 贝丁酸类　　　　D. 胆酸螯合剂

    E. ω-3 脂肪酸

11. 下列调节血脂药类别中，高三酰甘油血症患者首选的是

    A. 烟酸类　　　　　B. 他汀类

    C. 贝特类　　　　　D. ω-3 脂肪酸

    E. 胆酸螯合剂

12. 下列药物中，基于影响脂质合成与代谢，降低三酰甘油作用的烟酸类调节血脂的药物是
   A. 亚油酸　　　　　B. 氯贝丁酯
   C. 地维烯胺　　　　D. 考来烯胺
   E. 烟酸肌醇

13. 下列药物中，基于抑制胆固醇和三酰甘油合成的贝特类调节血脂的药物是
   A. 辛伐他汀　　　　B. 洛伐他汀
   C. 地维烯胺　　　　D. 非诺贝特
   E. 烟酸肌醇

14. 下列调节血脂的药物中，不属于主要降低血中胆固醇的药物是
   A. 辛伐他汀　　　　B. 考来烯胺
   C. 吉非贝齐　　　　D. 考来替泊
   E. 亚油酸

15. 抗心绞痛药物硝酸甘油片，舌下含服达峰浓度的时间是
   A. 1～2 min　　　　B. 2～5 min
   C. 8～10 min　　　 D. 4～5 min
   E. 10～15 min

16. 血管紧张素受体阻断剂与血管紧张素转换酶抑制剂相比，不引起
   A. 咳嗽　　　　　　B. 高血钾
   C. 低血糖　　　　　D. 低血压
   E. 皮疹

17. 能快速控制和改善心绞痛发作的药物主要是
   A. 止痛剂
   B. 硝酸酯类
   C. 抗栓（凝）剂
   D. 血管紧张素Ⅱ受体阻断剂
   E. 血管紧张素转换酶抑制剂

18. 患者男，65岁。在家中突发心绞痛，最适宜用来抢救的硝酸甘油制剂是
   A. 舌下含片　　　　B. 注射剂
   C. 控释制剂　　　　D. 软膏剂
   E. 透皮贴剂

19. 患者女，72岁。来医院就诊时被诊断为高脂血症，医生为其开具了降脂药辛伐他汀，并建议在晚间顿服。张大妈特向药师咨询药物的服用时间，下面药师关于服药时间与药物治疗效果的叙述不正确的是
   A. 肝胆固醇的合成高峰在夜间，因此降脂药辛伐他汀推荐晚间顿服
   B. 临床用药不仅要考虑到剂量大小，还要考虑时间因素
   C. 选择最佳给药时间，可以使药物疗效最好，而毒副作用最低
   D. 药物的毒性强弱是恒定不变的，不会随时间、昼夜、季节呈现周期性波动
   E. 药物的时间治疗主要是根据药物作用的时间规律，结合患者的生理和病理过程的节律，选择最佳给药时间

20. 患者男，72岁。患有高血压一直控制不佳，此次入院后医师选择可乐定片剂为其治疗。可乐定属于
   A. α受体阻滞剂
   B. 中枢α受体激动剂
   C. β受体阻断剂
   D. 血管扩张剂
   E. 血管紧张素受体阻断剂

21. 某患者，高血压病史30年，平时BP 170/100 mmHg左右，突然出现胸闷气短、咳嗽、端坐呼吸，BP 200/110 mmHg，治疗应首选的药物是
   A. 毒毛花苷K　　　 B. 多巴酚丁胺
   C. 氨茶碱　　　　　D. 硝普钠
   E. 呋塞米

二、共用备选答案的单选题

（22～24题共用备选答案）
   A. 缬沙坦　　　　　B. 美托洛尔
   C. 依那普利　　　　D. 氨苯地平
   E. 氢氯噻嗪

22. 上述常用抗高血压药物中，属于β受体阻断剂的是

23. 上述常用抗高血压药物中,属于钙通道阻滞剂的是

24. 上述常用抗高血压药物中,属于血管紧张素转换酶抑制剂的是

第九节 神经系统常见病的药物治疗

单选题

1. 癫痫复杂部分性发作时首选

　　A. 丙戊酸　　　　　　B. 卡马西平

　　C. 乙琥胺　　　　　　D. 苯妥英钠

　　E. 地西泮

2. 在以下抗癫痫药物中,对部分发作型或全身发作的癫痫患者都能用作一线药物的是

　　A. 拉莫三嗪　　　　　B. 卡马西平

　　C. 苯妥英钠　　　　　D. 苯巴比妥

　　E. 丙戊酸钠

3. 属于第一代胆碱酯酶抑制剂治疗阿尔茨海默病的药物是

　　A. 占诺美林　　　　　B. 他克林

　　C. 多奈哌齐　　　　　D. 加兰他敏

　　E. 石杉碱甲

4. 属于第二代胆碱酯酶抑制剂的治疗老年痴呆药是

　　A. 占诺美林　　　　　B. 他克林

　　C. 多奈哌齐　　　　　D. 脑活素

　　E. 吡拉西坦

5. 关于抗癫痫药临床应用的说法中正确的是

　　A. 剂量宜从大剂量开始

　　B. 单纯型癫痫选用多种抗癫痫药效果更好

　　C. 治疗过程中可以突然停药

　　D. 控制癫痫症状后即可停药

　　E. 原来的抗癫痫药疗效不佳换用新的抗癫痫药时应采取过渡方式

6. 急性缺血性脑血管病的溶栓治疗最好在发病后几小时内进行

　　A. 1 小时　　　　　　B. 2 小时

　　C. 3 小时　　　　　　D. 6 小时

　　E. 8 小时

7. 脑血栓形成的超早期治疗时间一般是指发病后的

　　A. 6 小时内　　　　　B. 24 小时内

　　C. 1 小时内　　　　　D. 12 小时内

　　E. 3 小时内

8. 下列药物中,不可用于短暂性脑缺血发作治疗的药物是

　　A. 阿司匹林　　　　　B. 双嘧达莫

　　C. 巴曲酶　　　　　　D. 华法林

　　E. 尿激酶

9. 急性缺血性脑卒中抗血小板药物治疗的时机为

　　A. 溶栓后 12 h　　　　B. 溶栓同时

　　C. 溶栓前 12 h　　　　D. 溶栓后 24 h

　　E. 溶栓前 24 h

10. 下列药物中能用于治疗老年性痴呆的药物是

　　A. 吡拉西坦　　　　　B. 尼可刹米

　　C. 咖啡因　　　　　　D. 二甲弗林

　　E. 尼莫地平

第十节 消化系统常见病的药物治疗

一、单选题

1. 下列属于质子泵抑制剂的是

　　A. 氢氧化铝　　　　　B. 西咪替丁

　　C. 胶体果胶铋　　　　D. 奥美拉唑

　　E. 替仑西平

2. 发生消化性溃疡的主要原因是

　　A. 大肠埃希菌感染

B. 精神压力过大

C. 幽门螺杆菌感染

D. 沙门菌感染

E. 迷走神经过度兴奋

3. 以下消化性溃疡治疗药物中，可消除幽门螺杆菌的药物是

    A. 氢氧化铝　　　　　B. 兰索拉唑

    C. 哌仑西平　　　　　D. 恩前列醇

    E. 胶体枸橼酸铋钾

4. 下列消化性溃疡治疗药物中，尚禁止妊娠与哺乳妇女及儿童应用的是

    A. 铋盐

    B. 质子泵抑制剂

    C. H_2受体阻断药

    D. 胃泌素受体阻断药

    E. M 胆碱受体阻断药

5. 以下治疗胃食管反流病药物中，作为止吐药的是

    A. 昂丹司琼　　　　　B. 兰索拉唑

    C. 氢氧化铝　　　　　D. 西沙必利

    E. 前列腺素 E

6. 下列消化性溃疡治疗药物中，属于胃泌素受体阻断剂类抑酸剂的是

    A. 硫糖铝　　　　　　B. 丙谷胺

    C. 恩前列素　　　　　D. 哌仑西平

    E. 西咪替丁

7. 下列消化性溃疡治疗药物中，属于胆碱受体阻断剂类抑酸剂的是

    A. 替普瑞酮　　　　　B. 恩前列素

    C. 哌仑西平　　　　　D. 兰索拉唑

    E. 氢氧化铝

8. 可用于治疗十二指肠溃疡病的药物是

    A. 二羟氨茶碱　　　　B. 舍曲林

    C. 阿司匹林　　　　　D. 苯巴比妥

    E. 西咪替丁

9. 下列属于黏膜保护药的是

    A. 替仑西平　　　　　B. 西咪替丁

    C. 硫糖铝　　　　　　D. 兰索拉唑

E. 克拉霉素

10. 患者女，39 岁。被诊断为胃溃疡后，医师为其开具了雷尼替丁进行长期治疗。为使雷尼替丁充分发挥疗效，其最佳服药时间一般建议为

    A. 清晨　　　　　　　B. 中午

    C. 晚上　　　　　　　D. 睡前

    E. 空腹

二、共用题干的单选题

（11~13 题共用题干）

    消化性溃疡与黏膜局部损伤和保护机制之间的平衡失调有关，损伤因素增强（胃酸、胃蛋白酶和幽门螺杆菌）或保护因素减弱（胃黏液 – HCO_3^- 屏障和胃黏膜的修复）均可引起。

11. 以抑制胃酸分泌为机制治疗消化性溃疡的质子泵抑制药是

    A. 硫糖铝　　　　　　B. 替仑西平

    C. 奥美拉唑　　　　　D. 米索前列醇

    E. 胶体枸橼酸铋钾

12. 以"胃黏膜保护剂"而实施消化性溃疡治疗的药物是

    A. 西咪替丁　　　　　B. 三硅酸镁

    C. 奥美拉唑　　　　　D. 氢氧化铝

    E. 枸橼酸铋钾

13. 下列药物中，不是用于"四联疗法治疗幽门螺杆菌感染"的是

    A. 铋剂　　　　　　　B. 抗生素

    C. 甲硝唑　　　　　　D. 丙谷胺

    E. 质子泵抑制剂

三、共用备选答案的单选题

（14~15 题共用备选答案）

    A. 马来酸氯苯那敏

    B. 西咪替丁

    C. 左旋咪唑

    D. 苯海拉明

    E. 苯茚胺

14. 对消化性溃疡有治疗作用的是

15. 对治疗晕动症有治疗作用的是

（16~18题共用备选答案）

  A. 丙谷胺   B. 哌仑西平

  C. 奥美拉唑   D. 法莫替丁

  E. 恩前列素

16. 属于 H_2 受体阻断药的是

17. 属于质子泵抑制剂的是

18. 属于 M 胆碱受体阻断药的是

（19~21题共用备选答案）

  A. 胶体枸橼酸铋钾

  B. 西咪替丁

  C. 氢氧化铝

  D. 哌仑西平

  E. 丙谷胺

19. 抗酸药的代表药物是

20. 可消除幽门螺杆菌的药物是

21. 抑制胃酸分泌的代表药物是

（22~24题共用备选答案）

  A. 多潘立酮   B. 西咪替丁

  C. 感冒通   D. 复方磺胺甲噁唑

  E. 阿司匹林

22. 将其研碎饭后服用可减轻胃肠道反应的是

23. 停药后可能出现反跳性胃酸增多，并加重溃疡的是

24. 可引起便血，大便失禁的是

第十一节 内分泌及代谢性疾病的药物治疗

一、单选题

1. 抑制 α-葡萄糖苷酶，减少淀粉、双糖在小肠吸收的降血糖药是

  A. 胰岛素   B. 格列美脲

  C. 二甲双胍   D. 阿卡波糖

  E. 罗格列酮

2. 吡格列酮属于

  A. 磺酰脲类降血糖药

  B. 双胍类降血糖药

  C. α-葡萄糖苷酶抑制剂

  D. 胰岛素增敏剂

  E. 醛糖还原酶抑制剂

3. 磺酰脲类降血糖药主要用于

  A. 发生严重并发症的糖尿病

  B. 单用饮食治疗不能控制的 2 型糖尿病

  C. 肥胖的 2 型糖尿病病人

  D. 老年病人或餐后明显高血糖病人

  E. 合并严重感染的糖尿病

4. 胰岛素依赖性糖尿病的唯一有效药物是

  A. 胰岛素   B. 格列美脲

  C. 二甲双胍   D. 阿卡波糖

  E. 罗格列酮

5. 在下列口服降糖药物口，最适宜用于肥胖型患者的是

  A. 二甲双胍   B. 阿卡波糖

  C. 罗格列酮   D. 格列吡嗪

  E. 格列齐特

6. 使用 α-葡萄糖苷酶抑制剂类降糖药物的最主要不良反应是

  A. 腹痛   B. 腹泻

  C. 体重增加   D. 皮肤过敏

  E. 胃胀与腹胀

7. 下列磺脲类促胰岛素分泌剂中，最适宜用于老年患者的是

  A. 格列美脲   B. 格列本脲

  C. 格列喹酮   D. 格列吡嗪

  E. 甲苯磺丁脲

8. "钙制剂+维生素 D+激素替代" 适宜治疗的是

  A. 继发性骨质疏松

  B. 老年性骨质疏松症

  C. 妇女绝经后骨质疏松

  D. 抗癫痫药致骨质疏松

  E. 肾上腺皮质激素致骨质疏松

9. 以下药物中，痛风急性发作期首选的治疗药物是
   A. 丙磺舒　　　　　B. 秋水仙碱
   C. 尼美舒利　　　　D. 双氯芬酸
   E. 糖皮质激素

10. 下列口服降糖药中，不属于促胰岛素分泌剂的是
    A. 苯乙双胍　　　　B. 甲苯磺丁脲
    C. 氯磺丙脲　　　　D. 格列吡嗪
    E. 瑞格列奈

11. 2 型糖尿病的基本特征是
    A. 胰岛 B 细胞破坏
    B. 胰岛 B 细胞功能基因变异
    C. 胰岛素抵抗
    D. 胰岛素抵抗和胰岛 B 细胞功能缺陷
    E. 胰岛素作用基因异常

12. 关于应用胰岛素注意事项的叙述中，不正确的是
    A. 胰岛素过量可使血糖过低
    B. 须经常更换注射部位
    C. 只有可溶性人胰岛素可静脉给药
    D. 很多患者可产生胰岛素耐受
    E. 低血糖、肝硬化、溶血性黄疸等患者忌用

13. 未开瓶使用的胰岛素贮存条件为
    A. 冷冻　　　　　　B. 2～8℃冷藏
    C. 凉暗处　　　　　D. 阴凉处
    E. 室温下

14. 已开瓶使用的胰岛素可在室温保存最长
    A. 1～2 周　　　　B. 2～4 周
    C. 4～6 周　　　　D. 6～8 周
    E. 8～10 周

15. 胰岛素笔芯在室温下最长可保存
    A. 1 周　　　　　　B. 2 周
    C. 3 周　　　　　　D. 4 周
    E. 5 周

16. 下列胰岛素类似物中，属于超短效的是
    A. 赖脯胰岛素

B. 地特胰岛素
C. 甘精胰岛素
D. 精蛋白锌胰岛素
E. 胰岛素锌混悬液

17. 下列胰岛素及其类似物中，属于中效胰岛素的是
    A. 赖脯胰岛素
    B. 门冬胰岛素
    C. 低精蛋白锌胰岛素
    D. 甘精胰岛素
    E. 地特胰岛素

18. 关于超长效胰岛素的叙述不正确的是
    A. 属于一日用药一次的长效制剂
    B. 具有长效、平稳、无峰值血药浓度的特点
    C. 皮下注射起效时间较中效胰岛素慢
    D. 更适合于基础胰岛素替代治疗
    E. 一般可单独使用

19. 下列药物中，属于抑制骨吸收的是
    A. 氟制剂　　　　　B. 降钙素
    C. 同化类固醇　　　D. 甲状旁腺激素
    E. 生长激素

20. 下列药物中，属于刺激骨形成的是
    A. 雌激素　　　　　B. 二膦酸盐
    C. 鲑鱼降钙素　　　D. 依普黄酮
    E. 生长激素

21. 下列药物中，属于既可以抑制骨吸收又可以促进骨形成的药物是
    A. 雌激素　　　　　B. 氟制剂
    C. 二膦酸盐　　　　D. 维生素 D
    E. 同化类固醇

22. 服用后口中有苦味、金属味的药物是
    A. 苯乙双胍　　　　B. 格列美脲
    C. 格列本脲　　　　D. 氯磺丙脲
    E. 罗格列酮

23. 关于普通胰岛素的说法中正确的是
    A. 普通胰岛素等电点在 pH 2.5～3.5
    B. 普通胰岛素在碱性溶液中易破坏

C. 普通胰岛素属长效胰岛素

D. 普通胰岛素可口服给药

E. 普通胰岛素可升高血钾

24. 关于预混胰岛素的叙述不正确的是

A. 指含有两种胰岛素的混合物

B. 可同时具有短效和长效胰岛素的作用

C. 制剂中中效成分可更好地控制餐后高血糖

D. 使用方便,注射次数相对减少

E. 缺点是只有有限的混合方案,对一些比较特殊的混合要求较难达到

25. 磺酰脲类降糖药物的服用时间为

A. 空腹　　　　B. 餐前半小时

C. 餐中　　　　D. 餐后半小时

E. 无时间要求

26. 以下药物中,不是抗甲状腺药物的是

A. 甲巯咪唑　　B. 卡比马唑

C. 甲氨蝶呤　　D. 丙硫氧嘧啶

E. 甲硫氧嘧啶

27. 甲巯咪唑抗甲状腺的作用机制是

A. 抑制甲状腺激素的释放

B. 抑制甲状腺对碘的摄取

C. 抑制甲状腺球蛋白水解

D. 抑制甲状腺素的生物合成

E. 抑制 TSH 对甲状腺的作用

28. 抢救胰岛素过量引起的低血糖反应,应选用

A. 静脉注射氟美松

B. 静脉注射 50% 葡萄糖

C. 肌内注射肾上腺素

D. 静脉注射葡萄糖酸钙

E. 口服 10% 氯化钾

二、共用题干的单选题

(29～31 题共用题干)

糖尿病是由胰岛素分泌和作用缺陷引起的慢性代谢性疾病。控制血糖是药物治疗糖尿病的根本。

29. 空腹血浆葡萄糖控制的理想目标是

A. 4.0～6.1 mmol/L

B. 4.4～6.1 mmol/L

C. 4.0～6.4 mmol/L

D. 4.4～6.8 mmol/L

E. 4.0～6.8 mmol/L

30. 以下属于非磺脲类促胰岛素分泌剂的口服降糖药是

A. 那格列奈　　B. 曲格列酮

C. 阿卡波糖　　D. 苯乙双胍

E. 格列喹酮

31. 以下有关糖尿病发病机制的叙述中,最正确的是

A. 糖代谢障碍疾病

B. 胰岛素代谢障碍

C. 脂肪代谢障碍疾病

D. 蛋白代谢障碍疾病

E. 主要是胰岛素分泌或生成异常

(32～33 题共用题干)

患者女,59 岁。8 年前无明显诱因出现烦渴、多食、多饮,伴尿量增多,体重明显下降。近一个月来出现双下肢麻木,时有针刺样疼痛。大便正常,睡眠差。化验:尿糖 55 mmol/L,尿酮体 (＋),尿蛋白 (－),空腹血糖 17.5 mmol/L,空腹 C－P 236 pmol/L,2 小时 C－P 678 pmol/L,HbA1c 10.1%,TC 4.5 mmol/L,TG 2.4 mmol/L,LDL－C 3.9 mmol/L,HDL－C 0.88 mmol/L,BP 160/100 mmHg。临床诊断:①2 型糖尿病;②高血压;③高脂血症。

32. 首选的降糖药物是

A. 二甲双胍片　　B. 胰岛素

C. 格列美脲片　　D. 瑞格列奈片

E. 呋塞米

33. 应用以上降糖药,可能出现的主要不良反应是

A. 高尿酸　　　　B. 低血糖

C. 高血脂　　　　D. 肾损害

E. 肝损害

三、共用备选答案的单选题

(34~35题共用备选答案)

A. 格列本脲　　　　B. 胰岛素

C. 阿卡波糖　　　　D. 二甲双胍

E. 瑞格列奈

34. 能通过抑制 α–葡萄糖苷酶降低血糖的药物是

35. 能增加葡萄糖的利用，并减少葡萄糖经消化道吸收的药物是

(36~37题共用备选答案)

A. 胰岛素　　　　　B. 阿卡波糖

C. 格列齐特　　　　D. 甲苯磺丁脲

E. 地巴唑

36. 能有效治疗1型糖尿病的药物是

37. 属于第二代磺酰脲类口服降血糖药的是

(38~40题共用备选答案)

A. 胰岛素　　　　　B. 阿卡波糖

C. 那格列奈　　　　D. 格列喹酮

E. 罗格列酮

38. 1型糖尿病胰岛素分泌不足，最正确的药物治疗是应用

39. 以上口服降糖药物中，属于非磺脲类促胰岛素分泌剂的是

40. 2型糖尿病合并肾病患者口服降糖药，应该首选经肾脏排泄少的药物，即

(41~42题共用备选答案)

A. 别嘌醇　　　　　B. 丙磺舒

C. 秋水仙碱　　　　D. 苯溴马隆

E. 非甾体抗炎药

41. 治疗痛风的药物中，具有抑制粒细胞浸润作用的是

42. 治疗痛风的药物中，属于抑制尿酸生成药的是

第十二节　泌尿系统常见疾病的药物治疗

单选题

1. 治疗肾病综合征的基础药物是

A. 白蛋白　　　　　B. 环孢素

C. 抗凝血药　　　　D. 细胞毒药物

E. 糖皮质激素

2. 下述哪项不是急性肾小球肾炎的临床特点

A. 水肿　　　　　　B. 血尿

C. 蛋白尿　　　　　D. 高血压

E. 肾小球滤过率升高

3. 急性肾小球肾炎的治疗原则是

A. 以休息及对症处置为主

B. 以减轻水肿利尿为主

C. 以降低血压应用联合降压药物为主

D. 以止血，治疗血尿为主

E. 以治疗合并症为主

4. 慢性肾炎治疗的主要目的是

A. 消除蛋白尿

B. 消除血尿

C. 控制感染

D. 应用血小板解聚药

E. 防止或延缓肾功衰竭

5. 肾病综合征最主要的临床特点是

A. 尿蛋白多于 3.5 g/24 h

B. 血浆白蛋白低于 30 g/L

C. 水肿

D. 血脂升高

E. 肾功能障碍

第十三节 血液系统疾病的药物治疗

一、单选题

1. 一般缺铁性贫血患者服用铁剂以铁剂吸收率为30%计，日服元素铁

   A. 80 mg   B. 100 mg

   C. 140 mg   D. 180 mg

   E. 220 mg

2. 可用于治疗巨幼红细胞贫血的维生素是

   A. 叶酸   B. 维生素 D_3

   C. 维生素 A   D. 维生素 E

   E. 维生素 K_3

3. 缺铁性贫血治疗的原则是

   A. 首先除去引起缺铁的原因，其次是补铁

   B. 首先补充铁，其次是除去引起缺铁的原因

   C. 除去引起缺铁的原因

   D. 补充铁

   E. 尽快输血，纠正贫血

二、共用备选答案的单选题

（4~6题共用备选答案）

   A. 叶酸   B. 维生素 B_6

   C. 维生素 B_{12} D. 维生素 C

   E. 维生素 D

4. 可用于治疗恶性贫血的维生素为

5. 可用于防治异烟肼引起的周围神经症状的维生素为

6. 可促进铁剂吸收的维生素为

第十四节 恶性肿瘤的药物治疗

一、单选题

1. 具有表皮生长因子受体基因突变特征的非小细胞肺癌患者最能在治疗中获益的是

   A. 氮芥   B. 司莫司汀

   C. 卡培他滨   D. 吉非替尼

   E. 环己亚硝

2. 阻碍细胞有丝分裂的抗恶性肿瘤药是

   A. 长春新碱

   B. 氟尿嘧啶

   C. 甲氨蝶呤

   D. 多柔比星

   E. 高三尖杉酯碱

3. 可用于治疗肿瘤的药物是

   A. 甲巯咪唑   B. 阿苯达唑

   C. 奥硝唑   D. 伊曲康唑

   E. 甲氨蝶呤

4. 抗肿瘤药物的应用原则不包括

   A. 权衡利弊，最大获益

   B. 目的明确，治疗有序

   C. 医患沟通，知情同意

   D. 重复用药，疗程足够

   E. 熟知病情，因人而异

二、共用备选答案的单选题

（5~7题共用备选答案）

   A. 细菌感染

   B. 甲状腺功能亢进

   C. 再生障碍性贫血

   D. 中重度疼痛

   E. 慢性粒细胞性白血病

5. 雄激素可用于治疗

6. 卡比马唑可用于治疗

7. 羟基脲可用于治疗

（8~9题共用备选答案）

   A. 干扰核酸合成的抗肿瘤药物

   B. 影响微管蛋白形成的抗肿瘤药物

   C. 干扰核糖体功能的抗肿瘤药物

   D. 破坏 DNA 结构和功能的抗肿瘤药物

E. 影响激素功能的抗肿瘤药物

9. 丝裂霉素属于

8. 他莫昔芬属于

第十五节　自身免疫性疾病的药物治疗

单选题

1. 以下抗类风湿药物中，属于"改善病情的抗风湿药"的是
   A. 布洛芬
   B. 萘丁美酮
   C. 塞来昔布
   D. 美洛昔康
   E. 甲氨蝶呤

2. 类风湿关节炎典型的病理表现是
   A. 血管炎
   B. 关节软骨变性
   C. 滑膜炎
   D. 关节腔变性
   E. 附着点炎

3. 关于类风湿关节炎的治疗，改善关节炎症状的首选药物是
   A. 环磷酰胺
   B. 环孢素
   C. 泼尼松
   D. 布洛芬
   E. 甲氨蝶呤

4. 下列关于治疗类风湿关节炎药物，错误的是
   A. 布洛芬
   B. 阿司匹林

   C. 青霉胺
   D. 前列腺素
   E. 甲氨蝶呤

5. 下列关于系统性红斑狼疮的说法，错误的是
   A. 所有的病人都会出现发热，以长期高热多见
   B. 以面部蝶形、盘状红斑最具特征性
   C. 此病多见于育龄期妇女
   D. 部分病例肾脏受累，出现狼疮性肾炎
   E. 诱发因素包括阳光照射、感染、妊娠、分娩、药物及手术等

6. 患者女，45 岁。双手关节红肿热痛，有功能障碍，还伴有发热、皮下结节及淋巴结肿大等关节外表现，血清中出现多种自身抗体，该患者最有可能是
   A. 关节炎
   B. 类风湿关节炎
   C. 多发性肌炎
   D. 风湿性关节炎
   E. 系统性红斑狼疮

第十六节　病毒性疾病的药物治疗

一、单选题

1. 下列具有抗 HIV 病毒的药物是
   A. 碘苷
   B. 阿昔洛韦
   C. 更昔洛韦
   D. 齐多夫定
   E. 利巴韦林

2. 以下慢性肝炎的治疗药物中，属于抗乙型肝炎病毒的是
   A. 胸腺肽
   B. 胎盘肽
   C. 卡介苗
   D. 拉米夫定
   E. 左旋咪唑

3. 以下治疗急性带状疱疹药物中，属于抗带状疱疹病毒的是

   A. 硫黄炉甘石
   B. 阿昔洛韦
   C. α－干扰素
   D. 吲哚美辛
   E. 泼尼松

4. 具有抗病毒作用的药物是
   A. 咪康唑
   B. 利巴韦林
   C. 异烟肼
   D. 阿苯达唑
   E. 奥硝唑

二、共用备选答案的单选题
（5～7 题共用备选答案）
   A. 卡介苗
   B. 胎盘肽
   C. 阿昔洛韦
   D. 左旋咪唑
   E. 拉米夫定

5. 属于抗艾滋病病毒的药物是

6. 属于抗乙型肝炎病毒的药物是

7. 属于抗急性带状疱疹病毒的药物是

第十七节 精神病的药物治疗

单选题

1. 氯氮平的严重不良反应是

    A. 迟发性运动障碍

    B. 胃肠道反应

    C. 静坐不能

    D. 粒细胞减少/缺乏

    E. 局部刺激

2. 属于吩噻嗪类抗精神病药的是

    A. 氟奋乃静   B. 利培酮

    C. 氟哌噻吨   D. 氟哌利多

    E. 舒必利

3. 氯丙嗪引起急性肌张力障碍是因为

    A. 阻断中脑 – 边缘系统的 5 – 羟色胺受体

    B. 阻断中脑 – 边缘系统的多巴胺受体

    C. 阻断结节 – 漏斗部的多巴胺受体

    D. 阻断黑质 – 纹状体通路的多巴胺受体

    E. 阻断黑质 – 纹状体通路的胆碱受体

4. 能选择性抑制 5 – HT 再摄取的药物是

    A. 阿米替林   B. 米安舍林

    C. 替普瑞酮   D. 舍曲林

    E. 苯乙肼

5. 以下治疗焦虑症的药物中，属于抗焦虑药的是

    A. 阿普唑仑   B. 帕罗西汀

    C. 文拉法辛   D. 度洛西汀

    E. 艾司西酞普兰

第十八节 疼痛的药物治疗

一、单选题

1. 解热镇痛抗炎药物作为临床镇痛的主要优越性是

    A. 无成瘾性

    B. 无镇静作用

    C. 无成瘾性、无安眠作用

    D. 无安眠作用、无镇痛作用

    E. 无成瘾性、无镇静安眠作用

2. 关于解热镇痛抗炎药物的镇痛作用叙述不正确的是

    A. 通过抑制外周病变部位的 COX，使 PGs 合成减少而减轻疼痛

    B. 具有中等程度的镇痛作用

    C. 镇痛作用部位主要在外周

    D. 对慢性钝痛、平滑肌绞痛有效

    E. 长期应用一般不产生欣快感和成瘾性

3. 以下治疗疼痛的药物中，可用于头痛、牙痛、神经痛、肌肉痛和关节痛等中等镇痛效应的是

    A. 吗啡   B. 氟西汀

    C. 地西泮   D. 卡马西平

    E. 吲哚美辛

二、共用题干的单选题

(4～5 题共用题干)

    患者男，58 岁。体检时 B 超显示肝部有肿块，血化验发现癌胚抗原升高，诊断为肝癌早期，后出现右肋胁部偶发间歇性钝痛。

4. 随着时间推移，疼痛逐渐加重，持续时间延长，原用药物不能很好地缓解疼痛，最好选用

    A. 哌替啶   B. 可待因

    C. 苯妥英钠   D. 布洛芬

    E. 氯丙嗪

5. 患者肝区疼痛加重，发作时剧烈难忍，大汗淋漓，伴有消瘦、乏力以及不明原因的发热、腹水、黄疸，提示病情已到肝癌晚

期，可以选用的镇痛药物是

A. 哌替啶　　　　　　B. 可待因

C. 苯妥英钠　　　　　D. 布洛芬

E. 氯丙嗪

第十九节　中毒解救

一、单选题

1. 治疗三环类抗抑郁药中毒时的抗胆碱能症状的有效药物是

A. 依米丁　　　　　　B. 硫酸钠

C. 毒扁豆碱　　　　　D. 利多卡因

E. 毒毛花苷 K

2. 主要用于治疗砷中毒的解毒剂是

A. 二巯丙醇　　　　　B. 依地酸二钠钙

C. 解磷定　　　　　　D. 亚甲蓝

E. 亚硝酸钠

3. 以下关于解毒剂使用的说法中正确的是

A. 阿托品用于有机磷中毒时宜小剂量

B. 阿托品用于氨基甲酸酯中毒时宜大剂量

C. 亚甲蓝用于高铁血红蛋白血症时宜小量

D. 亚甲蓝用于氰化物中毒时宜小量

E. 解磷定也可用于氨基甲酸酯中毒

4. 苯妥英钠口服过量出现急性中毒时的症状主要是

A. 心律失常

B. 低血压

C. 眼球震颤，共济失调及昏睡

D. 恶心、呕吐、呕血

E. 头痛、头晕、心悸、言语不清

5. 小剂量亚硝酸盐中毒的特效解毒剂是

A. 维生素 C　　　　　B. 地西泮

C. 苯巴比妥　　　　　D. 亚甲蓝

E. 毒毛花苷 K

6. 清除胃肠道内的强碱类毒物时宜选用

A. 氢氧化钠　　　　　B. 氢氧化铝

C. 碳酸氢钠　　　　　D. 盐酸

E. 醋酸

7. 因麻醉剂过量而抑制呼吸中枢者宜采用

A. 咖啡因　　　　　　B. 哌甲酯

C. 纳洛酮　　　　　　D. 尼可刹米

E. 甲氯芬酯

8. 阿片类药物中毒时，除了采用解救剂进行解救外，还应采取多种手段进行治疗，以下治疗手段中不正确的是

A. 洗胃、导泻

B. 用阿扑吗啡催吐

C. 保持呼吸道畅通，呼吸抑制时进行人工呼吸

D. 静脉滴注葡萄糖生理盐水

E. 阿片解救剂及早使用

9. 可对抗三环类抗抑郁药物中毒引起的抗胆碱能症状及中枢症状的药物为

A. 硫酸钠　　　　　　B. 毒扁豆碱

C. 利多卡因　　　　　D. 毒毛花苷 K

E. 氟马西尼

10. 苯二氮䓬类药物中毒时的特异性拮抗剂是

A. 纳洛酮　　　　　　B. 胞磷胆碱

C. 苯巴比妥　　　　　D. 醒脑静

E. 氟马西尼

11. 以下救治毒物中毒的拮抗用药中，属于物理性拮抗的是

A. 弱酸拮抗强碱

B. 牛乳沉淀重金属

C. 阿托品拮抗有机磷中毒

D. 毛果芸香碱拮抗颠茄碱类中毒

E. 二巯丙醇拮抗体内的重金属

12. 患者男，35 岁。因氰化物中毒而到医院就医，氰化物中毒时的特殊呼吸气味是

A. 酒味　　　　　　　B. 苦杏仁味

C. 蒜味　　　　　　　D. 苯酚味

E. 烂苹果味

13. 患者女，22 岁。由于感情问题，口服了

大量地西泮，被紧急送到医院抢救。下列药物中为其特异性治疗药物的是

A. 氯丙嗪　　　　　B. 洛贝林

C. 氟马西尼　　　　D. 尼可刹米

E. 毒扁豆碱

14. 患者女，73 岁。为缓解疼痛症状自行服用了大量吗啡片剂，结果出现了呼吸抑制、昏迷等急性中毒症状。下列药物中，属于阿片类药物拮抗剂的是

A. 纳洛酮　　　　　B. 氟马西尼

C. 毒扁豆碱　　　　D. 苯巴比妥

E. 硫代硫酸钠

15. 氨基糖苷类抗生素抗菌谱较广，应用较广，但易发生多种不良反应，其中发生神经 – 肌肉阻断、抑制呼吸时可采用的解救剂是

A. 新斯的明　　　　B. 肾上腺素

C. 地塞米松　　　　D. 氯化镁

E. 氯化钾

16. 当服用某药过量引起急性中毒时，有以下表现：恶心、呕吐、鼻出血、牙龈出血、尿血、出血、凝血时间延长，皮肤出现紫癜，最有可能是

A. 地西泮中毒

B. 阿米替林中毒

C. 华法林中毒

D. 苯妥英钠中毒

E. 卡马西平中毒

17. 某药物中毒症状为 M 样症状、N 样症状、中枢症状，此药物最可能为

A. 一氧化碳

B. 有机磷

C. 香豆素类杀鼠药

D. 阿托品类

E. 阿片类

18. 某药物注射过量出现恶心、呕吐、头晕、无力呼吸浅慢、瞳孔极度缩小，血压下降，各种反射减弱或消失，而且完全昏迷，潮式呼吸，最终呼吸衰竭而死亡。

此中毒药物最可能是

A. 地西泮　　　　　B. 吗啡

C. 阿托品　　　　　D. 肝素

E. 胰岛素

19. 内吸磷中毒时患者出现瞳孔缩小、腹痛、腹泻、呼吸困难、心动过缓等症状，宜选下列哪一药物对抗比症状

A. 毛果芸香碱　　　B. 阿托品

C. 氯解磷定　　　　D. 碘解磷定

E. 新斯的明

20. 患者男，53 岁。入院时深度昏迷、呼吸抑制、血压降低、体温下降，现场发现有苯巴比妥药瓶，诊断为巴比妥类药物中毒，采取的措施中不正确的是

A. 洗胃减少吸收

B. 导泻

C. 静脉滴注碳酸氢钠

D. 给中枢兴奋剂尼可刹米

E. 中毒严重患者主要以支持疗法为主

二、共用题干的单选题

（21～22 题共用题干）

患者男，53 岁。给苹果园喷洒农药后出现头晕、多汗、恶心、呕吐、腹痛以及呼吸困难，并伴有神志模糊，到医院就诊。

21. 临床可能的诊断为

A. 脑出血

B. 铅中毒

C. 酮症酸中毒

D. 有机磷农药中毒

E. 一氧化碳中毒

22. 可用于解救的药物是

A. 毒扁豆碱　　　　B. 新斯的明

C. 碘解磷定　　　　D. 毛果芸香碱

E. 尼古丁

三、共用备选答案的单选题

（23～25 题共用备选答案）

A. 巯基酶失活

B. 细胞色素氧化酶失活

C. 胆碱酯酶失活

D. 二氢叶酸还原酶失活

E. 环化酶失活

23. 有机磷中毒的机制是可使

24. 金属中毒的机制是可使

25. 氰化物中毒的机制是可使

（26～28 题共用备选答案）

A. 高铁血红蛋白血症

B. 氰化物中毒

C. 重金属中毒

D. 苯妥英钠中毒

E. 有机磷酸酯类中毒

26. 小剂量亚甲蓝（1～2 mg/kg）可以用于解救

27. 大剂量亚甲蓝（10～20 mg/kg）可用于解救

28. 依地酸二钠钙可用于解救

（29～31 题共用备选答案）

A. 毒扁豆碱　　　　B. 氟马西尼

C. 碳酸氢钠　　　　D. 毛果芸香碱

E. 二巯丁二钠

29. 解救苯巴比妥中毒用

30. 解救苯二氮䓬类药物中毒用

31. 解救锑、铅、汞、砷的中毒用

（32～33 题共用备选答案）

A. 意识障碍、抽搐

B. 呕吐、出血、皮肤紫癜

C. 抽搐、呼吸中枢麻痹致死

D. 昏迷、针尖样瞳孔、呼吸极度抑制症状

E. 毒蕈碱样、烟碱样、中枢神经系统症状

32. 最可能是阿片中毒的是

33. 最可能是有机磷中毒的是

试题答案与解析

基础知识

第一章 生 理 学

第一节 细胞的基本功能

1. B。本题考查的是细胞跨膜信号转导的方式。细胞膜感受信号物质受体蛋白结构和功能特性，跨膜信号转导的路径大致分为 G 蛋白偶联受体介导的信号转导、离子通道受体介导的信号转导和酶偶联受体介导的信号转导三类，A、C、D、E 均正确；钠泵，全称钠－钾泵，主要作用是分解 ATP 释放能量，逆浓度差转运 Na^+ 和 K^+，并没有细胞膜跨膜信号转导的功能，B 错误。故本题选 B。

2. B。本题考查神经细胞兴奋的相关知识。动作电位、锋电位、神经冲动及神经放电均可作为神经细胞兴奋的标志。细胞在未受刺激时存在于细胞膜内外两侧的电位差，称为跨膜静息电位，简称静息膜电位或静息电位。体内所有细胞的静息电位都表现为细胞膜内侧为负电位，外侧为正电位，这种膜内外的状态称为膜的极化。阈电位升高、突触后膜超极化是抑制现象。局部电紧张只有达到一定值才能引起动作电位。A、C、D、E 项错误。故本题选 B。

3. E。本题考查静息电位的相关知识。细胞在未受刺激时存在于细胞膜内外两侧的电位差，称为静息电位，体内所有细胞的静息电位都表现为细胞膜内侧为负电位，外侧为正电位。大多数细胞的静息电位是一种稳定的直流电位。细胞安静时细胞膜只对 K^+ 有选择性通透，因此只允许 K^+ 向膜外扩散，由于 K^+ 外流所造成的膜两侧的电位差会稳定在某一数值，这种内负外正的电位差称为 K^+ 的平衡电位。有 Nernst 公式计算得到 K^+ 平衡电位的数值与实际测得的静息电位的数值非常接近，由此可证明，安静时膜两侧形成的静息电位主要由 K^+ 外流所造成。而钠的平衡电

位大小接近动作电位。故本题选 E。

4. C

5. D。本题考查神经－肌肉接头兴奋传递的相关知识。神经－肌肉接头的兴奋传递过程中的神经递质是乙酰胆碱，乙酰胆碱可被终板膜上的胆碱酯酶迅速水解而失去活性。故本题选 D。

6. A 7. C

8. B。本题考查神经－肌肉接头的兴奋传递。运动神经末梢与肌细胞特殊分化的终板膜构成神经－肌肉接头。当动作电位到达神经末梢后，接头前膜去极化，电压门控 Ca^{2+} 通道开放，Ca^{2+} 内流，末梢内的 Ca^{2+} 浓度升高触发突触小泡的出胞机制，突触小泡与接头前膜融合，将小泡中的 ACh 以量子式方式释放到间隙，ACh 与终板膜上的 N_2 型胆碱受体结合并使之激活，终板膜主要对 Na^+ 通透性增加，终板膜去极化产生终板电位。终板电位是局部电位，可通过电紧张活动使邻近肌细胞膜去极化，达阈电位而暴发动作电位，表现为肌细胞的兴奋。故本题选 B。

9. C。本题考查兴奋－收缩耦联的相关知识。兴奋－收缩耦联中的关键因子是 Ca^{2+}。故本题选 C。

第二节 血 液

1. C。本题考查红细胞的生理特征相关知识。红细胞具有可塑变形性、渗透脆性和悬浮稳定性。可塑变形性指正常红细胞在外力作用下发生变形的能力。红细胞在全身血管中循环运转时，必须经过变形才能通过口径比自身小的毛细血管和血窦孔隙。渗透脆性是指红细胞在低渗盐溶液中发生膨胀破裂的特性，刚成熟的红细胞和巨幼细胞贫血的患者，红细胞脆性小，衰老的红细胞和某些

病理情况下脆性大，容易破裂溶血。C选项表述错误。悬浮稳定性指红细胞能相对稳定的悬浮于血浆中的特性。红细胞的主要功能是运输 O_2 和 CO_2，红细胞运输 O_2 的功能是靠细胞内的血红蛋白实现的。故本题选 C。

2. C

3. C。本题考查血小板生理知识。正常成年人血液中血小板数量为 $(100\sim300)\times10^9/L$。故本题选 C。

4. E。本题考查的是白细胞生理。中性粒细胞和单核细胞具有吞噬细菌、清除异物、衰老红细胞和抗原-抗体复合物的功能，A 正确；淋巴细胞参与免疫应答反应，T 细胞与细胞免疫有关，B 细胞与体液免疫有关，B 正确；嗜碱性粒细胞释放的肝素具有抗凝作用且细胞颗粒内含有组胺和过敏性慢反应物质可使毛细血管壁通透性增加，并可使支气管平滑肌收缩，从而引起荨麻疹、哮喘等过敏反应，C 正确；巨噬细胞有吞噬作用，D 正确；嗜酸性粒细胞限制嗜碱性粒细胞和肥大细胞在速发型过敏反应中的作用，参与对蠕虫的免疫反应，E 错误。故本题选 E。

5. B。本题考查肝素抗凝血的主要机制。肝素主要通过增强抗凝血酶Ⅲ的活性间接发挥抗凝血作用，还可刺激血管内皮细胞释放组织因子途径抑制物（TFPI）而抑制凝血过程。故本题选 B。

6. B

7. C；8. B。本题考查凝血过程的相关知识。血液由流动的液体状态变成不能流动的凝胶状态的过程，称为血液凝固。其过程是在凝血酶原复合物的作用下，血浆中无活性的凝血酶原被激活为有活性的凝血酶。在凝血酶的作用下，溶于血浆中的纤维蛋白原转变为不溶性的纤维蛋白。故 7 题选 C，8 题选 B。

第三节 循 环

1. D。本题考查心室肌工作细胞动作电位的形成机制。心室肌细胞动作电位平台期的形成是由于期间 Ca^{2+} 通道被激活，K^+ 外流和 Ca^{2+} 内流同时存在，两者所负载的跨膜正电荷量相当，因此膜电位稳定于 1 期复极所达到的电位水平。故本题选 D。

2. E。本题考查心肌自律细胞动作电位形成机制。心肌自律细胞是具有自动发生节律性兴奋特性的细胞，包括窦房结细胞和浦肯野细胞。它们的动作电位除 4 期外，其余各期的形态和离子基础与心室肌细胞相似，不同之处在 4 期存在缓慢自动去极化。故本题选 E。

3. B

4. B。本题考查心脏泵血过程的相关知识。在射血的早期，由心室射入主动脉的血液量较多，血流速度快，心室容积明显缩小，由于心室肌强烈收缩，室内压继续上升并达到峰值，主动脉压也随之升高，这段时期称快速射血期，是一次心动周期中，室内压最高的时期。故本题选 B。

5. D

6. A。本题考查心迷走神经的作用。心迷走神经兴奋时节后纤维释放递质 ACh，与心肌细胞膜上的 M 受体结合，提高心肌细胞 K^+ 通道的开放，K^+ 外流增加，促使静息电位增大，故兴奋性降低；自律细胞 K^+ 外流衰减减慢，最大复极电位增大，抑制 4 期 I_f 电流，导致自动节律性降低，心率减慢；抑制 Ca^{2+} 通道使 Ca^{2+} 内流减少，使房室交界处的慢反应细胞动作电位 0 期的上升幅度减小，传导速度减慢；使肌浆网释放 Ca^{2+} 减少，心肌收缩力减弱。故本题选 A。

7. A

8. A。本题考查颈动脉窦压力感受器的反射过程。压力感受器的传入冲动减少时，使迷走神经紧张减弱，交感神经紧张加强，于是心率加快，心排血量增加，外周血管阻力增加，血压回升。故本题选 A。

9. B 10. D 11. A

12. D。本题考查心迷走神经的作用。心迷走神经兴奋时节后纤维释放递质 ACh，与心肌细胞膜上的 M 受体结合，提高心肌细胞 K^+ 通道的开放，K^+ 外流增加，促使静息电位增大，故兴奋性降低；自律细胞 K^+ 外流衰减减慢，最大复极电位增大，抑制 4 期 I_f 电流，导致自动节律性降低，心率减慢；抑制 Ca^{2+} 通道使 Ca^{2+} 内流减少，使房室交界处的慢反应细胞动作电位 0 期的上升幅度减小，传导速度减慢；使肌浆网释放 Ca^{2+} 减少，心肌收缩力减弱。释放递质 ACh 与心肌细胞膜上的 M 受体结合而不是与 β 受体结合，D 错误。故本题选 D。

13. A

14. A。本题考查颈动脉窦和主动脉弓压力感受性反射过程。颈动脉窦和主动脉弓压力感受性反射在平时就起作用。当动脉血压升高时，动脉管壁牵张的程度增加，刺激颈动脉窦和主动脉弓压力感受器兴奋，神经冲动经窦神经和主动脉神经传至延髓心血管中枢，使心迷走紧张性活动加强，心交感和交感缩血管神经紧张性活动减弱，导致心肌收缩力减弱，其心率减慢，心排血量减少，外周阻力降低，故动脉血压回降至正常水平。反之，当动脉血压降低时，压力感受器传入冲动减少，使迷走神经紧张减弱，交感紧张加强，于是心率加快，心排出量增加，外周血管阻力增加，血压回升。该压力感受性反射是一种负反馈调节，其生理意义在于维持人体正常动脉血压的相对稳定。故本题选 A。

15. B。本题考查心脏泵血过程的相关知识。心室收缩期分为等容收缩期和射血期。在射血期中，当心室收缩使室内压升高超过房内压时，心室内血液推动房室瓣关闭，心室内压力继续升高，当压力超过主动脉压时，动脉瓣开放，血液由心室射入主动脉。在射血早期，由心室射入主动脉的血量较多，血流速度快，心室的容积明显缩小，这段时期称为快速射血期。此期心室肌强烈收缩，室内压继续上升，并达到峰值。故本题选 B。

16. A；17. D。本题考查心脏泵血过程的相关知识。等容收缩期，心室开始收缩后，

室内压迅速升高，当室内压超过房内压时，心室内血液推动房室瓣使其关闭，防止血液倒流入心脏。故 16 题选 A。射血后，心室肌开始舒张，室内压下降，主动脉血液向心室反流，推动动脉瓣关闭。此时室内压仍高于房内压，故房室瓣仍处于关闭状态，心室又暂时成为一个封闭的腔，此期为等容舒张期。故 17 题选 D。

第四节 呼 吸

1. E。本题考查肺通气功能主要指标的相关知识。肺活量：是指尽力吸气后，从肺内所呼出的气体总量。正常成年男性肺活量平均约为 3500 ml，女性约为 2500 ml。B 选项正确。正常成人平静呼吸时每分钟呼吸频率为 12～18 次，潮气量平均约 500 ml，每分肺通气量为 6000～9000 ml。A、C、D 选项正确。每次呼吸中最后吸入的充盈于呼吸道的这部分气体，恰是最先呼出的、未与肺泡气混合、未参与气体交换的气体，其量为解剖无效腔的容量，解剖无效腔与体重相关，约 2.2 ml/kg，如果潮气量为 500 ml，无效腔气量为 150 ml。故本题选 E。

2. C 3. C

4. D。本题考查肺换气的相关知识。肺换气：是肺泡与肺毛细血管血液之间的气体交换过程，以扩散的方式进行。根据物理学原理气体分子从压力高处向低处发生净移动的过程称为气体扩散。两个区域之间的每种气体分子的分压差是气体扩散的动力。故本题选 D。

5. E。本题考查肺通气的相关知识。肺通气是指肺与外界环境之间的气体交换过程。呼吸肌收缩和舒张引起胸廓节律性扩大和缩小称为呼吸运动，是实现肺通气的原动力，故本题选 E。

6. E；7. C。本题肺通气功能指标的相关知识。平静吸气末肺内存有潮气量＋功能余气量，故 6 题选 E。肺活量是指尽力吸气后，从肺内所呼出的气体总量。肺活量＝潮气

量 + 补吸气量 + 补呼气量。故 7 题选 C。

第五节 消　化

1. B

2. D。本题考查胃酸的生理作用。胃酸的主要作用有：①激活胃蛋白酶原，使之转变为有活性的胃蛋白酶，并为胃蛋白酶提供适宜的酸性环境，胃蛋白酶原在 pH <5.0 的酸性环境中可转变为有活性的胃蛋白酶，其适宜的 pH 为 2 ~ 3；②杀死随食物入胃内的细菌；③使食物中的蛋白质变性，易于被消化；④与钙和铁结合，形成可溶性盐，促使它们的吸收；⑤胃酸进入小肠可促进胰液、胆汁和小肠液的分泌，不能促进维生素 B_{12} 的吸收。故本题选 D。

3. A。本题考查胰蛋白酶的相关知识。胰蛋白酶原可被肠液中的肠致活酶激活为胰蛋白酶，胰蛋白酶又激活糜蛋白酶原，胰蛋白酶和糜蛋白酶共同分解蛋白质为多肽和氨基酸。故本题选 A。

4. C。本题考查的是小肠内消化的相关知识。食物在小肠内已被分解为小分子物质，故吸收的主要部位在小肠，A 正确；胰液含有消化三大营养物质的消化酶，是消化道中最重要的一种消化液，B 正确；其中胰蛋白酶原被肠液中的肠致活酶激活为胰蛋白酶，胰蛋白酶又激活糜蛋白酶原，胰蛋白酶和糜蛋白酶共同分解蛋白质为多肽和氨基酸，C 错误；小肠特有的运动形式是分节运动，是一种以小肠环行肌为主的节律性收缩和舒张运动，利于消化和吸收，D 正确；胰液中的水和碳酸氢盐的作用是中和进入十二指肠的盐酸，保护肠黏膜免受强酸的侵蚀，E 正确。故本题选 C。

5. D。本题考查胆汁的生理作用。胆汁中除 97% 的水外，还含有胆盐、胆固醇、磷脂和胆色素等有机物及 Na^+、Cl^-、K^+、HCO_3^- 等无机物，不含消化酶。D 选项表述错误。生理作用：①弱碱性的胆汁能中和部分进入十二指肠内的胃酸；②胆盐在脂肪的消化和吸收中起重要作用：一是乳化脂肪，增加脂肪和脂肪酶作用的面积，加速脂肪分解；二是胆盐形成的混合微粒胶，使不溶于水的脂肪分解产生脂肪酸、甘油一酯和脂溶性维生素等处于溶解状态，有利于肠黏膜的吸收；三是通过胆盐的肝肠循环，刺激胆汁的分泌，发挥利胆作用。故本题选 D。

6. B　7. B　8. C

9. D。本题考查胰液的成分和作用。胰液的成分包括水、无机物（Na^+、Cl^-、K^+、HCO_3^-）和多种分解三大营养物质的消化酶。蛋白水解酶主要有胰蛋白酶、糜蛋白酶、弹性蛋白酶和羧基肽酶；胰脂肪酶主要是胰脂酶、辅脂酶和胆固醇酯水解酶等；还有胰淀粉酶。HCO_3^- 的作用是中和进入十二指肠的盐酸，保护肠黏膜免受强酸的侵蚀，为小肠内消化酶提供适宜的 pH 环境。胰蛋白酶原可被肠液中的肠致活酶激活为胰蛋白酶，胰蛋白酶又激活糜蛋白酶原，胰蛋白酶和糜蛋白酶共同分解蛋白质为多肽和氨基酸。D 选项表述错误。故本题选 D。

10. C；11. E。本题考查消化酶的功能与作用等相关知识。肠致活酶将胰蛋白酶原激活为胰蛋白酶，胰蛋白酶又激活糜蛋白酶原，胰蛋白酶和糜蛋白酶共同分解蛋白质为多肽和氨基酸。胆盐在脂肪的消化和吸收中可乳化脂肪，增加脂肪和脂肪酶作用的面积，加速脂肪分解。故 10 题选 C。胃酸可激活胃蛋白酶原，使之转变为有活性的胃蛋白酶，并为胃蛋白酶提供适宜的酸性环境。故 11 题选 E。

第六节　体温及其调节

1. E。本题考查体温的定义。体温是指身体深部的平均温度。临床上常用腋窝、口腔和直肠的温度代表体温。口腔温度正常值为 36.7 ~ 37.7℃，人腋窝温度的正常值为 36.0 ~ 37.4℃，直肠温度的正常值为 36.9 ~ 37.9℃。故本题选 E。

2. E　3. A　4. B

5. B。本题考查体温的正常生理变动。体温的正常生理变动：①昼夜变动：一般清晨 2～6 时体温最低，午后 1～6 时最高，每天波动不超过 1℃；②性别差别：成年女性的体温高于男性 0.3℃，而且随月经周期而发生变化，排卵前日最低；③年龄差别：儿童体温较高，新生儿和老年人体温较低；④肌肉活动、精神紧张和进食等情况也影响体温。故本题选 B。

6. B　7. D

8. B。本题考查机体产热相关知识。体内的热量是由三大营养物质在各组织器官中分解代谢产生的。安静时主要由内脏产热，其中肝脏是体内代谢最旺盛、产热量最大的产热器官。故本题选 B。

9. D；10. B。本题考查机体散热过程的相关知识。人体的主要散热部位是皮肤。当环境低于人的体表温度时，通过以下方式散热。①辐射散热：指机体的热量以红外线的形式传给外界较冷的物体。②传导散热：指机体的热量直接传给同它接触的较冷物体。机体深部的热量先传导给皮肤，再由皮肤将热量传导给他接触的物体。③对流散热：指通过气体流动来交换热量。④蒸发散热：指机体通过体表水分的蒸发而散发体热。临床上，给高热患者采用乙醇擦浴，通过乙醇蒸发散热起降温作用，故 9 题选 D。给高热患者使用冰袋是将热量传给较冷的物体，属于传导散热，故 10 题选 B。

第七节　尿的生成和排出

1. C。本题考查肾小球的滤过功能。肾小球的滤过指血液流经肾小球毛细血管时，除蛋白分子外的血浆成分被滤过进入肾小囊腔而形成超滤液的过程。有效滤过压是肾小球滤过的动力，由肾小球毛细血管血压、血浆胶体渗透压和肾小囊内压三者组成。其中肾小球毛细血管血压是推动滤过的主要动力，血浆胶体渗透压和肾小囊内压是对抗肾小球毛细血管内物质的阻力。根据这三种力量作用方式的不同得出，有效滤过压 = 肾小球毛细血管血压 −（血浆胶体渗透压 + 肾小囊内压）。用肾小球滤过率和滤过分数反映肾小球滤过功能。由于滤过平衡现象，滤液只产生于滤过平衡之前的肾小球毛细血管段。故本题选 C。

2. D

3. A。本题考查肾小管和集合管重吸收的相关知识。肾小管和集合管的重吸收指肾小球滤过形成的超滤液在流经肾小管时，肾小管上皮细胞选择性地将物质从肾小管液中转运到血液中去的过程。正常情况下由近端小管重吸收肾小管超滤液中 65%～70% 的 Na^+、水和全部的葡萄糖。故本题选 A。

4. E

5. B。本题考查的是输尿管阻塞尿量减少的原因。结石阻塞输尿管可使囊内压显著升高，有效滤过压 = 肾小球毛细血管血压 −（血浆胶体渗透压 + 肾小囊内压），有效滤过压降低，原尿生成减少，尿量减少。故本题选 B。

6. C。本题考查排尿反射的相关知识。排尿反射是高级中枢控制下的脊髓反射。反射过程是膀胱内尿量达一定充盈度（约 400～500 ml）时，膀胱壁感受器受牵拉而兴奋，冲动经盆腔神经传入到脊髓骶段排尿反射初级中枢，同时，冲动上传到脑干和大脑皮质排尿反射高级中枢，产生尿意。此时，脊髓骶段排尿中枢传出信号经盆腔神经传出，引起逼尿肌收缩，尿道内括约肌舒张，尿液排入后尿道，再反射性的兴奋阴部神经，使尿道括约肌舒张，尿液排出体外。排尿反射初级中枢在脊髓骶段，C 选项错误。故本题选 C。

7. C　8. B

9. A。本题考查大量出汗尿量减少的原因。大量出汗时，水的丢失多于电解质的丢失，血浆晶体渗透压升高，渗透压感受器兴奋，使下丘脑－神经垂体系统合成、释放的抗利尿激素（ADH）增多，促进了远曲小管和集合管对水的重吸收，使排出尿量减少。故本题选 A。

10. B。本题考查抗利尿激素的分泌调节。抗利尿激素，又称血管升压素（ADH），调节 ADH 合成和释放的有效刺激是血浆晶体渗透压、循环血量及动脉血压的改变。晶体渗透压增高，可刺激抗利尿激素的分泌。故本题选 B。

11. A。本题考查调节抗利尿激素的感受器。血浆晶体渗透压是生理条件下调节 ADH 合成、释放的最重要因素。下丘脑视上核附近有渗透压感受器，它对血浆晶体渗透压的改变十分敏感，只要血浆晶体渗透压有 1% ～ 2% 的轻微改变，即会使其产生效应。故本题选 A。

12. E

13. C。本题考查肾小球滤过率的相关知识。肾小球滤过率指单位时间内（每分钟）两肾生成的超滤液量，正常成人平均值为 125 ml/min。肾小球滤过率的大小取决于滤过膜的状态、有效滤过压和肾脏血浆流量等因素。静脉快速滴注生理盐水时尿量增多，其原因之一是血浆渗透压下降，肾小球滤过率增加。故本题选 C。

14. A。本题考查水利尿的发生机制。日常大量饮清水后，可引起尿量增多，这一现象称为水利尿。水利尿的发生机制是水量突然增加，使血浆晶体渗透压降低，抑制了 ADH 的合成和释放，导致水的重吸收减少。故本题选 A。

15. A。本题考查静脉注射葡萄糖尿量增多的原因。静脉注射 20% 葡萄糖，肾小管液中溶质浓度增加，则小管液渗透压增高，对抗肾小管重吸收水分的力量，使得较多水分随终尿排出，尿量增加。故本题选 A。

16. A。本题考查失血后尿量减少的原因。在安静状态下，肾动脉灌流压在 80 ～ 160 mmHg 范围内变动时，肾血流量和肾小球滤过率能保持相对稳定。但是血压降至 60/40 mmHg，超过自身调节作用范围，肾小球毛细血管血压和肾小球滤过率下降，出现少尿或无尿。故本题选 A。

17. A；18. D。本题考查肾脏重吸收的相关知识。肾小管和集合管的重吸收指肾小球滤过形成的超滤液在流经肾小管时，肾小管上皮细胞选择性地将物质从肾小管液中转运到血液中去的过程。正常情况下由近端小管重吸收肾小管超滤液中 65% ～ 70% 的 Na^+、水和全部的葡萄糖，故 17 题选 A。ADH 调节水重吸收主要是提高远曲小管和集合管上皮细胞对水的通透性，从而促进水重吸收，故 18 题选 D。

第八节　神　经

1. E。本题考查神经递质的相关知识。神经递质是由突触前膜释放，能与突出后膜上特异性受体结合，产生突触去极化电位或超极化电位，导致突触后神经兴奋性升高或降低。神经递质的释放与 Ca^{2+} 的转移有关。在中枢神经系统（CNS）中，突触传递最重要的方式是神经化学传递。神经递质的作用可通过两个途径中止：一是再回收抑制，另一途径是酶解。E 选项中都经酶解失活表述错误。故本题选 E。

2. A。本题考查化学性突触传递的特征。化学性突触，是由突触前膜、突触间隙和突触后膜三部分组成。依靠突触前神经元末梢释放特殊化学物质作为传递信息的媒介来影响突触后神经元，和电突触区别主要在于前神经元释放的物质不同，电突触是依靠突触前神经末梢的生物电和离子交换直接传递信息。化学性突触的特点：以神经递质为媒介，单向传导。故本题选 A。

3. B

第九节　内　分　泌

1. A。本题考查激素的概念、作用方式和分类等知识。激素是由内分泌腺或内分泌细胞分泌，在细胞与细胞间传递化学信息的高效能生物活性物质。人的内分泌系统分泌的激素种类繁多，来源复杂，按化学性质可分为：蛋白质和肽类激素、胺类激素、类固醇激素和脂肪酸衍生物激素。B 选项错误。激素不直接为细胞活动提供能量，C 选项错误。激素的作用方式如下。①远距分泌：指大多数激素由内分泌细胞分泌后，经血液运输至远距离的靶组织或靶细胞发挥作用；②旁分泌：指有些内分泌细胞分泌的激素经组织液直接弥散至邻近细胞而发挥作用；③神经分泌：指下丘脑某些神经内分泌细胞分泌的神经激素经神经纤维轴浆运输至末梢释放入血；④自分泌：指有些激素分泌后在局部扩散又反馈作用于产生该激素的内分泌细胞本身而发挥作用。D、E 选项错误。故本题选 A。

2. C。本题考查下丘脑的功能。下丘脑调节肽由下丘脑促垂体区肽能神经元分泌，主要调节腺垂体的功能。下丘脑与神经垂体和腺垂体的联系密切。下丘脑与腺垂体之间通过下丘脑－垂体门脉系统发生功能联系。故本题选 C。

3. C。本题考查的是糖皮质激素的调节。腺垂体分泌促肾上腺皮质激素，促进肾上腺皮质生长发育和分泌糖皮质激素。故本题选 C。

4. B。本题考查甲状腺激素的作用。甲状腺激素对机体的正常生长发育成熟是必需的，特别对儿童期脑和骨的生长尤为严重。对于人和哺乳动物，甲状腺激素能刺激骨化中心发育，软骨骨化，促进长骨的生长；还通过促进某些生长因子合成，促进神经元分裂、轴、树突形成以及髓鞘和胶质细胞的生长。因此，在缺乏甲状腺激素分泌的情况下，大脑发育和骨骼成熟全部受损，导致呆小症。故本题选 B。

5. E。本题考查激素的分类。人的内分泌系统分泌的激素种类繁多，来源复杂，按化学性质分为四大类。①蛋白质和肽类激素：主要包括下丘脑调节肽、胰岛素、降钙素、胃肠激素、腺垂体及神经垂体激素、甲状旁

腺激素等；②胺类激素：包括甲状腺和肾上腺髓质激素；③类固醇激素：主要有肾上腺皮质激素与性腺激素，胆固醇的衍生物 1，25－二羟基维生素 D_3 也属于固醇类激素；④脂肪酸衍生物激素：如前列腺素由花生四烯酸转化而成。故本题选 E。

6. E。本题考查激素的作用方式。激素的作用方式如下。①远距分泌：指大多数激素由内分泌细胞分泌后，经血液运输至远距离的靶组织或靶细胞发挥作用；②旁分泌：指有些内分泌细胞分泌的激素经组织液直接弥散至邻近细胞而发挥作用；③神经分泌：指下丘脑某些神经内分泌细胞分泌的神经激素经神经纤维轴浆运输至末梢释放入血；④自分泌：指有些激素分泌后在局部扩散又反馈作用于产生该激素的内分泌细胞本身而发挥作用。故本题选 E。

7. C。本题考查腺垂体的内分泌功能。腺垂体主要分泌 7 种激素，包括促甲状腺激素（TSH）、促肾上腺皮质激素（ACTH）、促卵泡激素（FSH）、黄体生成素（LH）、生长激素（GH）、催乳素（PRL）和促黑激素（MSH）。故本题选 C。

8. C

9. D。本题考查甲状腺激素的生理作用。甲状腺激素的生物学作用广泛，其主要作用是促进物质与能量代谢以及生长和发育。①产热效应：甲状腺激素显著加速体内物质氧化，增加组织器官耗氧量和产热量。②对物质代谢的影响：甲状腺激素对糖代谢作用呈双向性。一方面促进小肠黏膜对糖的吸收，增强糖原分解，使血糖升高；另外还增加胰岛素分泌，促进外周组织对糖的利用，使血糖降低。甲状腺激素加速肌肉、骨骼、肝、肾等组织蛋白质的合成，尿氮减少，表现为正氮平衡，但甲状腺激素分泌过多则又加速组织蛋白质分解。③对生长与发育的影响：甲状腺激素对机体的正常生长发育成熟是必需的，特别对儿童期脑和骨的生长尤为严重。对神经系统来说，影响中枢神经系统的兴奋

性。故本题选 D。

10. D

11. A。本题考查甲状腺激素对生长发育的影响。甲状腺激素对机体的正常生长发育成熟是必需的，特别对儿童期脑和骨的生长尤为严重。在缺乏甲状腺激素分泌的情况下，大脑发育和骨骼成熟全部受损，导致呆小症。该患儿表现为呆小症，故本题选 A。

12. C；13. D。本题考查激素的分类。人的内分泌系统分泌的激素种类繁多，来源复杂，按化学性质分为四大类。①蛋白质和肽类激素：主要包括下丘脑调节肽、胰岛素、降钙素、胃肠激素、腺垂体及神经垂体激素、甲状旁腺激素等；②胺类激素：包括甲状腺和肾上腺髓质激素；③类固醇激素：主要有肾上腺皮质激素与性腺激素，胆固醇的衍生物 1，25 - 二羟基维生素 D_3 也属于固醇类激素；④脂肪酸衍生物激素：如前列腺素由花生四烯酸转化而成。下丘脑激素是下丘脑不同类型神经核团的细胞产生的一系列肽类激素的总称。故 12 题选 C。性激素属于类固醇类激素。故 13 题选 D。

第二章　生　物　化　学

第一节　蛋白质结构和功能

1. A。本题考查的是蛋白质的分子结构。蛋白质的分子结构常分成四级，分别称为蛋白质的一、二、三、四级结构，其中一级结构又称为蛋白质的基本结构，二、三、四级结构统称为蛋白质的高级结构或称空间结构，也称构象。故本题选 A。

2. C。本题考查的是氨基酸的结构。谷氨酸含有两个羧基。含有两个羧基的氨基酸还有天冬氨酸，其他氨基酸只含一个羧基。故本题选 C。

3. B。本题考查的是影响蛋白质溶液稳定的因素。蛋白质溶液属于胶体溶液，水化膜和同种电荷都属于影响其溶液稳定的因素，这两个因素都是胶体性质，故本题选 B。

4. B。本题考查的是蛋白质的四级结构。部分蛋白具有四级结构，蛋白质的四级结构是指蛋白质都含有两条或者两条以上具有独立三级结构的多肽链通过非共价键缔合在一起所形成的空间结构。故本题选 B。

5. C

6. D。本题考查的是血红蛋白和肌红蛋白的异同。血红蛋白是四聚体，有四条肽链，具有四级结构，而肌红蛋白是单体，只有一条肽链，不具有四级结构，故 D 错误，而这两种蛋白都能够通过含铁的辅基和氧气结合，属于色蛋白，A、B、C、E 都正确。故本题选 D。

7. B

8. A。本题考查的是蛋白质空间构象形成。蛋白质空间构象的形成需要一级结构作为决定因素，也需要分子伴侣的参与，其作用是帮助新生肽链正确折叠。故本题选 A。

9. A。本题考查的是肽键的形成。一个氨基酸的氨基和另一个氨基酸的羧基脱去一分子水，形成了酰胺键，就是肽键。故本题选 A。

10. C。本题考查的是 DNA 的二级结构。Watson - Crick 的双螺旋模型指 DNA 是一反向平行的双链结构，脱氧核糖和磷酸骨架位于双链外侧，碱基位于内侧，两条链的碱基之间以氢键相连接，A 始终与 T 配对，C 始终与 G 配对，这是 DNA 的二级结构。故本题选 C。

11. B。本题考查的是蛋白质的变性。蛋白质的一级结构是肽键，在某些物理和化学因素作用下，其特定的空间结构构象会被破坏，而一级结构往往不容易断裂。故本题选 B。

12. C

13. A。本题考查的是血浆脂蛋白的分

类。血浆脂蛋白可以采用电泳法分类，分为 α、前 β、β 及乳糜微粒四类，根据超速离心法可以分为乳糜微粒、极低密度脂蛋白、低密度脂蛋白和高密度脂蛋白四类。故本题选 A。

14. B。本题考查的是含氮量测定蛋白含量。各种蛋白质中氮含量相近，平均为 16%，因此测定样品中的含氮量可以得出蛋白质大致含量：蛋白质含量 = 含氮量 ×6.25。故本题选 B。

15. E。本题考查的是蛋白质的两性电离。蛋白质由于具有氨基和羧基，以及侧链中的基团，可以在特定 pH 溶液中，解离成正离子和负离子，当两电荷相等时，此 pH 是蛋白质等电点，人体内多数蛋白质的等电点都小于 7，在 pH 8.6 时带负电，蛋白向正极移动，但由于分子量大小和带电量多少而移动速度不同，在五种蛋白中白蛋白泳动最快，其余依次是 α-、β- 和 γ-球蛋白。故本题选 E。

16. C；17. E。本题要点是蛋白质的结构。一个氨基酸的氨基和另一个氨基酸的羧基脱去一分子水，形成了酰胺键，就是肽键，故 16 题选 C。蛋白质分子中某一段肽链的局部空间结构，就是蛋白质的二级结构，维持其二级结构的化学键是氢键，故 17 题选 E。

第二节　核酸的结构和功能

1. C　2. D

3. D。本题考查的是 RNA 的结构。tRNA 也叫转运 RNA，功能是运载各种氨基酸，tRNA 的二级结构是三叶草形结构，特点是具有二氢尿嘧啶环（结合 tRNA 合成酶）、反密码环（环上有反密码子，辨认 mRNA 上的密码子，使氨基酸正确入位）等。故本题选 D。

4. C。本题考查的是 DNA 高级的结构。真核生物核内 DNA 常为线状，在形成双螺旋结构后，与多种组蛋白构成核小体，最终组装成染色体。核小体是蛋白质分子在二级结构基础上进一步盘曲折叠所形成的空间结构，就

是蛋白质的三级结构。故本题选 C。

5. B。本题考查的是 RNA 的结构。mRNA 是信使 RNA，负责转录 DNA 的基因序列信息，多数在 5′-端有"帽子"结构，即 7-甲基鸟嘌呤核苷三磷酸结构，帽子结构在蛋白质合成过程中促进核蛋白体与 RNA 结合、加速翻译的起始速度，增强 mRNA 的稳定性。故本题选 B。

6. D　7. C　8. A

9. A。本题考查的是 DNA 的碱基。核苷酸中的碱基有五种，嘌呤（A、G），嘧啶（T、C、G），其中 T 是只存在 DNA 中，而 U 只存在于 RNA 中。故本题选 A。

10. A

11. C。本题考查的是 DNA 的双螺旋结构。Watson-Crick 的双螺旋模型指 DNA 是一反向平行的双链结构，脱氧核糖和磷酸骨架位于双链外侧，碱基位于内侧，两条链的碱基之间以氢键相连接，A 始终与 T 配对，C 始终与 G 配对，这是 DNA 的二级结构，维持双螺旋稳定的主要因素就是碱基堆积力和氢键，C 错误，故本题选 C。

12. A；13. C；14. D。本题要点是核酸的功能。DNA 是生物遗传信息复制的模板和基因转录的模板，是生命遗传繁殖的物质基础，故 12 题选 A。信使 RNA 的功能是在细胞核内转录 DNA 的序列信息，自身成为信息载体转移到细胞液指导蛋白合成，是蛋白质合成的模板，故 13 题选 C。转运 RNA 的功能是作为各种氨基酸的载体在蛋白质合成中转运氨基酸原料，故 14 题选 D。

第三节　酶

1. E

2. C。本题考查的是酶的分子结构和功能。酶由蛋白质部分（酶蛋白）和非蛋白质部分（辅助因子）组成，其中酶蛋白质决定酶的专一性；辅助因子可分为辅酶和辅基，主要决定化学反应的性质，在反应中起到传递电子、质子或一些化学基团的作用。故本

题选 C。

3. D。本题考查的是酶的活性中心。酶分子中与酶活性密切相关的基团称为酶的必需基团，可以分为两种：一种是结合基团，作用是结合底物；另一种是催化基团，作用是影响底物的稳定性，催化底物反应，D 正确。故本题选 D。

4. E

5. A。本题考查的是酶促反应速度变化。酶促反应速度在其他因素不变，底物浓度变化对反应速度作图呈矩形双曲线，底物浓度达到某一值后，反应速度达到最大，反应速度不再增加，此时如果增加酶的浓度，能够增加酶促反应速度，而且与酶浓度成正比，A 正确。故本题选 A。

6. B 7. C

8. D。本题考查的是酶原的概念。有些酶刚合成或初分泌时是酶的无活性前体，称为酶原，D 正确。故本题选 D。

第四节 糖 代 谢

1. D。本题考查的是糖的无氧氧化。糖酵解过程中，丙酮酸还原为乳酸是一步可逆反应，由乳酸脱氢酶催化，NADH + H⁺ 作为供氢体。故本题选 D。

2. B。本题考查的是糖的无氧分解。糖酵解的过程是由葡萄糖磷酸化成 6 - 磷酸葡萄糖，转化为 1，6 - 二磷酸果糖，后者分解为 3 - 磷酸甘油醛，经代谢转变为丙酮酸，丙酮酸在乳酸脱氢酶的作用下可还原为乳酸。故本题选 B。

3. D

4. D。本题考查的是糖异生。糖异生指由非糖物质（乳酸、丙酮酸、甘油、生糖氨基酸等）转变为糖原或葡萄糖的过程，故 E 错误，D 正确。糖异生基本经糖酵解逆过程进行，但是其中由磷酸果糖激酶 - 1、己糖激酶、丙酮酸激酶催化的过程不可逆，A 错误，糖异生能维持血糖浓度，肾糖异生促进泌氨排酸，维持酸碱平衡，B、C 错误。故本题选

选 D。

5. A

6. E。本题考查的是三羧酸循环。三羧酸循环是糖有氧氧化的第三阶段，其反应物质是乙酰 CoA，其最主要的酶是异柠檬酸脱氢酶，因为下调该酶可以使异柠檬酸和柠檬酸累积，二者是乙酰辅酶 A 羧化酶的正别构调节剂，使得乙酰辅酶 A 进入脂肪酸合成而不是 TCA。上调反之。故本题选 E。

7. E。本题考查的是三羧酸循环的生理意义。三羧酸循环的生理意义有：①氧化供能，1 mol 的葡萄糖经过有氧氧化，彻底氧化可以产生 30 或 32 mol 的 ATP；②是三大营养物质彻底氧化分解的共同途径，又是三大物质代谢的相互联系的枢纽；③为其他合成代谢提供小分子前体。故本题选 E。

8. D 9. C

10. E。本题考查的是肾上腺素升高血糖的机制。其机制主要是：①抑制糖原合成；②促进肝糖原分解产生葡萄糖；③促进肌糖原酵解为乳酸后通过乳酸循环间接升高血糖。故本题选 E。

11. A 12. D

13. E。本题考查的是糖原的合成。肝糖原合成中，UDP - 葡萄糖为合成糖原的活性葡萄糖，UDP 是葡萄糖的载体。故本题选 E。

14. D。本题考查的是糖原的分解。肝脏中由于含有葡萄糖 - 6 - 磷酸化酶，可以快速地分解肝糖原，生成 1 - 磷酸葡萄糖和葡萄糖。故本题选 D。

15. A；16. D。本题要点是糖代谢的酶。糖原磷酸化酶是糖原分解的第一步反应的限速酶，故 15 题选 A。糖异生需要 4 个关键酶，即丙酮酸羧化酶、PEP 羧激酶、果糖二磷酸酶和葡萄糖 - 6 - 磷酸酶，故 16 题选 D。

第五节 脂 类 代 谢

1. A

2. D。本题考查的是酮体的概念。酮体是乙酰乙酸、β - 羟丁酸、丙酮三者的统称，

丙酮可以转变为葡萄糖，而其他两者可经过三羧酸循环彻底氧化。酮体是脂肪酸在肝内正常代谢的中间产物，是肝输出能源的一种形式，在长期饥饿时，脑组织不能利用脂肪酸，此时酮体代替葡萄糖成为脑组织及肌肉的主要能源，D 正确。故本题选 D。

3. A　4. B

5. B。本题考查的是脂肪酸的分解。脂肪酸氧化产生了乙酰 CoA，可通过三羧酸循环和电子传递链彻底氧化，以 ATP 的形式供能。故本题选 B。

6. E。本题考查的是血浆脂蛋白的概念。脂类不溶于水，在血浆中以脂蛋白的形式运输，E 正确。故本题选 E。

7. B　8. A　9. D

10. B。本题考查的是胆固醇的代谢。胆固醇在体内可以转化为胆汁酸、类固醇激素及维生素 D_3 等生理活性物质，或者酯化为胆固醇酯储存于细胞液中，其中约 70% 转化为胆汁酸。故本题选 B。

11. D。本题考查的是磷脂的合成与代谢。磷脂可以分为甘油磷脂和鞘磷脂，是含磷酸的脂类，D 正确。磷脂的作用是作为构成生物膜脂双层的骨架，参与促进脂类的消化吸收及转运，参与细胞信息传递。故本题选 D。

12. B。本题考查的是脂肪酸的合成。线粒体中的乙酰 CoA 是脂肪酸合成的原料，合成过程中由 NADPH 提供氢。故本题选 B。

13. E

14. D。本题考查的是肝内酮体的利用。HMG - CoA 合成酶是酮体合成的关键酶，而肝脏中缺乏氧化酮体的酶，不能利用酮体，该酶就是琥珀酰 - CoA 转硫酶。故本题选 D。

第六节　氨基酸代谢

1. B

2. C。本题考查的是氨的代谢。氨的来源包括以下 3 种：组织中氨基酸脱氨基作用，这是氨的主要来源；肠道吸收的氨；肾小管上皮细胞分泌的氨。故本题选 C。

3. C。本题考查的是蛋白质的营养作用。食物中蛋白质的营养价值表现在所含必需氨基酸的种类和数量。故本题选 C。

4. A　5. B

6. C。本题考查的是氨的代谢。血液中氨主要以无毒的丙氨酸及谷氨酰胺两种形式运输。故本题选 C。

7. B。本题考查的是氨基酸的作用。机体需要而自身不能合成的氨基酸称为必需氨基酸，由食物提供，用于合成蛋白质。故本题选 B。

8. A

9. B。本题考查的是氨的去路。在脑和骨骼肌等组织，氨与谷氨酸在谷氨酰胺合成酶的催化下合成谷氨酰胺，并由血液运往肝或肾，再经谷氨酰胺酶水解成谷氨酸及氨。谷氨酰胺在脑中固定和转运氨的过程中起着重要作用。故本题选 B。

10. A

11. B；12. A。本题要点是氨基酸的分类及代谢。机体需要而自身不能合成的氨基酸称为必需氨基酸，由食物提供，人体有 8 种必需氨基酸，即缬氨酸、亮氨酸、异亮氨酸、苏氨酸、赖氨酸、色氨酸、苯丙氨酸和甲硫氨酸，故 11 题选 B。血液中氨主要以无毒的丙氨酸及谷氨酰胺两种形式运输，故 12 题选 A。

13. C　14. A

第七节　核苷酸的代谢

1. D。本题考查的是痛风的治疗。临床上常用别嘌醇治疗痛风，原理主要是别嘌醇与次黄嘌呤结构类似，可以抑制尿酸生成。故本题选 D。

2. D。本题考查的是痛风的形成。嘌呤代谢异常导致尿酸过多引起痛风，患者血中尿酸含量超过 8 mg/dl 时，尿酸盐晶体即可沉积于关节、软组织等。故本题选 D。

第三章　病原生物学与免疫学基础

第一节　总　论

1. A。本题考查非细胞型微生物的特点。非细胞型微生物，无典型细胞结构，仅由核心和蛋白质衣壳组成，核心中只有 RNA 或 DNA 一种核酸，只能在活细胞内生长繁殖，病毒为其代表。故本题选 A。

2. C

3. A。本题考查革兰阴性菌细胞壁的结构。细胞壁的主要成分是肽聚糖，又称黏肽。细菌经染色后分成两类，即革兰阴性菌和革兰阳性菌。革兰阴性菌细胞壁较薄但结构复杂，其特点是肽聚糖结构少，在肽聚糖外还有三层结构，由内向外为脂蛋白、脂质双层和脂多糖，三层共同构成外膜。故本题选 A。

4. E。本题考查的是真菌与药学的关系。真菌与药物生产的关系密切，不少抗生素是由真菌产生的，如青霉素、头孢菌素、先锋霉素等，真菌还可以合成免疫抑制药环孢素 A 等。而干扰素是由干扰素诱生剂诱导机体细胞所产生的一种蛋白质。故本题选 E。

5. C。本题考查鞭毛的分类。在许多细菌的菌体上附有细长而弯曲的丝状物称为鞭毛，它是细菌的运动器官。根据鞭毛的数目及位置可将鞭毛分为四类：即周毛菌、丛毛菌、双毛菌、单毛菌。故本题选 C。

6. D　7. A　8. D

9. A。本题考查细菌能量代谢。能量代谢的基本生化反应是生物氧化。各种细菌的生物氧化过程、代谢产物和产生能量的多少有所不同。以有机物为受氢体的称为发酵；以无机物为受氢体的称为呼吸，其中以分子氧为受氢体的是有氧呼吸，以其他无机物为受氢体的是厌氧呼吸。故本题选 A。

10. E。本题考查细菌的合成代谢产物。细菌在新陈代谢过程中，除合成自身成分外，还能合成一些特殊产物，如热原质、毒素和侵袭酶类、色素、抗生素、维生素、细菌素等，这些产物在医学上具有重要的意义。故本题选 E。

11. B　12. A　13. C　14. D

15. C。本题考查细菌的繁殖方式。细菌以简单的二分裂法繁殖，其繁殖速度很快，大多数细菌 20～30 分钟繁殖一代，少数细菌繁殖速度慢，需 18 h 繁殖 1 代。故本题选 C。

16. B　17. C　18. B

19. C。本题考查细菌人工培养。细菌在不同类型培养基上的生长表现不同：在液体培养基上，细菌生长后，大多数细菌呈均匀混浊状，少数出现沉淀和菌膜；在半固体培养基上，有鞭毛的细菌生长后出现混浊，无鞭毛的细菌沿穿刺线生长，主要用于检测细菌的动力和保存菌种；在固体培养基上，单个细胞生长后形成肉眼可见的细菌集团，叫菌落，不同的细菌其菌落大小、形状、颜色不同，可用来鉴别细菌。故本题选 C。

20. B　21. C

22. C。本题考查细菌繁殖的酸碱度。酸碱度是细菌生长繁殖的条件之一，大多数致病菌最适宜 pH 为 7.2～7.6。除酸碱度外还包括：营养物质，有水分、无机盐类、蛋白胨和糖等；温度，大多数致病菌最适宜生长温度为 37℃；气体环境。故本题选 C。

23. B

24. C。本题考查细菌的遗传变异。细菌子代与亲代之间在形态结构、生理功能等方面的相似现象称为遗传；细菌子代与亲代之间存在的程度不同的差异，这种现象称为变异。故本题选 C。

25. E　26. A

27. E。本题考查细菌变异的机制。决定细菌遗传与变异的是遗传物质。细菌的 DNA

分子是由两条相互平行而方向相反的多核苷酸链组成，其功能是储存、复制和传递遗传信息，可将遗传信息传递给后代，这个过程是靠 DNA 的半保留复制来实现的。当遗传物质发生改变时，就产生了变异。细菌变异的机制主要包括基因突变、基因的损伤后修复、基因的转移及重组。故本题选 E。

28. B。本题考查消毒的概念。消毒是指杀死物体上或环境中的微生物的方法。并不一定杀死细菌芽孢或非病原微生物，用于消毒的药品称为消毒剂。故本题选 B。

29. B   30. C

31. E。本题考查化学消毒剂的杀菌机制。化学消毒灭菌法是指用化学药物进行消灭细菌的方法。根据化学消毒剂的灭菌机制各不同，主要分为：①促进菌体蛋白质变性或凝固的，如酚类、醇类、醛类等；②干扰细菌酶系统和代谢、破坏菌体蛋白与核酸的，如氧化剂、重金属盐类等；③损伤菌体细胞膜的，如酚类等。故本题选 E。

32. B

33. A。本题考查细菌侵袭力影响因素。构成细菌毒力的物质是侵袭力和毒素。侵袭力是指细菌突破机体防御功能，包括细菌的黏附与定植、侵入、繁殖与扩散的能力。故本题选 A。

34. D。本题考查细菌的致病机制。毒素是细菌在繁殖中产生和释放的有毒物质。可直接或间接地损伤宿主细胞、组织和器官，干扰其生理功能。其中致病机制中起重要作用的毒素是内毒素和外毒素。故本题选 D。

35. B   36. C   37. A   38. B

39. A。本题考查细胞免疫的效应细胞。细胞免疫的效应细胞为细胞毒性 T 细胞——CTL 和 Th1 细胞。CTL 的主要功能是特异性直接杀伤靶细胞；Th1 细胞主要分泌多种细胞因子，参与对胞内寄生的微生物的杀灭作用。故本题选 A。

40. D。本题考查病毒的概念。病毒是一类体积微小、结构简单、严格细胞内寄生，以复制方式增殖的非细胞型微生物。病毒的基本结构有核心和衣壳，两者构成核衣壳。核心内含有一种核酸。A、B、C、E 均正确，故本题选 D。

41. C。本题考查病毒的大小。完整、成熟的病毒颗粒称为病毒体，具有典型的形态结构，并有感染性。病毒比细菌小得多，只能在电镜下放大几十万倍才能看到。绝大多数病毒的大小在 100 nm 左右。故本题选 C。

42. A。本题考查病毒感染的非特异性免疫。病毒的感染与免疫主要包括非特异性免疫和特异性免疫。非特异性免疫主要是靠干扰素和 NK 细胞的作用，特异性免疫包括体液免疫和细胞免疫。故本题选 A。

43. B   44. A

45. C。本题考查真菌培养的适宜温度。真菌对营养要求不高，在成分简单的培养基中生长良好，培养真菌的最适温度为 22 ~ 28℃，最适 pH 为 4.0 ~ 6.0。故本题选 C。

46. E。本题考查原核细胞型微生物的结构。按细胞的结构特点，可将微生物分为三种类型：非细胞型微生物、原核细胞型微生物和真核细胞型微生物。原核细胞型微生物，细胞的分化程度较低，仅有原始核质，呈环状裸 DNA 团块结构，无核膜和核仁。细胞质内细胞器不完善，只有核糖体，细菌为其主要代表。故本题选 E。

47. E   48. A

49. C。本题考查革兰阴性菌细胞壁的成分。细胞壁的主要成分是肽聚糖，又称黏肽。细菌经染色后分成两类，即革兰阴性菌和革兰阳性菌。它们的组成成分不同，革兰阳性菌：肽聚糖，包括聚糖骨架、四肽侧链、五肽交联桥；磷壁酸，包括膜磷壁酸、壁磷壁酸。革兰阴性菌：肽聚糖，包括聚糖骨架、四肽侧链；外膜，包括脂蛋白、脂质双层、脂多糖。故本题选 C。

50. A   51. E

52. B。本题考查液体培养基的用途。培养基按照其物理状态的不同，可分为液体培养基、半固体培养基和固体培养基。液体培养基主要用于不需要挑选单克隆的大规模养菌。故本题选 B。

53. D　54. B

55. B。本题考查消毒的方法。消毒是指杀死物体上或环境中的微生物的方法，并不一定杀死细菌芽孢或非病原微生物。灭菌可杀灭细菌芽孢在内的全部病原微生物和非病原微生物。杀灭芽孢最可靠的方法是压力蒸汽灭菌法。细菌芽孢需要煮沸 1～2 小时才被杀灭。巴氏消毒法是用较低温度杀灭液体中的病原菌或特定微生物，以保持物品中所需的不耐热成分不被破坏的消毒方法，而芽孢对热力有较强的抵抗力，巴氏消毒法不可能杀灭芽孢。故本题选 B。

56. A。本题考查灭菌的概念。灭菌是指杀灭物体上所有微生物的方法，包括杀灭细菌芽孢在内的全部微生物和非病原微生物。故本题选 A。

57. C　58. D

59. D。本题考查灭菌的方法。滤过除菌是利用滤菌器过滤液体和气体中的细菌，达到无菌的目的，主要用于不耐高热的血清、抗毒素、生物药品等的除菌。故本题选 D。

60. A。本题考查衣原体的结构。沙眼衣原体有独特的发育周期，在宿主细胞内可见到两种形态。①原体：存在于细胞外，是衣原体的典型形态，具有感染性；②始体：存在于细胞内，为衣原体的分裂象，常见的有沙眼衣原体，引起沙眼病与泌尿道感染等。故本题选 A。

61. B。本题考查细菌的耐药性。R 质粒携带耐药基因，决定细菌对一种或两种以上抗生素耐药特性，故对使用的抗生素不敏感。故本题选 B。

62. E；63. A；64. B。本题考查微生物病原体的繁殖方式。细菌以简单的二分裂方式繁殖；病毒的繁殖方式是复制，必须在易感的活细胞内进行；真菌以芽生方式繁殖。故 62 题选 E，63 题选 A，64 题选 B。

65. C；66. A。本题考查细菌在培养基上的生长现象。细菌在培养基上的生长表现：在液体培养基上，细菌生长后，大多数细菌呈均匀混浊状，少数出现沉淀和菌膜；在半固体培养基上，有鞭毛的细菌生长后出现混浊，无鞭毛的细菌沿穿刺线生长，主要用于检测细菌的动力和保存菌种；在固体培养基上，单个细胞生长后形成肉眼可见的细菌基团，叫菌落，不同的细菌其菌落大小、形状、颜色不同，可用来鉴别细菌。故 65 题选 C，66 题选 A。

第二节　各　论

1. B

2. E。本题考查病原性球菌的分类。病原性球菌，因其主要引起化脓性炎症，故又称为化脓性球菌。按革兰染色性的不同可为革兰阳性球菌，如葡萄球菌、链球菌、肺炎链球菌等；革兰阴性球菌，如脑膜炎球菌、淋球菌等。故本题选 E。

3. D　4. C

5. D。本题考查链球菌所致疾病。链球菌中对人类致病的主要是 A 群链球菌和肺炎链球菌。A 群链球菌的致病物质主要如下。①细胞表面物质：如荚膜、M 蛋白等；②侵袭性酶类：如透明质酸酶、链激酶等；③外毒素：主要有致热外毒素、溶血毒素等，所致疾病常见的有化脓性感染、猩红热、变态反应性疾病（如急性肾小球肾炎、风湿热）等。肺炎链球菌所致疾病主要是引起人类大叶性肺炎。故本题选 D。

6. A　7. E　8. A

9. B。本题考查破伤风梭菌的致病性。破伤风梭菌的致病毒素通常为破伤风痉挛毒素，毒素进入神经末梢，沿着神经轴索神经纤维的间隙进入逆行向上到达脊髓前角运动神经元细胞，与抑制性神经元结合，阻断抑制性神经元释放抑制性神经递质，使肌体的屈肌、伸肌、呼吸肌同时兴奋，出现破伤风所特有的肌肉痉挛，苦笑面容和角弓反张。

故本题选 B。

10. C　11. E

12. A。本题考查霍乱弧菌的生物学性状。霍乱弧菌是引起烈性传染病的病原体，曾在世界上引起多次大流行，死亡率高。典型菌体呈弧形或逗点状，运动活泼，排列成鱼群状，菌体一端有单鞭毛，有菌毛，少数有荚膜。兼性需氧菌，营养要求不高，最适 pH 8.8～9.0。抵抗力弱，对热、酸较敏感。耐碱不耐酸。故本题选 A。

13. E　14. A

15. D。本题考查宫颈癌的致病因素。人类疱疹病毒是一种中等大小、结构相似、有包膜的 DNA 病毒，与人类感染有关的主要有单纯疱疹病毒 1 型（HBV－1）和单纯疱疹病毒 2 型（HBV－2）、EB 病毒、水痘－带状疱疹病毒和巨细胞病毒等。单纯疱疹病毒所致的主要疾病有唇疱疹、角膜结膜炎、咽炎等。目前研究认为单纯疱疹病毒 2 型可能与宫颈癌发病有关。故本题选 D。

16. D。本题考查流感病毒的致病机制。流行性感冒病毒简称流感病毒，属于 RNA 病毒，是引起人类和某些动物流行性感冒的病原体。流感病毒经呼吸道吸入后，通过血凝素与呼吸道表面纤毛柱状上皮细胞的唾液酸受体结合进入细胞，在细胞内进行复制，引起上呼吸道症状，并在上皮细胞变形坏死后排出较多的病毒，随呼吸道分泌物排出引起传播，上皮细胞变性、坏死、溶解和脱落后，产生炎症反应，从而出现头痛、发热、肌痛等症状。单纯流感病变主要损伤呼吸道上部和中部黏膜，一般不破坏呼吸道基底膜，不引起病毒血症。若侵袭全部呼吸道，可致流感病毒性肺炎，易继发细菌性肺炎。故本题选 D。

17. D。本题考查流感病毒分型的相关知识。流感病毒主要有两种抗原。①核心抗原：位于病毒的核心，即核蛋白，根据核心抗原不同，将流感病毒分为甲、乙、丙三型；②表面抗原：位于病毒包膜上，即血凝素（HA）与神经氨酸酶（NA），抗原性不稳定经常发生变异。其中甲型流感病毒最容易发生变异，根据 HA 和 NA 不同又可分为亚甲型、香港甲型等若干亚型。乙型、丙型很少发生变异。故本题选 D。

18. B

19. E。本题考查甲型流感病毒的抗原变异。流感病毒的变异以甲型流感最为重要。甲型流感病毒的表面抗原 HA 和（或）NA 完全发生了变异，形成了新的亚型，是抗原的质变，常引起世界性的大流行。并不是病毒基因突变造成的。故本题选 E。

20. D。本题考查甲型肝炎的相关知识。甲型肝炎病毒呈小球状，核酸为单股正链 RNA，无包膜。甲型肝炎病毒的传染源主要是带毒者和甲型肝炎患者，经粪－口途径传播，甲型肝炎病毒也可经血或血制品及母婴传染，但很少见。病毒经口侵入人体，在唾液腺增殖，然后到达结肠黏膜及局部淋巴结大量增殖，最终侵犯靶器官肝脏造成损伤而发病，所致疾病为甲型肝炎。其特点是：病程 1 个月左右，在潜伏期末就大量排出病毒，传染性强。一般不转为慢性肝炎或慢性携带者。接种甲肝疫苗是有效的预防措施，密切接触者也可注射丙种球蛋白，进行紧急预防。故本题选 D。

21. D　22. D　23. D

24. B。本题考查霍乱弧菌的感染表现。霍乱弧菌进入体内，会引起霍乱特征性的剧烈水样腹泻。霍乱肠毒素还能促使肠黏膜杯状细胞分泌黏液增加，使腹泻的水样便中含有大量黏液。腹泻导致的失水使胆汁分泌减少，吐泻物呈"米泔水"样。故本题选 B。

25. D。本题考查沙门菌感染的表现。沙门菌属为一大群寄生于人、动物肠道中，生化反应和抗原构造相似的革兰阴性杆菌。主要致病菌为伤寒杆菌，副伤寒甲、乙杆菌等。故本题选 D。

26. A。本题考查金黄色葡萄球菌的所致疾病。金黄色葡萄球菌能产生金黄色色素，使脓汁呈黄色，还能产生血浆凝固酶，使血浆凝固，堵塞毛细血管，使脓汁黏稠，细菌不易向外扩散，使病灶局限。故本题选 A。

27. A。本题考查肠道病毒的特点。肠道病毒在病毒分类学上属于微小 RNA 病毒科，经消化道传播，在肠道内增殖并在肠道排出，临床表现并不局限于肠道，还可引起中枢神经系统疾病。共同特点为：病毒呈球形，20 面对称体，无包膜；核酸为单链 RNA，具有传染性；在细胞质内增殖；抵抗力较强；经粪 - 口感染。故本题选 A。

28. A。本题考查假膜性肠炎的致病菌。假膜性肠炎常发生于大手术后及易引起危重和慢性消耗性疾病的患者，使用广谱抗生素，特别是口服林可霉素后，促使肠道菌群失调，难辨梭状厌氧芽孢杆菌异常繁殖，产生霉素而引起肠道黏膜急性休克性炎症，在坏死的黏膜上形成假膜。难辨梭状芽孢杆菌（又称艰难梭菌）是与抗生素相关的假膜性肠炎的重要发病原因。故本题选 A。

29. E。本题考查细菌性痢疾的病原菌。患者临床症状为典型的细菌性痢疾。细菌性痢疾是由志贺菌属引起的肠道传染病，志贺菌的主要致病物质是内毒素，内毒素吸收入血后，可以引起发热和毒血症。故本题选 E。

30. C　31. B

第四章　天然药物化学

第一节　总　论

1. A。本题考查的是亲脂性溶剂作用。亲脂性溶剂常用于溶解游离生物碱、有机酸、蒽醌等中等极性和小极性的化合物，其中石油醚常用于脱脂，即通过溶解油脂、蜡、叶绿素等极性小的成分而将其与其他成分分开，故本题选 A。

2. D。本题考查的是溶剂提取法。亲水性有机溶剂常用于溶解苷类、生物碱、鞣质及极性大的苷元等大极性的成分，乙醇是最为常用的亲水有机溶剂。故本题选 D。

3. B　4. E　5. B　6. D

7. E。本题考查离子交换树脂法分离成分。离子交换树脂主要用于分离纯化蛋白质、多糖、生物碱和其他水溶性成分。强心苷属于脂溶性成分，不适合用离子交换树脂进行分离。故本题选 E。

8. A；9. C；10. B。本题要点是天然药物有效成分提取溶剂的选择。可溶于水的天然化合物有氨基酸、蛋白质、糖类、有机酸盐、生物碱盐、无机盐等，故 8 题选 A。甲醇和乙醇等亲水性有机溶剂常用于溶解苷类、生物碱、鞣质及极性大的苷元等大极性的成分，故 9 题选 C。三氯甲烷、乙酸乙酯等亲脂性有机溶剂常用于溶解游离生物碱、有机酸、蒽醌、黄酮，故 10 题选 B。

第二节　苷　类

1. B。本题考查的是苷的定义。苷类又称配糖体，是糖或糖的衍生物如氨基糖、糖醛酸等，与另一类非糖物质通过糖的端基碳原子连接而成的化合物，故 A、C 正确，B 错误。按苷在植物体内的存在状况分类，原存在于植物体内的苷称为原生苷，提取分离过程中因水解而失去一部分糖的苷称为次生苷。苷键具有缩醛结构，易被稀酸催化水解。D、E 正确。故本题选 B。

2. E

3. E。本题考查的是苷的检测。Molish 反应也是苷类的检测反应，单糖也会有此类反应，因此上述选项中葡萄糖是单糖，橙皮苷、芦丁、甘草酸都是苷类，槲皮素是黄酮醇。故本题选 E。

第三节 香豆素类

1. B

2. C。本题考查的是天然药物的性质。甘草酸分子结构中无共轭体系，故在紫外灯下无荧光。故本题选 C。

3. E。本题考查的是香豆素的显色反应。香豆素具有内酯结构，在碱性条件下，与盐酸羟胺缩合成异羟肟酸，再于酸性条件下与三价铁离子络合成盐而显红色。故本题选 E。

4. B

5. E。本题考查的是香豆素的荧光性质。香豆素衍生物在紫外下大多具有荧光，在碱液中荧光增强，香豆素母核无荧光，但羟基衍生物，如在 C7 位上引入羟基呈强烈的蓝色荧光，6，7 - 二羟基香豆素荧光较弱，7，8 - 二羟基荧光消失，故 E 错误。故本题选 E。

6. B

7. C。本题考查的是香豆素的升华性。游离的香豆素是小分子，具有挥发性，能随水蒸气蒸馏，并能升华。故本题选 C。

8. C

第四节 蒽醌类化合物

1. D。本题考查的是羟基蒽醌类的化学结构。大黄素型蒽醌母核上的羟基分布在两个苯环的 α 或 β 位。故本题选 D。

2. A。本题考查的是醌类化合物的分类。广泛存在于生物界的泛醌类，又称为辅酶 Q 类，属于对苯醌，能参与生物体内的氧化还原过程。故本题选 A。

3. C。本题考查的是醌类化合物的分类。在中药丹参中分离出的大量的菲醌类衍生物，属于对菲醌型的丹参新醌甲乙等，邻菲醌型的丹参酮类等。故本题选 C。

4. E。本题考查的是醌类化合物的理化性质。天然醌类化合物多为有色结晶体，颜色多为黄、橙、棕红以至紫红色等。苯醌、萘醌、菲醌多以游离态存在，蒽醌多以苷的形式存在，游离的蒽醌类多为结晶状，苷类多为粉末状。游离蒽醌类为亲脂性，可溶于乙醇、丙酮等有机溶剂，微溶或不溶于水，成苷类后极性增大。醌类多数具有酚羟基，表现出一定的酸性，易溶于碱性溶液。故本题选 E。

5. C

6. E。本题考查的是醌类化合物的显色反应。羟基蒽醌及其苷类在遇到碱液后呈红色或紫红色，反应与形成共轭体系的羟基和羰基有关。故本题选 E。

7. C

8. A。本题考查的是醌类化合物的酸性。羟基蒽醌类化合物母核上酸性取代基种类有羧基和羟基，羧基的酸性强于羟基，而羟基的酸性与其位置和数目有关，β 位羟基由于离母核上醌羰基远，不能形成分子内氢键，酸性较强，而 α 位羟基相反，故大黄酚的酸性弱于大黄素，大黄酸的酸性最强。故本题选 A。

9. B；10. D；11. E。本题考查的是天然化合物的药理作用。辅酶 Q_{10} 属于泛醌类，用于治疗高血压、心脏病及癌症，故 9 题选 B。番泻苷属于二蒽酮类，是大黄及番泻叶中致泻的主要成分，故 10 题选 D。丹参醌类属于菲醌类，具有抗菌及扩张冠状动脉的作用，故 11 题选 E。

第五节 黄 酮

1. C

2. B。本题考查的是黄酮类的显色反应。盐酸 - 镁粉反应是鉴定黄酮类化合物的常用颜色反应，多数黄酮、黄酮醇、二氢黄酮和二氢黄酮（醇）类显橙红色，槲皮素属于黄酮醇类，芦荟苷、紫草素、大黄素都属于醌类化合物。故本题选 B。

3. D。本题考查的是黄酮醇类的作用及应用。槐米中的槲皮素及其苷（芦丁）属于黄酮醇类，其中芦丁具有维生素 P 样作用，用于治疗毛细血管变脆引起的出血症，并用于高血压的辅助治疗。故本题选 D。

4.C。本题考查的是异黄酮类化合物。葛根总异黄酮有增加冠状动脉血流量及降低心肌耗氧量等作用，其主要成分有大豆素、大豆苷及葛根素等。故本题选 C。

5.A 6.D 7.C

8.E。本题考查的是黄酮类化合物的酸性。黄酮类化合物多具酚羟基，故显酸性，酚羟基数目和位置不同，酸性不同，4，7－二羟基＞7 或 4－羟基＞一般酚羟基＞5－羟基。故本题选 E。

9.C。本题考查的是黄酮类化合物的显色反应。四氢硼钠是对二氢黄酮（醇）类化合物专属性比较高的一种还原剂，反应产生红色至紫色，橙皮苷属于二氢黄酮（醇）类物质。故本题选 C。

10.C。本题考查的是黄酮类化合物的显色反应。金属盐类试剂常与黄酮类发生络合反应，其中用三氯化铝，可以生成黄色的络合物，并有荧光。故本题选 C。

第六节 萜类与挥发油

1.A。本题考查的是萜类的分类。萜类化合物是由甲戊二羟酸衍生，且分子式符合 $(C_5H_8)_n$ 通式的化合物，从化学组成上，是异戊二烯的聚合体，根据分子骨架中异戊二烯单元的数目可以分类。故本题选 A。

2.C

3.D。本题考查的是萜类的药理作用。薄荷醇作用是镇痛、止痒、局部麻醉，青蒿素作用是抗疟疾，银杏内酯具有治疗心血管疾病作用，龙脑具有发汗、止痛、防虫腐作用，紫杉醇具有抗肿瘤作用。故本题选 D。

4.E。本题考查的是萜类的药理作用。穿心莲内酯具有抗菌、抗炎作用，是双环二萜类。故本题选 E。

5.B 6.A

第七节 甾体及苷类

1.B

2.B。本题考查的是皂苷的理化性质。皂苷的水溶液大多数能破坏红细胞而有溶血作用，因此含皂苷的药物通常不能制作注射剂供静脉注射，以免发生溶血反应，但口服无溶血作用。故本题选 B。

3.D。本题考查的是萜类的分类及性质。甲型强心苷具有五元不饱和内酯环，乙型强心苷具有六元不饱和内酯环，不饱和的五元内酯环可以发生亚硝酰铁氰化钠反应用于鉴定。故本题选 D。

4.E

5.B。本题考查的是皂苷类的药理作用。地奥心血康是以黄山药中甾体皂苷为原料制成的。故本题选 B。

6.B。本题考查的是强心苷的检识。强心苷因有甾体母核，可发生：①醋酐浓硫酸反应；②三氯醋酸反应；③三氯化锑反应。故本题选 B。

7.C。本题考查的是甾体皂苷的分类。根据苷元与糖的连接方式，可以将甾体皂苷分为，①Ⅰ型：苷元－（2，6－二去氧糖）－（D－葡萄糖），如毛花苷 C；②Ⅱ型；③Ⅲ型。故本题选 C。

8.A。本题考查的是醋酐浓硫酸反应。根据甾体母核的不同，可以用醋酐浓硫酸反应来区分甾体皂苷和三萜皂苷，甾体皂苷反应液会产生黄－红－紫－蓝－绿－污绿等颜色，最后逐渐褪色。故本题选 A。

第八节 生 物 碱

1.C。本题考查的是天然药物的理化性质。槲皮素是黄酮醇类，具有酸性；大黄素是蒽醌类，具有酸性；七叶内酯是香豆素类，碱液中开环溶解。A、B、D 都溶于碱液。吗啡属于异喹啉衍生物，具有酚羟基，极性较大，溶于碱液，而莨菪碱属于亲脂性生物碱，不溶于碱液。故本题选 C。

2.C。本题考查的是生物碱的定义及结构特点。生物碱是指一类含氮有机化合物（低分子胺类、氨基酸、肽类和蛋白质等除外），多具有复杂的氮杂环结构，多数具有碱性，能与酸结合成盐，通常具有较强的生物活性，其碱性的来源是因为含有氮原子，氮原子上的孤对电子，能接受质子，因而表现出碱性，故 C 错误。故本题选 C。

3. A

4. E。本题考查的是生物碱的沉淀反应。常用碘化铋钾作为生物碱的检测试剂，能够产生橘红色沉淀，本题中阿托品属于生物碱类。故本题选 E。

5. A 6. B 7. D 8. D 9. E

10. B。本题考查的是生物碱的碱性。季铵盐类和胍类生物碱属于强碱类，小檗碱能够以季铵盐形式存在，碱性最强。故本题选 B。

11. B。本题考查的是生物碱的 pH 梯度萃取法。碱性越强越容易溶于酸性弱的溶液中，故用 pH 由高到低的酸性缓冲液萃取，可以使得生物碱按碱度由强到弱的顺序依次萃取出来。故本题选 B。

12. E；13. B；14. C。本题考查的是生物

碱的药理作用。莨菪碱是由吡咯啶和哌啶组合成的杂环化合物，具有解痉镇痛和散瞳、解有机磷中毒的作用，故 12 题选 E。小檗碱是异喹啉衍生物，具有抗菌作用，故 13 题选 B。秋水仙碱临床上用于治疗急性痛风，并有抑制癌细胞生长的作用，故 14 题选 C。

第九节 其他成分

1. A。本题考查的是鞣质的结构。鞣质分为两大类，可水解鞣质由酚酸和多元醇通过苷键和酯键连接而成，基本单位是没食子酸；缩合鞣质是高分子鞣酐，基本单元是黄烷 - 3 - 醇类，最常见的是儿茶素。故本题选 A。

2. D。本题考查的是鞣质的分类。鞣质分为两大类，其中可水解鞣质由酚酸和多元醇通过苷键和酯键连接而成，组成的基本单位是没食子酸，中药五倍子的主要有效成分五倍子鞣质就是可水解鞣质。故本题选 D。

第五章 药物化学

第一节 绪 论

1. E

2. C。本题要点是药物的通用名。若该药物在世界范围内使用，则采用世界卫生组织推荐使用的国际非专利药名 INN，故本题选 C。

第二节 麻醉药

1. E

2. E。本题要点是盐酸普鲁卡因的特点。本品中含有酯键，易被水解生成对氨基苯甲酸和二乙氨基乙醇，故本题选 E。

3. A 4. E

5. D。本题要点是药物的临床应用。盐酸利多卡因用于各种麻醉，又可用于治疗心律失常，故本题选 D。

6. A。本题要点是局部麻醉药的分类。利多卡因属于酰胺类麻醉药，分子结构中含有酰胺键，为局部麻醉药，麻醉作用较强，穿透力强，起效快，被认为是较理想的局麻药。故本题选 A。

7. C 8. B

第三节 镇静催眠药、抗癫痫药和抗精神失常药

1. D。本题要点是药物的特点及临床应用。硫喷妥钠为超短时间作用的巴比妥类药物，常用于静脉麻醉、诱导麻醉、基础麻醉、抗惊厥以及复合麻醉等。故本题选 D。

2. D

3. D。本题要点是地西泮的临床应用。地西泮主要用于治疗焦虑症、一般性失眠和神经官能症以及用于抗癫痫和抗惊厥。故本

题选 D。

4. E

5. A。本题要点是盐酸氯丙嗪的结构特点。由于本品具有吩噻嗪环结构，易被氧化，在空气或日光中放置，渐变为红棕色。故本题选 A。

6. C。本题要点是地西泮的理化通性。地西泮可利用在稀盐酸液中遇碘化铋钾试液产生红色沉淀等反应来进行鉴别。故本题选 C。

7. D。本题要点是巴比妥类药物的构效关系。酰亚胺两个氮原子上的氢可以用烷基取代。此类药物代谢缓慢，排除也比较缓慢，为长效催眠药。故本题选 D。

8. B

9. D。本题要点是巴比妥类药物结构特点。巴比妥类药物分子含有丙二酸和脲所形成环丙二酰脲环，为丙二酰脲的衍生物。故本题选 D。

10. A

11. D；12. C；13. B。本题要点药物化学相关知识。苯妥英钠与吡啶-硫酸铜试液作用显蓝色，故 11 题选 D。甲丙氨酯属于氨基甲酸酯类催眠镇静药，故 12 题选 C。氯丙嗪具有吩噻嗪环结构，易被氧化，在空气或日光中放置，渐变为醌型和亚砜化合物而显红棕色，故 13 题选 B。

第四节 解热镇痛药、非甾类抗炎药和抗痛风药

1. D。本题要点是阿司匹林水解产物的性质。阿司匹林在干燥空气中稳定，但在潮湿空气中，由于其结构中存在酯键能缓慢水解生成水杨酸和醋酸，水杨酸可与三氯化铁反应显紫堇色。故本题选 D。

2. E。本题要点是对乙酰氨基酚中毒的解毒剂。乙酰半胱氨酸用于对乙酰氨基酚中毒解毒，是对乙酰氨基酚中毒时的解毒剂。故本题选 E。

3. D

4. A。1，2 - 苯并噻嗪类药物也称为昔

康类，该类药物中第一个在临床上使用的是吡罗昔康，改造吡罗昔康的结构，可得到一些疗效较好的抗炎镇痛药，如舒多昔康及美洛昔康等。故本题选 A。

5. D 6. B

7. B。本题要点是阿司匹林的理化特性。阿司匹林分子中具有酯结构，加水煮沸水解后生成水杨酸，水杨酸可与三氯化铁反应生成紫堇色的配位化合物。故本题选 B。

8. E 9. D 10. A

第五节 镇 痛 药

1. C 2. C 3. E

4. C。本题要点是吗啡的体内代谢。吗啡经体内代谢生成少量较吗啡活性低但毒性大的去甲基吗啡。故本题选 C。

5. E 6. A

7. E。本题要点是吗啡和可待因的化学结构。吗啡 3 位上连的是羟基，可待因 3 位上是甲氧基，故可待因比吗啡发生氧化的可能性小。故本题选 E。

8. D。本题要点是盐酸吗啡的理化性质。吗啡与盐酸或磷酸等溶液共热，可脱水，经分子重排，生成阿扑吗啡。故本题选 D。

9. D。本题要点是镇痛药的结构特点。吗啡及其合成代用品必须具备以下结构特点：①分子中具有一个平坦的芳环结构，与受体平坦区通过范德华力相互作用。②有一个碱性中心，并能在生理 pH 下部分电离成阳离子，以便与受体表面的阴离子部位相结合。③分子中的苯环以直立键与哌啶环相连接，使得碱性中心和苯环处于同一平面上，以便与受体结合；哌啶环的乙撑基突出于平面之前，与受体上一个方向适合的空穴相适应。故 D 表述有误。故本题选 D。

10. E。本题考查的是盐酸吗啡的理化性质。盐酸吗啡含有酚羟基，性质不稳定，在空气中放置或遇日光可被氧化，生成双吗啡，而使其毒性加大，水溶液 pH 增高、重金属离子和环境温度升高等均可加速其氧化变质，

其注射液放置过久颜色变深。故本题选 E。

11. B

第六节　拟胆碱药和胆碱受体拮抗药

1. D　2. D

3. C。本题考查的是阿托品的化学结构。硫酸阿托品、氢溴酸东莨菪碱为酯类生物碱，均属于托烷类生物碱，能发生 Vitali 反应。故本题选 C。

4. D

5. C。本题要点是颠茄生物碱类的特点。Vitali 特征反应是颠茄生物碱类的鉴别反应，阿托品、东莨菪碱、山莨菪碱、樟柳碱均属于颠茄生物碱，均可发生此反应。泮库溴铵属于 N_2 胆碱受体拮抗剂，不能发生 Vitali 特征反应。故本题选 C。

6. E。本题要点是 M 胆碱受体激动剂的特点。硝酸毛果芸香碱为拟胆碱药物，具有 M 胆碱受体激动作用，为白色结晶性粉末，无臭，易溶于水，微溶于乙醇，遇光易变质。本品分子中内酯环在碱性条件下易水解生成毛果芸香酸而失去活性。临床上用于治疗原发性青光眼。Vitali 特征反应是颠茄生物碱类的鉴别反应，硝酸毛果芸香碱不可用 Vitali 反应进行鉴别。故本题选 E。

7. B　8. D

9. D。本题要点是碘解磷定的理化性质。碘解磷定在碱性溶液中可分解为剧毒的氰化物，故不宜与碱性药物合用。故本题选 D。

10. A

11. D；12. B。本题要点是胆碱受体激动药和作用于胆碱酯酶药的临床应用。溴新斯的明的临床应用主要有：①重症肌无力；②腹气胀和尿潴留；③阵发性室上性心动过速，故 11 题选 D。氯化琥珀胆碱的肌松作用快而短，故 12 题选 B。

13. D；14. B；15. E。本题要点主要是胆碱受体激动药和作用于胆碱酯酶药的临床应用。氢溴酸山莨菪碱可与硝酸银反应生成淡黄色沉淀，故 13 题选 D。碘解磷定结构中含有肟的结构，其水溶液可与三氯化铁试液生成肟酸铁，使溶液显黄色，故 14 题选 B。溴丙胺太林具有与阿托品相似的 M 样作用，属于阿托品的合成代用品，故 15 题选 E。

第七节　肾上腺素能药物

1. D。本题要点是肾上腺素的结构特点。肾上腺素含有邻苯二酚结构，具有较强的还原性，在酸性介质中相对稳定，遇空气中的氧或弱氧化剂，均能使其氧化变质而变红色。故本题选 D。

2. D　3. A

4. C。本题要点是盐酸麻黄碱的结构特点。盐酸麻黄碱为白色针状结晶或结晶性粉末，易溶于水。遇碱后，析出游离的麻黄碱。麻黄碱结构中有两个手性碳原子，四个光学异构体，只有（－）-（1R，2S）-麻黄碱有显著活性。本品性质较稳定，遇空气、阳光和热均不易被破坏。麻黄碱属芳烃胺类，氮原子在侧链上，所以与一般生物碱的性质不完全相同，如遇碘化汞钾等多种生物碱沉淀剂不生成沉淀。故本题选 C。

5. D

6. C。本题要点是肾上腺素能药物的特点。盐酸麻黄碱与氢氧化钠及高锰酸钾试液共热生成苯甲醛及甲胺，前者有特殊气味。故本题选 C。

7. E。本题要点是肾上腺素能药物的鉴别。具有氨基醇官能团的药物，可通过双缩脲特征反应进行鉴别，反应所需的试剂为 NaOH 溶液、硫酸铜、乙醚。故本题选 E。

8. A　9. B

第八节　心血管系统药物

1. A。本题要点是心血管系统药物的用途。普萘洛尔治疗心绞痛时，常与硝酸酯类合用，可提高疗效，但可引起支气管痉挛及鼻黏膜微细血管收缩，故禁用于哮喘及过敏性鼻炎患者。故本题选 A。

2. D。本题要点是心血管系统药物的特

点。洛伐他汀是一种无活性前药，分子中具有内酯环，在体内被水解成开链的 β - 羟基酸衍生物而发挥作用，在体内酸碱条件下也可迅速水解生成稳定的羟基酸。故本题选 D。

3. B　4. E

5. B。本题考查的是硝苯地平的理化性质。硝苯地平遇光极不稳定，分子内部发生光催化的歧化反应，生成硝基苯吡啶衍生物和亚硝基苯吡啶衍生物，对人体有害，在生产、储存及使用中应避光。故本题选 B。

6. A　7. E

8. B。本题要点是抗高血压药分类与性质。氯沙坦为第一个上市的血管紧张素 II 受体拮抗剂，无 ACEI 抑制剂的干咳副作用。故本题选 B。

9. E　10. E　11. A

12. A。本题要点是抗心绞痛药分类与性质。硝苯地平遇光极不稳定，分子内部发生光催化的歧化反应，生成硝基吡啶衍生物和亚硝基苯吡啶衍生物。故本题选 A。

13. B

14. E。本题要点是硝酸异山梨酯的特点。硝酸异山梨酯又名消心痛，具有旋光性，受到撞击和高热时有爆炸的危险，本品干燥剂较稳定，但在酸和碱溶液中容易水解。在光的作用下可发生歧化反应的是硝苯地平、尼群地平等，硝酸异山梨酯无此反应。故本题选 E。

15. D。本题要点是胺碘酮的性质。胺碘酮中的碘在与硫酸共热时分解产生紫色蒸气。故本题选 D。

16. E　17. D

第九节　中枢兴奋药和利尿药

1. E

2. B。本题要点是紫脲酸铵反应。咖啡因又称 1，3，7 - 三甲基黄嘌呤，结构中含有黄嘌呤结构，可发生黄嘌呤类生物碱共有的紫脲酸铵反应。故本题选 B。

3. D

4. B。本题要点是利尿药的分类及应用。呋塞米可用于其他利尿药无效的严重病例，还可用于预防急性肾衰竭和药物中毒。故本题选 B。

5. C。本题要点是利尿药的分类及应用。螺内酯为醛固酮拮抗剂，利尿作用弱，缓慢而持久，临床上用于治疗与醛固酮升高有关的顽固性水肿。故本题选 C。

6. A。本题要点是噻嗪类利尿药的结构特点。氢氯噻嗪在氢氧化钠溶液中加热迅速水解，水解产物具有游离的芳伯氨基，可以产生重氮化 - 偶合反应。故本题选 A。

7. B；8. D。本题考查利尿药的类型与性质。螺内酯在肝脏极易被代谢，脱去乙酰巯基，生成坎利酮和坎利酮酸。氢氯噻嗪在氢氧化钠溶液中加热迅速水解，水解产物具有游离的芳伯氨基。故 7 题选 B，8 题选 D。

第十节　抗过敏药和抗溃疡药

1. B。本题要点是 H_1 受体拮抗剂的结构类型。经典的 H_1 受体拮抗剂的结构类型包括：乙二胺类、氨基醚类、丙胺类、三环类。咪唑类属于 H_2 受体拮抗剂。故本题选 B。

2. E。本题要点是盐酸西替利嗪的结构特点与性质。盐酸西替利嗪属于哌嗪类抗过敏药，是非镇静性 H_1 受体拮抗剂，结构中存在一个手性中心，由于分子中有羧基，易离子化，不易透过血 - 脑屏障，故基本上无镇静作用。故本题选 E。

3. B　4. C　5. A

6. C。本题要点是雷尼替丁的物理性质。盐酸雷尼替丁为类白色或淡黄色结晶性粉末；有异臭；味微苦带涩；极易潮解，吸潮后颜色变深。本品在水或甲醇中易溶。故本题选 C。

7. A。本题要点是马来酸氯苯那敏的性质。马来酸氯苯那敏加稀硫酸后，滴加高锰酸钾试液，红色消失，是因为马来酸中不饱和键发生反应，生成二羟基丁二酸所致。故本题选 A。

8. C

9. A；10. D；11. E。本题考查抗过敏与抗溃疡药物的特点。加稀硫酸及高锰酸钾试液，马来酸中不饱和键发生反应，生成二羟基丁二酸导致红色消失，故9题选A。盐酸异丙嗪分子中含吩噻嗪三环，易被空气氧化变色，故10题选D。盐酸雷尼替丁结构中含硫原子，灼烧后产生的气体可使醋酸铅试纸显黑色，故11题选E。

第十一节 降血糖药

1. B。本题要点是胰岛素的性质。人胰岛素含有16种51个氨基酸，由21个氨基酸的A肽链与30个氨基酸的B肽链以2个二硫键联结而成。胰岛素根据来源不同分为人胰岛素、牛胰岛素和猪胰岛素。其中以猪胰岛素与人胰岛素最为相似，由于结构十分相似，猪胰岛素常替代人胰岛素用于临床。1型糖尿病为胰岛素依赖型糖尿病，可用胰岛素进行治疗。故本题选B。

2. A。本题要点是口服降糖药格列本脲的性质。格列本脲为第二代磺酰脲类口服降糖药，属于强效降糖药，其结构中脲部分不稳定，在酸性溶液中受热易水解。本品用于治疗饮食不能控制的中、重度2型糖尿病患者，不适用于治疗老年患者，因为易引起低血糖。故本题选A。

第十二节 甾体激素药物

1. C。本题要点是甾体激素结构特征。甾体激素包括肾上腺皮质激素和性激素，是一类稠合四环脂烃化合物，具有环戊烷并多氢菲母核。故本题选C。

2. E　3. A

4. B。本题要点是孕激素结构特征。孕激素母体为孕甾烷，3位和20位有酮，4位有双键，10位和13位有甲基。A环为芳香环的甾体激素为雌激素。故本题选B。

5. E　6. C

7. B；8. C；9. A。本题考查甾体激素药

物的用途。醋酸泼尼松可用于治疗类风湿关节炎、严重支气管哮喘及急性白血病。醋酸氢化可的松主要用于抢救危重中毒感染。黄体酮为孕激素，临床用于治疗黄体功能不全引起的先兆性流产。故7题选B，8题选C，9题选A。

第十三节 抗恶性肿瘤药物

1. B。本题要点是抗肿瘤药物的分类。目前临床使用的烷化剂类药物按化学结构可分为氮芥类、乙撑亚胺类、甲磺酸酯及多元醇类、亚硝基脲类等。环磷酰胺属于氮芥类烷化剂。故本题选B。

2. E　3. E

4. C；5. D。本题考查天然抗肿瘤药物。抗肿瘤抗生素如博来霉素对宫颈癌和脑癌都有效，抗肿瘤的植物药紫杉醇对难治疗的卵巢癌及乳腺癌有效。故4题选C，5题选D。

第十四节 抗感染药物

1. A。本题要点是抗病毒药阿昔洛韦的用途。阿昔洛韦为广谱抗病毒药，其作用机制独特，主要用于治疗疱疹性角膜炎、生殖器疱疹、全身性带状疱疹等。故本题选A。

2. E　3. A

4. A。本题考查的是抗感染药物的分类。头孢唑林为头孢菌素类抗生素，而头孢菌素类为β-内酰胺类抗生素。故本题选A。

5. E　6. D　7. D　8. E

9. B　10. A

11. C。本题考查青霉素类药物的过敏原及交叉过敏的原理。青霉素中过敏原的主要抗原决定簇是青霉噻唑基，由于不同侧链的青霉素都能形成相同结构的抗原决定簇——青霉噻唑基，因此，青霉素类药物之间会产生交叉过敏。故本题选C。

12. B。本题考查头孢菌素类抗生素的构效关系。头孢哌酮是第三代广谱抗生素，对β-内酰胺酶稳定，用于治疗敏感菌所致的呼吸道、尿路和肝胆系统感染。故本题选B。

13. C

14. C。本题考查红霉素的用途。红霉素为耐药的金黄色葡萄球菌和溶血性链球菌感染的首选药物。故本题选C。

15. E。本题考查链霉素的鉴别反应。链霉素的鉴别反应包括坂口反应、茚三酮反应、麦芽酚反应、N–甲基葡萄糖胺反应。故本题选E。

16. E。本题考查氯霉素的性质和特点。氯霉素具有1，3–丙二醇结构，由于含有两个手性碳原子，有四个旋光异构体，其中只有（–）–（$1R$，$2R$）–异构体有抗菌活性。氯霉素水溶液在pH 2～7范围内易发生酰胺键的水解反应而使氯霉素含量下降，水解速度随温度升高而加快，因此有效期较短。故本题选E。

17. B 18. E

19. B；20. A。本题考查抗菌药物的应用。克拉霉素对需氧菌、厌氧菌、支原体和衣原体均有效，故19题选B。林可霉素又称洁霉素，对革兰阳性菌效果好，组织渗透力强，因此适用于骨髓炎，故20题选A。

21. C 22. A

第十五节 维 生 素

1. E。本题考查维生素E的性质与临床应用。维生素E又名α–生育酚醋酸酯，具有抗不孕作用，用于治疗习惯性流产、不育症、进行性肌营养不良等。亦用于抗衰老，以及治疗心血管疾病、脂肪肝和新生儿硬肿症。故本题选E。

2. E。本题考查水溶性维生素B_2的性质。维生素B_2为两性化合物，微溶于水，可溶于酸和碱，饱和水溶液呈黄绿色荧光。本品对光极不稳定，易分解。分解速度随温度升高而加速，pH改变也可使其分解。本品临床上用于治疗因缺乏维生素B_2而引起的各种黏膜及皮肤炎症等。故本题选E。

3. E 4. D

5. B。本题考查维生素B_1的性质。维生素B_1在碱性条件下与氧化剂铁氰化钾试液作用产生硫色素，该反应称为硫色素反应，可用于鉴别维生素B_1。故本题选B。

第六章 药 物 分 析

第一节 药品质量标准

1. A 2. B

3. B。本题考查国家药品标准的相关知识。国家药品标准，是指国家为保证药品质量所制定的质量指标、检验方法以及生产工艺等的技术要求，包括国家食品药品监督管理总局颁布的《中国药典》、药品注册标准和其他药品标准。故本题选B。

4. E。本题考查《中国药典》的特点。药典是国家监督管理药品质量的法定技术标准，是国家关于药品标准的法典，它和其他法令一样具有法律效力。当今科学的突飞猛进，新技术、新方法不断涌现，人们对药品的质量和生物活性的研究越来越深入。因此，药品质量标准必须随着时代的发展和科学的进步而不断地完善与提高，以适应时代的需要，一般国家药典每5年更新一个版本。故本题选E。

5. E。本题考查药品质量标准的相关知识。药品质量标准是国家对药品质量、规格及检验方法所做的技术规定，是药品生产、供应、使用、检验和药政管理部门共同遵循的法定依据。故本题选E。

6. E。本题考查《中国药典》组成部分。《中国药典》的内容分为凡例、正文、附录和索引四部分。故本题选E。

7. E。本题考查《中国药典》的相关规

定。恒重，除另有规定外，系指供试品连续两次干燥或炽灼后称重的差异在 0.3 mg 以下的重量。分离度是用于待测组分与相邻共存物或难分离物质之间的分类程度，是衡量色谱系统效能的关键指标。一般要求待测组分与相邻共存物之间的 R 大于 1.5。《中国药典》收载的溶出度测定方法有篮法、桨法和小杯法。测定是取供试品 6 片（粒、袋）。含量均匀度测定时取供试品 10 片（个）。拖尾因子是通过计算 5% 峰高处峰宽与峰顶点至前沿的距离比来评价峰形的参数，目的是为了保证色谱分离效果和测量精度，用以衡量色谱峰的对称性，E 选项表述错误。故本题选 E。

8. A。本题考查原料药的含量相关知识。原料药的含量，除另有注明者外，均按重量计。如规定上限为 100% 以上时，系指用药典规定的分析方法测定时可能达到的数值，它为药典规定的限度或允许偏差，并非真实含有量。故本题选 A。

9. C。本题考查毒性杂质。对于有害杂质，在质量标准中应严加控制，以保证用药安全。如：砷盐、氰化物等。故本题选 C。

第二节　药品检验的主要任务和方法

1. C。本题考查 Ag－DDC 法检查砷盐的原理。金属锌与酸作用产生新生态的氢，与药物中微量砷盐反应生成具有挥发性的砷化氢，砷化氢与 Ag－DDC 吡啶溶液使 Ag－DDC 中的银还原为红色胶态银，用目视比色法或于 510 nm 的波长处，测定吸收度，供试品的吸收度不得大于标准砷溶液的吸收度。故本题选 C。

2. E。本题考查古蔡法检查砷盐的原理。金属锌与酸作用产生新生态的氢，与药物中微量砷盐反应生成具有挥发性的砷化氢，遇溴化汞试纸，产生黄色至棕色的砷斑。故本题选 E。

3. D。本题考查 Ag－DDC 法检查砷盐的相关知识。金属锌与酸作用产生新生态的氢，

与药物中微量砷盐反应生成具有挥发性的砷化氢，砷化氢与 Ag－DDC 吡啶溶液使 Ag－DDC 中的银还原为红色胶态银，用目视比色法或于 510 nm 的波长处，测定吸收度，供试品的吸收度不得大于标准砷溶液的吸收度。故本题选 D。

4. A。本题考查的是硫酸盐检查法的原理。《中国药典》硫酸盐的检查是利用药物中的 SO_4^{2-} 与氯化钡在稀盐酸酸性溶液下生成含硫酸钡微粒的白色浑浊液，与一定量标准硫酸钾溶液和氯化钡在相同条件下生成的浑浊比较，来判定供试品硫酸盐是否符合限量规定。故本题选 A。

5. C　6. E　7. A　8. A　9. C　10. A
11. D　12. C

13. D。本题考查古蔡氏法检查砷盐的相关知识。古蔡氏检砷法中，五价砷在酸性溶液中也能被金属锌还原为砷化氢，但生成砷化氢的速度较三价砷慢，故在反应中加入碘化钾和酸性氯化亚锡将五价砷还原为三价砷，碘化钾被氧化生成碘又可被氯化亚锡化原为碘离子。故本题选 D。

14. C。本题考查一般性杂质检查的相关知识。目视比色法是标准系列法，即用不同量的待测物标准溶液在完全相同的一组比色管中，先按分析步骤显色，配成颜色逐渐递变的标准色阶。试样溶液也在完全相同条件下显色，和标准色阶作比较，目视找出色泽最相近的那一份标准，由其中所含标准溶液的量，计算确定试样中待测组分的含量。重金属检查采用这种方法。故本题选 C。

15. A。本题考查重金属检查的相关知识。重金属是指在实验条件下与 S^{2-} 作用显色的金属杂质，如银、铅、汞等。《中国药典》（2015 年版）中收载了三种重金属的检查法。第一法：硫代乙酰胺法，适用于溶于水、稀酸和乙醇的药物，为最常用的方法。第二法：炽灼后的硫代乙酰胺法，适用于含芳环、杂环以及难溶于水、稀酸及乙醇的有机药物。第三法：硫化钠法，适用于溶于碱

性水溶液而不溶于酸溶液的药物。故本题选 A。

16. E

17. D。本题考查薄层色谱法的相关知识。薄层色谱法具有灵敏、简便、快速、分辨率高、不需要特殊设备的优点，被各国药典广泛用于药物中有关物质的检查。根据对照品的不同，通常有以下几种检查方法：杂质对照品法、供试品溶液自身稀释对照法、杂质对照品法与供试品溶液自身稀释对照并用法和对照药物法等。不采用内标法。故本题选 D。

18. E。本题考查重金属检查的相关知识。第三法：硫化钠法，适用于溶于碱性水溶液而不溶与酸溶液的药物，B 选项正确。标准铅溶液通常使用醋酸铅配制，用醋酸盐作缓冲液，C、D 选项正确。比色时应将试管置白色衬底上观察。故本题选 E。

19. B   20. D

21. D。本题考查氯化物检查的相关知识。铬酸钾指示剂法测定 Cl^- 含量时，最适宜 pH 在 6.5 ~ 10.5。若在酸性介质中，CrO_4^{2-} 将转化为 $Cr_2O_7^{2-}$，溶液中 CrO_4^{2-} 的浓度将减小，指示终点的 Ag_2CrO_4 沉淀过迟出现，甚至难以出现。故本题选 D。

22. A   23. A   24. D   25. B   26. C   27. C

28. C。本题考查重氮化法的相关知识。重氮化法指示终点的方法有永停法、电位法、外指示剂法和内指示剂法，《中国药典》采用永停法。故本题选 C。

29. B。本题考查铈量法的原理。铈量法也称硫酸铈法，是以 $Ce(SO_4)_2$ 为滴定液的氧化还原滴定法。$Ce(SO_4)_2$ 是一种强氧化剂，在酸度较低时 Ce^{4+} 易水解，故本法在强酸条件下滴定。铈量法测定维生素 E 中游离的维生素 E 是利用游离维生素 E 的还原性。故本题选 B。

30. C

31. A。本题考查亚硝酸钠法的相关知识。亚硝酸钠滴定法是利用亚硝酸钠滴定液在酸性溶液中与芳伯氨基化合物发生重氮化反应，生成重氮盐来测定药物含量的方法。具有芳伯氨基或潜在芳伯氨基的药物，如磺胺类、芳酰胺类、苯并二氮杂草类、对氨基水杨酸等，均可在酸性溶液中用亚硝酸钠进行滴定，并不是可以用于所有含氮物质，A 选项错误。重氮化反应速度在不同酸中不同，即氢溴酸>盐酸>硝酸、硫酸，由于氢溴酸昂贵，故多用盐酸。重氮化速度与温度呈正比，但是生成的重氮盐又随温度的升高而加速分解，经试验，可在 10 ~ 30℃ 下进行。故本题选 A。

32. B

33. D。本题考查氟原子的检验方法。检验地塞米松磷酸钠中的氟原子，有机氟化物先用氧瓶燃烧法破坏后与茜素氟蓝 - 硝酸亚铈作用显蓝紫色。故本题选 D。

34. C   35. B   36. D   37. D

38. B。本题考查对乙酰氨基酚的鉴别方法。对乙酰氨基酚含有酚羟基结构，可与三氯化铁试液反应生成紫堇色。故本题选 B。

39. C。本题考查亚硝酸钠滴定法的相关知识。重氮化反应速度较慢，故滴定速度不易太快。为了避免滴定过程中亚硝酸的挥发和分解，滴定时宜将滴定管的尖端插入液面下约 2/3 处，一次性的将大部分亚硝酸钠滴定液在搅拌条件下迅速加入，将滴定管的尖端提出液面，用少量水沫洗尖端，洗液并入溶液中，再缓缓滴定。至近终点时，因尚未反应的芳伯氨基药物的浓度极稀，须在最后一滴加入后，搅拌 1 ~ 5 min，确定终点是否到达。故本题选 C。

40. D。本题考查旋光法的原理。旋光度测定法，是利用平面偏振光通过含有某些光学活性物质（如具有不对称碳原子的化合物）的液体或溶液时发生的旋光现象来测量药物或检查药物的纯杂程度的方法，也可用来测定含量。主要用于药物鉴别、杂质检查和含量测定。故本题选 D。

41. E。本题考查药品检验工作的基本程序。药品检验工作的基本程序一般为取样、检验（鉴别、检查、含量测定）、记录与报告。故本题选 E。

42. C。本题考查咖啡因的鉴别反应。紫脲酸铵反应是黄嘌呤类衍生物的特征反应。在咖啡因、茶碱等黄嘌呤类生物碱中加入盐酸和氯酸钾后，置于水浴上使共热蒸干，残渣遇氨气，生成紫色的四甲基紫脲酸胺，再加入氢氧化钠试液数滴，紫色消失。故本题选 C。

43. E。本题考查配位滴定法的相关知识。配位滴定法是以配位反应为基础的滴定分析法，主要用于金属盐的测定。原理：滴定剂乙二胺四醋酸二钠（Na_2EDTA）与各种金属离子（钠、钾除外）在合适的条件下形成1∶1的稳定配合物。所用指示剂为金属指示剂，本身也是一种配合物。故本题选 E。

44. B。本题考查硝酸银滴定液的贮存方法。硝酸银是一种无色晶体，易溶于水。纯硝酸银对光稳定，但由于一般的产品纯度不够，其水溶液和固体常被保存在棕色试剂瓶中。滴定管是用来准确放出不确定量液体的容量仪器，不用于贮存试剂。容量瓶的用途是配制准确精度的溶液或定量地稀释溶液，也不用于贮存试剂。故本题选 B。

45. A。本题考查灵敏度的大小。灵敏度是指某方法对单位浓度或单位量待测物质变化所致的响应量变化程度，它可以用仪器的响应量或其他指示量与对应的待测物质的浓度或量之比来描述。化学滴定分析的灵敏度低于光谱分析。荧光分析法的检验灵敏度较紫外分光光度法和比色法高，一般可达 10^{-12} ~ 10^{-10} g/ml。故本题选 A。

46. A。本题考查非水碱量法的相关知识。非水碱量法是以冰醋酸为溶剂，高氯酸为滴定液，结晶紫为指示剂，测定弱碱性物质及其盐类的分析方法。故本题选 A。

47. A。本题考查指示剂的选择。指示剂是根据酸碱反应的滴定突跃范围来选择的，如果指示剂的变色范围全部或部分位于突跃范围内，滴定时就可选用该指示剂。HCl 与 NaOH 反应时突跃范围是 4.3 ~ 9.7，酚酞变色范围 8 ~ 10，氢氧化钠滴定盐酸时，使用酚酞作为指示剂，终点由无色变为浅粉色（由浅到深）。故本题选 A。

48. A。本题考查标定 EDTA 滴定液法相关知识。标定 EDTA 滴定液用氧化锌作基准物质，以铬黑 T 作指示剂，用 pH = 10 的氨缓冲液控制滴定时的酸度，滴定到溶液由紫色转变为纯蓝色，即为终点。故本题选 A。

49. E。本题考查紫外分光光度法的测定原理。紫外分光光度法是通过测定被测物质在特定波长处的吸光度来进行的。凡具有芳香环或共轭双键结构的有机化合物，根据在特定吸收波长处所测得的吸收度，进行药品的鉴别、纯度检查及含量测定。故本题选 E。

50. D。本题考查碘量法的相关知识。碘量法是以碘为氧化剂或以碘化物为还原剂进行滴定的方法。被滴定的物质也应具有还原性或者氧化性。而硫酸钠既没有氧化性也没有还原性，故本题选 D。

51. C。本题考查葡萄糖注射液的含量测定方法。旋光法测定葡萄糖含量中加氨试液的作用是加速变旋平衡的到达。故本题选 C。

52. D。本题考查铬酸钾指示剂法的滴定终点。铬酸钾指示剂法是用 $AgNO_3$ 滴定液滴定氯化物、溴化物时采用铬酸钾作指示剂的滴定方法。根据分步沉淀的原理，溶度积（Ksp）小的先沉淀，溶度积大的后沉淀。由于 AgCl 的溶解度小于 Ag_2CrO_4 的溶解度，当 Ag^+ 进入浓度较大的 Cl^- 溶液中时，AgCl 将首先生成沉淀，Ag_2CrO_4 沉淀后生成，于是出现砖红色沉淀，指示滴定终点的到达。故本题选 D。

53. E

54. A。本题考查旋光度测定法的原理。旋光度测定法，是利用平面偏振光通过含有某些光学活性物质（如手性碳原子）的液体或溶液时发生的旋光现象来测量药物或检查药物纯杂程度的方法，也可用来测定含量。

故本题选 A。

55. A。本题考查旋光度测定法进行杂质检查的原理。具有光学异构体的药物，一般具有相同的理化性质，但其旋光性能不同，一般有左旋体、右旋体和消旋体之分，通过测定药物中杂质的旋光度，可以对药物的纯度进行检查。故本题选 A。

56. B。本题考查紫外分光光度法的应用。紫外分光光度法是通过测定被测物质在特定波长处的吸光度来进行。凡具有芳香环或共轭双键结构的有机化合物，根据在特定吸收波长处所测得的吸收度，进行药品的鉴别、纯度检查及含量测定。故本题选 B。

57. D。本题考查碘量法的相关知识。碘量法是以碘为氧化剂或以碘化物为还原剂进行滴定的方法。根据滴定方式不同，分为直接碘量法和间接碘量法，后者又分为剩余碘量法和置换碘量法。间接碘量法加入淀粉作指示剂必须在滴定近终点（溶液显淡黄色）时加入。故本题选 D。

58. E。本题考查色谱法定量分析内标法的优点。内标法是将一种纯物质作为标准物加入到待测样品中，进行色谱定量的一种方法。内标法是色谱分析中常用而且准确的定量方法，进样量的准确性和操作条件波动对测定结果的影响较小。故本题选 E。

59. C。本题考查紫外分光光度法的原理。紫外分光光度法是物质分子吸收适宜能量的光子后，引起电子能级跃迁所产生的吸收光谱，具有共轭结构的有机药物，一般在波长 200 ~ 400 nm 的紫外区有明显的吸收。维生素 E 的化学结构中有酚羟基，具有共轭结构，故能用紫外分光光度法进行鉴别。故本题选 C。

60. C。本题考查指示剂的用量。指示剂在指示滴定终点时，用量过多，会使变色范围向 pH 减小的方向发生移动，也会增大滴定的误差。指示剂用量过多，还会影响变色的敏锐性。故本题选 C。

61. C。本题考查溴量法的相关知识。溴量法主要用于溴发生取代反应、氧化反应或加成反应的芳香胺、酚类、肼类及含双键的有机药物等。药物分子的苯环上含有羟基或氨基时，使其邻位和对位的氢较活泼，从而容易发生溴代反应。故本题选 C。

62. E。本题考查茶碱的滴定方法。置换滴定法是先加入适当的试剂与待测组分定量反应，生成另一种可滴定的物质，再利用标准溶液滴定反应产物，然后由滴定剂的消耗量，反应生成的物质与待测组分等物质的量的关系计算出待测组分含量。根据题干可知采用的是置换滴定法。故本题选 E。

63. A。本题考查片剂重量差异检查的方法。《中国药典》对片剂重量差异的规定为，20 片中重量差异的不得多于 2 片，并不得有 1 片超过限度 1 倍。故本题选 A。

64. A。本题考查气相色谱法的适用范围。气相色谱法是指采用气体为流动相的色谱方法。物质或其衍生物气化后，被带入色谱柱进行分离，各组分在气－液两相中进行分配，先后进入检测器而被检测。主要用于中药挥发油成分分析、残留溶剂检查和水分测定等。故本题选 A。

65. A。本题考查非水滴定法的相关知识。与碱性药物成盐的氢卤酸主要是盐酸、氢溴酸，它们在非水溶液中的酸性较强，影响指示剂终点观察。一般采取的处理方法是：改用电位法或在滴定前向被测溶液中加入一定量醋酸汞－冰醋酸溶液，使之形成在醋酸中难解离的卤化汞沉淀而消除干扰。故本题选 A。

66. C。本题考查氢氧化钠滴定液标定的相关知识。《中国药典》规定，标定氢氧化钠滴定液使用的基准物质是邻苯二甲酸氢钾，酚酞作为指示剂，在接近终点时，应使邻苯二甲酸氢钾完全溶解，滴定至溶液显粉红色。故本题选 C。

67. C

68. D。本题考查色谱系统的分离度。分离度（R）是用于待测组分与相邻共存物或难分离物质之间的分离程度，是衡量色谱系统效能的关键指标。一般要求待测组分与相邻共存物之间的 R > 1.5。故本题选 D。

69. B。本题考查滴定管的相关知识。滴定管分为碱式滴定管和酸式滴定管。前者用于量取对玻璃管有侵蚀作用的液态试剂；后者用于量取对橡皮有侵蚀作用的液体。滴定管容量一般为 50 ml，刻度的每一大格为 1 ml，每一大格又分为 10 小格，故每一小格为 0.1 ml。精确度是百分之一，即可精确到 0.01 ml。故本题选 B。

70. A。本题考查量器的使用。移液管是用来准确移取一定体积溶液的量器。移液管是一种量出式仪器，只用来测量它所放出溶液的体积，可用于精密量取液体。量筒是用来量取液体体积的一种玻璃仪器，一般有 10 ml、25 ml、50 ml、100 ml、1000 ml 等规格。滴定管是用来准确放出不确定量液体的容量仪器。容量瓶是为配制准确的一定物质的量浓度的溶液用的精确仪器。故本题选 A。

71. D。本题考查高效液相色谱法。高效液相色谱法中色谱峰参数：峰高或峰面积用于定量，峰位用于定性，峰宽用于衡量柱效。故本题选 D。

72. E。本题考查水合氯醛的含量测定方法。取供试品加水溶解后，精密加氢氧化钠滴定液（1 mol/L），加酚酞指示液数滴，用硫酸滴定液滴定至红色消失。故本题选 E。

73. E。本题考查气相色谱法的优点。气相色谱法是指采用气体为流动相的色谱方法。物质或其衍生物气化后，被带入色谱柱进行分离，各组分在气 - 液两相中进行分配，先后进入检测器而被检测。气相色谱法具有操作简便、分离效能高、方法灵敏、分析速度快等优点。但要求待分析样品具有挥发性和热稳定性，这使气相色谱法的应用受到了限制。主要用于中药挥发油成分分析、残留溶剂检查和水分测定等。故本题选 E。

74. B 75. A

76. E。本题考查四氮唑比色法的相关知识。四氮唑比色法的原理是皮质激素类的 C17 位的 α - 醇酮基具有还原性，在强碱性溶液中能将四氮唑盐定量地还原为有色甲䐶，后者在可见光区有最大吸收。可用于测定地塞米松、可的松、醋酸泼尼松等药物。故本题选 E。

77. B

78. A。本题考查含量均匀度测定的目的。含量均匀度是指小剂量或单剂量的固体制剂、半固体制剂和非均相液体制剂的每片（个）含量符合标示量的程度。故本题选 A。

79. D。本题考查紫外分光光度法测定药物含量的相关知识。紫外分光光度法是物质分子吸收适宜能量的光子后，引起电子能级跃迁所产生的吸收光谱，具有共轭结构的有机药物，一般在波长 200 ~ 400 nm 的紫外区有明显的吸收。D 选项说在任何波长处都可测定错误。故本题选 D。

80. A。本题考查氯化物的检查方法。在药物的生产过程中极易引入氯化物，氯化物对人体无害，是信号杂质，其量可以反映生产过程是否正常，很多药物均检查氯化物。氯化物的检查原理为氯化物在硝酸性溶液中与硝酸银试液作用，生成氯化银的白色浑浊液。故本题选 A。

81. B。本题考查砷盐检查的相关知识。由题干可知，每 1 ml 相当于 1 μg 的 As，砷盐的限量为 0.0001%，供试量 = 2×10^{-6} g/0.0001% = 2 g。故本题选 B。

82. D 83. A 84. E 85. C

86. A；87. B；88. C。本题考查紫外分光光度法、红外分光光度法、薄层色谱法药物含量测定原理。紫外分光光度法是通过测定被测物质在特定波长处的吸光度，利用其百分吸收系数或比较对照品同法条件下的测定而计算含量的一种方法。故 86 题选 A。红外分光光度法是利用物质分子对红外光的吸收及产生的红外吸收光谱来鉴别分子的组成和结构或定量的方法。主要用于分子结构的基础研究以及化学组成的分析，通过与标准品的吸收光谱进行比较以获得分子结构。故87题选B。薄层色谱法是将适宜的固定相涂布于玻璃板、塑料或铝基片上，成一均匀薄层。待点样展开后，根据比移值与适宜的对照物按同法所得的色谱图的比移作对比，用以进行药品的鉴别、杂质检查或含量测定的方法。故88题选C。

89. D　90. E　91. A　92. B

第三节　典型药物的分析

1. B　2. D

3. D。本题考查 Vitali 反应鉴别硫酸阿托品的原理。莨菪酸用发烟硝酸加热处理，发生硝基化反应，生成三硝基衍生物，再加氢氧化钾醇溶液和一小粒固体氢氧化钾，显深紫色（产物为有色醌型物）。故本题选D。

4. C。本题考查的是普鲁卡因的鉴别反应。《中国药典》通则"一般鉴别试验"：芳香第一胺反应又称重氮化－偶合反应，用于鉴别芳香第一胺。盐酸普鲁卡因分子中具有芳香第一胺，在盐酸介质中与亚硝酸钠作用下生成重氮盐，重氮盐进一步与碱性 β－萘酚发生偶合反应，生成由粉红色到猩红色沉淀。故本题选C。

5. A

6. C。本题考查紫外分光光度法在药物含量测定中的应用。紫外分光光度法测定巴比妥类药物含量时，由于巴比妥类药物具有丙二酰脲结构，在酸性介质中几乎不电离，无明显的紫外吸收，但在碱性介质中电离为具有紫外吸收特征的结构。故本题选C。

7. E。本题考查阿司匹林的含量测定法。一些脂肪酸、氨基酸、芳酸及其酯类药物，如枸橼酸、谷氨酸、阿司匹林、水杨酸、布洛芬、依那普利等，分子中含有游离羧基，呈酸性，可采用碱滴定液直接滴定。故本题选E。

8. C。本题考查水杨酸及其盐类药物的鉴别方法。具有酚羟基结构的药物，可与三氯化铁试液反应生成有色物质，根据颜色可对药物进行鉴别。水杨酸类药物中含有酚羟基结构。故本题选C。

9. D。本题考查亚硝酸钠法测定药物含量。亚硝酸钠滴定法也称重氮化滴定法，是利用亚硝酸钠滴定液在酸性溶液中与芳伯氨基化合物发生重氮化反应，生成重氮盐来测定药物含量的方法。具有芳伯氨基或潜在芳伯氨基的药物，如磺胺类、对氨基苯甲酸酯类、芳酰胺类、苯并二氮杂䓬类、对氨基水杨酸等，均可在酸性溶液中用亚硝酸钠直接滴定。盐酸普鲁卡因含有游离芳伯氨基，可使用亚硝酸钠滴定。故本题选D。

10. E

11. B。本题考查碘量法的相关知识。碘量法是以碘为氧化剂或以碘化物为还原剂进行滴定的方法。根据滴定方式不同，分为直接碘量法和间接碘量法。测定维生素C的含量使用直接碘量法是以 I_2 溶液作为滴定液，直接滴定还原性物质的方法，故本题选B。

12. C。本题考查银量法测定巴比妥类药物含量的相关知识。《中国药典》采用银量法测定苯巴比妥及其钠盐、异戊巴比妥及其钠盐的含量，以硝酸银为滴定液，其原理是 Ag^+ 与 SCN^- 形成沉淀。故本题选C。

13. A。本题考查阿司匹林的含量测定方法。阿司匹林分子中具有羧基，原料药可采用直接酸碱滴定法测定含量。以中性乙醇（对酚酞指示液显中性）为溶剂溶解供试品，以酚酞为指示剂，用氢氧化钠滴定液滴定。故本题选A。

14. A。本题考查银量法测定巴比妥类药物含量。银量法测定巴比妥类药物的含量，无水碳酸钠溶液需临用前当场配制，若久置可吸收空气中的二氧化碳，产生碳酸氢钠，导致巴比妥类药物含量测定结果下降。故本题选A。

15. B

16. D。本题考查异烟肼的相关知识。异烟肼分子结构中的酰肼基具有还原性，可与氨制硝酸银发生还原反应生成金属银黑色浑浊和气泡，并在玻璃试管上产生银镜。故本题选 D。

17. C。本题考查碘量法的相关知识。《中国药典》收载的维生素 C、乙酰半胱氨酸、二巯丙醇、安乃近等及其制剂可采用直接碘量法测定含量。维生素 C 制剂中的辅料对测定有干扰，滴定前须进行必要的处理，注射液测定前加丙酮，以消除注射液中氧化剂对测定的干扰。故本题选 C。

18. D。本题考查重氮化－偶合反应。重氮化－偶合反应：亚硝酸钠在酸性溶液中与芳伯氨基化合物发生重氮化反应，生成重氮盐；重氮盐与酚或芳胺作用生成偶氮化合物。具有芳伯氨基或潜在芳伯氨基的药物，如磺胺类、对氨基苯甲酸酯类、芳酰胺类、苯并二氮杂䓬类、对氨基水杨酸等均可发生此反应。故本题选 D。

19. A。本题考查银量法的相关知识。银量法测定苯巴妥的含量时，采用银－玻璃电极系统电位法指示终点。故本题选 A。

20. C。本题考查重氮化－偶合反应。具有芳伯氨基或潜在芳伯氨基的药物均可发生

重氮化－偶合反应，对乙酰氨基酚具有潜在的芳香第一胺，可发生重氮化－偶合反应。故本题选 C。

21. E。本题考查氨制硝酸银的沉淀反应。该类沉淀反应用于氯化物、巴比妥类、异烟肼、葡萄糖、肾上腺皮质激素类、维生素 C、雌激素类等药物的鉴别。故本题选 E。

22. B。本题考查银量法的相关知识。《中国药典》采用银量法测定苯巴妥及其钠盐、异戊巴妥及其钠盐的含量。巴比妥类药物含有丙二酰脲结构，分子结构中的酰亚胺基团在碳酸钠溶液中生成钠盐而溶解。故本题选 B。

23. D；24. B。本题考查药物鉴别的相关知识。Vitali 反应可用于鉴别托烷生物碱类药物，与发烟硝酸和氢氧化钠作用生成深紫色的醌型产物。故 23 题选 D。巴比妥类药物含有丙二酰脲结构，在碱性条件下，可与某些重金属离子反应，生成沉淀或有色物质。与铜吡啶试液反应显紫色或生成紫色沉淀，反应原理为吡啶、铜盐和药物之间的配位反应。故 24 题选 B。

第七章　医疗机构从业人员行为规范与医学伦理学

第一节　医疗机构从业人员行为规范

1. C。本题考查的是《医疗机构从业人员行为规范》。2012 年 6 月 26 日，原卫生部颁布了《医疗机构从业人员行为规范》，故本题选 C。

2. E。本题考查的是《医疗机构从业人员行为规范》的适用范围。《医疗机构从业人员行为规范》提出了医疗机构从业人员应遵循的八条基本医德准则，适用于医疗机构内所有从业人员。故本题选 E。

3. D

4. C。本题考查的是病人的义务。病人就医时应该履行如下道德义务：①如实提供

病情和有关信息，配合医方诊疗的义务；②遵守医院规章制度，尊重医务人员及其劳动的义务；③给付医疗费用的义务；④保持和恢复健康的义务；⑤支持临床实习和医学发展的义务。故本题选 C。

第二节　医学伦理道德

1. C

2. C。本题考查的是医患关系特征。医患关系的特征包括：①医患双方目的的共同性；②医患双方信息的不对称性；③医患双方利益的一致性。在当代中国，医患关系本质上是在社会地位、人格尊严相互平等前提下的服务与被服务的关系。病人与医师在社

会地位、人格尊严上是平等的，C 项错误。故本题选 C。

3. D。本题考查的是医患双方的权利。维护患者权利的关键是保证医疗的质量和安全，而维护医务人员权利的关键是尊敬其人格尊严和人身安全，D 项说法错误。故本题选 D。

4. C

5. B。本题考查的是预防医学道德的原则。在预防医学制定卫生政策、筹资、资源分配以及信息的公开等都要坚持社会的公正原则，这样才能体现对人群、社会负责。故本题选 B。

6. D。本题考查的是药物治疗的道德问题。药物治疗的道德要求包括：对症用药，剂量适宜；仔细观察，合理配伍；节约费用，公正分配；严守法规，接受监督。故本题选 D。

7. D。本题考查的是人体实验现实伦理问题。选择弱势群体受试者必须满足如下条件：①弱势群体受试者越少，研究开展越困难；②研究目的是为了获得新知识，以提高诊断、预防或治疗某些疾病尤其是解决某些弱势群体特有健康问题的水平；③受试者及其群体的其他成员都有权合理地享有任何由研究所带来的用于诊断、预防或治疗的产品；④研究者给受试者带来的风险是最小的，除非伦理审查委员会允许风险稍微高于最小风险；⑤当受试者无能力或明显无法给出知情同意时，他们的同意决定将委托给其法定监护人或其他适当的权威代表人物代理表达。孕妇或哺乳期妇女绝对不能被选择用作非临床研究的受试者，除非这项研究的目的是获取关于妊娠或哺乳的知识，而又无法用未孕或非哺乳期女性作为合适的受试者，并且该项研究对胚胎或婴儿的影响极小。故本题选 D。

8. D。本题考查的是医德修养的意义。医德修养具有重要意义：医德修养有助于医德教育的深化（医德教育发挥作用的基础，

医德教育深化的条件）；它是形成医德品质的内在根据；它有助于形成良好的医德医风，促进医疗卫生保健机构的人际关系和谐。故本题选 D。

9. D

10. E。本题考查的是医疗伤害的种类。在临床医疗过程中，依据伤害与医方主观意志及其责任的关系，可以做出如下划分：有意伤害与无意伤害；可知伤害与不可知伤害；可控伤害与不可控伤害；责任伤害与非责任伤害。责任伤害是指医方有意伤害以及虽然无意但属可知、可控而未加认真预测与控制，任其出现的伤害。意外伤害虽可知但不可控，则属于非责任伤害。故本题选 E。

11. D。本题考查的是医患关系的内容。医患之间的技术关系是指医患双方围绕着诊断、治疗、护理以及预防、保健、康复等具体医学行为中技术因素所构成的互动关系。故本题选 D。

12. C   13. E   14. E

15. A。本题考查的是医患关系的性质。医患关系是信托关系，在诊疗中，基于对医师的信任，病人向医师叙述身体、心灵、家庭等私人问题，将健康托付给医师。信任在先，托付在后。故本题选 A。

16. E

17. C。本题考查的是医德义务对医务人员职责的规定。医德义务一方面指医务人员对社会和他人所承担的责任，另一方面也指社会和他人对医务人员行为的要求。这里"社会"指的是"公益"的，"他人"指的是"个体"。故本题选 C。

18. D。本题考查的是医患关系的类型。指导－合作型是构成现代医患关系的一种基础模式。病人被看作有意识、有思想的人，在医患双方关系中有一定的主动性，医师注意调动病人的主动性，医患关系比较融洽，但这种主动性是有条件的，是以主动配合、执行医师的意志为前提的。故本题选 D。

19. E   20. A

21. D。本题考查的是病人的权利。知情同意是指在医学服务过程中，医方告知病人病情、诊治决策等医学信息并求得对方承诺与病人知晓这些信息后做出自主选择（同意或不同意接受诊治）的互动过程。故本题选D。

22. B　23. C　24. A

相关专业知识

第一章 药剂学

第一节 绪 论

1. C。本题考查药物剂型的分类方法。药物剂型的分类方法有四种，分别是按给药途径分类、按分散系统分类、按制备方法分类、按形态分类。其中按制备方法分类，药物剂型分为浸出制剂和无菌制剂等。故本题选 C。

2. E 3. C

4. A。本题要点是药剂学任务。药剂学任务具体可归纳如下：①基本理论的研究；②新剂型的研究与开发；③新辅料的研究与开发；④制剂新机械和新设备的研究与开发；⑤中药新剂型的研究与开发；⑥生物技术药物制剂的研究与开发；⑦医药新技术的研究与开发。故本题选 A。

5. C。本题考查的是剂型对药物效应的影响。一般认为在口服剂型中，药物吸收的快慢顺序大致为：水溶液＞混悬液＞散剂＞胶囊剂＞片剂＞包衣片剂；注射剂的吸收速率为：水剂＞乳剂＞油剂。故本题选 C。

6. D

7. E。本题要点是药物剂型的重要性。药物剂型的重要性：①不同剂型改变药物的作用性质；②不同剂型改变药物的作用速度；③不同剂型改变药物的毒副作用；④有些剂型可产生靶向作用；⑤有些剂型影响疗效。故本题选 E。

8. A

9. B。本题要点是药典的基本知识。药典是一个国家记载药品标准、规格的法典，一般由国家药典委员会组织编纂，并由政府颁布、执行，具有法律约束力。中国的药典每五年修订出版一次。现行版《中国药典》为 2015 版，分四部。一部收载药材和饮片、植物油脂和提取物、成方制剂和单味制剂等，二部收载化学药品、抗生素、生化药品以及放射性药品等，三部收载生物制品及其制剂，四部收载制剂通则、药用辅料。故本题选 B。

10. D

11. D。本题要点是药典的基本知识。药典是一个国家记载药品标准、规格的法典，一般由国家药典委员会组织编纂，并由政府颁布、执行，具有法律约束力。中国的药典为《中华人民共和国药典》，国外药典有《美国药典》《英国药典》《日本药局方》《国际药典》等，常供参考。国际药典是世界卫生组织（WHO）为了统一世界各国药品的质量标准和质量控制方法而编纂的，但它对各国无法律约束力，仅作为各国编纂药典时的参考标准。所以 D 项错误，故本题选 D。

12. D。本题要点是处方药与非处方药管理。处方药是必须凭执业医师或执业助理医师的处方才可调配、购买，并在医生指导下使用的药品。非处方药是不需凭执业医师或执业助理医师的处方，消费者可以自行判断购买和使用的药品。在非处方药的包装上，必须印有国家指定的非处方药专有标识。目前，OTC 已成为全球通用的非处方药的简称。故本题选 D。

13. D 14. D 15. E 16. D 17. E

18. A 19. E 20. C 21. D 22. E

23. B 24. D 25. C 26. D

27. C。本题要点是辅料在制剂中的应用。依地酸二钠（EDTA－2Na）是常用的金属离子络合剂。故本题选 C。

28. C

29. E。本题要点是非处方药的相关知识。非处方药：不需凭执业医师或执业助理医师的处方，消费者可以自行判断购买和使用的药品。OTC 为全球通用的非处方药的简称。非处方药的活性成分被认为是安全有效的，但也可能发生不良反应。药师可向患者推荐适宜的非处方药物。故本题选 E。

第二节　液体制剂

1. D。本题要点是抗氧剂的分类。水溶性抗氧剂包括亚硫酸氢钠、焦亚硫酸钠、亚硫酸钠、硫代硫酸钠等。故本题选 D。

2. C。本题要点是临界胶束浓度（CMC）的概念及特点。在 CMC 时，溶液的表面张力基本上达到最低值，而不是最大值。故本题选 C。

3. B。本题考查的是维生素 C 注射液的处方。处方包括：维生素 C 104 g（主药）、依地酸二钠（络合剂）0.05 g、碳酸氢钠（pH 调节剂）49.0 g、亚硫酸氢钠（抗氧剂）2.0 g、注射用水加至 1000 ml。故本题选 B。

4. D。本题要点是表面活性剂的增溶作用。温度影响胶束的形成，影响增溶质的溶解，影响表面活性剂的溶解度，A、B、C 正确。Krafft 点是离子型表面活性剂的特征值，起昙和昙点是非离子表面活性剂的特征值，D 错误，E 正确。故本题选 D。

5. D

6. B。本题要点是药物溶剂的性质。药物极性的大小对溶解度有很大的影响，药物的结构决定极性的大小，其极性与溶剂的极性遵循相似者相溶的规律。故本题选 B。

7. A。本题要点是表面活性剂的分子结构。表面活性剂分子结构一般由非极性烃链和一个以上的极性基团组成，具有亲水基团与疏水基团。故本题选 A。

8. B。本题要点是增溶剂的机制。胶束增溶：表面活性剂在水溶液中达到 CMC 后，一些水不溶性或微溶性物质在胶束溶液中的溶解度可显著增加，形成透明胶体溶液，这种作用称为增溶。吐温 80 的增溶作用就是依据上述机制。故本题选 B。

9. B。本题要点起昙与昙点。某些含聚氧乙烯基的非离子型表面活性剂的溶解度，随温度的升高而增大，当达到某一温度后，其溶解度急剧下降，溶液变浑浊或分层，但冷却后又恢复澄明，这种溶液由澄明变浑浊的现象称为起昙，起昙的温度称为昙点（浊点）。如吐温 20 昙点为 90℃，吐温 60 昙点为 76℃，吐温 80 昙点为 93℃。故本题选 B。

10. C。本题要点是药用溶剂的性质。溶剂的极性直接影响药物的溶解度；介电常数表示将相反电荷在溶液中分开的能力，介电常数大的溶剂极性大；溶解度参数是表示同种分子间的内聚力，溶解度参数越大极性越大，两组分的溶解度参数越接近，越能互溶；生物膜的溶解度参数和正辛醇很接近，因此正辛醇常作为模拟生物膜相求分配系数的一种溶剂。故本题选 C。

11. A。本题要点是亲水亲油平衡值。HLB 值在 8 ~ 18 的表面活性剂，适合用作 O/W 型乳化剂。故本题选 A。

12. B。本题要点是溶胶剂的性质。溶胶剂的性质：①光学性质，当强光线通过溶胶剂时，从侧面可见到圆锥形光束称为丁铎尔效应。②电学性质，在电场的作用下胶粒或分散介质产生移动，在移动过程中产生电位差，这种现象称为界面动电现象。③动力学性质，溶胶剂中的胶粒受溶剂水分子不规则的撞击产生的不规则运动称为布朗运动。④稳定性，溶胶剂属热力学不稳定系统，主要表现为聚结不稳定性和动力不稳定性。故本题选 B。

13. D。本题要点是混悬剂的稳定剂。助悬剂系指能增加分散介质的黏度以降低微粒的沉降速度或增加微粒亲水性的附加剂。故本题选 D。

14. E。本题要点是高分子溶液的性质。高分子溶液具有荷电性，溶液中高分子化合物因基团解离而带电。故本题选 E。

15. B　16. C　17. C　18. D

19. C。本题要点是混悬剂的相关知识。在同一分散介质中分散相的浓度增加，混悬剂稳定性降低，C 错误。故本题选 C。

20. E

21. C。本题要点是乳剂的分类与特点。因为乳剂受外界因素与微生物的影响，容易酸败，所以通常需加入抗氧剂与防腐剂。故本题选 C。

22. B

23. E。本题要点是高分子溶液剂的概念与性质。高分子溶液指高分子化合物溶解于溶剂中制成的均匀分散的液体制剂，属于热力学稳定系统，具有荷电性、渗透性、胶凝性等特殊性质，A、B、C 正确。高分子溶液制备时首先要经过溶胀过程，D 正确，E 错误。故本题选 E。

24. A

25. D。本题要点是乳剂的制备方法。机械法制备乳剂的时候可不考虑混合顺序，借助于机械提供的强大能量，很容易制成乳剂。故本题选 D。

26. A。本题要点是影响药物溶解度的因素。影响药物溶解度的因素：①药物极性的大小对溶解度有很大的影响，其极性与溶剂的极性遵循相似者相溶的规律。②溶剂通过降低药物分子或离子间的引力，使药物分子或离子溶剂化而溶解，是影响药物溶解度的重要因素。③温度对溶解度影响取决于溶解过程是吸热还是放热。④多晶型药物成分相同，晶格结构不同，导致其溶解度、溶出速度、熔点、密度等物理性质也不同。⑤对于可溶性药物，粒子大小对溶解度影响不大，而对于难溶性药物，粒子大小在 $0.1 \sim 100$ nm 时溶解度随粒径减小而增加。⑥加入助溶剂、增溶剂等附加剂可增加药物溶解度。故本题选 A。

27. E

28. A。本题要点是附加剂的种类和作用。有机弱酸弱碱药物制成盐可以增加其溶解度，A 说法错误，B、C、D、E 说法均正确。故本题选 A。

29. E 30. B 31. E

32. A。本题要点是影响药物溶出速度的因素。影响药物溶出速度的因素：①固体的表面积。②温度，温度升高，药物溶解度 C_s 增大、扩散增强、黏度降低，溶出速度加快。③溶出介质的体积，溶出介质的体积小，溶液中药物浓度高，溶出速度慢；反之则溶出速度快。④扩散系数，药物在溶出介质中的扩散系数越大，溶出速度越快。⑤扩散层的厚度，扩散层的厚度愈大，溶出速度愈慢。故本题选 A。

33. A

34. D。本题要点是表面活性剂的分类。表面活性剂的存在可能增进药物的吸收也可能降低药物的吸收，取决于多种因素的影响，A 正确。一般而言，阳离子表面活性剂的毒性最大，其次是阴离子表面活性剂，非离子表面活性剂毒性最小，B 正确。非离子表面活性剂的 HLB 值具有加和性，C 正确。Krafft 点是离子型表面活性剂的特征值，它表示表面活性剂应用时的温度下限，D 错误。表面活性剂的 HLB 值越高，其亲水性愈强；HLB 值越低，其亲油性愈强，E 正确。故本题选 D。

35. B。本题要点是非离子表面活性剂泊洛沙姆的性质及应用。表面活性剂泊洛沙姆，商品名为普朗尼克，是由聚氧乙烯和聚氧丙烯聚合而成，其中聚氧乙烯为亲水基，随着相对分子量的增加，本品由液体变为固体。分子中聚氧乙烯部分比例增加，水溶性增加；聚氧丙烯部分比例增加，则水溶性下降，亲油性增强。泊洛沙姆 188 作为一种水包油型乳化剂，可用作静脉注射剂的乳化剂。本品物理性质稳定，能够耐受热压灭菌和低温冰冻。故本题选 B。

36. B 37. B 37. C 39. E 40. E 41. B 42. A 43. A

44. C。本题要点是表面活性剂的类型及使用。非离子型表面活性剂在水中不解离，毒性低，不受溶液 pH 影响，能与大多数药物配伍，广泛用于外用、口服制剂和注射剂，个别品种也用于静脉注射剂。故本题选 C。

45. B　46. C　47. B　48. E　49. C　50. B

51. D。本题要点是表面活性剂的毒性大小。一般而言，阳离子毒性最大，其次是阴离子，非离子表面活性剂毒性最小。故本题选 D。

52. D

53. B。本题要点是混悬剂的物理稳定性。混悬剂微粒沉降速度愈大，动力稳定性就愈小。增加混悬剂的动力稳定性的主要方法是：①减小微粒半径，以减小沉降速度；②增加分散介质的黏度，以减小固体微粒与分散介质间的密度差，这就要向混悬剂中加入高分子助悬剂，在增加介质黏度的同时，也减小了微粒与分散介质之间的密度差，同时微粒吸附助悬剂分子而增加亲水性。减小混悬粒子的粒径最简易可行。故本题选 B。

54. C　55. D

56. E。本题要点是表面活性剂的分类。苯扎溴铵、消毒净属于阳离子表面活性剂，十二烷基硫酸钠属于硫酸化物类阴离子表面活性剂，月桂酸属于高级脂肪酸盐类阴离子表面活性剂，司盘 80 属于非离子表面活性剂。故本题选 E。

57. B　58. A　59. C　60. D　61. A

62. E。本题要点是甘油剂的相关知识。甘油剂是指药物溶于甘油中制成的专供外用的溶液剂。用于口腔、耳鼻喉科疾病。甘油吸湿性较大，应密闭保存。甘油剂的制备方法有溶解法和化学反应法。化学反应法，即药物与甘油发生化学反应而制成的甘油剂，如硼酸甘油。溶解法，系药物加甘油（必要时加热）溶解即得，如苯酚甘油等。故本题选 E。

63. E　64. E　65. A

66. C。本题要点是混合 HLB 值的计算。非离子表面活性剂的 HLB 值具有加和性，代入此公式：$HLB = (HLB_a \times W_a + HLB_b \times W_b)/W_a + W_b$，求得混合后 HLB 值为 8.6。故本题选 C。

67. D　68. B　69. A　70. B

71. B。本题要点是乳化剂的分类。单硬脂酸甘油酯表面活性较弱，HLB 值为 3～4，主要用作 W/O 型辅助乳化剂。故本题选 B。

72. C

73. D。本题要点是表面活性剂的分类。氯化苯甲烃铵为阳离子表面活性剂，皂类一般为阴离子表面活性剂，两者不能配伍使用。故本题选 D。

74. D　75. C

76. B。本题要点是糖浆剂的类型。糖浆剂系指含有药物的浓蔗糖水溶液，属于低分子溶液剂，一般可作矫味糖浆，如橙皮糖浆、姜糖浆等，有时也用作助悬剂，如磷酸可待因糖浆等。蔗糖浓度高时渗透压大，微生物的繁殖受到抑制。糖浆剂制备方法有溶解法（包括热溶法、冷溶法）和混合法，热溶法制备有溶解快、滤速快、可杀灭微生物等优点。糖浆剂中必要时可添加适量的乙醇、甘油和其他多元醇作稳定剂。故本题选 B。

77. B

78. B。本题要点是乳剂的类型。乳剂系指互不相溶的两种液体混合，其中一相液体以液滴状态分散于另一相液体中形成的非均匀相液体分散体系。形成液滴的液体称为分散相、内相或非连续相，另一液体则称为分散介质、外相或连续相。若连续相为油脂，分散相为水，则此乳剂为油包水型乳剂，反之则为水包油型乳剂。故本题选 B。

79. D　80. C　81. C　82. C

83. A。本题要点是液体制剂的附加剂。难溶性药物加入助溶剂可因形成络合物、复合物等而增加溶解度，咖啡因在水中的溶解度为 1:50，用苯甲酸钠助溶形成分装复合物苯甲酸钠咖啡因（安钠咖），水中的溶解度增大。故本题选 A。

84. E。本题要点是乳化剂的分类。西黄蓍胶乳化能力较差，很少单独使用，常与阿拉伯胶混合使用，增加乳剂的黏度以免分层。故本题选 E。

85. C　86. B　87. D　88. B

89. B。本题要点是表面活性剂的概念与特点。表面活性剂由非极性烃链和一个以上的极性基团组成，表面活性剂的极性基团可以是解离的离子，也可以是不解离的离子。故本题选 B。

90. A。本题要点是混合 HLB 值的计算。非离子表面活性剂的 HLB 值具有加和性，例如 $HLB = (HLB_a \times W_a + HLB_b \times W_b) / W_a + W_b$。故本题选 A。

91. E。本题要点是搽剂的概念。搽剂系指专供揉搽皮肤表面用的液体制剂，可分为溶液型、混悬型、乳剂型，但不用于破损皮肤。故本题选 E。

92. A。本题要点是液体制剂中的附加剂。助溶系指难溶性药物与加入的第三种物质在溶剂中形成可溶性分子间的络合物、复盐或缔合物，以增加药物在溶剂中的溶解度，比如为了增加碘的溶解度可在溶液中加适量的碘化钾，碘化钾作助溶剂。故本题选 A。

93. E。本题要点是混悬剂中的附加剂。助悬剂是指能增加混悬剂中分散介质的黏度，降低药物微粒的沉降速度或增加微粒亲水性的附加剂。羟丙甲纤维素属于合成或半合成的高分子助悬剂，可增加混悬液的动力学稳定性。故本题选 E。

94. D。本题要点是液体制剂的制备。高分子溶液剂系指高分子化合物（如胃蛋白酶、聚维酮、羧甲基纤维素钠等）溶解于溶剂中制成的均匀分散的液体制剂。上述处方制得的液体制剂为胃蛋白酶合剂，属于高分子溶液剂。故本题选 D。

95. A；96. B。本题要点是低分子溶液剂的分类。甘油剂系指药物溶于甘油中制成的专供外用的溶液剂，故 95 题选 A；涂剂系指用纱布、棉花蘸取后涂搽皮肤或口腔、喉部黏膜的液体制剂，故 96 题选 B。

97. C　98. D　99. E　100. B　101. D

102. C　103. D　104. E　105. B

106. C；107. A；108. B。本题要点是常用非水溶剂的种类。常用的有：醇与多元醇类，如乙醇、丙二醇，故 106 题选 C；酰胺类如二甲基甲酰胺、二甲基乙酰胺等，故 108 题选 B；醚类，如二乙二醇二甲基醚，故 107 题选 A。

109. D　110. A　111. D　112. C

113. A；114. E。本题要点是液体制剂附加剂种类。常用的增溶剂种类包括聚山梨酯（吐温类），故 113 题选 A。与水形成潜溶剂的有乙醇、丙二醇、甘油、聚乙二醇等，故 114 题选 E。

115. E　116. B　117. C

118. A；119. D；120. B。本题要点是表面活性剂相关的基本概念。表面活性剂分子中亲水和亲油基团对油和水的综合亲和力，称为亲水亲油平衡值，即 HLB 值。故 118 题选 A。表面活性剂分子缔合形成胶束的最低浓度即为临界胶束浓度 CMC，故 119 题选 D。达到某一温度后，其溶解度急剧下降，溶液变浑浊或分层，但冷却后又恢复澄明，这种溶液由澄明变浑浊的现象叫起昙，起昙的温度叫昙点。故 120 题选 B。

第三节　灭菌制剂与无菌制剂

1. A。本题考查湿热灭菌法相关知识。湿热灭菌法系指用饱和蒸汽、沸水或流通蒸汽进行灭菌的方法。包括热压灭菌法、流通蒸汽灭菌法、低温间歇灭菌法和煮沸灭菌法。影响湿热灭菌的主要因素有：微生物的种类和数量；蒸汽的性质；药品的性质和灭菌时间；其他介质如 pH 对微生物对生长和活力具有较大影响。B 选项错误。蒸汽有饱和蒸汽、湿饱和蒸汽和过热蒸汽。饱和蒸汽热含量较高，热穿透力较大，灭菌效率高；湿饱和蒸汽因含有水分，热含量较低，热穿透力较差，灭菌效率低；过热蒸汽温度高于饱和蒸汽，但穿透力差，灭菌效率低，且易引起药品的不稳定性。因此，热压灭菌采用饱和蒸汽。C 选项错误。注射用无菌粉末采用干热灭菌，不适用湿热灭菌。D 选项错误。一般注射液在灌封后必须尽快进行灭菌，通常不超过 12 小时，以减少细菌繁殖。E 选项错误。故本题选 A。

2. B。本题考查氯霉素滴眼剂的灭菌方法。氯霉素滴眼剂的灭菌方法为 100℃、30 分钟灭菌。故本题选 B。

3. D。本题考查的是注射用水的质量要求。注射用水的质量必须符合《中国药典》（2015 年版）规定，应为无色的澄明液体，无臭，无味，pH 要求 5.0 ~ 7.0，细菌内毒素应小于 0.25 EU/ml、氨、电导率、总有机碳、硝酸盐与亚硝酸盐、不挥发物与重金属以及微生物限度检查均应符合规定。故本题选 D。

4. E　5. C

6. B。本题考查注射用溶剂的相关知识。常用的注射用溶剂有注射用水和注射用油。注射用水是最常用的溶媒，配制注射剂时必须用注射用水，故 B 选项错误。《中国药典》规定，注射用油的质量标准是：应无异臭，无酸败味；色泽不得深于黄色 6 号标准比色液；在 10℃ 时应保持澄明；碘值为 126 ~ 140；皂化值为 188 ~ 195；酸值不大于 0.1。碘值、酸值、皂化值是评价注射用油质量的重要指标。注射用油包括大豆油、麻油、茶油等植物油，还包括油酸乙酯等。其他注射用溶剂包括乙醇、丙二醇、聚乙二醇（PEG）、甘油等。故本题选 B。

7. C

8. B。本题考查灭菌制剂和无菌制剂的相关知识。洗眼剂是指由药物制成的无菌澄明水溶液，供冲洗眼部异物或分泌物、中和外来化学物质的眼用液体制剂，应基本与泪液等渗并具有相近的 pH。多剂量洗眼剂一般应加入适当抑菌剂，并在使用期间均能发挥抑菌作用。故 A 选项错误。注射用无菌粉末根据生产工艺不同，可分为注射用无菌粉末分装制品和注射用冷冻干燥制品。眼用液体制剂也可以固态形式包装，另备溶剂，在临用前配成溶液或混悬液。故 C 选项错误。眼部外伤或术后用的眼用制剂要求绝对无菌，

多采用多剂量包装，并不得加入抑菌剂。故 D 选项错误。输液剂与注射剂的对可见异物、热原、pH 等质量要求有很多相似之处。E 选项也错误。故本题选 B。

9. C。本题考查无菌操作的相关知识。无菌操作法是指在无菌条件下制备无菌制剂的操作方法。该法适合一些不耐热药物的注射剂、眼用制剂、皮试液、海绵剂和创伤制剂的制备。它不是一个灭菌过程，而是保持无菌原料的无菌度。无菌操作室、层流洁净工作台和无菌操作柜是无菌操作的主要场所。无菌操作室的洁净度要求达到 100 级。故本题选 C。

10. C。本题考查灭菌与无菌的相关知识。灭菌是指用适当的物理或化学等方法杀灭或除去所有致病和非致病的微生物、繁殖体和芽孢的手段。无菌是指在指定物体、介质或环境中，不得存在任何活的微生物。药剂学中的灭菌法分为物理灭菌法、化学灭菌法和无菌操作法。物理灭菌法包括热力灭菌法（干热灭菌、湿热灭菌）、过滤除菌和射线灭菌。故本题选 C。

11. B　12. B　13. A　14. D

15. C。本题考查注射用水的相关知识。注射用水是将纯化水经蒸馏法或反渗透法制得的水。通常用二次蒸馏的水，亦称重蒸馏水。纯化水是将饮用水经蒸馏法、离子交换法、反渗透法或其他适宜的方法制得的制药用水。C 选项表述错误。故本题选 C。

16. A

17. B。本题考查注射用冻干制品的制备方法和制备过程中存在的问题。注射用冻干制品采用冷冻干燥技术制备，是把大量水分的物料预先进行降温，冻结成冰点以下的固体，在真空条件下使冰直接升华，从而去除水分得到干燥产品。制备工艺可以分为预冻、减压、升华、干燥等几个过程。预冻是一个恒压降温过程。A、C 选项正确。装入容器的药液过厚，升华干燥过程中供热不足，冷凝器温度偏高或真空度不够，均可导致含水量

偏高。B选项错误。如果供热太快，受热不匀或者预冻不完全，则易在升华过程中使制品部分液化，在真空减压条件下产生喷瓶。E选项正确。一些黏稠药液由于结构过于致密，在冻干过程中内部水蒸气逸出不完全，冻干结束后，制品因潮解而萎缩。可在处方中加入适量甘露醇、氯化钠等填充剂，并采取反复预冻法，以改善制品的通透性，产品外观即可得到改善。故本题选B。

18. C 19. D

20. B。本题考查灭菌和无菌制剂的相关知识。影响眼用制剂吸收的因素包括药物从眼睑缝隙的损失，药物从外周血管消除，pH与pK_a值（如完全解离的药物难以透过完整的角膜），刺激性，表面张力，黏度等。故A、C错误。用于眼部的药物，多数情况下以局部作用为主，亦有眼部用药发挥全身治疗作用的报道。故B正确。眼部外伤或术后用的眼用制剂要求绝对无菌，多采用单剂量包装，并不得加入抑菌剂。故D错误。输液剂不得加入任何抑菌剂、止痛剂和增溶剂。故E错误。

21. B

22. D。本题考查注射剂的给药途径。注射剂的给药部位不同，对制剂的要求也不一样。①皮内注射：一次剂量在0.2ml以下，常用于过敏性试验或疾病诊断，D选项错误。②皮下注射：一般用量为1～2ml，皮下注射剂主要是水溶液。③肌内注射：注射量一般为1～5ml。④静脉注射：注入静脉内，且多为水溶液，油溶液和混悬液或乳浊液易引起毛细血管栓塞，一般不宜静脉注射。⑤脊椎腔注射：注入一次剂量不得超过10ml，其pH应控制在5.0～8.0之间。⑥动脉内注射：是注入靶区动脉末端。故本题选D。

23. C。本题考查半衰期的相关知识。半衰期是指药物在血浆中最高浓度降低一半所需的时间。药物的半衰期（一般用$t_{1/2}$表示）为10天，那么过了10天血药物浓度为最高值的一半；再过10天又减去一半；再过10

天又减去一半，30天时血中浓度仅为最高浓度的1/8。故本题选C。

24. B 25. D 26. C

27. A。本题考查热原的性质及检查方法。热原是微生物产生的一种内毒素，它存在于细菌的细胞膜和固体膜之间。热原的性质如下。①耐热性：热原在60℃加热1小时不受影响，100℃加热也不降解，在通常注射剂的热压灭菌法中热原不易被破坏。②过滤性：热原体积小，在1～5nm之间，故一般滤器，甚至微孔滤膜也不能截留。B选项错误。③吸附性：多孔活性炭可吸附热原。④水溶性：由于磷脂结构上连接有多糖，所以热原能溶于水。⑤不挥发性。⑥热原能被强酸、强碱所破坏，也能被强氧化剂，如高锰酸钾或过氧化钾所氧化，超声波及某些表面活性剂（如去氧胆酸钠）也能使之失活。故本题选A。

28. A。本题考查维生素C注射剂的制备及处方分析。维生素C易氧化水解，原辅料的质量特别是维生素C原料和碳酸氢钠，是影响维生素C注射剂的关键。空气中的氧气、溶液的pH和金属离子对其稳定性影响较大。因此处方中加入抗氧化剂、金属离子络合剂及pH调节剂，工艺中采用充惰性气体等措施，以提高产品稳定性。故本题选A。

29. D 30. E 31. A

32. C。本题考查注射用水的相关要求。注射用水是将纯化水经蒸馏法或反渗透法制得的水。通常用二次蒸馏的水，亦称重蒸馏水。配制的注射剂必须灭菌之后才能用于临床，并不是灭菌处理的蒸馏水，C选项表述错误。故本题选C。

33. C。本题考查注射剂的相关知识。多数情况下，制成粉针的药物稳定性较差，因此，粉针的制造一般没有灭菌的过程，大都采用无菌工艺。因而对无菌操作有较严格的要求，特别在灌封等关键工序，最好采用较高的层流洁净措施，以保证操作环境的洁净度。故本题选C。

34. D。本题考查盐酸普鲁卡因注射液的制备方法。制备方法：取注射用水约800 ml，加入氯化钠，搅拌溶解，再加盐酸普鲁卡因使之溶解，加入0.1 mol/L的盐酸溶液调节pH，再加水至足量，搅匀，过滤分装于中性玻璃容器中，用流通蒸汽100℃、30 min灭菌，瓶装者可适当延长灭菌时间（100℃、45 min）。溶液型注射液应澄明，不得含有可见的异物或不溶性微粒。注射剂内不应含热原，热原检查必须符合规定。故本题选D。

35. C。本题考查灭菌法的相关知识。药剂学中的灭菌法分为物理灭菌法、化学灭菌法和无菌操作法。物理灭菌法包括热力灭菌法（干热灭菌、湿热灭菌）、过滤除菌和射线灭菌。热压灭菌法中蒸汽有饱和蒸汽、湿饱和蒸汽和过热蒸汽。饱和蒸汽热含量较高，热穿透力较大，灭菌效率高；湿饱和蒸汽因含有水分，热含量较低，热穿透力较差，灭菌效率低；过热蒸汽温度高于饱和蒸汽，但穿透力差，灭菌效率低，且易引起药品的不稳定性。为了保证终产品的无菌效果，目前多采用F_0值和F值来验证灭菌可靠性。F值是指一定灭菌温度下给定Z值所产生的灭菌效果与在参比温度下给定的Z值所产生的灭菌效果相同时，其灭菌效果相当于在参比温度下灭菌了多长时间。F_0值是在湿热灭菌时，常用的参比温度为121℃，以嗜热脂肪芽孢杆菌作为微生物指示菌，F_0仅限于热压灭菌。D值为在一定温度下杀灭90%微生物所需的灭菌时间，C项错误。故本题选C。

36. E　37. E

38. C。本题考查洁净室的要求。洁净室一般包括洁净区、准洁净区和辅助区三部分。工作人员进入洁净室时要穿洁净服，头发和皮肤不可以外露。故本题选C。

39. D。本题考查注射剂的特点。注射剂是指药物与适宜的溶剂或分散介质制成的供注入体内的溶液、乳状液或混悬液及临用前配制或稀释成溶液或混悬液的粉末或浓溶液的无菌制剂。注射剂的特点：药效迅速、作用可靠；注射给药不方便且注射时疼痛；适用于不宜口服的药物；适合不能口服给药的病人；准确局部定位给药；可产生长效作用；较其他液体制剂耐贮存；依从性较差；价格昂贵；质量要求高。故本题选D。

40. E　41. D

42. D。本题考查注射剂的制备工艺。注射剂的制备工艺分为水处理、容器的处理、药液配制、灌装与封口、消毒灭菌以及灯检包装等。由于各工艺过程对生产环境要求不同，因此需要根据工艺要求对注射剂生产区域进行相对明确的划分，分为一般生产区、洁净区和控制区等。注射用水的制备、注射液的配液和粗滤应在控制区内进行。故本题选D。

43. A　44. D　45. D　46. B　47. C　48. D

49. B。本题考查热原的性质。热原的性质如下。①耐热性：热原在60℃加热1小时不受影响。100℃也不会分解，120℃加热4小时能破坏98%左右。通常在注射剂灭菌的条件下，往往不被破坏。②过滤性：热原体积小，在1~5 nm之间，故一般滤器甚至微孔滤膜也不能截留。③吸附性：多孔活性炭可吸附热原。④水溶性。⑤不挥发性。⑥其他：热原能被强酸、强碱所破坏，也能被强氧化剂，如高锰酸钾或过氧化钾所氧化，超声波及某些表面活性剂（如去氧胆酸钠）也能使之失活。故本题选B。

50. B　51. D　52. D　53. E　54. C

55. C。本题考查热原的去除方法。热原的去除方法包括高温法、酸碱法、吸附法、离子交换法、凝胶过滤法、反渗透法、超滤法等。超滤法一般使用3.0~15 nm超滤膜除去热原，微孔滤膜不能截留热原。故本题选C。

56. B　57. C　58. A

59. A。本题考查滴眼剂的相关知识。滴眼剂应与泪液等渗，可添加合适的调节剂调成等渗，如氯化钠、硼酸、葡萄糖等。故本题选A。

60. A

61. D。本题考查热原的致热活性物质。热原是微生物产生的一种内毒素，它存在于细菌的细胞膜和固体膜之间。内毒素是由磷脂、脂多糖和蛋白质所组成的复合物，其中脂多糖是内毒素的主要成分，具有特别强的致热活性。故本题选D。

62. B。本题考查注射液配制的相关知识。配置好的注射液在罐装前需要过滤，以除去各种不溶性微粒。故本题选B。

63. A 64. A 65. C 66. C 67. A

68. E 69. B

70. C。本题考查等渗当量法。设需加入氯化钠和无水葡萄糖量分别为 W_1 和 W_2。
$W_1 = (0.9 - 0.28 \times 2) \times 200/100 = 0.68$；
$W_2 = 0.68/0.18 = 3.78 g$。故本题选C。

71. B。本题考查注射液的分类。按照药物的分散方式，主要分为溶液型、混悬型、乳剂型和注射用无菌粉末。题干中医生诊断后为其开具的葡萄糖注射液应属于溶液型注射剂。故本题选B。

72. C。本题考查输液剂的质量要求。输液剂的质量要求与注射剂基本上一致，但由于这类产品的注射量大，直接进入血液循环，故对无菌、无热原及可见异物这三项，要求更加严格，也是当前输液生产中存在的主要质量问题。此外，还要注意以下质量要求：①输液的pH应在保证疗效和制品稳定的基础上，力求接近人体血液的pH，过高或过低都会引起酸碱中毒。②输液的渗透压应为等渗或偏高渗。③输液中不得添加任何抑菌剂，并在贮存过程中质量稳定。④应无毒副作用。故本题选C。

73. B。本题考查氯霉素滴眼液的处方分析。眼用制剂调整pH常用的附加剂有磷酸缓冲液、硼酸缓冲液和硼酸盐缓冲液，上述处方中加硼酸的主要作用是调节pH。故本题选B。

74. E 75. C 76. A 77. D 78. B 79. A

80. C；81. A。本题考查注射剂的附加剂。乙二铵四醋酸二钠是金属离子络合剂，故80题选C。聚山梨酯80是乳化剂，也可作为增溶剂或润湿剂，故81题选A。

82. A；83. D；84. B。本题考查制剂的灭菌方法。盐酸普鲁卡因注射液用流通蒸汽100℃，30 min灭菌，故82题选A。注射用油的灭菌先150℃干热灭菌1～2小时，冷却至适宜温度（一般在主药熔点以下20～30℃），趁热配制、过滤，温度不宜过低，否则黏度增大，不宜过滤，故84题选B。热原在250℃、20～30分钟，200℃、60分钟或180℃、3～4小时可被彻底破坏，故83题选D。

85. C 86. E 87. E 88. D 89. C

第四节 固体制剂

1. D。本题要点是片剂常用辅料稀释剂的种类。常用的有淀粉、糊精、可压性淀粉、乳糖、微晶纤维素、无机钙盐（硫酸钙、磷酸氢钙等）、甘露醇、山梨醇等。故本题选D。

2. A

3. A。本题考查胃溶型薄膜包衣材料。胃溶型薄膜包衣材料系指在水或胃液中可以溶解的材料，主要有羟丙甲纤维素（HPMC）、羟丙纤维素（HPC）、丙烯酸树脂Ⅳ号、聚乙烯吡咯烷酮（PVP）等。故本题选A。

4. D。本题考查崩解时限的相关知识。泡腾片的崩解时限5分钟；薄膜衣片的崩解时限30分钟；舌下片的崩解时限5分钟；分散片的崩解时限3分钟；普通片剂的崩解时限是15分钟。故本题选D。

5. B。本题考查颗粒剂的质量检查项目。颗粒剂的质量检查，除主药含量、外观外，还规定了粒度、干燥失重、水分（中药颗粒）、溶化性以及重量差异等检查项目。颗粒剂的微生物限度还应符合要求。故本题选B。

6. C。本题考查水溶性滴丸的相关知识。

滴丸剂系指固体或液体药物与适当物质（一般称为基质）加热熔化混匀后，滴入不相混溶的冷凝液中、收缩冷凝而制成的小丸状制剂。冷凝液应根据基质的性质选用。常用的冷凝液有：水溶性基质可用液状石蜡、植物油、甲基硅油等。非水溶性基质可用水、不同浓度的乙醇、酸性或碱性水溶液等。故本题选 C。

7. A。本题考查胶囊剂的相关知识。胶囊剂系指将药物（或加有辅料）填装于空心胶囊中或密封于弹性软质胶囊中而制成的固体制剂。其特点为：①掩盖药物的不良气味，提高药物稳定性；②使药物在体内迅速起效；③是液体药物固体剂型化；④延缓或定位释放药物。由于胶囊壳的主要材料是水溶性明胶，所以囊芯物（填充的药物）不能是水溶液或稀乙醇溶液，以防囊壁溶化。故本题选 A。

8. B 9. D 10. B 11. D

12. B。本题考查胶囊剂的质量检查。胶囊剂的溶出度、释放度、含量均匀度和微生物限度等应符合要求，还应考虑以下几点：①胶囊剂外观整洁，不得有黏结、变形、渗透或囊壳破裂等现象。②装量差异：按照装量差异检查法检查，0.30 g 以下 ±10%，0.30 g 或 0.30 g 以上 ±7.5%。③中药硬胶囊应做水分检查，按照水分测定法测定，除另有规定外，不得超过 9.0%。④按崩解时限检查法，硬胶囊应在 30 分钟内全部崩解，软胶囊应在 1 小时内全部崩解。凡规定检查溶出度或释放度的胶囊剂，不再进行崩解时限的检查。故本题选 B。

13. A 14. A 15. B

16. A。本题考查颗粒剂的相关知识。颗粒剂是指将药物与适宜的辅料混合而制成的颗粒状制剂，既可直接吞服，又可冲入水中饮服。颗粒剂可以填充于胶囊壳中制成胶囊剂，也可以作为片剂的原料。颗粒剂的特点是：①与散剂比较，颗粒剂的飞散性、附着性、聚集性、吸湿性均较小；②服用方便，

可适当加入芳香剂、矫味剂、着色剂等；③必要时可对颗粒剂进行包衣，根据包衣材料的性质可使颗粒剂具有防潮性、缓释性或肠溶性等。故本题选 A。

17. A。本题考查片剂辅料的相关知识。辅料是指片剂处方中除药物以外的所有附加物的总称，亦称赋形剂。淀粉是可压性良好的填充剂，可以起到稀释、崩解的作用，没有乳化作用，A 选项表述错误。故本题选 A。

18. E 19. D

20. D。本题考查肠溶型薄膜包衣材料。肠溶聚合物有耐酸性，而在肠液中溶解，如醋酸纤维素酞酸酯、羟丙甲纤维素酞酸酯、丙烯酸树脂（Ⅰ、Ⅱ、Ⅲ类）等，均属于肠溶型薄膜包衣材料。故本题选 D。

21. E。本题考查片剂的优点。片剂的优点：①剂量准确、服用方便。②化学稳定性较好；片剂体积小、致密，受外界空气、光线、水分等因素的影响较少。③携带、运输方便。④生产成本低；生产的机械化、自动化程度高，产量大。⑤可以满足不同临床医疗的需要。故本题选 E。

22. A 23. C

24. B。本题考查散剂的相关知识。散剂是将药物与适宜的辅料经粉碎、均匀混合制成的干燥粉末状制剂。散剂可分为口服散剂和局部散剂。混合组分比例量相差较大的散剂时，应采用"配研法"。各组分密度相差较大时，一般宜将质轻的组分先放入混合容器中，再加入质重者混合，这样可避免轻质组分浮于上部或飞扬，而重质组分沉于底部则不易混匀。散剂的粒度除另有规定外，局部用散剂按单筛分法依法检查，通过 7 号筛的细粉重量不少于 95%。在中药散剂中规定，用于烧伤或严重创伤的外用散剂，按单筛分法依法检查，通过 6 号筛的细粉重量不少于 95%。混合操作并不是时间越长越好。故本题选 B。

25. E 26. C 27. B 28. D 29. D 30. C

31. D。本题考查片剂赋形剂的相关知

识。辅料是指片剂处方中除药物以外的所有附加物的总称，亦称赋形剂。微晶纤维素是纯棉纤维经水解制得，具有较强的结合力与良好的可压性，亦有"干黏合剂"之称，可用作粉末直接压片，微晶纤维素可以作为稀释剂、黏合剂也可以作为崩解剂，没有润滑和润湿的功能。故本题选 D。

32. C　33. C　34. B　35. E　36. A

37. D。本题考查片重差异超限的原因。当片剂的重量差异超出药典规定时，称重量差异超限。产生超限的主要原因是：①物料的流动性差；②物料中细分太多或粒度大小相差悬殊；③料斗内的物料时少时多；④刮粉器与模孔吻合性差。故本题选 D。

38. B　39. D　40. C　41. D　42. D

43. A　44. D

45. D。本题考查的是片剂的常用辅料。为了能顺利加料和出片，并减少黏冲，以及降低颗粒与颗粒、药片与模孔壁之间的摩擦力，使片面光滑美观，在压片前一般均需在颗粒（或结晶）中加入适宜的润滑剂。常用的有：硬脂酸镁、微粉硅胶、滑石粉等。故本题选 D。

46. B　47. D　48. E　49. E

50. A。本题考查普通湿法制粒的工艺过程。普通湿法制粒的工艺流程为：物料→粉碎→过筛→混合→制软材→制粒→干燥→整粒→压片。故本题选 A。

51. B　52. E　53. D

54. E。本题考查滴丸中冷凝液的选择。冷凝液应根据基质的性质选用。常用的冷凝液有：水溶性基质可用液状石蜡、植物油、甲基硅油等。非水溶性基质可用水、不同浓度的乙醇、酸性或碱性水溶液等。题干中冷凝液为液状石蜡，该滴丸的基质应为水溶性的，聚乙二醇 6000 为水溶性基质。故本题选 E。

55. E　56. E

57. D。本题考查溶出度的检查及意义。溶出度或释放度是预测药物在体内溶出或释放的重要手段。但溶出度或释放度的检查只有在与体内吸收程度呈相关性时，才能起到控制片剂质量的作用。故本题选 D。

58. D　59. A

60. A。本题考查片剂的制备方法。片剂的制备方法有湿法制粒压片法、干法制粒压片法、粉末直接压片法和半干式颗粒压片法。药物遇湿热稳定，可压性及流动性都较差，可采用湿法制粒压片法制成流动性和可压性都较好的颗粒后再压片。故本题选 A。

61. C　62. E　63. B　64. D

65. B。本题考查散剂的相关知识。散剂是将药物与适宜的辅料经粉碎、均匀混合制成的干燥粉末状制剂。散剂可分为口服散剂和局部散剂，根据应用方法与用途分类为：溶液散、煮散、内服散、外用散、眼用散等。散剂的粒度除另有规定外，局部用散剂按单筛分法依法检查，通过 7 号筛的细粉重量不少于 95%。在中药散剂中规定，用于烧伤或严重创伤的外用散剂，按单筛分法依法检查，通过 6 号筛的细粉重量不少于 95%。散剂的粒径小，比表面积大，起效快。混合操作并不是时间越长越好。故本题选 B。

66. E

67. A。本题考查片剂的制备方法。片剂的制备方法有湿法制粒压片法、干法制粒压片法、粉末直接压片法和半干式颗粒压片法。湿法制粒压片法不适宜用于热敏性、湿敏性、极易溶性物料的制粒。干法制粒压片常用于遇水不稳定药物的片剂生产。粉末直接压片，由于省去了制粒的步骤，因而具有工艺少、工艺简单、省时节能的优点，适用于对湿、热不稳定药物的压片。半干式颗粒压片适用于对湿、热敏感，而且压缩成形性差的药物。故本题选 A。

68. A。本题考查薄膜包衣材料的分类。薄膜包衣材料通常由高分子材料、添加剂（增塑剂、释放速度调节剂、增光剂、固体物料及色料）和溶剂组成。高分子包衣材料按衣层的作用分为普通型、缓释型和肠溶型三类。普通型的包衣材料主要作用是改善吸潮和防止粉尘污染，如羟丙甲纤维素、羟丙纤维素、甲基纤维素、羟乙基纤维素等。故本题选A。

69. E。本题考查片剂助流剂的种类。助流剂降低颗粒之间的摩擦力，从而改善粉体流动性，包括微粉硅胶、滑石粉等。故本题选E。

70. B　71. E　72. C

73. E；74. A；75. D。本题考查各类附加剂的应用。聚氧乙烯蓖麻油可作为增溶剂，故73题选E。乙烯－醋酸乙烯共聚物成膜性能良好，膜柔软，强度大，常用于制备眼、阴道、子宫等控释膜剂，故74题选A。醋酸纤维素酞酸酯可作肠溶衣材料，故75题选D。

第五节　半固体制剂

1. D。本题考查半合成脂肪酸酯的特点及性质。由椰子或棕榈种子等天然植物油水解、分馏所得 $C_{12} \sim C_{18}$ 游离脂肪酸，经部分氢化再与甘油酯化而得的三酯、二酯、一酯的混合物，即称为半合成脂肪酸酯。由于所含的不饱和碳链较少，其化学性质稳定，成形性能良好，具有保湿性和适宜的熔点，不易酸败，目前为取代天然油脂较理想的栓剂基质。故本题选D。

2. A。本题考查栓剂制备中模型栓孔内涂润滑剂的种类。模孔内涂润滑剂有两类：脂肪性基质的栓剂常用软肥皂、甘油与95%乙醇按1:1:5份混合；水溶性或亲水性基质的栓剂则用油性润滑剂，如液状石蜡、植物油等。聚乙二醇类属于水溶性基质。故本题选A。

3. C。本题考查栓剂的相关知识。栓剂根据药物的性质选择不同的基质，一般应根据药物性质选择与药物溶解性相反的基质，如药物是脂溶性的则应选择水溶性基质；如药物是水溶性的则选择脂溶性基质，这样溶出速度快，体内峰值高，达峰时间短。A表

述错误。泊洛沙姆是一种水溶性基质，B错误。栓剂经直肠吸收时通过直肠上腔静脉，经门静脉进入肝脏，在肝脏代谢后转运至全身，D错误。为了避免栓剂的首过效应，应注意用药部位，一般塞到2 cm部位比较适宜，E错误。故本题选C。

4. D

5. C。本题考查的是软膏剂的基质。软膏剂基质包括烃类（凡士林和石蜡）、类脂类（羊毛脂、蜂蜡和鲸蜡）、油脂类、二甲硅油；而卡波姆是水溶性基质。故本题选C。

6. A。本题考查羊毛脂的相关知识。羊毛脂是指羊毛上脂肪性物质的混合物，主要成分是胆固醇类的棕榈酸酯及游离的胆固醇类和其他脂肪酸。羊毛脂为淡黄色黏稠微有特臭的膏状物，具有良好的吸水性，能与2倍量水均匀混合，形成W/O型乳状型基质。羊毛脂常与凡士林合用，增加凡士林的吸水性与渗透性。无水羊毛脂过于黏稠，难于单用，常用含30%水分的羊毛脂，又称含水羊毛脂。故本题选A。

7. C

8. E。本题考查软膏剂水溶性基质的相关知识。水溶性基质无油腻性，能与水性物质或渗出液混合，易洗除，药物释放快。常用的水溶性基质聚乙二醇类、甲基纤维素及其衍生物、甘油明胶等。O/W型软膏剂基质易蒸发失去水分使乳膏变硬，常需加入甘油、丙二醇等保湿剂。W/O型软膏剂基质外相是水，在贮存过程中可能霉变，需要加入羟苯酯类、氯甲酚等防腐剂。故本题选E。

9. D　10. C

11. C。本题考查鲸蜡和蜂蜡的特点。鲸蜡为白色蜡状物，主要成分是棕榈酸鲸蜡醇酯。蜂蜡为黄色或白色块状物，主要成分是棕榈酸蜂蜡醇酯。它们都含有少量游离高级脂肪醇，因而具有弱的表面活性作用，属W/O型乳化剂，两者均不易酸败，常在O/W型乳剂型基质中增加基质的稳定性与调节稠度。故本题选C。

12. D。本题考查乳剂型基质的相关知识。乳剂型基质分为水包油型和油包水型两类。O/W 型软膏剂基质外相含多量水，在贮存过程中可能霉变，需要加入羟苯酯类、氯甲酚等防腐剂。同时也易蒸发失去水分使乳膏变硬，常需加入甘油、丙二醇等保湿剂。一般乳剂型基质特别是 O/W 型基质软膏中药物的释放和透皮吸收较快。故本题选 D。

13. A 14. B

15. B。本题考查凝胶剂的相关知识。凝胶剂是药物与能形成凝胶的辅料制成溶液、混悬或乳状型的稠厚液体或半固体制剂。凝胶剂按分散系统分为单相凝胶和双相凝胶。单相凝胶是药物以分子分散于凝胶基质中形成的凝胶。单相凝胶又分为水性凝胶和油性凝胶。双相凝胶是药物胶体小粒子均匀分散于高分子网状液体中，具有触变性，如氢氧化铝凝胶。凝胶剂可供内服也可外用。故本题选 B。

16. C。本题考查卡波姆的相关知识。卡波姆系丙烯酸与丙烯基蔗糖交联的高分子聚合物，是一种水溶性基质。根据分子量的不同有多种规格，如 934、940、941 等。卡波姆为白色、疏松、酸性、吸湿性强、微有特臭的粉末。由于分子中存在大量的羧酸基团，具亲水性，但不溶解，黏度较低。凝胶在 pH 6.0～11.0 是稠度最大、稳定。卡波姆制成的基质无油腻感，涂用润滑舒适，特别适宜于治疗脂溢性皮肤病。故本题选 C。

17. B。本题考查栓剂直肠吸收的特点。药物经直肠黏膜上皮细胞吸收途径主要有三条：①经直肠上静脉再经门静脉而入肝脏，在肝脏代谢后转运至全身。②经直肠中静脉和直肠下静脉及肛管静脉而入下腔静脉，绕过肝脏而直接进入体循环。因此，栓剂引入直肠的深度越小（约 2 cm），栓剂中药物在吸收时不经肝脏的量越多。③经直肠淋巴系统吸收，特别是对大分子药物可能是重要的吸收途径。并不是所有的药物都可避免首过效应。为了避免栓剂的首过效应，应注意用

药部位，一般加到 2 cm 部位比较适宜。塞入的栓剂会逐渐自动进入深部，可以设计成双层栓剂。双层栓的前端由于溶解性高，能迅速吸水膨胀形成凝胶而抑制栓剂向上移动，药物置于后端，这样可达到避免肝脏首过效应的目的。故本题选 B。

18. D 19. B 20. D 21. E 22. C
23. C 24. B 25. D 26. E 27. D
28. B 29. C

30. C。本题考查凡士林的相关知识。羊毛脂为淡黄色黏稠微有特臭的膏状物，具有良好的吸水性，能与 2 倍量水均匀混合，形成 W/O 型乳状型基质。羊毛脂常与凡士林合用，增加凡士林的吸水性与渗透性。故本题选 C。

31. D 32. D 33. D 34. C 35. A 36. A

37. B。本题考查栓剂的临床应用。栓剂系指药物与适宜基质制成的具有一定形状供腔道给药的固体外用制剂。栓剂适用于不能或不愿口服给药的患者。故本题选 B。

38. B。本题考查甲硝唑栓剂的处方分析。上述处方制得的是甲硝唑栓，属于阴道栓剂。甲硝唑为主药，香果脂为基质，碳酸氢钠和磷酸二氢钠为泡腾剂。本品属于中空栓剂，药物分速效和缓释两部分。与普通栓剂相比，作用时间长，疗效好。故本题选 B。

39. D 40. E 41. B

42. B；43. D；44. A。本题考查基质的分类。常用的软膏剂基质可分为三类：油脂性基质、水溶性基质和乳剂型基质。油脂性基质包括烃类（凡士林、石蜡）、油脂类（动植物油脂）、类脂类（羊毛脂、蜂蜡与鲸蜡）及硅酮类物质（二甲硅油）。纤维素衍生物属于水性凝胶基质。故 42 题选 B，43 题选 D，44 题选 A。

45. A；46. E；47. D。本题考查各剂型的稳定性。乳剂属于热力学不稳定的非均相分散体系，常发生分层、絮凝、转相、合并和酸败等现象，故 45 题选 A。胶体溶液属热力学不稳定和动力学不稳定体系，主要表现为

有聚结不稳定性和重力沉降不稳定性。片剂的制备中可能发生裂片、松片、黏片、片重差异超限、崩解迟缓、溶出超限和含量不均匀等问题，故46题选E。吸潮结块易发生于散剂，基质分层易发生于软膏剂，故47题选D。

第六节 气雾剂、喷雾剂与粉雾剂

1. C。本题考查气雾剂的分类。气雾剂按处方组成分为二相气雾剂和三相气雾剂。二相气雾剂一般指溶液型气雾剂与乳剂型气雾剂，由气相、液相两相组成。气相是抛射剂所产生的蒸气，液相为药物与抛射剂所形成的均相溶液。三相气雾剂一般指混悬型气雾剂，由气－液－固或气－液－液组成。在气－液－固中，气相是抛射剂所产生的蒸气，液相是抛射剂，固相是不溶性药粉；在气－液－液中，两种不溶性液体形成两相，即O/W型或W/O型。故本题选C。

2. E。本题考查溶液型气雾剂的组成。气雾剂是由抛射剂、药物与附加剂、耐压容器和阀门系统组成。溶液型气雾剂为配制澄明溶液的需要，常在抛射剂中加入适量乙醇或丙二醇作潜溶剂，也可加入表面活性剂或某些助溶剂，使药物和抛射剂混溶形成均相溶液，喷射后药物形成极细的雾滴，主要用于吸入治疗。故本题选E。

3. D

4. D。本题考查气雾剂的缺点。因气雾剂需要耐压容器、阀门系统和生产设备，所以生产成本高；抛射剂的高度挥发性具有制冷效应，多次使用于受伤皮肤可引起不适与刺激；氟氯烷烃类抛射剂在动物或人体内达一定浓度都可致敏心脏，造成心律失常，治疗用的气雾剂对心脏病患者不适宜。故本题选D。

5. A 6. B 7. C 8. C 9. C

10. D。本题考查气雾剂的优点。气雾剂使用方便，药物可避免胃肠道的破坏和肝脏首过效应。故本题选D。

11. E 12. B 13. E 14. B 15. A
16. D 17. B 18. E

19. C。本题考查气雾剂的质量评定项目。气雾剂的质量评定包括安全、漏气检查，每瓶总喷次与每喷主药含量，雾滴（粒）分布，喷射速率和喷出总量，无菌，微生物限度。故本题选C。

20. D 21. C 22. A

第七节 浸出制剂

1. A。本题考查浸出制剂的浸出过程。浸出制剂的浸出过程系指溶剂进入细胞组织溶解其有效成分后变成浸出液的全部过程。一般药材浸出过程包括浸润和渗透阶段、解吸和溶解阶段、扩散阶段、置换阶段。水是最常用的浸出溶剂之一，它对极性物质有较好的溶解性能。乙醇也是常用溶剂之一，选用不同比例乙醇与水的混合物作浸出溶剂，有利于不同成分的浸出。A选项表述错误。故本题选A。

2. E 3. D

4. D。本题考查酊剂的相关知识。酊剂系指药物用规定浓度的乙醇提取或溶解制成的澄清液体制剂，亦可用流浸膏稀释制成，或用浸膏溶解制成，可供内服或外用。酊剂的浓度除另有规定外，含有毒性药的酊剂，每100 ml相当于原饮片10 g；其他酊剂，每100 ml相当于原饮片20 g。酊剂的制备方法有稀释法、溶解法、浸渍法和渗漉法。故本题选D。

5. D。本题考查渗漉法的使用。渗漉法是将药材粉末装于渗漉器内，浸出溶剂从渗漉器上部添加，溶剂渗过药材层往下流动过程中浸出有效成分的方法。渗漉法适用于高浓度浸出制剂的制备，亦可用于提取贵重药材、毒性药材、有效成分含量低的药材，但不适用于新鲜、易膨胀的药材及非组织药材。故本题选D。

6. D 7. D 8. D 9. C 10. C

11. A。本题考查浸出方法的选择。煎煮法适用于有效成分能溶于水，且对湿、热均较稳定的药材及有效成分不明确的药材。故本题选 A。

12. B　13. D

14. D。本题考查各剂型的定义。流浸膏剂是指药材用适宜溶剂浸出有效成分，蒸去全部溶剂，调整浓度至规定标准所制成的液体制剂。除另有规定外，流浸膏剂每 1 ml 相当于原有饮片 1 g。酒剂，又名药酒，是指药材用蒸馏酒浸取的澄清液体制剂。汤剂是指用中药材加水煎煮，去渣取汁制成的液体制剂，亦成为"煎剂"。酊剂系指药物用规定浓度的乙醇提取制得的澄清液体制剂，与酒剂不同。故本题选 D。

15. E　16. B　17. C　18. A　19. E

第八节　制剂新技术与药物新剂型

1. E。本题要点是药品辅料。羧甲基纤维素钠（CMC - Na）、聚维酮（PVP）、卡波姆属于亲水性凝胶骨架材料，乙基纤维素是在水中不溶解的高分子薄膜衣材料，聚乙二醇（PEG）与水、乙醇相混溶。故本题选 E。

2. D。本题考查固体分散体的制备方法。药物固体分散体的制备方法有六种，即熔融法、溶剂法、溶剂 - 熔融法、溶剂 - 喷雾干燥法、研磨法和双螺旋挤压法。故本题选 D。

3. D

4. B。本题考查制备固体分散体的水不溶性载体材料。目前常用的固体分散体载体有水溶性、难溶性和肠溶性三大类。水溶性载体材料包括聚乙二醇类（PEG），聚维酮类（PVP），有机酸类（枸橼酸、酒石酸、琥珀酸等），表面活性剂，糖类与多元醇类和水溶性共聚物（聚乙烯醇、羟丙甲纤维素等），A、C、D、E 均不属于水不溶性载体材料。故本题选 B。

5. E。本题考查微囊的制备方法。微囊的制备方法可归纳为物理化学法、物理机械法和化学法三大类。物理化学法包括单凝聚法、复凝聚法、溶剂 - 非溶剂法、改变温度法和液中干燥法。物理机械法包括喷雾干燥法、喷雾凝结法、锅包衣法、多孔离心法、空气悬浮法。化学法包括界面缩聚法和辐射交联法。故本题选 E。

6. B。本题考查缓、控释制剂的溶蚀性骨架材料。骨架材料是采用骨架技术制备缓、控释制剂的载体材料，主要包括亲水凝胶骨架材料、溶蚀性骨架材料和不溶性骨架材料。溶蚀性骨架材料是疏水性强的脂肪类或蜡类物质，如动物脂肪、蜂蜡、巴西棕榈蜡、氢化植物油、硬脂醇、单硬脂酸甘油酯、硬脂酸丁酯等。故本题选 B。

7. D。本题考查经皮给药系统的高分子材料。背衬材料常用多层复合铝箔，即由铝箔、聚乙烯或聚丙烯等膜材复合而成的双层或三层复合膜。故本题选 D。

8. B。本题考查脂质体的特点。胆固醇趋向于减弱膜中类脂与蛋白质复合体之间的连接，起着调节膜结构流动性的作用。当脂质体膜由"胶晶"态变为"液晶"态时，膜的横切面增加，双分子层厚度减小，膜流动性增加，这种转变时的温度称为相变温度。高于相变温度时，胆固醇减少膜的流动性；反之，低于相变温度时，增加膜的流动性。故本题选 B。

9. B　10. D

11. E。本题考查靶向制剂的特点。靶向制剂可提高药物在作用部位的治疗浓度，使药物具有专一药理活性，增加药物对靶组织的指向性和滞留性，降低药物对正常细胞的毒性，减少剂量，提高药物制剂的生物利用度等，从而可提高药品的安全性、有效性、可靠性和患者的顺应性，A 正确。被动靶向制剂经静脉注射后在体内的分布首先取决于其粒径的大小，B 正确。主动靶向制剂是用修饰的药物载体作为"导弹"，将药物定向地运送到靶区浓集发挥药效，C 正确。靶向制剂按靶向性原动力可分为被动靶向、主动靶向（免疫载体、前体药物等）和物理化学靶向（磁性、栓塞）等，D 正确，E 错误。

故本题选 E。

12. B   13. A   14. C   15. B

16. A。本题考查靶向制剂的分类。靶向制剂按原动力可分为被动靶向制剂、主动靶向制剂和物理化学靶向制剂。脂质体、微球与微囊和纳米粒、纳米球和纳米囊、乳剂等可作为被动靶向制剂的载体。主动靶向制剂包括经过修饰的药物载体和前体药物与药物大分子复合物两大制剂。物理化学靶向制剂包括磁性靶向制剂、栓塞靶向制剂、热敏靶向制剂和 pH 敏感脂质体。故本题选 A。

17. B

18. D。本题考查脂质体的制备方法。脂质体的制备方法很多，常用的有注入法、薄膜分散法、超声分散法、逆相蒸发法和冷冻干燥法。故本题选 D。

19. C   20. D   21. A   22. D   23. B

24. D   25. D

26. A。本题考查缓释制剂中阻滞剂的目的。缓、控释制剂中药物的释放速度主要通过辅料来控制，即利用一些高分子材料阻滞药物的释放速度。根据阻滞方式不同，阻滞剂分为骨架型、包衣膜型和增稠剂等。故本题选 A。

27. E。本题考查缓释制剂的制备工艺。利用扩散原理达到缓、控释作用的方法包括：增加黏度以减小扩散速度、包衣、制微囊、不溶性骨架片、植入剂、乳剂等。故本题选 E。

28. E   29. D   30. B

31. C。本题考查硝苯地平渗透泵片的处方分析。上述处方为硝苯地平渗透泵片的处方，处方中硝苯地平为主药，氯化钾和氯化钠为渗透压活性物质，聚环氧乙烷为助推剂，HPMC 为黏合剂，硬脂酸镁为润滑剂，醋酸纤维素为包衣材料，PEG 为致孔剂，三氯甲烷和甲醇为溶剂。故本题选 C。

32. E   33. C   34. A   35. C   36. E   37. C

38. E   39. D

40. A；41. C。本题考查缓、控释制剂的释药原理。缓、控释制剂所涉及的释药原理主要有溶出、扩散、溶蚀、渗透压或离子交换等。由于药物的释放受溶出速度的限制，溶出速度慢的药物显示出缓释的性质，可采用制成溶解度小的盐或酯、与高分子化合物生成难溶性盐、控制粒子大小等方法和技术，释药原理属于溶出原理，故 40 题选 A。膨胀型控释骨架属于生物溶蚀型骨架系统，不仅药物可从骨架中扩散出来，而且骨架本身也存在溶蚀的过程，释药原理属于溶蚀与扩散相结合原理，故 41 题选 C。

第九节　药物制剂稳定性

1. A。本题考查影响药物制剂稳定性的处方因素。影响药物制剂稳定性的处方因素包括 pH、酸碱催化、溶剂、离子强度、表面活性剂、赋形剂和附加剂。故本题选 A。

2. C。本题考查影响药物制剂稳定性的相关知识。药物制剂稳定性主要包括化学、物理和生物学三个方面。化学稳定性是指药物由于水解、氧化等化学降解反应，使药物效价、色泽产生变化。物理稳定性主要指制剂的物理性能发生变化，如混悬剂中药物颗粒结块、结晶生长，乳剂的分层、破裂，胶体制剂的老化，片剂崩解度、溶出速度的改变等。生物稳定性是指药物制剂由于被微生物的污染，而使产品变质、腐败。故本题选 C。

3. D   4. E   5. E   6. B   7. D   8. E

9. E。本题考查药品稳定性的相关影响因素。盐酸普鲁卡因含有酯键，此类药物在水溶液中或吸收水分后，易发生水解反应，在 H^+ 或 OH^- 或广义酸碱的催化下，反应还可加速，A 错误。同一药物的不同晶型在外观、溶解度、熔点、溶出度、生物有效性等方面可能会有显著不同，从而影响了药物的稳定性、生物利用度及疗效，该种现象在口服固体制剂方面表现得尤为明显，B 错误。离子强度、溶剂的影响属于影响药物制剂降解的处方因素，C、D 错误。零级反应的反应速度与反应物浓度无关，而受其他因素的影响，E 正确。故本题选 E。

10. B。本题考查半衰期的相关计算。半衰期是指药物在血浆中最高浓度降低一半所需的时间。药物的半衰期（一般用 $t_{1/2}$ 表示）为 200 天，那么过了 200 天血药物浓度为最高值的一半；再过 200 天又减去一半，血中浓度仅为最高浓度的 1/4。故本题选 B。

第二章　医院药事管理

第一节　医院药事与医院药事管理

1. D。本题考查的是医院药事管理常用方法。医院药事管理常用方法有调查研究方法、目标管理法、PDCA 循环法、线性回归法和 ABC 分类法。不包括评估数据法和数据分析法。故本题选 D。

2. C　3. A　4. A　5. A

6. E。本题考查的是临床药学的定义。临床药学是一门以患者为对象，研究安全、有效、合理地使用药品，提高医疗质量，促进患者健康的学科。故本题选 E。

第二节　医院药事的组织管理

1. E。本题考查的是三级医院临床药师配备问题。根据《医疗机构药事管理规定》第三十四条，医疗机构应当根据本机构性质、任务、规模配备适当数量临床药师，三级医院临床药师不少于 5 名，E 正确；二级医院临床药师不少于 3 名，C 错误。故本题选 E。

2. E。本题考查的是医疗机构药学专业技术人员配备。根据《医疗机构药事管理规定》第三十三条，医疗机构药学专业技术人员不得少于本机构卫生专业技术人员的 8%。故本题选 E。

3. C

4. C。本题考查的是药事管理与药物治疗学委员会的组成。根据《医疗机构药事管理规定》第七条，二级以上医院应当设立药事管理与药物治疗学委员会；其他医疗机构应当成立药事管理与药物治疗学组。故本题选 C。

5. D。本题考查的是医疗机构药事管理概念。根据《医疗机构药事管理规定》第二条，医疗机构药事管理，是指医疗机构以病人为中心，以临床药学为基础，对临床用药全过程进行有效的组织实施与管理，促进临床科学、合理用药的药学技术服务和相关的药品管理工作。故本题选 D。

6. B。本题考查的是医疗机构药事管理委员会人员要求。根据《医疗机构药事管理规定》第七条，医疗机构负责人任药事管理与药物治疗学委员会（组）主任委员，A 错误，药学和医务部门负责人任药事管理与药物治疗学委员会（组）副主任委员，B 正确。故本题选 B。

7. B。本题考查的是医疗机构中药学人员要求。根据《中华人民共和国药品管理法》第五十一条，药品生产企业、药品经营企业和医疗机构直接接触药品的工作人员，必须每年进行健康检查。故本题选 B。

8. A

9. B。本题考查的是医疗机构药事管理委员会（组）的职责。根据《医疗机构药事管理规定》第九条，药事管理与药物治疗学委员会（组）的职责包括：制定本机构药品处方集和基本用药供应目录，A 正确；建立药品遴选制度，审核本机构临床科室申请的新购入药品、调整药品品种或者供应企业和申报医院制剂等事宜，C、D、E 正确。故本题选 B。

10. C　11. D　12. C　13. D　14. E　15. A

16. E。本题考查的是麻醉药品处方开具用量。根据《处方管理办法》第二十三条，哌醋甲酯用于治疗儿童多动症时，每张处方不得超过 15 日常用量。故本题选 E。

17. E　18. D

19. D。本题考查的是处方用药适宜性。根据《处方管理办法》第三十五条，药师应当对处方用药适宜性进行审核，审核内容包括：规定必须做皮试的药品，处方医师是否注明过敏试验及结果的判定，A 正确；处方用药与临床诊断的相符性，B 正确；选用剂型与给药途径的合理性，C 正确；是否有潜在临床意义的药物相互作用和配伍禁忌，E 正确；处方的合法性不在范围内，故本题选 D。

20. C

21. E。本题考查的是医疗机构药师工作职责。根据《医疗机构药事管理规定》第三十六条，医疗机构药师工作职责包括开展药品质量监测，参与临床药物治疗，进行个体化药物治疗方案的设计与实施，开展药学查房，为患者提供药学专业技术服务，这个部门属于临床药学部门，故本题选 E。

22. B　23. D

24. B。本题考查的是药检室的工作范畴。根据《医疗机构制剂配制监督管理办法（试行）》第六十一条，药检室负责制剂配制全过程的检验。主要职责包括：制定和修订物料、中间品和成品的内控标准和检验操作规程，制定取样和留样制度；制定检验用设备、仪器、试剂、试液、标准品（或参考品）、滴定液与培养基及实验动物等管理办法；对物料、中间品和成品进行取样、检验、留样，并出具检验报告；监测洁净室（区）的微生物数和尘粒数；评价原料、中间品及成品的质量稳定性，为确定物料储存期和制剂有效期提供数据；制定药检室人员的职责。故本题选 B。

25. D　26. B

27. A。本题考查的是医疗机构药事管理委员会的职责。根据《医疗机构药事管理规定》第九条，药事管理与药物治疗学委员会

的职责包括：制定本机构药品处方集和基本用药供应目录。故本题选 A。

28. C　29. D

30. A；31. D；32. C。本题考查的是医疗机构组织的职责。根据《医疗机构药事管理规定》第九条，药事管理与药物治疗学委员会的职责包括：制定本机构药品处方集和基本用药供应目录。故 30 题选 A。质量管理组织是指医疗机构为加强制剂质量管理而由药剂部门及制剂室、药检室负责人组成的小组，故 31 题选 D。医疗机构制剂需按要求进行质量检验，质量检验一般由医疗机构的药检室负责，故 32 题选 C。

33. A　34. B

35. A；36. D；37. E。本题考查的是药学部门负责人要求。据《医疗机构药事管理规定》第十四条，二级以上医院药学部门负责人应当具有高等学校药学专业或者临床药学专业本科以上学历，以及本专业高级技术职务任职资格，故 35 题选 A。除诊所、卫生所、医务室、卫生保健所、卫生站以外的其他医疗机构药学部门负责人应当具有高等学校药学专业专科以上或者中等学校药学专业毕业学历，以及药师以上专业技术职务任职资格，故 37 题选 E。二级医院药学部门负责人应具有药学专业或药学管理专业专科以上学历并具有本专业中级以上技术职务任职资格，故 36 题选 D。

第三节　调剂管理

1. D。本题考查的是住院调剂的相关规定。住院调剂工作规定，应严格各类药品管理制度，发放药品要逐日统计处方数量，核算金额，专册登记；每季度进行 1 次盘点，做到账物相符。故本题选 D。

2. B。本题考查的是处方保存期限。根据《处方管理办法》第五十条，处方由调剂处方药品的医疗机构妥善保存。普通处方、急诊处方、儿科处方保存期限为 1 年，B 正确；医疗用毒性药品、第二类精神药品处方

保存期限为 2 年，C 错误；麻醉药品和第一类精神药品处方保存期限为 3 年，D 错误。故本题选 B。

3. C。本题考查的是医疗机构门（急）诊药品调剂制度。根据《医疗机构药事管理规定》第二十九条，医疗机构门（急）诊药品调剂室应当实行大窗口或者柜台式发药。住院（病房）药品调剂室对注射剂按日剂量配发，B 错误；对口服制剂药品实行单剂量调剂配发，C 正确；肠外营养液、危害药品静脉用药应当实行集中调配供应，D 错误。故本题选 C。

4. A。本题考查的是不合理处方范围。根据《医院处方点评管理规范（试行）》，不合理处方包括三类，分别是不规范处方、用药不适宜处方及超常处方。故本题选 A。

5. C。本题考查的是处方的有效期限。根据《处方管理办法》第十八条，处方开具当日有效。特殊情况下需延长有效期的，由开具处方的医师注明有效期限，但有效期最长不得超过 3 天。故本题选 C。

6. A。本题考查的是处方点评时的抽样率。根据《医院处方点评管理规范（试行）》，医院药学部门应当会同医疗管理部门，根据医院诊疗科目、科室设置、技术水平、诊疗量等实际情况，确定具体抽样方法和抽样率，其中门、急诊处方的抽样率不应少于总处方量的 1‰，故本题选 A。

7. D。本题考查的是处方审核人员的资质。负责静脉用药医嘱或处方适宜性审核的人员，应具有药学专业本科以上学历、5 年以上临床用药或调剂工作经验、药师以上专业技术职务任职资格，D 正确。故本题选 D。

8. C。本题考查的是处方书写的规则。根据《处方管理办法》第六条，医师开具处方时，除特殊情况外，应当注明临床诊断。其他说法均不标准，故本题选 C。

9. E。本题考查的是处方书写的规则。根据《处方管理办法》第六条，中药饮片处方的书写，一般应当按照"君、臣、佐、

使"的顺序排列，故本题选 E。

10. B 11. A 12. B 13. A 14. C

15. D。本题考查的是处方的管理。根据《处方管理办法》，处方包括前记、正文、签名三部分，A 正确；药品名称应当使用规范的中文名称书写，没有中文名称的可以使用规范的英文名称书写，B 正确；处方具有经济上、法律上、经营上等多方面的意义，C 正确；药师具有处方审核权，医师具有处方修改权，E 正确。故本题选 D。

16. A。本题考查的是调配处方的规则。根据《处方管理办法》，医疗机构的药剂人员调配处方，必须经过核对，对有配伍禁忌或者超剂量的处方，应当拒绝调配，必要时，经处方医师更正或者重新签字，方可调配。故本题选 A。

17. B

18. C。本题考查的是处方书写要求。根据《处方管理办法》第六条，药品名称应当使用规范的中文名称书写，没有中文名称的可以使用规范的英文名称书写，不一定要有英文名，C 错误。故本题选 C。

19. E 20. E 21. D 22. C

23. E。本题考查的是处方书写要求。根据《处方管理办法》第六条，患者年龄应当填写实足年龄，新生儿、婴幼儿写日、月龄，必要时要注明体重，E 错误。故本题选 E。

24. D 25. C 26. B 27. A 28. C 29. A

31. D；32. D。本题考查的是麻醉、精神药品的处方要求。根据《处方管理办法》第二十四条规定为门（急）诊癌症疼痛患者和中、重度慢性疼痛患者开具的麻醉药品、第一类精神药品注射剂，每张处方不得超过 3 日常用量，C 错误；缓、控释制剂，每张处方不得超过 15 日常用量，E 错误；其他剂型，每张处方不得超过 7 日常用量，普通胶囊剂和颗粒剂属于这里说的其他剂型。故 30、31 题均选 D。

32. A 33. B 34. E

35. C；36. E；37. D。本题考查的是处方

调配调剂人员资格。根据《处方管理办法》第三十一条，具有药师以上专业技术职务任职资格的人员负责处方审核、评估、核对、发药以及安全用药指导，35 题选 C；药士从事处方调配工作，此外，确因工作需要，经培训考核合格后，也可以承担相应的药品调剂工作，36 题选 E。第二十九条，取得药学专业技术职务任职资格的人员方可从事处方调剂工作，37 题选 D。

38.A 39.E 40.D 41.A 42.C

第四节 制剂管理

1.D。本题考查的是《医疗机构制剂许可证》的许可事项变更范围。《医疗机构制剂许可证》变更分为许可事项变更和登记事项变更。许可事项变更是指制剂室负责人、配制地址、配制范围的变更，D 正确；登记事项变更是指医疗机构名称、医疗机构类别、法定代表人、注册地址等事项的变更，A、C 错误。故本题选 D。

2.C。本题考查的是医疗机构配制的制剂的使用管理。根据《药品管理法》第二十五条，医疗机构配制的制剂在特殊情况下，经国务院或者省、自治区、直辖市人民政府的药品监督管理部门批准，医疗机构配制的制剂可以在指定的医疗机构之间调剂使用，特殊情况包括发生灾情、疫情时。故本题选 C。

3.B。本题考查的是医疗机构调剂管理问题。根据《医疗机构药事管理规定》第二十八条，除药品质量原因外，药品一经售出，不得退换。故本题选 B。

4.E。本题考查的是一类精神药品购买问题。《医疗机构麻醉药品、第一类精神药品管理规定》指出，医疗机构应当根据本单位医疗需要，按照有关规定购进麻醉药品、第一类精神药品，保持合理库存。购买药品付款方式应为银行转账方式。故本题选 E。

5.B 6.A 7.E

8.B。本题考查的是医疗机构的相关管理规定。医疗机构应当向患者提供所用药品的价格清单；医疗保险定点医疗机构还应当按照规定的办法如实公布其常用药品的价格，加强合理用药的管理。具体办法由国务院卫生行政部门规定。B 项错误，故本题选 B。

9.E。本题考查的是毒性药品处方剂量。根据《医疗用毒性药品管理办法》第九条，医疗单位供应和调配毒性药品，凭医生签名的正式处方。每次处方剂量不得超过两日极量。故本题选 E。

10.D 11.D 12.C 13.C 14.E
15.C 16.A

17.A。本题考查的是医疗单位配制的制剂使用范围。根据《医疗机构药事管理规定》第二十五条，医疗单位配制的制剂需要凭医生处方在本医疗机构使用。故本题选 A。

18.C 19.B 20.A

21.E；22.A。本题考查的是医疗机构药品价格公布问题。医疗机构应当向患者提供所用药品的价格清单，21 题选 E；医疗保险定点医疗机构还应当按照规定的办法如实公布其常用药品的价格，22 题选 A。

第五节 药品供应管理

1.C。本题考查的是药品有效期标注。根据《药品说明书和标签管理规定》第二十三条，药品标签中的有效期应当按照年、月、日的顺序标注，年份用四位数字表示，月、日用两位数表示，C 错误。其具体标注格式为"有效期至×××年××月"或者"有效期至×××年××月××日"，A、B 正确；也可以用数字和其他符号表示为"有效期至××××.××."或者"有效期至××××/××/××"等，D、E 正确。故本题选 C。

2.D。本题考查的是麻醉药品的入库管理。根据要求，麻醉药品的入库验收必须做到至少双人开箱验收，且清点验收到最小包装，故本题选 D。

3.E。本题考查的是第二类精神药品账

册的保存期限。根据《麻醉药品和精神药品管理条例》第四十九条，第二类精神药品经营企业应当在药品库房中设立独立的专库或者专柜储存第二类精神药品，并建立专用账册，实行专人管理。专用账册的保存期限应当自药品有效期期满之日起不少于5年。故本题选E。

4. B。本题考查的是药品的出库管理。根据药品相关法规，药品出库必须遵守先产先出、近期先出、先进先出、易变先出、按批号发药的原则。故本题选B。

5. E。本题考查的是药品在库的储存管理。根据药品储存制度要求，药品在库的储存管理内容包括分类储存管理、标识管理、堆放管理。故本题选E。

6. E。本题考查的是首次购进药品的管理问题。根据《医疗机构药品监督管理办法（试行）》第七条，医疗机构应当妥善保存首次购进药品加盖供货单位原印章的前述证明文件的复印件，保存期不得少于5年。故本题选E。

7. A

8. E。本题考查的是从事麻醉药品和第一类精神药品批发业务的企业审批问题。根据《麻醉药品和精神药品管理条例》第二十四条，跨省、自治区、直辖市从事麻醉药品和第一类精神药品批发业务的企业（以下称全国性批发企业），应当经国务院药品监督管理部门批准。故本题选E。

9. E。本题考查的是从事麻醉药品和第一类精神药品批发业务的企业审批问题。根据《麻醉药品和精神药品管理条例》第二十六条，区域性批发企业由于特殊地理位置的原因，需要就近向其他省、自治区、直辖市行政区域内取得麻醉药品和第一类精神药品使用资格的医疗机构销售的，应当经国务院药品监督管理部门批准。故本题选E。

10. D。本题考查的是麻醉药品和第一类精神药品的使用单位的要求。根据《麻醉药品和精神药品管理条例》第四十七条，麻醉药品和第一类精神药品的使用单位应当设立专库或者专柜储存麻醉药品和第一类精神药品。专库应当设有防盗设施并安装报警装置；专柜应当使用保险柜。专库和专柜应当实行双人双锁管理，A、B、C正确。第四十八条，麻醉药品和第一类精神药品的使用单位入库双人验收，出库双人复核，做到账物相符，E正确。医疗机构应当指定专职人员负责麻醉药品、第一类精神药品日常管理工作，D错误。故本题选D。

11. E。本题考查的是麻醉药品和精神药品的运输问题。根据《麻醉药品和精神药品管理条例》第五十一条，通过铁路运输麻醉药品和第一类精神药品的，应当使用集装箱或者铁路行李车运输，A正确。第五十二条，托运或者自行运输麻醉药品和第一类精神药品的单位，应当向所在地省、自治区、直辖市人民政府药品监督管理部门申请领取运输证明，B正确。第五十三条，托运人办理麻醉药品和第一类精神药品运输手续，应当将运输证明副本交付承运人，C正确。承运人应当查验、收存运输证明副本，并检查货物包装，D正确。承运人在运输过程中应当携带运输证明副本，以备查验，E错误。故本题选E。

12. B 13. D

14. B。本题考查的是毒性药品的管理。根据《医疗用毒性药品管理办法》第六条规定收购、经营、加工、使用毒性药品的单位必须建立健全保管、验收、领发、核对等制度，A正确，B错误；严防收假、发错，严禁与其他药品混杂，做到划定仓间或仓位，专柜加锁并由专人保管，C、D、E均正确。故本题选B。

15. C 16. C 17. D

18. C。本题考查的是新药的范围。在国内已经上市的药品不属于新药，C错误。新药可以分为：①研究和开发新原料药与制剂；②上市药品的延伸性研究——新剂型、新适应证、新复方制剂及其他。国内已上市，改变用药途径、剂型、成分的药品均属于新药，A、B、D、E正确。故本题选C。

19. B　20. D　21. A　22. E

23. D。本题考查的是药品价格调整问题。根据《药品管理法》第五十五条，依法实行政府定价、政府指导价的药品，政府价格主管部门应当依照《中华人民共和国价格法》规定的定价原则，依据社会平均成本、市场供求状况和社会承受能力合理制定和调整价格。故本题选D。

24. E　25. C

26. D。本题考查的是报送新药的资料。根据新药注册的相关法律法规，报送新药时需要提供研制依据、检验数据、药理试验结果、质量标准等，A、B、C、E正确。但是不包括开发单位财务年报。故本题选D。

27. D。本题考查的是麻醉、精神药品管理问题。根据《麻醉药品和精神药品管理条例》第六十一条，医疗机构对存放在本单位的过期、损坏的麻醉药品和精神药品，应当按照本条规定的程序向卫生主管部门提出申请，由卫生主管部门负责监督销毁，D错误。根据《麻醉药品和精神药品管理条例》第四十七条，麻醉药品和第一类精神药品的使用单位应当设立专库或者专柜储存麻醉药品和第一类精神药品。专库应当设有防盗设施并安装报警装置；专柜应当使用保险柜。专库和专柜应当实行双人双锁管理。第四十八条，麻醉药品和第一类精神药品的使用单位入库双人验收，出库双人复核，做到账物相符，B、C正确。麻醉、精神药品公路运输必须持有运输证明，A正确。购买麻醉、精神药品付款应当采取银行转账方式，E正确。故本题选D。

28. A

29. D。本题考查的是药品有效期标注。根据《药品说明书和标签管理规定》第二十三条，药品标签中的有效期应当按照年、月、日的顺序标注，年份用四位数字表示，月、日各用两位数表示。故本题选D。

30. A　31. C　32. D

33. A；34. E。本题考查的是国家基本药物、基本医疗保险用药原则。国家基本药物的遴选原则为临床必需、安全有效、价格合理、使用方便、中西药并重，故33题选A；纳入《基本医疗保险药品目录》的药品，应是临床必需、安全有效、价格合理、使用方便、市场能够保证供应的药品，故34题选E。

35. A　36. C　37. D　38. C　39. C　40. A

41. D；42. B；43. C。本题考查的是药品管理分类问题。药品的管理分三级。一级管理是麻醉药品和毒性药品原料药的管理，故43题选C；二级是精神药品、自费药品和贵重药品的管理，二级药品需要专柜存放、专账登记，贵重药品还需要每日清点，故41题选D；精神药品要定期清点，故42题选B；三级是普通药品的管理。

44. D　45. C　46. A

47. D；48. A。本题考查的是假劣药定义。根据《药品管理法》第四十九条的规定，擅自添加着色剂、防腐剂、香料、矫味剂及辅料的，按劣药论处，故47题选D。第四十八条规定，药品所含成分与国家药品标准规定的成分不符的为假药，故48题选A。

第六节　医院药品质量管理

1. D。本题考查的是药品监督管理部门的行政管理。根据《药品管理法》，药品监督管理部门对有证据证明可能危害人体健康的药品及其有关材料可以采取查封、扣押的行政强制措施，并在七日内做出行政处理决定，故本题选D。

2. E　3. D

4. E。本题考查的是药品监督管理技术机构的范围。国家药典委员会、各级药品检验机构、国家食品药品监督管理总局药品认证中心、国家食品药品监督管理总局执业药师认证中心均属于药品监督管理技术机构，A、B、C、D正确。国家食品药品监督管理总局是政府的职能部门，E 错误。故本题选 E。

5. A 6. E 7. B 8. E 9. A 10. B

11. D 12. A 13. C

第七节　临床用药管理

1. D。本题考查的是处方点评结果分类。处方点评结果分为合理处方和不合理处方，其中不合理处方又分为三类。故本题选 D。

2. C。本题考查的是新的药品不良反应定义。新的药品不良反应是指药品说明书中未载明的不良反应。说明书中已有描述，但不良反应发生的性质、程度、后果或者频率与说明书描述不一致或者更严重的，按照新的药品不良反应处理。故本题选 C。

3. C。本题考查的是药品不良反应监测部门。国家药品不良反应监测中心承担全国药品不良反应报告和监测的技术工作。故本题选 C。

4. D。本题考查的是越级使用高于权限的抗菌药物的管理。根据关于越级使用高于权限的抗菌药物的规定，因抢救生命垂危的患者等紧急情况，临床医师可以越级使用高于权限的抗菌药物，处方量仅限于 1 天用量。故本题选 D。

5. C。本题考查的是药品严重不良反应的管理部门。对已确认发生严重不良反应的药品，国务院或者省、自治区、直辖市人民政府的药品监督管理部门可以采取停止生产、销售、使用的紧急控制措施，并应当在五日内组织鉴定，自鉴定结论作出之日起十五日内依法作出行政处理决定。故本题选 C。

6. A 7. B 8. E

9. E。本题考查的是临床药学的职责范围。临床药学工作是以合理用药为核心的，合理用药咨询属于临床药学的职责范围。故本题选 E。

10. B 11. D 12. B 13. C 14. D 15. B

第八节　附　　录

1. D。本题考查的是处方药的广告宣传。根据《处方药与非处方药分类管理办法（试行）》第十二条，处方药只准在专业性医药报刊进行广告宣传，非处方药经审批可以在大众传播媒介进行广告宣传。故本题选 D。

2. E。本题考查的是假劣药定义。根据《药品管理法》第 49 条的规定，超过有效期的药品，按劣药论处。故本题选 E。

3. A。本题考查的是《药品管理法》。药物的非临床安全性评价研究机构和临床试验机构必须分别执行药物非临床研究质量管理规范（GLP）、药物临床试验质量管理规范（GCP）。故本题选 A。

4. C。本题考查的是麻醉药品存放问题。根据《麻醉药品和精神药品管理条例》第四十六条，麻醉药品定点生产企业应当将麻醉药品原料药和制剂分别存放。故本题选 C。

5. A。本题考查的是药品广告内容的原则性。药品广告的内容必须真实、合法，以国务院食品药品监督管理部门批准的说明书为准，不得含有虚假的内容。故本题选 A。

6. A 7. E

8. D。本题考查的是非处方药标签和说明书管理。非处方药标签和说明书用语应当科学易懂，便于消费者自行判断、选择和使用，A、B、E 说法均正确。药品说明书和标签由国家药品监督管理部门予以核准，C 正确，D 说法错误。故本题选 D。

9. D 10. C

11. E。本题考查的是非处方药的标识。非处方药专有标识图案分为椭圆形背景的红色和绿色，红色专有标只用于甲类非处方药品，D 错误，绿色专有标识用于乙类非处方药品和用作指南性标志，E 正确。故本题选 E。

12. A

13. E。本题考查的是药品经营企业开办原则。根据《中华人民共和国药品管理法》第十四条，药品监督管理部门批准开办药品经营企业，除依据本法第十五条规定的条件外，还应当遵循合理布局和方便群众购药的原则。故本题选 E。

14. B。本题考查的是假劣药定义。根据《药品管理法》第 49 条的规定，未标明有效期或者更改有效期的药品，按劣药论处。故本题选 B。

15. E。本题考查的是药品相关人员违法处罚。根据《药品管理法》第七十六条，从事生产、销售假药及生产、销售劣药情节严重的企业或者其他单位，其直接负责的主管人员和其他直接责任人员十年内不得从事药品生产、经营活动。故本题选 E。

16. E 17. D

18. A；19. A。本题考查的是药品广告管理。药品广告须经企业所在地省、自治区、直辖市人民政府药品监督管理部门批准，并发给药品广告批准文号，故 18 题选 A。违反有关药品广告的管理规定的，依照《中华人民共和国广告法》的规定处罚，并由发给广告批准文号的药品监督管理部门撤销广告批准文号，故 19 题选 A。

20. A；21. E。本题考查的是医疗机构药房管理。根据《医疗机构药事管理规定》第二十九条，医疗机构门（急）诊药品调剂室应当实行大窗口或者柜台式发药，故 20 题选 A。住院药房实行单剂量配发药品，故 21 题选 E。

22. B；23. B。本题考查的是药品不良反应。根据《药品不良反应报告和监测管理办法》第六十三条，严重药品不良反应是指因使用药品引起以下损害情形之一的反应：导致死亡；危及生命；致癌、致畸、致出生缺陷；导致显著的或者永久的人体伤残或者器官功能的损伤；导致住院或者住院时间延长；导致其他重要医学事件，如不进行治疗可能出现上述所列情况的。故 22、23 题均选 B。

专业知识

第一章　药　理　学

第一节　绪　言

1. C　2. E

第二节　药　效　学

1. B。本题考查药物量－效关系的相关概念。治疗指数：半数致死量与半数有效量的比值（LD_{50}/ED_{50}）。内在活性：药物激动受体产生特异性药理效应的能力。药物具有内在活性时才能激动受体产生受体兴奋的效应，内在活性高则激动效应强，内在活性低则激动效应弱，B项正确。效价：产生相等效应时药物的相对剂量或浓度。安全指数：5% 致死量与 95% 有效量的比值（LD_5/ED_{95}）。亲和力：药物与受体结合的能力。故本题选 B。

2. A。本题考查药效学的研究范畴。药效学研究药物对机体的作用，包括药物的药理作用、作用机制、临床应用、不良反应等。故本题选 A。

3. A。本题考查耐药性的相关知识。耐药性是指在化学治疗中，病原体或肿瘤细胞对药物的敏感性降低。主要是由于病原体通过基因突变产生。耐受性是指在连续用药过程中，有的药物的药效会逐渐减弱，需加大剂量才能显效。后遗效应是指停药后血药浓度虽已降至有效浓度以下，但仍存留的生物效应。继发反应是由于药物治疗作用引起的不良反应。精神依赖性是指药物进入人体引起的一种心理依赖性。故本题选 A。

4. D

5. B。本题考查激活剂与拮抗剂的性质。内在活性：药物激动受体产生特异性药理效应的能力。亲和力：药物与受体结合的能力。根据亲和力和内在活性物质将药物分为三类。

①受体激动剂：既有较强的亲和力又有较强的内在活性的物质，能与受体结合并产生最大效应，也称为受体兴奋药。②受体拮抗剂：只有较强亲和力而无内在活性的药物，拮抗剂能与受体结合但不激动受体，却能拮抗激动剂的效应。③受体部分激动剂：有较强亲和力但内在活性较弱的药物。甲药是拮抗剂，乙药是激动剂。故本题选 B。

6. C

7. D。本题考查首关消除的概念。口服药物通过胃肠道黏膜吸收后，经门静脉进入肝脏，有些药物首次通过肠黏膜及肝脏时，部分被代谢灭活，使进入体循环的有效药量减少、药效降低，这种现象称为首关消除。故本题选 D。

8. D　9. D　10. C　11. A

12. C。本题考查药物产生副作用的药理学基础。副反应：应用治疗药物后出现的与治疗无关的作用。其产生原因与药物作用的选择性低有关。故本题选 C。

13. B

14. D。本题考查继发反应的相关知识。继发反应是由于药物治疗作用引起的不良反应。如广谱抗生素长期应用可改变正常肠道菌群的关系，使肠道菌群失调导致二重感染。故本题选 D。

15. A

16. A。本题考查受体的相关知识。受体是存在于细胞膜、细胞质或细胞核上的大分子化合物（如蛋白质、核酸、脂质等），能与特异性配体（如药物、递质、激素、内源性活性物质等）结合并产生特定生物效应。故本题选 A。

17. E　18. E　19. C　20. E　21. B

22. B。本题考查效价的相关知识。效价是产生相等效应（常采用50%效应量）时药物的相对剂量或浓度，其值越小则强度越大。故本题选B。

23. A。本题考查耐受性的相关知识。耐受性是指在连续用药过程中，有的药物的药效会逐渐减弱，需加大剂量才能显效。故本题选A。

24. B 25. D 26. C 27. D

28. E；29. C。本题考查剂量和反复用药的影响。耐受性是指在连续用药过程中，有的药物的药效会逐渐减弱，需加大剂量才能显效。若在短时间内连续用药数次后，立即产生耐受性，称快速耐受性。如麻黄碱、加压素等药很容易产生快速耐受性。故28题选E。耐药性是指在化学治疗中，病原体或肿瘤细胞对药物的敏感性降低。主要是由于病原体通过基因突变产生。故29题选C。

30. B 31. A 32. C

第三节 药 动 学

1. D。本题考查药物乳汁排泄的相关知识。有些药物以简单扩散的方式经乳汁排泄。乳汁呈弱酸性，且富含脂质，所以脂溶性高的药物和弱碱性药物如吗啡、阿托品等可自乳汁排出，故哺乳期妇女用药应慎重，以免对婴幼儿引起不良反应。故本题选D。

2. E 3. D 4. D

5. C；6. D。本题考查药动学参数及其临床意义。药物的半衰期（$t_{1/2}$）是血药浓度降低一半所需要的时间，$t_{1/2} = 0.693/K$，其中K为消除速率常数，故5题选C。药物在体内的清除率（Cl）指单位时间内从体内清除的药物表观分布容积，即在单位时间内有多少容积血浆中的药物被清除，$Cl = k \cdot V$，故6题选D。

第四节 传出神经系统药理概论

1. E。本题考查多巴胺的药理作用。能与多巴胺结合的受体称多巴胺受体（DA）。多巴胺在低浓度时主要激动肾脏、肠系膜和冠脉的DA_1受体，使腺苷酸环化酶被激活，CAMP升高导致血管扩张。故本题选E。

2. B。本题考查胆碱能神经的相关知识。当神经兴奋时，其末梢主要释放乙酰胆碱称为胆碱能神经，它包括：全部的交感神经和副交感神经的节前纤维；副交感神经的节后纤维；极少数交感神经的节前纤维，如支配汗腺和骨骼肌血管舒张的交感神经；运动神经。故本题选B。

3. B 4. A 5. E

第五节 胆碱受体激动药和作用于胆碱酯酶药

1. C。本题考查毛果芸香碱的药理作用和临床应用。毛果芸香碱直接激动M胆碱受体，产生M样作用。对眼和腺体的选择性作用最明显。眼：主要表现为缩瞳、降低眼内压和调节痉挛。腺体：兴奋腺体的M受体，使腺体分泌增加，其中汗腺和唾液腺最为显著。平滑肌：激动消化道平滑肌M受体后可增加其收缩力和张力，大剂量可致痉挛。激动呼吸道平滑肌M受体，可引起气管和支气管收缩。可用于治疗青光眼〔一般使用低浓度（<2%）滴眼〕，虹膜炎和阿托品等M受体阻断药中毒的解救。故本题选C。

2. A。本题考查新斯的明的临床应用。新斯的明在临床上用于治疗重症肌无力，腹气胀和尿潴留，阵发性室上性心动过速和肌松药过量中毒的解救。新斯的明不能用于除极化型骨骼肌松弛药如琥珀胆碱中毒的解救。故本题选A。

3. E。本题考查解磷定治疗有机磷酸酯中毒的机制。解磷定用于治疗有机磷酸酯中毒，其机制为：①与磷酰化胆碱酯酶中的磷酰基结合，使失活的胆碱酯酶复活；②与游离的有机磷结合，阻止有机磷继续抑制胆碱酯酶。故本题选E。

4. D 5. A

6. C。本题考查碘解磷定治疗有机磷酸酯中毒的相关知识。碘解磷定治疗有机磷酸酯中毒，对有机磷中毒的不同症状疗效有差别，如对骨骼肌兴奋症状的疗效最显著，能迅速制止肌束震颤，对 M 样症状疗效较差，由于不易透过血 - 脑屏障，解除中枢症状作用不明显，但对中枢神经系统的昏迷有一定改善作用，可使昏迷患者迅速苏醒，停止抽搐；对不同的有机磷中毒，疗效有差异，如对内吸磷、对硫磷、马拉硫磷中毒疗效较好；不能直接对抗体内蓄积的乙酰胆碱。剂量过大时，可与胆碱酯酶结合而抑制其活性，并能引起神经肌肉传导阻滞，加重毒性反应，切勿过量使用。故本题选 C。

7. D。本题考查胆碱酯酶抑制剂的相关知识。乙酰胆碱酯酶抑制剂包括可逆性和不可逆性两类：可逆性乙酰胆碱酯酶抑制剂主要药物有毒扁豆碱、新斯的明和加兰他敏等；不可逆性乙酰胆碱酯酶抑制剂如有机磷酸酯类农药敌敌畏、倍硫磷等。故本题选 D。

8. B。本题考查重症肌无力的治疗药物。重症肌无力为神经肌肉接头传递障碍所致慢性疾病，表现为受累骨骼肌极易疲劳。其特点为休息时症状减轻，而运动时症状加重，任何骨骼肌均可受累，但常见为头、颈部和四肢肌肉，表现为眼睑下垂、复视、说话和吞咽困难及肢体无力；严重患者可累及所有肌肉，包括呼吸肌。这是一种自身免疫性疾病，主要为机体对自身突触后运动终板 ACh 烟碱受体产生免疫反应，在患者血清中可见抗 ACh 烟碱受体的抗体，从而导致 ACh 烟碱受体数目减少。新斯的明、吡斯的明是治疗重症肌无力的常规使用药物。故本题选 B。

9. A   10. C

第六节　胆碱受体阻断药

1. E。本题考查阿托品的药理作用。阿托品是选择性的 M 受体阻断剂，与 M 胆碱受体有较高亲和力，但其本身内在活性很小，一般不产生激动效应，却能阻断乙酰胆碱和拟胆碱药与 M 受体结合，拮抗它们对 M 受体的激动效应。阿托品主要作用于心血管、平滑肌、眼和腺体等组织器官。①腺体：抑制

腺体分泌，其中唾液腺和汗腺对阿托品最为敏感；②眼睛：扩瞳、升高眼内压、调节痉挛；③平滑肌：可松弛多种内脏平滑肌；④心血管系统：主要影响心率和扩张血管；⑤中枢神经系统：可兴奋延髓和高位大脑中枢。故本题选 E。

2. D

3. A。本题考查阿托品的临床应用。阿托品用于全身麻醉前给药，防止分泌物阻塞呼吸道而发生吸入性肺炎。故本题选 A。

4. C   5. D

6. C。本题考查东莨菪碱的药理作用。东莨菪碱的外周作用与阿托品作用相似，也能阻断 M 受体而呈抗胆碱作用，并能扩张血管而呈现抗休克作用，仅作用强度有所差异，其中抑制腺体分泌、扩瞳和调节麻痹作用较阿托品强，对胃肠平滑肌及心血管系统作用较阿托品弱。中枢作用与阿托品不同，中枢抑制作用较强，一般治疗量即有明显的镇静作用，较大剂量可催眠作用，剂量更大甚至可引起意识消失，进入浅麻醉状态，但可兴奋呼吸中枢。故本题选 C。

7. C

8. B。本题考查阿托品的药理作用。用于治疗迷走神经过度兴奋所致的房室传导阻滞、窦性心动过缓等缓慢型心律失常，也可用于治疗窦房结功能低下而出现的室性异位节律。故本题选 B。

9. A；10. E。本题考查重症肌无力和青光眼的禁用药物。筒箭毒碱禁用于重症肌无力、严重休克、呼吸肌功能不良或肺部疾病患者。故 9 题选 A。琥珀胆碱可引起眼外肌痉挛性收缩而致眼内压升高。青光眼、视网膜脱离和白内障晶状体摘除术患者禁用。故 10 题选 E。

11. A   12. B   13. B   14. D   15. E

第七节　肾上腺素受体激动药

1. C

2. E。本题考查去甲肾上腺素的药理作

用。去甲肾上腺素兴奋心脏，激动心脏β_1受体，使心率加快，收缩力增强，心排血量增加，作用较肾上腺素弱。在整体情况下，由于血压升高反射性迷走神经兴奋而减慢心率的效应超过其直接加快心率的作用，故可使心率减慢；同时由于其强烈的血管收缩作用，使外周阻力明显增大，增加了心脏的射血阻力，故心排血量无明显变化或略显下降。故本题选 E。

3. A。本题考查多巴胺的临床应用。多巴胺可激动肾血管 D_1 受体，使肾血管扩张，增加肾血流量和肾小球滤过率，也能抑制肾小管对 Na^+ 的重吸收，排钠利尿。因能改善肾功能，增加尿量，可与利尿剂合用治疗急性肾功能衰竭。故本题选 A。

4. A。本题考查肾上腺素的临床应用。因麻醉过量、药物中毒、溺水、心脏传导阻滞等引起的心脏骤停，可在心室内注射肾上腺素，同时必须配合人工呼吸、心脏按压和纠正酸中毒等措施进行抢救。故本题选 A。

5. E。本题考查肾上腺素的临床应用。肾上腺素能激动 α 受体而收缩血管，降低毛细血管通透性，又能激动 β 受体而兴奋心脏、抑制过敏介质的释放、扩张支气管，可改善心脏功能、升高血压、缓解呼吸困难等症状；作用快而强；一般采用皮下注射或肌内注射法给药，危急时也可用生理盐水稀释 10 倍后缓慢静脉注射，应用方便，因此为治疗过敏性休克的首选药。故本题选 E。

6. B。本题考查肾上腺素的药理作用。肾上腺素可直接作用于心肌、窦房结和传导组织的β_1及β_2受体，使心肌收缩力加强，心率加快，传导加速，兴奋性加强。由于兴奋心脏，使心输出量增多，加之冠脉血管扩张，增加了心肌血液供应。但同时也导致心脏做功与代谢明显增强，使心肌耗氧量增加。故本题选 B。

7. A 8. B 9. D 10. C 11. E

12. E。本题考查异丙肾上腺素的临床应用。舌下或静脉给予异丙肾上腺素，可使二、

三度房室传导阻滞明显改善。故本题选 E。

13. B；14. C；15. D。本题考查去甲肾上腺素和多巴胺的药理作用。去甲肾上腺素小剂量滴注时外周血管收缩作用尚不剧烈，由于心脏兴奋使收缩压升高，而舒张压升高较弱，脉压增大；大剂量时血管强烈收缩引起外周阻力明显增加，舒张压升高更为明显，脉压反而降低。故 13 题选 B，14 题选 C。治疗量静滴多巴胺可激动肾血管 D_1 受体，使肾血管扩张，增加肾血流量和肾小球滤过率，故 15 题选 D。

16. A 17. B 18. C

第八节　肾上腺素受体阻断药

1. C。本题考查普萘洛尔的药理作用。普萘洛尔具有较强的β受体阻断作用，对β_1和β_2受体的选择性很低，没有内在拟交感活性，有膜稳定作用。普萘洛尔脂溶性大，易通过血 - 脑屏障。普萘洛尔主要在肝代谢，其代谢产物中的 4 - 羟基普萘洛尔仍有一定的 β 受体阻断作用，大部分代谢产物从尿中排出。故本题选 C。

2. D 3. B 4. C

5. E。本题考查酚妥拉明的临床应用。酚妥拉明可用于治疗外周血管痉挛性疾病，如肢端动脉痉挛性疾病（雷诺病）、血栓闭塞性脉管炎；对抗静脉滴注去甲肾上腺素发生外漏时所引起的血管收缩，可局部浸润注射；抗休克；诊治肾上腺嗜铬细胞瘤；治疗急性心肌梗死和顽固性充血性心力衰竭。故本题选 E。

6. C 7. C

8. D。本题考查酚妥拉明的临床应用。酚妥拉明用于肾上腺嗜铬细胞瘤的鉴别诊断、骤发高血压危象的治疗、手术前准备。故本题选 D。

9. A 10. E 11. B

第九节　局部麻醉药

1. A。本题考查用于表面麻醉的药物。

表面麻醉是将穿透力强的局部药液滴、喷或涂于黏膜表面，使黏膜下神经末梢麻醉，用于鼻、口腔、喉、支气管、食管、泌尿生殖道等黏膜部位的浅表手术。丁卡因最常用于表面麻醉，不用于浸润麻醉。故本题选 A。

2. D。本题考查利多卡因的药理作用。利多卡因为酰胺类局麻药，起效快，穿透力强，安全范围较广，局麻强度、持续时间及毒性均介于普鲁卡因和丁卡因之间。用于表面麻醉、浸润麻醉、传导麻醉及硬膜外麻醉。由于扩散力强，麻醉范围及麻醉部位难以控制，一般不用于腰部麻醉。对普鲁卡因过敏者可选用此药。利多卡因还是临床常用的抗心律失常药。故本题选 D。

3. B 4. C 5. A

第十节 全身麻醉药

1. C。本题考查吸入性麻醉药的作用机制。吸入性麻醉药的作用机制：除氧化亚氮外脂溶性均很高，故易通过肺泡的血管进入血液而达到脑组织。药物的脂溶性越高，麻醉作用越强。主要由于药物溶于神经细胞膜脂质层，使脂质分子排列紊乱，膜蛋白质及 Na^+、K^+ 离子通道发生结构和功能改变，抑制神经细胞膜的除极化，从而阻断神经冲动传递；进入细胞内可与胞内类脂质结合，干扰细胞功能，引起全身麻醉。故本题选 C。

2. D 3. B 4. B

第十一节 镇静催眠药

1. B

2. D。本题考查地西泮的药理作用。地西泮属于苯二氮䓬类，口服吸收迅速而完全，约1 h 血药浓度达高峰，肌内注射吸收慢而不规则。主要经肝代谢，多数药物的代谢产物具有与母体药物相似的活性，且半衰期比母体药物更长。地西泮小剂量表现镇静作用，较大剂量产生催眠作用，明显缩短入睡时间，显著延长睡眠持续时间。地西泮是目前治疗癫痫持续状态的首选药。故本题选 D。

3. E。本题考查巴比妥类药物产生耐药性的原因。巴比妥类药物反复用药可产生耐药性，与神经组织对药物产生适应性及其诱导肝药酶加速自身代谢有关。故本题选 E。

4. C 5. C

6. D。本题考查水合氯醛的药理作用和临床应用。水合氯醛，口服易吸收，有镇静催眠作用，用于催眠，约 15 min 显效，维持 6~8 h。不能缩短快动眼睡眠时间，无宿醉的后遗效应，可用于治疗顽固性失眠或对其他催眠药疗效不佳者。对胃有刺激性，需稀释后口服，禁用于胃炎及溃疡病患者。久用可产生耐受性和依赖性。故本题选 D。

7. E。本题考查苯二氮䓬类药物的解救。苯二氮䓬类急性中毒，表现为昏迷，呼吸及循环抑制。除采用洗胃和对症治疗措施外，还应采用特效拮抗药氟马西尼解救，该药是选择性中枢苯二氮䓬受体拮抗药，主要用于苯二氮䓬类药物过量中毒的诊断和解救及逆转其中枢抑制作用。故本题选 E。

8. A。本题考查抗焦虑药物。该患者为焦虑症，首选苯二氮䓬类镇静催眠药，地西泮属于苯二氮䓬类。该药的作用机制是增强 GABA 能神经传递功能和突触抑制效应。故本题选 A。

9. E 10. A 11. C

第十二节 抗癫痫药和抗惊厥药

1. D。本题考查癫痫发作的治疗药物。苯妥英钠对强直-阵挛性发作和单纯性局限性发作有较好疗效，是首选药；对复合性局限性发作也有较好疗效；但对失神性发作无效。故本题选 D。

2. E 3. C 4. B

5. D。本题考查抗癫痫药物的不良反应。长期服用苯妥英钠可引起牙龈增生，多见于青年和儿童，与胶原代谢改变影响结缔组织增生有关。故本题选 D。

6. A。本题考查卡马西平的药理作用与临床应用。卡马西平，又名酰胺咪嗪，对癫痫复合性局限性发作有良效，为首选药；对癫痫强直－阵挛性发作和单纯局限性发作也可作首选药；对失神性发作和肌阵挛性发作疗效差或无效。主要抑制神经细胞膜对 Na^+ 的通透性。作用于外周神经痛，如三叉神经痛和舌咽神经痛，其疗效优于苯妥英钠。临床应用表明卡马西平对防治躁狂抑郁症包括对锂盐无效者也有一定疗效。故本题选 A。

7. D。本题考查苯妥英钠的药动学特点。苯妥英钠对强直－阵挛性发作和单纯性局限性发作有较好的疗效，为首选药。口服吸收缓慢而不规则，个体差异大，$6\sim12\,h$ 血药浓度达到高峰，连续服用需 $6\sim10$ 天才能达到有效的血药浓度。故本题选 D。

8. E。本题考查苯妥英钠的临床应用。①抗癫痫：苯妥英钠对强直－阵挛性发作和单纯性局限性发作有较好的疗效，为首选药；对复合性局限性发作也有较好疗效；但对失神性发作无效，有时甚至使病情恶化，故禁用。②抗外周神经痛：可用于治疗三叉神经痛、舌咽神经痛和坐骨神经痛。③抗心律失常：主要用于治疗室性心律失常，对强心苷中毒所致心律失常疗效较好。故本题选 E。

9. E。本题考查苯妥英钠的不良反应。①苯妥英钠呈强碱性，刺激性大，口服可刺激胃肠引起食欲减退、恶心、呕吐、腹痛等，宜饭后服用。静脉注射可引起静脉炎。②牙龈增生：长期服用本药可引起牙龈增生，多见于儿童和青少年，与部分药物经唾液排出刺激胶原组织增生有关。③神经系统反应：本药的有效量和中毒量十分接近。血药浓度为 $10\,\mu g/ml$ 时，一般可有效治疗强直－阵挛性发作；$20\,\mu g/ml$ 左右即可引起毒性反应，主要影响小脑－前庭功能，表现为眩晕、头痛、复视、眼球震颤、语言不清和共济失调等。严重时出现小脑萎缩；血药浓度 $40\,\mu g/ml$ 可致精神错乱；$50\,\mu g/ml$ 以上出现昏睡、昏迷。④血液系统反应：长期服用可致叶酸吸收和代谢障碍，抑制二氢叶酸还原酶，引起巨幼细胞贫血，宜用亚叶酸钙防治。⑤骨骼系统反应：本药通过诱导肝药酶而加速维生素 D 的代谢，长期应用可致低钙血症、佝偻病和软骨病。⑥过敏反应：可发生皮疹、粒细胞缺乏、血小板减少、再生障碍性贫血等，偶见肝损害。故本题选 E。

10. C　11. D　12. A

第十三节　抗精神失常药

1. B　2. A

3. A。本题考查氯丙嗪的药动学过程。口服吸收慢而不规则，$2\sim4\,h$ 血药浓度达高峰，胃内食物、抗胆碱药均能明显延缓其吸收。个体差异大，口服相同剂量，不同个体血药浓度可相差 10 倍以上，故给药剂量应个体化。肌内注射吸收迅速，但刺激性强，宜深部注射，生物利用度比口服高 $3\sim5$ 倍。90% 以上与血浆蛋白结合。分布于全身，脑、肺、肝、脾、肾中较多，因脂溶性高，易透过血－脑屏障，脑内浓度可达血浆浓度的 10 倍。主要经肝脏代谢，经肾排泄，半衰期约为 $30\,h$，故排泄缓慢。故本题选 A。

4. D　5. D

6. C。本题考查氯丙嗪的不良反应。长期使用氯丙嗪，会发生锥体外系不良反应，表现形式有 4 种，一种是迟发性运动障碍，主要表现为口－面部不自主的刻板运动，出现吸吮、舔舌、咀嚼等口－舌－颊三联征，也可表现为广泛性舞蹈样手足徐动症。其原因可能是由于氯丙嗪长期阻断 DA 受体，使 DA 受体敏感性增加或反馈性促进突触前膜 DA 释放增加所致。一旦发生，停用氯丙嗪，可能恢复。故本题选 C。

7. B。本题考查氯丙嗪的降压作用。氯丙嗪对 α 肾上腺素受体有明显的阻断作用，可翻转肾上腺素的升压作用，同时还能抑制血管运动中枢，引起血管扩张，血压下降。故本题选 B。

8. D。本题考查氯丙嗪的不良反应。一次吞服大量氯丙嗪后，可发生急性中毒，表现为昏睡、血压下降至休克水平、心律失常、心电图异常等，应对症治疗，升压可用去甲肾上腺素，禁用肾上腺素解救。故本题选 D。

9. C。本题考查氯丙嗪的不良反应。长期使用氯丙嗪，会发生锥体外系不良反应，表现形式有 4 种，一种是帕金森综合征，表现为肌张力增高、面容呆板、动作迟缓、肌肉震颤、流涎等，是氯丙嗪阻断黑质－纹状体通路的 DA 受体，使纹状体 DA 功能减弱而 ACh 功能相对增强所致。故本题选 C。

10. D。本题考查氯丙嗪不良反应的处理。长期使用氯丙嗪，会发生锥体外系不良反应，一般减量或停药可减轻或消除，也可用中枢性抗胆碱药苯海索治疗。故本题选 D。

11. C　12. E　13. B　14. C　15. D

第十四节　抗帕金森病和老年痴呆药

1. A。本题考查左旋多巴的作用特点。进入中枢的左旋多巴在中枢多巴脱羧酶作用下转变为多巴胺，补充纹状体中多巴胺的不足，发挥抗帕金森病作用。起效慢，需服用 2～3 周才起效，1～6 个月以上才能获得最大疗效。A 选项表述错误。故本题选 A。

2. A

3. B。本题考查溴隐亭的作用机制。一般剂量的溴隐亭可激动黑质－纹状体通路的多巴胺受体，产生抗帕金森病作用。故本题选 B。

4. D。本题考查金刚烷胺的作用特点。金刚烷胺可能通过多种方式增强多巴胺的功能：促进纹状体多巴胺的释放、抑制多巴胺再摄取、直接激动多巴胺受体、较弱的中枢抗胆碱作用。特点是起效快、维持时间短，用药数天即可获最大疗效，但连用 6～8 周后疗效逐渐减弱。与左旋多巴合用有协同作用。故本题选 D。

5. B。本题考查左旋多巴的临床应用。左旋多巴对改善肌肉僵直及运动困难的疗效较好。故本题选 B。

6. B。本题考查左旋多巴不良反应的处理。左旋多巴属于拟多巴胺药物，用于抗帕金森病，长期使用不良反应较多，其中之一是"开关现象"，此时可以换用中枢抗胆碱药物苯海索。故本题选 B。

7. E　8. C

第十五节　中枢兴奋药

1. E。本题考查尼可刹米的药理作用。尼可刹米既可直接兴奋延髓呼吸中枢，也可刺激颈动脉体和主动脉体化学感受器而反射性兴奋呼吸中枢，提高呼吸中枢对 CO_2 的敏感性，使呼吸加深加快。临床用于各种原因引起的中枢性呼吸抑制。故本题选 E。

2. B

3. E。本题考查咖啡因与解热镇痛药合用治疗头痛的机制。咖啡因对脑血管有收缩作用，可减少脑血管搏动，与解热镇痛药配伍治疗头痛，与麦角胺配伍治疗偏头痛。故本题选 E。

4. B　5. A

6. E。本题考查咖啡因的药理作用。咖啡因中枢神经系统的药理作用表现为：小剂量即能兴奋大脑皮质，使人精神振奋、思维敏捷、疲劳减轻、睡意消失、工作效率提高；较大剂量可直接兴奋延髓呼吸中枢和血管运动中枢，使呼吸加深加快、血压升高，在中枢处于抑制时更为明显；过量中毒则可引起中枢神经系统广泛兴奋，甚至惊厥。对心血管系统表现为：大剂量的咖啡因可直接兴奋心脏、扩张血管，但被兴奋迷走中枢和血管运动中枢的作用所掩盖，无治疗意义。对脑血管有收缩作用，可减少脑血管搏动。还具有较弱的舒张胆管和支气管平滑肌、刺激胃酸分泌和胃蛋白酶分泌及利尿等作用。故本题选 E。

7. A。本题考查洛贝林的临床应用。洛贝林通过选择性刺激颈动脉体和主动脉体化学感受器而反射性兴奋呼吸中枢。作用快、弱、短。安全范围大，不易引起惊厥。临床常用于新生儿窒息、小儿感染性疾病所致呼吸衰竭、CO 中毒引起的呼吸抑制。故本题选 A。

8. B。本题考查苯丙胺类中枢兴奋药。盐酸哌甲酯属人工合成的苯丙胺类衍生物，是促进大脑功能恢复的药物。临床用于对抗巴比妥类和其他中枢抑制药中毒引起的昏睡与呼吸抑制，也可用于治疗轻度抑郁症、小儿遗尿症、儿童多动综合征和发作性睡病等。久用可产生耐受性。癫痫、高血压患者禁用。因抑制儿童生长发育，6 岁以下儿童禁用。故本题选 B。

9. B；10. C。本题考查兴奋呼吸中枢的药物。尼可刹米既可直接兴奋延髓呼吸中枢，也可刺激颈动脉体和主动脉体化学感受器而反射性兴奋呼吸中枢，提高呼吸中枢对 CO_2 的敏感性，使呼吸加深加快。二甲弗林可直接兴奋呼吸中枢，作用比尼可刹米强 100 倍，迅速、短暂。洛贝林通过选择性刺激颈动脉体和主动脉体化学感受器而反射性兴奋呼吸中枢。咖啡因属于主要兴奋大脑皮质的药物。贝美格可直接兴奋呼吸中枢。作用快、强、短。故 9 题选 B，10 题选 C。

第十六节 镇 痛 药

1. D

2. A。本题考查镇痛药的镇痛作用强弱。二氢埃托啡镇痛作用强度是吗啡的 1000 倍；芬太尼为强效、短效镇痛药，镇痛作用强度是吗啡的 100 倍；哌替啶镇痛作用是吗啡的 1/10。故本题选 A。

3. C

4. B。本题考查吗啡的药动学特性。吗啡口服易吸收，但首过效应明显，生物利用度低，约为 25%，故常采用注射给药。约 1/3 与血浆蛋白结合，游离型可迅速分布于全身。脂溶性较低，仅有少量通过血 - 脑屏障，但足以发挥中枢性药理作用。可通过胎盘进入胎儿体内。主要在肝内与葡萄糖醛酸结合，代谢产物吗啡 - 6 - 葡萄糖醛酸具有比吗啡强的镇痛活性。主要以吗啡 - 6 - 葡萄糖醛酸的形式经肾排泄，少量经乳汁排泄。故本题

选 B。

5. C

6. B。本题考查纳洛酮的药理作用。纳洛酮为阿片受体阻断药，能阻断吗啡的所有作用，而本身无明显的药理活性。对吗啡有依赖性者，可迅速诱发戒断症状。故本题选 B。

7. A 8. C 9. D 10. D 11. E 12. A

13. A；14. B。本题考查药物的临床应用。哌替啶的镇痛作用较吗啡弱，但依赖性较吗啡轻且产生较慢，可替代吗啡用于各种镇痛，对内脏绞痛仍须合用解痉药阿托品。故 13 题选 A。阿托品用于各种内脏绞痛。对胃肠绞痛及膀胱刺激症状如尿频、尿急等，疗效较好。其松弛膀胱逼尿肌作用可用于治疗小儿遗尿症。对胆绞痛及肾绞痛的疗效较差，常需合用镇痛药（如哌替啶）。故 14 题选 B。

第十七节 解热镇痛抗炎药与抗痛风药

1. E。本题考查解热镇痛抗炎药的药理作用及不良反应。水杨酸反应是由于服用阿司匹林剂量过大（ > 5 g/d），致头痛、眩晕、恶心、呕吐、耳鸣、视力和听力减退，是水杨酸类中毒的表现，严重者可出现过度呼吸、酸碱平衡失调、高热、脱水、精神错乱、昏迷，甚至危及生命。严重中毒者应立即停药，静脉滴注碳酸氢钠以碱化血液和尿液，促进排泄。上述反应与抑制 PG 生物合成无关。故本题选 E。

2. D 3. E 4. E 5. C 6. A

7. E。本题考查解热镇痛抗炎药的药理作用。解热镇痛抗炎药的药理作用：①降低各种原因引起的发热者的体温，而对正常体温无影响；②具有中等程度的镇痛作用，镇痛作用不及镇痛药（如吗啡等）；③本类药物除苯胺类外都具有抗炎、抗风湿的作用，能减轻炎症的红、肿、热、痛等症状，可用于治疗风湿性关节炎和类风湿关节炎。临床上常采用小剂量的阿司匹林用于防止血栓形

成，用于缺血性心脏病、脑缺血病等，并不是此类药物都具有抗血栓的作用。E 选项表述错误。故本题选 E。

8. A 9. C 10. E

11. D。本题考查癌症病人止痛的阶梯疗法。对癌症早期、轻度疼痛的病人，可给予阿司匹林、对乙酰氨基酚、布洛芬等解热镇痛药；对中度疼痛，一般解热镇痛药无效的患者，选用可待因、曲马多等弱的阿片类镇痛药；对于癌症晚期、剧烈疼痛的患者，可以选用强的阿片类镇痛药，如吗啡、哌替啶等。故本题选 D。

12. A；13. E。本题考查解热镇痛抗炎药的药理作用。小剂量的阿司匹林可选择性抑制血小板 COX，减少血栓素 A_2（TXA_2）的生成，从而抑制血小板聚集，防止血栓形成。较大剂量阿司匹林也能抑制血管内膜 COX，使前列腺环素（PGI_2）合成减少，而 PGI_2 是 TXA_2 生理性对抗剂，它的合成减少可促进血栓形成。因此，临床上常采用小剂量的阿司匹林用于防止血栓形成，用于缺血性心脏病、脑缺血病等，故 12 题选 A。布洛芬主要用于治疗风湿性及类风湿关节炎，也可用于解热镇痛。其特点是胃肠道反应较轻，患者长期服用此药的耐受性明显优于阿司匹林和吲哚美辛，故 13 题选 E。

14. B 15. C 16. A 17. E 18. C 19. D

第十八节 抗心律失常药

1. A。本题考查普萘洛尔的临床应用。普萘洛尔有较强的 β 受体阻断作用和膜稳定作用。用药后使心率减慢，心肌收缩力和心排血量减低，冠脉流量下降，心肌耗氧量明显减少，血压下降，并收缩支气管平滑肌，增加呼吸道阻力。临床常用于心律失常、心绞痛、高血压、甲状腺功能亢进的患者。故本题选 A。

2. A

3. D。本题考查抗心律失常药的首过效应。维拉帕米口服吸收迅速而完全，口服后 $2 \sim 3\,h$ 血药浓度达高峰，由于首过效应，生物利用度仅 $10\% \sim 30\%$。故本题选 D。

4. A

5. D。本题考查苯妥英钠的临床应用。苯妥英钠主要用于治疗室性心律失常，对强心苷中毒者引起的室性心律失常有效（首选），也常用于心肌梗死、心脏手术、麻醉、电转律术等所引发的室性心律失常。故本题选 D。

6. B。本题考查维拉帕米的药理作用。维拉帕米用于治疗房室结折返导致的阵发性室上性心动过速效果较佳（首选），治疗心房颤动或扑动则能减少室性频率，对心肌梗死、心肌缺血及强心苷中毒引起的室性早搏有效。非二氢吡啶类钙通道阻滞剂维拉帕米和地尔硫䓬两种药物也可用于降压治疗。故本题选 B。

7. E 8. A

9. C。本题考查普萘洛尔的临床应用。普萘洛尔对交感神经兴奋性增高、甲状腺功能亢进及嗜铬细胞等引起的窦性心动过速效果好。故本题选 C。

10. E；11. B。本题考查维拉帕米和利多卡因的临床应用。维拉帕米用于治疗房室结折返导致的阵发性室上性心动过速效果较佳（首选），治疗心房颤动或扑动则能减少室性频率，对心肌梗死、心肌缺血及强心苷中毒引起的室性早搏有效，故 10 题选 E。利多卡因主要用于治疗室性心律失常（首选），治疗急性心肌梗死及强心苷所致的室性早搏、室性心动过速及心室纤颤有效，故 11 题选 B。

12. B 13. A 14. C

第十九节 抗慢性心功能不全药

1. A。本题考查强心苷类药物的药动学特点。各种强心苷类体内过程有较大的差异，其差异主要取决于它们的极性。药物的口服吸收率、血浆蛋白结合率及代谢程度都与脂溶性成正比，而与极性成反比。洋地黄毒苷的极性最弱，脂溶性最高，毒毛花苷 K 极性最强，脂溶性最弱，地高辛介于二者之间。洋地黄毒苷口服吸收稳定完全，生物利用度 90% ~ 100%。故本题选 A。

2. B

3. A。本题考查的是强心苷正性肌力作用机制。强心苷通过增加心肌细胞内 Ca^{2+} 而增强心肌收缩力：强心苷可选择性与心肌细胞膜上的强心苷受体 Na^+，K^+ – ATP 酶结合，并抑制此酶的活性，最终导致细胞内 Ca^{2+} 增加。故本题选 A。

4. B。本题考查强心苷治疗慢性心功能不全的临床应用。强心苷对多种原因所致的心功能不全都有一定的疗效，但病情不同，其疗效有一定的差异：对伴有心房纤颤或心室率快的心功能不全疗效最佳；对心瓣膜病、风湿性心脏病（高度二尖瓣狭窄除外）、某些先天性心脏病、冠状动脉粥样硬化性心脏病和高血压性心脏病所致的心功能不全疗效较好；对有机械性阻塞和有能量代谢障碍的心功能不全疗效差；对肺源性心脏病、活动性心肌炎或严重心肌损伤疗效也较差，且容易发生中毒；对严重的二尖瓣狭窄、缩窄性心包炎所致心功能不全无效。故本题选 B。

5. E。本题考查药物的相互作用。奎尼丁可使地高辛血清浓度增至中毒水平，也可使洋地黄毒苷血清浓度升高，合用时应监测血药浓度及调整用量。故本题选 E。

6. B

7. C。本题考查强心苷中毒的治疗措施。强心苷中毒应立即停药，出现快速型心律失常时应补钾盐，给予苯妥英钠、利多卡因。呋塞米为强效利尿剂，易引起 K^+ 的丢失，加重心律失常。故本题选 C。

8. E。本题考查强心苷类药物的药动学特点。毛花苷丙（西地兰 C）是一种速效强心苷，起效时间为 5 ~ 30 min，作用较洋地黄、地高辛快，但比毒毛花苷 K 稍慢。去乙酰毛花苷（西地兰 D）为毛花苷丙经弱碱水解去甲酰化的产物，在体内失去葡萄糖基和

乙酸转化为地高辛。作用较洋地黄、地高辛快，但比毒毛花苷 K 稍慢。故本题选 E。

9. D。本题考查强心苷的毒性反应。强心苷的毒性反应如下。①胃肠道反应：是最常见的早期中毒症状。主要表现为厌食、恶心、呕吐及腹泻等。②神经系统反应：主要表现为眩晕、头痛、失眠、疲倦和谵妄等及视觉障碍。③心脏毒性：是强心苷最严重、最危险的不良反应，除原有的心力衰竭加重外，约有 50% 的病例发生各种类型的心律失常。故本题选 D。

10. B　11. A

第二十节　抗心绞痛及调脂药

1. A。本题考查心绞痛的药物治疗。稳定型心绞痛是临床最常见的一种心绞痛。它是指在相当长的一段时间内病情比较稳定，心绞痛发生的频率、持续的时间、诱因及缓解方式均相当固定。硝酸甘油对各型心绞痛（稳定型、不稳定型、变异型）均有效。故本题选 A。

2. E。本题考查非诺贝特的临床应用。非诺贝特为贝特类调脂药，用于治疗以 TG 或 VLDL 升高为主的高脂血症，对 HDL 下降的轻度高胆固醇血症也有较好疗效。故本题选 E。

3. E。本题考查硝酸甘油的不良反应。硝酸甘油扩张血管的不良反应主要是搏动性头痛、颜面潮红、颅内压升高、眼压升高、直立性低血压和昏厥等。剂量过大可使血压过度下降，冠状动脉灌注压过低，并可反射性兴奋交感神经，加快心率，加强心肌收缩性而使耗氧量增加而加重心绞痛发作。故本题选 E。

4. B。本题考查钙通道阻滞药抗心绞痛的作用机制。钙通道阻滞药通过阻断电压依赖性钙通道，降低 Ca^{2+} 内流而产生抗心绞痛作用，其作用机制包括降低心肌耗氧量、舒张冠状血管、保护缺血心肌细胞和抑制血小板聚集。故本题选 B。

5. C。本题考查变异型心绞痛的治疗药物。变异型心绞痛因多系冠状动脉痉挛引起。钙拮抗剂最有针对性。硝苯地平是钙拮抗剂中的一种，其扩张冠状动脉和周围动脉作用最强，抑制血管痉挛效果显著，是变异型心绞痛的首选药物。故本题选 C。

6. A。本题考查他汀类药物的调脂作用。他汀类药物是羟甲基戊二酰辅酶 A（HMG － CoA）还原酶抑制剂，有明显的调血脂作用。在治疗剂量下，对 LDL － C 的降低作用最明显，TC 次之，降 TG 作用很弱。故本题选 A。

7. D　8. E　9. B　10. D

11. D。本题考查治疗心绞痛的作用机制。心绞痛是指由于冠状动脉粥样硬化狭窄导致冠状动脉供血不足，心肌暂时缺血与缺氧所引起的以心前区疼痛为主要临床表现的一组综合征。硝酸甘油、维拉帕米、川芎嗪、普萘洛尔治疗心绞痛的共同作用机制是降低心肌耗氧量。故本题选 D。

12. D

13. A。本题考查治疗心绞痛药物的作用。硝酸甘油脂溶性高，自胃肠道、口腔黏膜及皮肤吸收良好，舌下含服经口腔黏膜吸收迅速而完全，生物利用度 80%。硝酸甘油是硝酸酯类的代表药，起效最快，2～3 min 起效，5 min 达最大效应。故本题选 A。

14. E

15. C。本题考查调血脂药的相关知识。他汀类适用于高胆固醇血症为主的高脂蛋白血症，是伴有胆固醇升高的 Ⅱ、Ⅲ 型高脂蛋白血症以及糖尿病性、肾性高脂血症的首选药，上述患者为 Ⅱa 型高脂血症，故应首选该类药物。故本题选 C。

16. B。本题考查 HMG － CoA 还原酶抑制剂药的不良反应。目前临床应用的他汀类药物不良反应较轻，少数患者出现腹痛、便秘、失眠、转氨酶升高、肌肉疼痛、血清肌酸激酶升高，极少数严重者横纹肌溶解而致急性肾衰竭。故本题选 B。

17. A。本题考查血脂调节药的应用。调

血脂药提倡联合用药，可以避免不良反应的发生，如临床上将考来烯胺与他汀类药物合用，可以起到协同作用；与普罗布考合用，既有协同作用，又可减少不良反应。故本题选 A。

18. C。本题考查抗心绞痛药的临床应用。上述患者患有变异型心绞痛，β 受体阻滞剂有加重冠脉痉挛的可能，一般不宜用于治疗变异型心绞痛。故本题选 C。

19. D。本题考查抗心绞痛药的临床应用。上述患者患有变异型心绞痛，钙通道阻滞剂对冠状动脉痉挛所致的变异型心绞痛最为有效，硝苯地平属于钙通道阻滞剂。故本题选 D。

20. B；21. A；22. C。本题考查药物的临床应用。地高辛是一种强心苷类药物，此类药物能选择性的作用于心肌，临床上主要用于治疗慢性心功能不全及某些心律失常，故 20 题选 B。利多卡因主要用于治疗室性心律失常，可作首选药，故 21 题选 A。辛伐他汀属于他汀类药物，适用于高胆固醇血症为主的高脂蛋白血症，故 22 题选 C。

第二十一节　抗高血压药

1. A　2. C

3. D。本题考查依那普利的降压机制。依那普利为血管紧张素转化酶抑制药，能抑制血管紧张素转化酶，使 Ang Ⅱ 生成减少，又使缓激肽降解减少，导致血管扩张，血压下降。故本题选 D。

4. A。本题考查哌唑嗪降压作用的相关知识。哌唑嗪选择性阻断血管平滑肌突触后膜 α_1 受体，使小动脉、小静脉扩张而产生中等偏强的降压作用。因对小动脉作用强，故舒张压下降更明显。对突触前膜 α_2 受体阻断作用较弱，不易引起心率增快、血浆肾素活性增强、心排血量增加，以及肾素释放和水钠潴留等反应。其不良反应主要为首剂现象，指首次用药后出现严重的直立性低血压，表现为昏厥、心悸等，在直立体位、饥饿、低

盐时较易发生。故本题选 A。

5. C。本题考查普萘洛尔的降压机制。普萘洛尔的降压机制有：①阻断心脏 β_1 受体，减少心排血量；②阻断肾小球旁器 β_1 受体，减少肾素释放；③阻断突触前膜 β_2 受体，减少去甲肾上腺素释放；④阻断中枢 β 受体，使外周交感神经活性降低。故本题选 C。

6. D　7. B　8. E

9. C。本题考查利尿降压药的不良反应。利尿药降血压的不良反应包括：①长期服药可引起低血钾、低血钠、低血镁；②升高血脂、降低糖耐量；③血尿素氮升高；④血尿酸含量升高可诱发痛风；⑤血浆肾素活性增高。故本题选 C。

10. D。本题考查卡托普利的药理作用及应用。卡托普利可以扩张动静脉，降低外周血管阻力，减少醛固酮释放，减轻水钠潴留，A 正确，D 错误。在慢性心功能不全患者，卡托普利能通过降低心脏前、后负荷，改善心脏功能，B 正确。卡托普利可单用，也可与利尿药、β 受体阻断药、钙通道阻滞药合用治疗高血压，C 正确。肾动脉狭窄者用药后可致肾功能衰竭，须禁用，E 正确。故本题选 D。

11. E　12. A

13. D。本题考查血管紧张素转化酶抑制剂的相关知识。血管紧张素转化酶抑制剂（AECI）会引起刺激性干咳、低血压、高血钾、血管神经性水肿等不良反应，不会引起血钾降低。故本题选 D。

14. C。本题考查氯沙坦的相关知识。氯沙坦通过阻断 Ang Ⅱ 与 AT_1 的结合，拮抗 Ang Ⅱ 收缩血管作用，降低外周阻力，使血压降低。可用于治疗各种类型的高血压，适用于不同年龄的高血压患者。除不引起咳嗽及血管神经性水肿外，其余不良反应与 ACEI 相似。氯沙坦有促进尿酸排泄的作用，对减轻高血压患者应用利尿药可能引起的高尿酸血症有一定作用。故本题选 C。

15. D。本题考查抗高血压药的相关知识。噻嗪类利尿药是常用的降压药，降压机制与减少血容量和降低外周阻力有关。用药早期通过利尿、血容量减少而降压，长期用药则通过扩张外周血管而产生降压作用。噻嗪类药物会引发高尿酸血症，痛风者禁用。故本题选 D。

16. D　17. E　18. E　19. B　20. C　21. D

22. E。本题考查硝普钠的特点。硝普钠溶液需临用前配制，并于 12 h 内用完。见光易变质，滴注瓶应用黑纸遮住，避光使用。故本题选 E。

23. E

24. D。本题考查血管扩张药的不良反应。血管扩张药通过直接扩张血管产生降压作用，根据对动脉、静脉的选择性不同可分为扩张小动脉药和对动脉、静脉均有舒张作用药，前者如肼屈嗪，后者如硝普钠等。常见有嗜睡、口干、眩晕、便秘等不良反应，用药数周可消失，另外，尚有体位性低血压、性功能障碍（阳痿）、心动过缓及腮腺肿痛等。血管扩张药可激活交感神经，还可增强血浆肾素活性，其增加心肌耗氧量的作用，对有严重冠状动脉功能不全或心脏储备力差者则易诱发心绞痛。故本题选 D。

25. B　26. A　27. D　28. B　29. E　30. A

31. B　32. B

33. E。本题考查硝苯地平的临床应用。硝苯地平用于治疗轻、中、重度高血压，尤其适用于伴有肾功能不全或心绞痛的患者；可单用或与利尿药、β 受体阻断药、ACEI 抑制剂合用，A、D 正确。降压的同时伴有反射性心率加快，心排血量增加，血浆肾素活性增高，B、C 正确。故本题选 E。

34. E　35. B　36. D

37. E。本题考查血管紧张素转换酶抑制剂的药理作用及临床应用。血管紧张素转换酶抑制剂的药理作用：①减少血管紧张素 Ⅱ 生成、缓激肽降解而降压；②保护心脏和血管，抑制心肌、血管平滑肌细胞的肥大和增生；③降低心脏前、后负荷，改善心功能。故本题选 E。

38. B。本题考查利血平的不良反应。利血平作用于中枢，促进儿茶酚胺释放排空，引起镇静、嗜睡，大剂量可出现抑郁症。故本题选 B。

39. C。本题考查尼莫地平的药理作用。尼莫地平为二氢吡啶类 Ca^{2+} 通道阻滞药，其亲脂性高，口服吸收快，血药浓度达峰时间为 1 小时，可迅速通过血 - 脑屏障。临床上主要用于脑血管功能不足所致疾病的治疗，如对蛛网膜下腔出血致脑血管痉挛及脑卒中，用药时间越早，疗效越好；亦可用于偏头痛的治疗和预防，以及各种原因脑供血不足所致的系列症状，如注意力不集中、头晕、健忘、突发性耳聋等。故本题选 C。

40. A；41. A；42. E。本题考查抗高血压药的分类及不良反应。普萘洛尔长期应用不可突然停药，以免发生心动过速，血压升高等停药综合征，故 40 题选 A。普萘洛尔作用于支气管平滑肌，阻断 β_2 受体，可使支气管平滑肌收缩而增加呼吸道阻力，可加重或诱发哮喘，故 41 题选 A。氢氯噻嗪和吲达帕胺为利尿药。尼群地平为钙离子通道阻滞剂，主要用于高血压和心绞痛的治疗。可乐定为中枢性抗高血压药，故 42 题选 E。

43. D 44. C 45. A

46. A；47. B。本题考查卡托普利和普萘洛尔的相关知识。长期服用卡托普利后的不良反应主要为刺激性干咳，可能与缓激肽及前列腺素等蓄积有关，其他出现皮疹、瘙痒、嗜酸性粒细胞增多、味觉缺失等青霉胺样反应，可能与卡托普利结构中含 -SH 有关，故 46 题选 A。普萘洛尔作用于支气管平滑肌，阻断 β_2 受体，可使支气管平滑肌收缩，故 47 题选 B。

48. D 49. B

第二十二节 利尿药和脱水药

1. D

2. D。本题考查氢氯噻嗪的临床应用。氢氯噻嗪能促进 PTH 调节 Ca^{2+} 重吸收过程，而减少尿 Ca^{2+} 含量，减少 Ca^{2+} 在管腔中的沉积。故可用于肾性尿崩症及加压素无效的垂体性尿崩症，以及高尿钙伴有肾结石者，抑制高尿钙引起的肾结石的形成。故本题选 D。

3. C。本题考查螺内酯的利尿作用机制。螺内酯为醛固酮的竞争性拮抗药。可竞争性地与胞浆中的醛固酮受体结合而拮抗醛固酮的保钠排钾作用，促进 Na^+ 和水的排出，减少 K^+ 排出，其利尿作用与体内醛固酮水平有关。故本题选 C。

4. C。本题考查高效利尿剂的相关知识。高效利尿剂耳毒性表现为眩晕、耳鸣、听力减退或暂时性耳聋，肾功能减退者尤易发生。其原因可能与药物引起内耳淋巴液电解质成分改变有关。故本题选 C。

5. D。本题考查噻嗪类利尿药的药理作用和临床应用。噻嗪类利尿药增强 NaCl 和水的排出，影响肾脏的稀释功能，产生中等强度持久的利尿作用。其作用机制是作用于远曲小管始端，与 $Na^+ - Cl^-$ 同向转运系统的 Cl^- 结合点结合，干扰 $Na^+ - Cl^-$ 同向转运系统，抑制 NaCl 的重吸收。由于转运至远曲小管的 Na^+ 增加，促进了 $K^+ - Na^+$ 交换，B、E 正确。噻嗪类利尿药早期通过利尿作用引起血容量下降而降压，长期用药通过扩张外周血管而产生降压作用，A 正确。具有抗尿崩症作用，治疗轻型尿崩症，可使尿崩症患者尿量减少，重症疗效较差，C 正确。所有噻嗪类均以有机酸的形式从肾小管分泌，可与尿酸分泌产生竞争，减少尿酸排出，引起高尿酸血症及高尿素氮血症，D 错误。故本题选 D。

6. A

7. E。本题考查螺内酯的临床应用。螺内酯为醛固酮的竞争性拮抗药，可竞争性地与胞浆中的醛固酮受体结合而拮抗醛固酮的保钠排钾作用，促进 Na^+ 和水排出，减少 K^+ 排出，也就是保钾排钠。螺内酯临床上主要用于伴有醛固酮升高的顽固性水肿，如充血性心力衰竭、肝硬化腹水及肾病综合征。常与排钾利尿药合用，增强利尿效果并预防低血钾。氢氯噻嗪属于排钾利尿药，氨苯蝶啶属于留钾利尿剂，故本题选 E。

8. C　9. D

10. D。本题考查甘露醇的利尿作用机制。甘露醇产生利尿作用的原因是通过稀释血液而增加循环血容量及肾小球滤过率，并间接抑制 $Na^+ - K^+ - 2Cl^-$ 共同转运系统，减少髓袢升支对 NaCl 的再吸收，降低髓质高渗区的渗透压，使集合管中水的再吸收减少。甘露醇还能扩张肾血管、增加肾髓质血流量，使髓质间液 Na^+ 和尿素易随血流移走，这也有助于降低髓质高渗区的渗透压而利尿。故本题选 D。

11. C　12. C　13. E　14. B　15. A　16. D

17. D。本题考查布美他尼的特点。布美他尼最大利尿效应与呋塞米相同，但利尿的效价则是呋塞米的 40 倍，A 错误。布美他尼属于袢利尿剂，反复应用不易产生蓄积中毒，此类药除阿佐塞米口服生物利用度较差外，其余生物利用度较高，胃肠道给药能较好吸收。各药都有较高的血浆蛋白结合率，超过 90%。大部分在肝脏代谢，经肾脏排泄。B、C 错误。布美他尼与非甾体抗炎药合用，可减弱本品的利尿作用，D 正确。对磺胺过敏者，可能对布美他尼过敏，严重的磺胺过敏者可以选择依他尼酸作为替代药物，E 错误。故本题选 D。

18. B　19. E　20. D

21. B。本题考查螺内酯的药理作用。螺内酯为醛固酮的竞争性拮抗药，可竞争性地与胞浆中的醛固酮受体结合而拮抗醛固酮的保钠排钾作用，促进 Na^+ 和水排出，减少 K^+ 排出，其利尿作用与体内醛固酮水平有关。螺内酯临床上主要用于伴有醛固酮升高的顽固性水肿，如充血性心力衰竭、肝硬化腹水及肾病综合征。仅当体内有醛固酮存在时，螺内酯才发挥作用，对切除肾上腺的动物则无利尿作用。故本题选 B。

22. C　23. C　24. A　25. B

26. E。本题考查甘露醇的药理作用和临床作用。甘露醇的药理作用如下。①脱水：临床多用其 20% 的高渗液静脉滴注，不易从毛细血管渗入组织，能迅速升高血浆渗透压，使细胞内液及组织间液向血浆转移而产生组织脱水，可降低颅内压和眼压。②利尿：静脉滴注后其脱水作用使血容量增加，肾血流量和肾小球滤过率增加，而又不被肾小管重吸收，使小管液渗透压升高形成高渗，阻止水和电解质的重吸收呈现利尿作用。故本题选 E。

27. C。本题考查呋塞米的临床应用。呋塞米可用于消除各种严重水肿，预防急性肾衰竭和加速毒物代谢，治疗急性肺水肿和脑水肿。通过扩血管作用而降低外周血管阻力，减轻心脏负荷，并通过其强效利尿作用降低血容量，减少回心血量，降低左心室舒张末期压力而消除左心衰竭引起的急性肺水肿。故本题选 C。

28. C。本题考查氢氯噻嗪的利尿作用。氢氯噻嗪通过增强 NaCl 和水的排出，产生中等强度持久的利尿作用。其作用机制是作用于远曲小管始端，与 $Na^+ - Cl^-$ 同向转运系统的 Cl^- 结合点结合，干扰 $Na^+ - Cl^-$ 同向转运系统，抑制 NaCl 的重吸收。由于转运至远曲小管的 Na^+ 增加，促进了 $K^+ - Na^+$ 交换，具有排钾作用。故本题选 C。

29. B。本题考查螺内酯的药理作用。螺内酯为醛固酮的竞争性拮抗药，可竞争性地与胞浆中的醛固酮受体结合而拮抗醛固酮的保钠排钾作用，促进 Na^+ 和水排出，减少 K^+ 排出。故本题选 B。

30. A　31. B　32. D

33. C；34. D；35. A。本题考查药物的临床应用。甘露醇在临床上用于预防急性肾衰竭、脑水肿及青光眼。螺内酯主要用于伴有醛固酮升高的顽固性水肿，如充血性心力衰竭、肝硬化腹水及肾病综合征。呋塞米可用于消除各种严重水肿，治疗急性肺水肿和脑水肿，预防急性肾衰竭和加速毒物代谢。氢氯噻嗪适用于水肿、高血压和尿崩症。氨苯蝶啶利尿作用较弱、较快、较久，作用于远曲小管末端和集合管，阻滞 Na^+ 通道而减少 Na^+ 的重吸收，抑制 $K^+ - Na^+$ 交换，使 Na^+ 和水排出增加而利尿，同时伴有血钾升高。单独疗效较差，常与噻嗪类合用疗效较好。故 33 题选 C，34 题选 D，35 题选 A。

第二十三节　血液及造血系统药

1. E。本题考查右旋糖酐的临床应用。中分子和低分子右旋糖酐分子量较大，不易渗出血管，可提高血浆胶体渗透压，从而扩充血浆容量，达到维持血压的作用，常用于低血容量性休克患者。故本题选 E。

2. D。本题考查铁制剂的临床应用。铁制剂常用于治疗下列因素引起的缺铁性贫血：①因失铁过多（如溃疡出血，月经过多，痔疮等慢性失血性贫血）；②铁需要量增加（如妊娠，哺乳及儿童生长发育期等）；③铁吸收障碍（如慢性腹泻，萎缩性胃炎等）。故本题选 D。

3. A。本题考查巨幼细胞贫血的临床治疗。叶酸在进入体内后被还原成 N^5 - 甲基四氢叶酸，后者作为甲基供给体，参与一碳单位的传递，与维生素 B_{12} 共同促进红细胞的分裂和成熟，当叶酸缺乏时，则会出现巨幼细胞贫血。叶酸临床上可用于各种原因所致的巨幼细胞贫血，常与维生素 B_{12} 合用治疗恶性贫血。故本题选 A。

4. D

5. C。本题考查香豆素类引起出血的机制。香豆素结构与维生素 K 相似，抑制维生素 K 依赖性凝血因子 Ⅱ、Ⅶ、Ⅸ、Ⅹ 在肝的合成，对已形成的凝血因子无作用，须待体内已合成的上述凝血因子耗竭后才出现抗凝血作用，作用缓慢持久，长期应用香豆素类抗凝药会引起自发性出血。故本题选 C。

6. C。本题考查肝素的药动学及药理作

用。肝素为大分子物质，不易通过生物膜，故口服无效，A 正确；肝素抗凝机制主要是通过增强或者促进血浆中抗凝血酶 Ⅲ 活性，加速凝血因子 $Ⅱ_a$、$Ⅸ_a$ 等灭活，体内外均有强大且迅速的抗凝血作用，但对已经形成的血栓无溶解作用，B 正确；少数患者使用肝素可出现血小板减少、脱发、骨质疏松等不良反应，D 正确；肝素还具有调节血脂和抗血小板聚集等作用，E 正确；肝素主要是从肝代谢后通过肾排泄，C 错误。故本题选 C。

7. E

8. D。本题考查药物的相互作用。双香豆素的结构与维生素 K 相似，内服后可与多种药物相互作用，从而影响维生素 K 的合成，改变蛋白结合率。增强其作用的主要有保泰松、肝素、水杨酸盐、广谱抗生素和同化激素；减弱其作用的主要有巴比妥类、水合氯醛、灰黄霉素等。故本题选 D。

9. A。本题考查抗凝血药的应用。肝素的分子量较大，一般不能通过胎盘，故对胎儿无不良影响；香豆素类能通过胎盘，在妊娠期间应用此类药物可引起胎儿畸形和出血，B、C、D、E 错误。故本题选 A。

10. E。本题考查维生素 K 的药理作用。维生素 K 促进肝脏合成凝血因子 Ⅱ、Ⅶ、Ⅸ、Ⅹ。在肝内活化促使上述凝血因子的谷氨酸残基 γ - 羧化，并与 Ca^{2+} 结合到磷脂表面而具有凝血活性。维生素 K 缺乏，凝血酶原时间延长而致出血。故本题选 E。

11. D。本题考查铁制剂内服后药代动力学。口服铁剂以 Fe^{2+} 形式在十二指肠及空肠上段吸收。胃酸、维生素 C、果糖、半胱氨酸等有助于 Fe^{2+} 吸收，胃酸缺乏、食物中高钙、高磷、茶叶、鞣酸、四环素等可妨碍铁吸收。故本题选 D。

12. C

13. A。本题考查华法林内服后药代动力学。华法林起效缓慢，口服吸收完全，与血浆蛋白结合率为 90% ~ 99%；在体外没有作用，其 $t_{1/2}$ 为 10 ~ 60 小时。华法林是维生素 K 拮抗剂，阻断维生素 K 环氧化物还原酶的作用，抑制维生素 K 由环氧化物型向氢醌型转化。故本题选 A。

14. C。本题考查铁制剂内服后药代动力学。铁制剂在内服后主要在十二指肠和空肠上段以二价铁离子吸收，进入循环中的铁主要有两条去路：一是进入骨髓供造血需要，二是进入肝、脾等内皮细胞中以铁蛋白形式储存。故本题选 C。

15. B。本题考查促凝血药的临床应用。早产儿及新生儿肝脏维生素 K 合成不足，因此常患维生素 K 缺乏症，引起出血。维生素 K 主要用于因维生素 K 缺乏引起的出血性疾病，如阻塞性黄疸、胆瘘，因胆汁分泌不足导致的维生素 K 吸收障碍；早产儿及新生儿肝脏维生素 K 合成不足；广谱抗生素抑制肠道细菌合成维生素 K；肝脏疾病引起凝血酶原和其他凝血因子的合成减少等引起的出血性疾病。故本题选 B。

16. E。本题考查肝素的拮抗剂。肝素在临床应用中过量可引起自发性出血，表现为黏膜出血、关节腔积血和伤口积血等，严重者必须停药并静脉缓慢注射硫酸鱼精蛋白。故本题选 E。

17. C。本题考查维生素 K 的拮抗剂。香豆素类属维生素 K 拮抗剂，阻断维生素 K 环氧化物还原酶的作用，抑制维生素 K 由环氧化物型向氢醌型转化，阻止维生素 K 的反复利用。故本题选 C。

18. A。本题考查肝素的拮抗剂。如肝素过量使用发生严重出血，应立即停药，还需注射肝素特效解毒剂鱼精蛋白。故本题选 A。

19. D。本题考查促凝血药的种类及其药理作用。促凝血药主要有三种。一是影响凝血因子的促凝血药：如维生素 K、酚磺乙胺；二是抗纤维蛋白溶解药，即纤维蛋白溶解剂，其竞争性阻断纤溶酶原与纤维蛋白结合：如 6 - 氨基己酸、氨甲苯酸、氨甲环酸；三是作用于血管的促凝血药：如安特诺新。故本题

选 D。

20. B。本题考查溶栓药的药理作用。链激酶（SK）能与纤溶酶原结合形成 SK - 纤溶酶原复合物，促进纤溶酶原转变成纤溶酶，迅速水解纤维蛋白使血栓溶解。故本题选 B。

21. E；22. D；23. A。本题考查常用血液及造血系统药的临床应用和注意事项。右旋糖酐是一种高分子葡萄糖聚合物，是最佳血浆代用品之一。临床上常用中分子右旋糖酐治疗出血性休克、创伤性休克及烧伤性休克等，故 21 题选 E；服用过量铁剂可致急性中毒，表现为坏死性胃肠炎、出血性腹泻、休克等，应急用磷酸盐或者碳酸盐溶液洗胃，并以铁剂的特殊解毒剂去铁胺鼻饲结合残存铁剂，故 22 题选 D；维生素 K 可用于防治新生儿出血，故 23 题选 A。

24. B　25. A　26. C

27. C；28. B。本题考查常用血液及造血系统药的临床应用和注意事项。纤维蛋白溶解药如链激酶和尿激酶使用过量引起自发性出血，可用其拮抗剂氨甲苯酸或者氨甲环酸进行治疗，故 27 题选 C；香豆素类过量引起出血，一旦出血严重，应立即停药，用维生素 K 解救，故 28 题选 B。

第二十四节　消化系统药

1. B　2. B　3. D

4. C。本题考查常用止泻药。地芬诺酯为人工合成品，是哌替啶衍生物。能提高肠张力，减少肠蠕动，用于急性功能性腹泻。故本题选 C。

5. C　6. B　7. A

8. D。本题考查抗溃疡药的作用机制。H_2 受体阻断药如西咪替丁，能够阻断胃壁细胞的 H_2 受体，有效抑制胃酸的分泌；质子泵抑制药如奥美拉唑，通过抑制 H^+，K^+ - ATP 酶，有效抑制胃酸分泌。故本题选 D。

9. E　10. C　11. D

12. D。本题考查常用抗酸药的区别特征。理想的抗酸药应当作用迅速、持久、不

吸收、不产气、不引起腹泻或便秘，对黏膜及溃疡面有保护收敛作用。碳酸氢钠的作用强、易吸收，时间快而短暂，可产生二氧化碳气体。故本题选 D。

13. D

14. A；15. D；16. C。本题考查常用消化系统药物的临床应用。抗酸药又称胃酸中和药，包括碳酸氢钠、氢氧化铝、三硅酸镁、氧化镁、碳酸钙等，故 14 题选 A。甲氧氯普胺阻断 CTZ 的 D_2 受体，产生强大的中枢性止吐作用，故 15 题选 D。胃壁细胞质子泵抑制药能选择性抑制胃壁细胞 H^+ 泵的作用，使胃壁细胞分泌 H^+ 减少，从而减少胃酸分泌，故 16 题选 C。

17. A 18. E

第二十五节 呼吸系统药

1. A。本题考查哮喘的临床治疗药物。氨茶碱主要用于治疗各种哮喘及急性心功能不全，患者哮喘急性发作的原因不明，应首选本品进行治疗。故本题选 A。

2. D。本题考查哮喘的临床治疗药物。长期抗炎治疗是治疗哮喘持续状态最基础的治疗，首选吸入糖皮质激素，其具有极强的平喘作用，对顽固性哮喘可迅速控制症状，故本题选 D。

3. D。本题考查镇咳药的分类。镇咳药分为中枢性镇咳药和外周性镇咳药，其中中枢性镇咳药包括可待因、右美沙芬、喷托维林等，A、B、C 错误；苯佐那酯属于外周性镇咳药，镇咳作用强度略低于可待因，但不抑制呼吸，D 正确。N-乙酰半胱氨酸适用于大量黏痰阻塞引起的呼吸困难，如痰液黏稠，E 错误。故本题选 D。

4. A

5. D。本题考查防治哮喘药物的机制。酮替芬能稳定肥大细胞和嗜碱性粒细胞膜，阻止组胺等过敏介质释放，兼有阻断 H_2 受体、抗 5-TH 及抑制磷酸二酯酶等作用，D 正确；其余选项均为局部抗炎作用。故本题

选 D。

6. E。本题考查茶碱对支气管平滑肌松弛的作用机理。①抑制磷酸二酯酶（PDE）；②阻断腺苷受体；③增加内源性儿茶酚胺的释放；④抗炎作用，抑制组胺过敏物质和慢反应物质的释放。故本题选 E。

7. A。本题考查的是色氨酸钠作用机制。色甘酸钠是一种抗过敏药，用于治疗过敏性哮喘，能在抗原抗体的反应中，稳定肥大细胞膜、抑制肥大细胞裂解、脱粒，阻止过敏介质释放，预防哮喘的发作；其对支气管平滑肌无直接松弛作用，对炎性介质亦无拮抗作用，故对已发作的哮喘无效。故本题选 A。

8. C

9. E。本题考查祛痰药的作用机制。祛痰药对胃黏膜产生局部刺激作用，反射性地引起呼吸道腺体的分泌，裂解和抑制黏多糖，使痰液变稀，易于咳出，痰液排出后减少了刺激，间接起到镇咳和抗喘作用。故本题选 E。

10. C 11. C

12. B。本题考查哮喘发作的临床治疗。哮喘常伴随引起气道反应性增高，导致反复发作的喘息、气促、胸闷和（或）咳嗽等症状。色甘酸钠是一种抗过敏药，用于治疗过敏性哮喘，其对支气管平滑肌无直接松弛作用，对炎性介质亦无拮抗作用，故对已发作的哮喘无效。故本题选 B。

13. C。本题考查平喘药沙丁胺醇的药理作用及不良反应。沙丁胺醇为选择性 β_2 受体激动剂，能选择性激动支气管平滑肌的 β_2 受体，激活支气管平滑肌腺苷酸环化酶，抑制肥大细胞等致敏细胞释放过敏反应介质使其支气管平滑肌解痉，有较强的支气管扩张作用。服用本品偶有恶心、头晕、手指震颤等不良反应，过量致心律失常等。故本题选 C。

14. A。本题考查氨茶碱的作用机制。氨茶碱的作用机制包括：①抑制磷酸二酯酶（PDE）；②阻断腺苷受体，对支气管平滑肌有直接松弛作用；③增加内源性儿茶酚胺的

释放；④抑制组胺和慢反应物质的释放并抑制中性粒细胞进入气道，起抗炎作用。故本题选 A。

15. B。本题考查氨茶碱的作用机制。氨茶碱增强心肌收缩力，促进肺静脉血回流心脏，通过利尿作用，减少血容量，减少肺内血管压，减少肺内血管渗出，改善心源性哮喘呼吸困难。故本题选 B。

16. A。本题考查糖皮质激素的抗炎作用机制。糖皮质激素具有强大的抗炎作用，干扰花生四烯酸代谢，使炎症介质前列腺素和白三烯的生成减少，产生抗炎作用，可用于支气管哮喘的治疗。故本题选 A。

17. A。本题考查糖皮质激素抗免疫的作用。糖皮质激素具有抗免疫作用，能降低机体防御功能。长期应用糖皮质激素可诱发和加重感染，使体内潜在病灶扩散，特别是在原有疾病已使抵抗力降低的患者更易发生。故本题选 A。

18. B；19. A；20. D。倍氯米松属于糖皮质激素，不良反应有口干及声音嘶哑，咽部白色念珠菌感染，因此每次吸药后应漱口去除咽部残留药物，故 18 题选 B。异丙肾上腺素不良反应有心律失常、心肌损害、心悸、心绞痛，故 19 题选 A。色甘酸钠毒性低，少数患者吸入时因粉末刺激咽喉引起呛咳、气急等，甚至诱发哮喘，与少量异丙肾上腺素合用可预防，故 20 题选 D。

第二十六节　抗组胺药

1. E。本题考查 H_1 受体阻断药常用药物分类。苯海拉明为氨基醚类 H_1 受体阻断药；异丙嗪为三环类 H_1 受体阻断药；氯苯那敏为丙胺类 H_1 受体阻断药，抗组胺作用强，中枢镇静弱；雷尼替丁为 H_2 受体阻断药；苯茚胺为 H_1 受体阻断药，略有中枢兴奋作用。故本题选 E。

2. B　3. E

4. B。本题考查 H_1 受体阻断药的临床应用。本类药物能选择性地对抗组胺兴奋 H_1 受

体所致的血管扩张和平滑肌痉挛等，用于皮肤黏膜性变态反应性疾病，如荨麻疹、接触性皮炎等。故本题选 B。

5. C

6. B。本题考查雷尼替丁的药理性质。雷尼替丁属于呋喃类 H_2 受体拮抗剂，可竞争性阻断 H_2 受体，显著抑制组胺引起的胃酸分泌，主要用于消化性溃疡的治疗。故本题选 B。

7. C。本题考查 H_1 受体阻断药抑制中枢作用的强弱。H_1 受体阻断药中，对中枢抑制作用最强的是异丙嗪，苯海拉明次之，扑尔敏第三；曲吡那敏为乙二胺类抗组胺药，中枢镇静作用中等；氯苯丁醇（安其敏）为哌嗪类抗组胺药，抗组胺作用较苯海拉明强而持久，镇吐作用也显著持久，尚有抗焦虑作用。敏可静（又称美可洛嗪）为哌嗪类非镇静 H_1 受体阻断药。故本题选 C。

8. D

9. D。本题考查抗组胺 H_1 受体阻断药的性质与应用。H_1 受体阻断药具有中枢作用，可用于镇静、催眠，A 正确。H_1 受体阻断药用于晕车、晕船、妊娠及放射反应性呕吐有良好效果，常用药物苯海拉明、异丙嗪等，B、C 正确。H_1 受体阻断药常见中枢抑制，表现为嗜睡、头晕、乏力、反应迟钝等，服药期间不宜驾驶车辆，E 正确。故本题选 D。

10. B　11. A

12. C。本题考查苯海拉明的药理作用。苯海拉明的药理作用如下。①抗组胺作用：可与组织中释放出来的组胺竞争效应细胞上的 H_1 受体；②镇静催眠作用：抑制中枢神经活动的机制尚不明确；③镇咳作用：可直接作用于延髓的咳嗽中枢，抑制咳嗽反射；④其他：也有局麻、镇吐和抗胆碱作用。故本题选 C。

13. A　14. B　15. D

第二十七节　作用于子宫平滑肌的药物

1. C。本题考查缩宫素的药理作用及特

点。缩宫素的药理作用及特点：①缩宫素能选择性直接兴奋子宫平滑肌，加强子宫的收缩，增加收缩频率。②收缩性质取决于剂量大小。小剂量引起子宫底节律性收缩，子宫颈松弛，用于催产；大剂量使子宫产生持续强直性收缩，用于产后止血或子宫复原。③收缩强度受女性激素的影响。雌激素能提高子宫对缩宫素的敏感性，孕激素降低其敏感性。妊娠早期孕激素水平高、雌激素水平低，故妊娠早期子宫对缩宫素不敏感，妊娠中、后期子宫对缩宫素的敏感性逐渐增高，临产时达到高峰。④大剂量缩宫素还有舒张血管和抗利尿作用。故本题选 C。

2. A　3. A

4. A。本题考查止血治疗临床方法。垂体后叶素可直接作用于血管平滑肌，具有强烈的血管收缩作用。用药后由于肺小动脉的收缩，肺内血流量锐减，肺循环压力降低，从而有利于肺血管破裂处血凝块的形成，达到止血目的。故本题选 A。

5. C。本题考查缩宫素的临床应用。小剂量缩宫素加强子宫（尤其对妊娠末期子宫）节律性收缩，收缩性质类似于正常分娩，利于胎儿顺利娩出。故本题选 C。

6. B。本题考查产后止血药的使用。麦角新碱、麦角胺、麦角毒、大剂量缩宫素均可用于产后止血，硫酸镁可用于防治早产和妊娠高血压综合征，不具有产后止血的作用。故本题选 B。

7. D；8. B；9. E。本题考查常用药物的临床应用。由于前列腺素能引起子宫频率而强烈的收缩，故应用于足月妊娠的引产、人工流产以及避孕等方面，故 7 题选 D；产后子宫复原，产后出血常选用麦角新碱，故 8 题选 B；小剂量的缩宫素引起子宫底节律性收缩，子宫颈松弛，用于催产，故 9 题选 E。

第二十八节　肾上腺皮质激素类药

1. B

2. A。本题考查糖皮质激素的临床应用。

隔日疗法是对一般剂量长期疗法的改进。根据糖皮质激素分泌的昼夜节律，将两日总量于隔日清晨顿服，服药时间在早上八点，此时适值糖皮质激素正常分泌高峰，对肾上腺皮质功能抑制较小。用于慢性、顽固性、反复发作性疾病，如结缔组织病、肾病综合征、顽固性支气管哮喘、各种恶性淋巴瘤、淋巴细胞性白血病等。故本题选 A。

3. C

4. E。本题考查糖皮质激素的临床应用。糖皮质激素在临床上应用于：替代治疗；自身免疫性疾病（如风湿性关节炎）、器官移植排异反应和过敏性疾病；严重感染或炎症，应在足量有效抗菌药的前提下使用，病毒感染一般不用激素；休克；血液病；皮肤病。故本题选 E。

5. A。本题考查糖皮质激素对血液和造血系统的作用。糖皮质激素能刺激骨髓造血功能，使红细胞与血红蛋白含量增高；大剂量可使血小板增多，提高纤维蛋白原浓度，缩短凝血时间；使中性粒细胞数量增多，但降低其游走、吞噬等功能；使血液中淋巴细胞减少，淋巴组织萎缩；使血中嗜酸性粒细胞、嗜碱性粒细胞减少。故本题选 A。

6. D。本题考查糖皮质激素的临床应用。糖皮质激素无抗菌作用，且降低机体的防御功能，在治疗严重感染时必须与足量有效的抗菌药物合用，治疗目的在于迅速缓解中毒症状，防止心、脑等重要脏器损害，有助于患者度过危险期。故本题选 D。

7. D。本题考查糖皮质激素的不良反应及禁忌证。因糖皮质激素长期大剂量使用对脑垂体前叶产生较强的反馈性抑制，使得 ACTH 释放减少，从而引起肾上腺皮质激素分泌减少，当减量过快或者突然停药时，可出现肾上腺皮质功能不全，诱发医源性肾上腺皮质功能不全症。故本题选 D。

8. C　9. C

10. E。本题考查糖皮质激素的不良反应。由于糖皮质激素在抑制炎症，减轻症状的同时也对免疫反应的多个环节都有抑制作用，降低了机体的防御与修复功能，且无抗菌作用，长期使用可诱发或加重感染或使体内潜在的病灶扩散。故本题选 E。

11. D

12. D。本题考查糖皮质激素的不良反应。过量的使用糖皮质激素可引起肾上腺皮质功能亢进，引起糖、蛋白质、脂肪和水盐代谢紊乱，表现为满月脸、水牛背、多毛、浮肿、低血钾、高血压、糖尿等。故本题选 D。

13. A   14. E

15. B。本题考查糖皮质激素的禁忌证。有严重的精神病和癫痫病病史者，活动性消化性溃疡，新近胃肠吻合术，骨折，创伤修复期，角膜溃疡，肾上腺皮质功能亢进症，严重的高血压，孕妇，抗菌药不能控制的感染如水痘、麻疹、真菌感染等是糖皮质激素的禁忌证。故本题选 B。

16. C

17. E。本题考查糖皮质激素的不良反应。长期使用糖皮质激素者不可立即停药，可使病情复发或加重等反跳现象。故本题选 E。

18. D；19. C；20. A。本题考查糖皮质激素的禁忌证。糖皮质激素禁用于精神病是因为其能提高中枢神经系统的兴奋性，出现欣快、激动、失眠，可诱发精神失常，故 18 题选 D；糖皮质激素禁用于胃溃疡是因为其增加胃酸和胃蛋白酶的分泌，抑制胃黏液分泌，使得胃黏膜防护与修复功能减弱，长期应用可诱发加重胃溃疡，故 19 题选 C；糖皮质激素禁用于高血压是因为其能储钠排钾，增加细胞外液，引起高血压和水肿，故 20 题选 A。

第二十九节　性激素和避孕药

1. D

2. D。本题考查雌激素的药理作用。雌激素的药理作用如下。①对生殖器官：维持第二性征，促进子宫、输卵管黏膜发育和腺体增生，还可刺激阴道上皮增生，浅表层细胞角化，增加子宫平滑肌对缩宫素的敏感性；②影响排卵；③调控腺垂体激素的释放；④对乳腺：促进乳腺增生；⑤使醛固酮分泌增加，有轻度水钠潴留作用；⑥增加高密度脂蛋白形成，减少低密度脂蛋白形成，降低胆固醇；⑦通过刺激降钙素，增加骨骼钙沉积；⑧促进凝血等。故本题选 D。

3. C

4. D。本题考查雌激素的临床应用。雌激素类药主要用于卵巢功能不全和闭经、更年期综合征、功能失调性子宫出血、晚期乳腺癌、前列腺癌、乳房胀痛及回乳、避孕、痤疮等。己烯雌酚属于雌激素类药。故本题选 D。

5. C   6. B

7. A。本题考查孕激素的药理作用。在雌激素作用的基础上，孕激素促进子宫内膜继续增厚、充血、腺体增生并分支，由增生期转为分泌期，有利于受精卵的着床和胚胎的发育，A 表述错误。故本题选 A。

8. B。本题考查避孕药的避孕机制。避孕药避孕机制有：①抑制排卵，利用负反馈作用抑制下丘脑分泌 GnRH，使得 FSH 和 LH 分泌减少，卵泡不能发育，抑制排卵；②改变宫颈黏液性质，阻止精子进入宫腔；③改变子宫内膜结构，腺体提早分泌和衰竭，使之不利于受精卵着床；④改变输卵管功能，通过雌激素影响输卵管的正常收缩，使受精卵运动速度改变，不能按时到达子宫着床。故本题选 B。

9. A   10. D

第三十节　甲状腺激素与抗甲状腺药

1. E

2. E。本题考查甲状腺激素的临床应用。甲状腺激素主要用于替代补充疗法，可以治疗呆小症、黏液性水肿和单纯性甲状腺肿，需终身治疗。故本题选 E。

3. E。本题考查碘及其碘化物的药理作用。小剂量碘可作为合成甲状腺素的原料，促进甲状腺激素合成，可用于防治单纯性甲状腺肿。大剂量碘产生抗甲状腺作用，主要通过抑制甲状腺球蛋白水解酶而抑制甲状腺激素释放。大剂量碘的抗甲状腺作用快而强，用药后 1～2 日起效，10～15 日达最大效应。此时若继续用药，反使碘的摄取受抑制，胞内碘离子浓度下降，而失去抗甲状腺效应，甲亢又可复发，故碘化物不能单独用于甲亢的内科治疗。故本题选 E。

4. C。本题考查甲状腺激素的药理作用。甲状腺激素的药理作用主要有：①维持正常的生长发育；②促进代谢；③提高交感神经系统的敏感性等。甲状腺激素分泌过多会引起甲状腺功能亢进的症状。故本题选 C。

5. E　6. B　7. C

8. D。本题考查甲状腺激素的临床应用。三碘甲状腺原氨酸（T_3）属于甲状腺激素，临床用于治疗呆小病、黏液性水肿和单纯性甲状腺肿。故本题选 D。

9. C。本题考查甲状腺激素的临床应用。甲状腺片用于治疗黏液性水肿，从小剂量开始逐渐增加，2～3 周后如基础代谢率恢复正常，可以逐渐减至维持量。应终身服药，不可漏服、加倍或改变服药间隔。故本题选 C。

10. D。本题考查甲亢的临床治疗。丙硫氧嘧啶可用于甲亢的内科治疗，适用于轻症和不适宜手术或放射性碘治疗者，如儿童、青少年及手术后复发而不适于放射性碘治疗者。故本题选 D。

11. C。本题考查甲状腺危象的治疗。甲状腺危象的治疗：①首选丙硫氧嘧啶＋复方碘化钠溶液；②可以选用普萘洛尔，有抑制外周组织 T_4 转换为 T_3 的作用；③氢化可的松 50～100 mg 加入 5%～10% 葡萄糖溶液静脉滴注；④有高热者予以物理降温，不能用乙酰水杨酸类药物降温。故本题选 C。

第三十一节　胰岛素及口服降血糖药

1. E。本题考查磺酰脲类降血糖药的作用机制。磺酰脲类药刺激胰岛 B 细胞分泌胰岛素，使血中胰岛素增多，同时降低胰岛素的代谢和减少胰高血糖素的分泌，增强靶细胞膜上胰岛素受体的数目与亲和力，增强胰岛素的作用，对正常人和胰岛功能尚存的糖尿病患者均有降血糖作用，对胰岛功能完全丧失的患者无效。故本题选 E。

2. D

3. B。本题考查胰岛素的临床应用。胰岛素主要用于糖尿病，且对胰岛素缺乏的各种糖尿病均有效，主要适用于 1 型糖尿病、2 型糖尿病、糖尿病急性并发症、糖尿病伴有并发症以及继发性糖尿病，另外也可用于高钾血症和纠正细胞内缺钾。故本题选 B。

4. C

5. A

6. E。本题考查胰岛素的注射要求。因胰岛素皮下注射后局部会出现红肿、硬结及皮下脂肪萎缩等局部不良反应，所以注射胰岛素时一定要注意注射方法，如注射前新笔芯的排气和胰岛素的充分混匀，注射部位的经常轮换，一般每周按左右轮换注射部位，避免一个月内重复使用同一注射点。故本题选 E。

7. C。本题考查胰岛素的注射要求。为确保胰岛素的稳定吸收，两次注射点需要间隔 2.0 cm。故本题选 C。

8. E。本题考查 1 型糖尿病的治疗。1 型糖尿病的主要病因是胰岛素分泌的绝对缺乏，是胰岛素依赖型糖尿病，必须用胰岛素终身治疗来维持生命。阿卡波糖是一种新型口服降糖药，一般单用，或与其他口服降血糖药，或胰岛素合用。配合餐饮，治疗胰岛素依赖型或非依赖型糖尿病。故本题选 E。

9. B。本题主要考查磺酰脲类三代药物的区别。就降糖作用强度而言，第二代药物是第一代的 150 倍左右；格列本脲作用强度最大，作用时间长，但低血糖发生率也高；格列喹酮排泄主要通过胆汁代谢经粪便排泄，仅 5% 从肾脏排泄，故适用于老年或者肾功能不全的患者；格列吡嗪和格列齐特除能降糖外对糖尿病并发症也有一定防治作用。故本题选 B。

10. C。本题考查胰岛素依赖型糖尿病的临床治疗。根据患者的临床表现和入院后的相关实验室检查，可初步诊断为胰岛素依赖型糖尿病，首选胰岛素进行治疗。故本题选 C。

11. D。本题考查胰岛素的不良反应。低血糖症是常见的胰岛素临床使用的不良反应，其是胰岛素过量使用导致，轻者可饮用糖水或进食，重者则需要立即静脉注射高渗葡萄糖。故本题选 D。

12. E；13. C；14. A。本题考查常用降血糖药物的分类。甲福明是盐酸二甲双胍，属于双胍类，故 12 题选 E；格列齐特为第二代磺酰脲类口服降血糖药，对正常人和糖尿病患者均有降血糖作用，故 13 题选 C；低精蛋白锌胰岛素为中效胰岛素，用于一般中、轻度糖尿病。治疗重度糖尿病需与正规胰岛素合用，使作用出现快而维持时间长，故 14 题选 A。

第三十二节　影响其他代谢的药物

1. E。本题考查钙磷代谢的调节药。骨质疏松症是一种全身代谢骨病，防治药物主要有抑制骨吸收和刺激骨形成两类：前者包括雌激素、降钙素、二膦酸盐等，后者有氟制剂、同化类固醇、甲状旁腺素和生长激素等。此外钙剂、维生素 D 及其活性代谢物也可促进骨的矿化，对防治骨质疏松也起作用。故本题选 E。

2. C

第三十三节　抗微生物药物概论

1. C

2. E。本题考查的是抗菌药物的作用机制。抗菌药物的作用机制包括抑制细菌细胞壁的合成，影响细胞膜通透性，抑制蛋白质合成，抑制核酸代谢，影响叶酸代谢。故本

题选 E。

3. B。本题考查抗结核药的分类。抗结核药物分为抗结核抗生素和合成抗结核病药。其中抗生素主要有硫酸链霉素和利福霉素类等。链霉素为氨基苷类抗生素，利福霉素类药物主要有利福平和利福喷丁。故本题选 B。

4. E。本题考查的是抗生素后效应的有关知识。抗生素后效应（PAE）是指当抗菌药物与细菌短暂接触后，药物浓度逐渐下降，低于最小抑菌浓度或消失后，仍然对细菌的生长繁殖有抑制作用，A 正确；几乎所有的抗菌药物都具有 PAE，一般时间依赖性抗菌药物的 PAE 较弱，B 正确、E 错误；药物种类与浓度、细菌种类、药物和细菌接触时间等是 PAE 的重要影响因素，C 正确；PAE 与药动学研究相结合，在保证疗效的前提下，延长给药间隔，减少给药次数，减少不良反应，D 正确。故本题选 E。

5. E

6. D。本题考查的是抗菌药物治疗性应用的基本原则。原则内容包括诊断为细菌性感染者，方有指征应用抗菌药物，A 正确；尽早查明感染病原，根据病原种类及细菌药物敏感试验结果选用抗菌药物，B 正确；按照药物的抗菌作用特点及其体内过程特点选择用药，C 正确；抗菌药物治疗方案应综合患者病情、病原菌种类及抗菌药物特点制定，E 正确。故本题选 D。

7. C　8. E

9. B。本题考查的是细菌耐药性产生的机制。耐药性又称抗药性，细菌与药物多次接触后，对药物敏感性下降甚至消失。耐药性产生机制包括药物不能到达其靶位，细菌所产生的酶使药物失活，菌体内靶位结构的改变，代谢拮抗物形成增多。故本题选 B。

10. B　11. A　12. B

13. A。本题考查的是抗菌药物临床应用的相关知识。应根据感染病症的轻重程度选择合理的给药途径。轻度感染应选用口服吸收完全的抗菌药物，抗菌药物的局部应用应

尽量避免。故本题选 A。

第三十四节　喹诺酮类、磺胺类及其他合成抗菌药物

1. C

2. C。本题考查的是喹诺酮类药动学特点。大多数喹诺酮类药物口服吸收良好，1～2 h 血药浓度达峰值；喹诺酮类药物体内分布广，在多数组织和体液中，药物浓度高于血药浓度，表观分布容积大；培氟沙星主要经肝代谢通过胆汁排泄，氧氟沙星、左氧氟沙星、洛美沙星和加替沙星 70% 以上以原型经肾排泄；穿透性强，脑脊液、骨组织和前列腺液中的药物浓度低于血药浓度。故本题选 C。

3. B　4. C　5. D　6. C

7. B。本题考查的是磺胺类药物作用机制。磺胺药的结构与对氨苯甲酸（PABA）相似，可与之竞争二氢叶酸合成酶，阻止二氢叶酸的合成，从而影响细菌核酸的合成而抑制细菌的生长繁殖，产生抗菌作用。故本题选 B。

8. C　9. C　10. A　11. C　12. C　13. A

14. D。本题考查的是磺胺类药物的药动学特点、抗菌谱及临床应用。磺胺类药物主要在肝脏经乙酰化代谢，A 正确；抗菌谱较广，对多种 G^+ 菌和 G^- 菌均有较强的抑制作用，对沙眼衣原体有效，但对支原体、立克次体和螺旋体无效，B、C 正确，D 错误；可与对氨苯甲酸（PABA）竞争二氢叶酸合成酶，阻止二氢叶酸的合成，从而影响细菌核酸合成而抑制细菌的生长繁殖，E 正确。故本题选 D。

15. B。本题考查的是氟喹诺酮类抗菌药物的不良反应。氟喹诺酮类抗菌药物能够抑制 γ-氨基丁酸（GABA）与其受体结合，使中枢抑制性神经元功能减弱，故不宜用于有精神病或癫痫病史者，A 正确；对多种幼年动物负重关节的软骨有损伤作用，儿童用药后可出现关节痛和关节肿胀等症状，故不宜

用于儿童、孕妇及哺乳期妇女，C 正确；偶见肝肾功能异常，但长期或大剂量应用易致肝损害，D 正确；洛美沙星具有光毒性或光敏性，服药期间避免日照和紫外线照射，E 正确。故本题选 B。

16. D。本题考查的是抗菌药物临床应用。磺胺嘧啶是流行性脑脊髓膜炎的首选药物。故本题选 D。

17. C。本题考查的是磺胺类药物的不良反应及治疗措施。由于磺胺药及其乙酰化代谢产物在尿中浓度高，溶解度较低，尤其在酸性环境中易析出结晶，而损伤肾小管，产生结晶尿、管型尿、血尿、尿痛和尿闭等。用药期间应多饮水（每日至少 1500 ml），可同服等量碳酸氢钠碱化尿液。故本题选 C。

18. B。本题主要考查的是磺胺类药物的联合用药。磺胺甲噁唑（SMZ）与甲氧苄啶（TMP）合用通过抑制细菌二氢叶酸合成酶和二氢叶酸还原酶，对细菌叶酸代谢过程起双重阻断作用，使抗菌作用增强，抗菌谱扩大，并减少细菌耐药性的产生。由于二者半衰期相似，故常合用组成复方磺胺甲噁唑（复方新诺明），用于治疗细菌感染。故本题选 B。

19. D；20. B；21. E。本题考查的是要抗菌药物的作用机制。甲氧苄啶（TMP）通过抑制细菌二氢叶酸还原酶，使二氢叶酸无法还原成四氢叶酸，阻止细菌核酸合成而抑制细菌生长繁殖，故 19 题选 D。诺氟沙星抗菌机制主要是通过抑制细菌 DNA 回旋酶，干扰细菌 DNA 的复制而杀菌，故 20 题选 B。金黄色葡萄球菌、淋病奈瑟菌、肺炎链球菌、脑膜炎奈瑟菌等极易对青霉素产生耐药性，耐药机制主要是产生青霉素酶（属 β-内酰胺酶），水解 β-内酰胺环，使青霉素失去抗菌活性，故 21 题选 E。

第三十五节　β-内酰胺类抗生素

1. B。本题考查的是青霉素的体内过程。青霉素仅对生长繁殖的细菌有杀伤作用。细菌受青霉素一次杀伤后恢复其增殖力所需时

间一般为 6～12 h，所以一般情况下，青霉素每日两次肌注可达到治疗要求，但严重感染时应 3～4 小时给药一次。故本题选 B。

2. E

3. C。本题考查青霉素类药物的相关知识。青霉素类抗生素包括天然青霉素和人工半合成的青霉素，通过抑制细菌细胞壁的合成发挥抗菌作用，为繁殖期杀菌药。天然的青霉素既不耐酸也不耐酶，抗菌谱窄。半合成的青霉素包括耐酸、耐酶、广谱、抗铜绿假单胞菌青霉素，抗菌谱广，既可用于抗革兰阳性菌，也可用于抗革兰阴性菌。故本题选 C。

4. D　5. D　6. D

7. C。本题考查 β-内酰胺类药物联合用药的机制。细菌对 β-内酰胺类抗生素产生耐药的主要机制是产生 β-内酰胺酶，使 β-内酰胺环断裂而失去抗菌活性。克拉维酸为 β-内酰胺酶抑制剂，与阿莫西林、替卡西林合用，发挥抑酶增效作用。故本题选 C。

8. E　9. D

10. B。本题考查青霉素的不良反应。青霉素的不良反应有：①过敏反应，以皮肤过敏和血清病样反应较多见。最严重的反应为过敏性休克，一旦发生过敏性休克，立即皮下注射或肌内注射肾上腺素，并加用糖皮质激素和 H_1 受体阻断药。②赫氏反应，表现为全身不适、寒战、发热、咽痛、肌痛、心跳加快等；③其他，肌内注射可引起局部红肿、疼痛、硬结等局部刺激症状；大剂量青霉素钾盐或钠盐静脉滴注，可引起明显的水、电解质紊乱；椎管内注射或大剂量静脉滴注，可引起脑膜或神经刺激症状。故本题选 B。

11. B。本题考查抗生素的联合用药。庆大霉素属于氨基糖苷类药物，青霉素与氨基糖苷类药物联合用于治疗草绿色链球菌心内膜炎。故本题选 B。

12. B。本题考查的是抗生素的合理应用。头孢克洛属时间依赖性抗菌药物，即药物的杀菌活性与药物浓度维持在 MIC 以上时

间长短有关，需多次给药。左氧氟沙星、阿奇霉素、依替米星、莫西沙星属于浓度依赖型抗菌药物，对致病菌的杀菌作用取决于峰浓度，不需要多次给药。故本题选 B。

13. B。本题考查的是青霉素过敏性休克的解救措施。一旦发生青霉素过敏性休克，立即皮下注射或肌内注射 0.1% 肾上腺素 0.5～1.0 ml，严重者可稀释后缓慢静脉注射或静脉滴注，必要时可重复一次，并加用糖皮质激素和 H_1 受体阻断药。故本题选 B。

14. B。本题考查的是青霉素的临床应用。大叶性肺炎为肺炎链球菌感染所致，青霉素是肺炎链球菌感染的首选用药。故本题选 B。

15. A。本题考查的是抗生素的不良反应。该患者妊娠 5 个月，应避免使用对胎儿有影响的药物。四环素类药物与新形成的骨骼、牙齿中所沉积的钙结合，可致牙齿黄染，牙釉质发育不全，还抑制婴幼儿骨骼发育。故孕妇、哺乳期妇女及 8 岁以下儿童禁用。故本题选 A。

16. D。本题考查的是抗菌药物的临床应用。金黄色葡萄球菌感染引起的疖、痈、脓肿、肺炎、蜂窝织炎等首选青霉素。故本题选 D。

17. A。本题考查的是抗菌药物的临床应用。多西环素属于四环素类抗菌药，氧氟沙星、环丙沙星为喹诺酮类抗菌药，庆大霉素为氨基糖苷类抗菌药，均对母体和胎儿有毒性，应避免使用。头孢菌素类无致畸作用，故本题选 A。

18. C　19. D

20. A；21. B；22. D。本题主要考查的是药物的药理作用及作用机制。他唑巴坦主要是抑制细菌产生的 β-内酰胺酶发挥作用，其本身没有或只有较弱的抗菌活性，但与其他 β-内酰胺类抗生素联合应用时，可发挥抑酶增效作用，故 20 题选 A。布洛芬抑制 PG 合成酶，具有较强的解热、镇痛、抗炎、抗风湿的作用，故 21 题选 B。巯嘌呤在体内受肌苷焦磷酸酶催化变成 6-巯基嘌呤苷酸

（TIMP），TIMP 可抑制肌苷酸转变腺苷酸和鸟苷酸，干扰嘌呤代谢，阻碍 DNA 的合成，故 22 题选 D。

第三十六节　大环内酯类、林可霉素及其他抗生素

1. C

2. E。本题主要考查的是新大环内酯类抗生素的药动学特点、抗菌作用和不良反应。新大环内酯类抗生素口服吸收好，对酸稳定，生物利用度高，抗菌谱相对较广，杀菌活性强，毒性较低，不良反应少，本类药物之间存在不完全交叉耐药。故本题选 E。

3. D　4. A

5. E。本题主要考查的是大环内酯类药物的不良反应。大环内酯类药物会产生肝损害，大剂量或长期使用可致胆汁淤积、转氨酶升高、肝肿大、黄疸等，一般停药数日可自行恢复，A 正确；耳毒性，大剂量或静脉给药可致耳鸣、暂时性耳聋，B 正确；偶见药物热，皮疹等过敏反应，C 正确；局部刺激性强，以胃肠道反应多见，口服或静脉给药均可引起，D 正确。故本题选 E。

6. B

7. D；8. B；9. A。本题主要考查的是抗生素的抗菌作用。红霉素抗菌机制是通过与细菌核糖体 50S 亚基结合，抑制移位酶，从而抑制细菌蛋白质的合成，为快速抑菌药，故 7 题选 D。庆大霉素抗菌机制主要是通过影响细菌蛋白质合成的各个阶段而抑制细菌蛋白质合成，还能破坏细菌细胞膜的完整性，使通透性增加，使菌体重要内容物外漏而死亡，属于静止期杀菌药，故 8 题选 B。苯唑西林耐酶青霉素，主要是与敏感菌胞浆膜上的青霉素结合蛋白结合，抑制转肽酶的活性，阻止黏肽合成，造成细胞壁缺损，属于繁殖期杀菌药，故 9 题选 A。

第三十七节　氨基糖苷类与多黏菌素类抗生素

1. A

2. B。本题主要考查的是氨基糖苷类抗生素的不良反应及用药监护。链霉素出现耳毒性以前庭神经损害早而多见，易恢复；耳蜗神经损害发生迟，但不可逆，因此用药后出现耳毒性症状后应立即停用链霉素。故本题选 B。

3. E

4. D。本题主要考查的是氨基糖苷类抗生素的不良反应及用药监护。依替米星为氨基糖苷类抗生素，具有耳毒性、肾毒性、神经肌肉麻痹、过敏反应等不良反应。应避免与其他有耳毒性的药物如高效能利尿药、红霉素、阿司匹林、万古霉素类、甘露醇等合用，也避免与掩盖耳毒性的药物如 H_1 受体阻断药合用；避免合用有肾毒性的药物如高效能利尿药、第一代头孢菌素、多黏菌素类、两性霉素 B、万古霉素类、杆菌肽、右旋糖酐、顺铂等。故本题选 D。

5. C　6. A　7. D

第三十八节　四环素类及氯霉素类

1. C。本题主要考查的是四环素类药不良反应。二重感染是长期大量应用四环素类药物引起的不良反应。二重感染有两种，其一是真菌感染，应立即停药，并应用抗真菌药治疗；其二是假膜性肠炎，应立即停药，并口服万古霉素或甲硝唑治疗。故本题选 C。

2. C　3. D

4. B。本题考查的是四环素类药物的分类。四环素、土霉素、多西环素、米诺环素均属于四环素类抗生素。故本题选 B。

5. E　6. B　7. A

8. B；9. E；10. A。本题考查的是抗生素的作用机制。四环素类药物主要是通过特异性与敏感菌核糖体 30S 亚基结合，阻止肽键延伸，抑制细菌蛋白质合成发挥抗菌作用，故 8 题选 B。咪唑类药物可抑制真菌细胞膜中麦角固醇合成，抑制真菌生长，故 9 题选 E。磺胺类药物的结构与对氨苯甲酸（PABA）相似，可与之竞争二氢叶酸合成

酶，阻止二氢叶酸的合成，从而影响细菌核酸合成而抑制细菌的生长繁殖，产生抗菌作用，故10题选A。

第三十九节　抗真菌药与抗病毒药

1. A。本题考查特比萘酚的临床应用。特比萘酚对皮肤癣菌有杀菌作用，对各种浅部真菌如毛癣菌属、小孢子癣菌属、表皮癣菌属均有明显的抗菌活性，对酵母菌、假丝酵母菌也有抑菌效应，属表浅部抗真菌药。故本题选A。

2. E。本题考查的是抗真菌药的临床应用。氟康唑主要用于深部真菌感染；酮康唑、伊曲康唑对多种深部和浅部真菌感染均有效，但酮康唑全身用药毒性大，仅作局部治疗；特比萘芬对各种浅部真菌有明显的抗菌活性；两性霉素B对多种深部真菌有强大的抑制作用，是目前治疗深部真菌感染的首选药。故本题选E。

3. C

4. A。本题考查的是抗病毒药的临床应用。阿昔洛韦为单纯性疱疹病毒（HSV）感染的首选药。静脉给药用于HSV脑炎，局部应用治疗疱疹性角膜炎、单纯疱疹和带状疱疹。故本题选A。

5. D。本题考查的是抗病毒药的临床应用。奥司他韦是选择性的流感病毒神经氨酸酶抑制剂，是目前防治流感病毒最有效的药物。故本题选D。

6. D；7. B；8. C。本题主要考查的是抗真菌药物的临床应用和不良反应。制霉菌素主要用于浅部真菌感染，毒性大，仅局部用于治疗皮肤、口腔及阴道念珠菌感染，故6题选D。两性霉素B为剂量依赖型药物，可选择性地与真菌细胞膜的麦角固醇相结合形成孔道，从而增加膜的通透性，导致胞内许多小分子物质外漏，造成细胞死亡。人体细胞含固醇类，因此对人体毒性大而严重，可致肾损害及溶血，故7题选B。酮康唑对多种浅部和深部真菌均有抗菌作用，为广谱抗

真菌药，故8题选C。

第四十节　抗结核病药和抗麻风病药

1. E。本题考查的是药物的不良反应。链霉素单用易产生耐药性，且长期应用耳毒性发生率高，A正确；氯霉素会引起骨髓造血功能的抑制、灰婴综合征、恶心、呕吐等不良反应，B正确；磺胺类药物会引起泌尿道损害、过敏反应、造血系统反应等，C正确；四环素会引起局部刺激、二重感染，对骨骼和牙齿也有一定的影响等，D正确；利福平会引起胃肠道反应、肝毒性、"流感样综合征"、过敏反应等，E错误。故本题选E。

2. C　3. E　4. B

5. A。本题考查的是抗结核病药的临床应用。异烟肼为治疗各型结核病的首选药，除治疗早期轻症肺结核或预防应用可单用外，均须与其他一线抗结核药合用。故本题选A。

6. E。本题考查的是抗结核病药的临床应用。异烟肼是治疗各型结核病的首选药。对结核分枝杆菌具有高度选择性，是全效杀菌药；除早期轻症肺结核或预防应用可单用外，均须与其他一线抗结核药合用；对粟粒性结核和结核性脑膜炎应加大剂量，延长疗程，必要时注射给药。故本题选E。

7. B

8. B。本题考查的是抗结核病药的临床应用。异烟肼、乙胺丁醇、链霉素、利福平均为一线抗结核药。乙胺嘧啶是主要用于预防的抗疟药，不用于结核病的治疗。故本题选B。

9. C；10. E。本题考查的是抗结核病药的抗菌活性。异烟肼对结核分枝杆菌具有高度选择性，抗菌活性强，对生长旺盛的结核杆菌有强大的杀灭作用，对静止期的结核杆菌有抑制作用，作用强度与渗入到病灶部位的药物浓度呈正相关。穿透力强，可渗入吞噬细胞内及纤维化或干酪样病灶内产生杀菌作用，是全效杀菌药，故9题选C。对氨基

水杨酸大部分在体内代谢成乙酰化代谢产物，对结核分枝杆菌只有抑菌作用，活性较异烟肼及链霉素弱，单用无临床价值，故 10 题选 E。

11. D；12. A。本题考查的是抗结核病药的作用机制。异烟肼的抗菌机制可能是抑制分枝菌酸的合成，使结核杆菌细胞壁合成受阻而死亡；也可能是抑制结核杆菌 DNA 的合成或与敏感菌的酶结合引起代谢紊乱而杀菌，故 11 题选 D。利福平的抗菌作用机制是特异性抑制细菌 DNA 依赖性的 RNA 多聚酶，阻碍 mRNA 合成，故 12 题选 A。

第四十一节 抗 疟 药

1. B。本题主要考查的是抗疟药的药理作用。氯喹具有抗疟、抗肠道外阿米巴病作用，大剂量能抑制免疫反应，偶尔用于类风湿关节炎，也常用于系统性红斑狼疮。故本题选 B。

2. B　3. D　4. B

5. C。本题主要考查的是抗疟药的药理作用。氯喹对间日疟和三日疟原虫，以及敏感的恶性疟原虫的红细胞内期的裂殖体有杀灭作用，A 错误；伯氨喹对良性疟继发性红细胞外期的疟原虫有杀灭作用，B 错误；乙胺嘧啶对恶性疟及良性疟的原发性红细胞外期疟原虫有抑制作用，C 正确；奎宁可杀灭各种疟原虫红细胞内期裂殖体，抗疟活性弱于氯喹，D 错误；青蒿素能杀灭红细胞内期的裂殖体，对耐氯喹虫株感染也有效，E 错误。故本题选 C。

6. C。本题主要考查的是抗疟药的临床应用。吡喹酮主要用于治疗血吸虫病；乙胺嘧啶主要用于疟疾的预防；氯喹主要用来控制疟疾症状；伯氨喹主要用来控制疟疾复发和传播；依米丁是毒性最大的抗阿米巴药。故本题选 C。

7. D。

第四十二节 抗阿米巴病药及抗滴虫病药

1. C

2. E。本题主要考查的是抗阿米巴病药的临床应用。甲硝唑对肠内、外阿米巴滋养体均有直接杀灭作用，疗效高、副作用小，是目前治疗阿米巴肝脓肿的首选药物。故本题选 E。

3. A

4. E。本题主要考查的是抗阿米巴病药毒性作用。依米丁选择性低，既能阻碍虫体蛋白质合成，也能抑制真核细胞蛋白质的合成，根治作用差，连续应用可引起严重心肌和骨骼肌毒性，基本被取代。故本题选 E。

5. A。本题主要考查的是抗滴虫药的临床应用。甲硝唑为滴虫病的首选用药，遇到抗甲硝唑滴虫感染时，可选用乙酰胂胺、曲古霉素等。故本题选 A。

6. B；7. C。本题主要考查的是抗阿米巴病药物药理作用特点。依米丁选择性低，可以抑制真核细胞蛋白质的合成，因此毒性较大，已渐被氯喹、甲硝唑等药取代。故 6 题选 B。氯喹既有抗疟作用又有抗肠道外阿米巴病作用。故 7 题选 C。

第四十三节 抗血吸虫和抗丝虫病药

1. C。本题主要考查的是抗血吸虫病药的临床应用。乙胺嗪主要用来杀灭班氏丝虫和马来丝虫；酒石酸锑钾可用于治疗血吸虫病，但毒性大，不作为血吸虫病的首选用药；吡喹酮除对血吸虫有杀灭作用外，对其他吸虫也有不同程度的疗效，目前为临床治疗日本、埃及和曼氏血吸虫病的首选药；左旋咪唑临床主要用于蛔虫病、钩虫病以及蛔钩混合感染；喹诺酮为广谱杀菌药，适用于敏感菌引起的泌尿生殖道、呼吸道、肠道及骨、关节、皮肤软组织感染。故本题选 C。

2. A

第四十四节 抗肠道蠕虫病药

1. E

2. C。本题主要考查的是抗肠道蠕虫病药的临床应用。左旋咪唑对蛔虫、蛲虫、钩虫有明显驱虫作用，临床主要用于蛔虫病、钩虫病以及蛔钩混合感染；恩波维铵是治疗蛲虫病的首选药；甲苯达唑为一高效、广谱驱肠蠕虫药，对蛔虫、蛲虫、鞭虫、钩虫、绦虫都有较高疗效，另外，对虫卵具抑制发育作用，有控制传播的意义，是钩虫病和鞭虫病的首选药；哌嗪对蛔虫、蛲虫均有驱除作用；噻嘧啶对蛔虫、钩虫、蛲虫有驱除作用。故本题选 C。

3. A

4. D。本题主要考查的是抗肠道蠕虫病药的临床应用。吡喹酮为临床治疗日本、埃及和曼氏血吸虫病的首选药；喹诺酮为广谱杀菌药，适用于敏感菌引起的泌尿生殖道、呼吸道、肠道及骨、关节、皮肤软组织感染；左旋咪唑对蛔虫、蛲虫、钩虫有明显驱虫作用，临床主要用于蛔虫病、钩虫病以及蛔钩混合感染；阿苯达唑对蛔虫、蛲虫、绦虫、鞭虫和粪类圆线虫的感染均有驱杀作用，还可用于治疗囊虫和包虫病；噻嘧啶对蛔虫、钩虫、蛲虫有驱除作用。故本题选 D。

5. C。本题主要考查的是抗蛔虫病药的临床应用。甲苯咪唑和阿苯达唑是治疗蛔虫病、蛲虫病、钩虫病和鞭虫病的首选药。阿苯达唑能进入球囊内，疗效相当于甚至优于甲苯达唑。故本题选 C。

第四十五节　抗恶性肿瘤药

1. B。本题主要考查的是抗肿瘤抗生素的副作用。柔红霉素骨髓抑制严重；博来霉素常见的不良反应有恶心、呕吐、口腔炎、皮肤反应、肺炎样症状及肺纤维化症状，骨髓抑制较轻；丝裂霉素 C 毒性为持久的骨髓抑制；放线菌素 D 不良反应为骨髓抑制、厌食、恶心和呕吐等；羟基柔红霉素副作用主要是抑制骨髓造血功能。故本题选 B。

2. E

3. C。本题主要考查的是烷化剂的不良反应。环磷酰胺的不良反应较氮芥轻，主要为骨髓抑制，另一种特殊的不良反应为膀胱

炎，尤其是其代谢产物可产生严重的出血性膀胱炎。故本题选 C。

4. B　5. D　6. C　7. D　8. E　9. D　10. B

11. B。本题主要考查的是多柔比星的作用机制、不良反应等知识。多柔比星属于细胞周期非特异性药物，嵌入 DNA 干扰核酸的合成，抑制 DNA 和 RNA 的合成。不良反应常见有脱发、骨髓抑制、口腔炎等，尤其应注意其心脏毒性，早期可出现各种心律失常，积累量大时可致心肌损害或心力衰竭，最严重的为心肌退行性病变和心肌间质水肿。故本题选 B。

12. C　13. A　14. E

15. C。本题主要考查的是抗恶性肿瘤药物的作用机制。长春新碱、长春碱、紫杉醇通过干扰微管蛋白形成，阻断细胞的有丝分裂；三尖杉酯碱通过干扰核蛋白体功能发挥抗恶性肿瘤作用；门冬酰胺酶催化门冬酰胺分解，使肿瘤细胞缺乏门冬酰胺供应从而干扰蛋白质的合成，抑制肿瘤细胞生长。故本题选 C。

16. B。本题主要考查的是抗肿瘤药物的不良反应。长春碱的不良反应是限制剂量性骨髓抑制；激素类抗肿瘤药通过影响激素平衡从而抑制某些激素依赖性肿瘤，无骨髓抑制等不良反应；抗生素类、烷化剂、抗代谢类抗肿瘤药均具有骨髓抑制毒性。故本题选 B。

17. C　18. E

19. D。本题主要考查的是环磷酰胺的不良反应。环磷酰胺为氮芥类抗肿瘤药，可出现影响伤口愈合，脱发，胃肠道受损（恶心、呕吐），肝肾损害，膀胱炎等不良反应。但最严重的就是骨髓抑制，出现白细胞减少，对感染的抵抗力降低。故本题选 D。

20. A。本题主要考查的是抗肿瘤药物的分类及应用。按化学结构和来源分类，甲氨蝶呤、氟尿嘧啶、阿糖胞苷、巯嘌呤均属于抗代谢药物。环磷酰胺为氮芥类的烷化剂，进入体内后代谢成有活性的磷酰胺氮芥后发

挥烷化作用，抑制 DNA 合成。用于淋巴瘤、多发性骨髓瘤等，亦用于妊娠绒毛膜上皮瘤等。故本题选 A。

21. D。本题主要考查的是环磷酰胺的不良反应。环磷酰胺不良反应较氮芥轻，主要为骨髓抑制，另一特殊的不良反应是膀胱炎，尤其是其代谢产物可产生严重的出血性膀胱炎。故本题选 D。

22. B。本题主要考查的是环磷酰胺抗肿瘤的作用机制。环磷酰胺为 DNA 交联剂，破坏 DNA 的结构，直接影响 DNA 结构与功能。故本题选 B。

23. D。本题主要考查的是环磷酰胺的不良反应。环磷酰胺为氮芥类抗肿瘤药，不良反应较氮芥轻，主要为骨髓抑制，膀胱炎是其特殊的不良反应。故本题选 D。

24. A；25. B；26. C。本题主要考查的是抗肿瘤药物的作用机制。环磷酰胺为 DNA 交联剂，破坏 DNA 的结构，直接影响 DNA 结构与功能，故 24 题选 A。激素类药物及其拮抗药通过影响激素平衡从而抑制某些激素依赖性肿瘤。如糖皮质激素、雌激素、雄激素等激素类或其拮抗药，故 25 题选 B。长春新碱为微管蛋白活性抑制剂，通过干扰微管蛋白聚合功能，干扰肿瘤细胞蛋白质的合成与功能，故 26 题选 C。

第四十六节　影响免疫功能的药物

1. C　2. B

3. E。本题主要考查的是免疫增强剂的药理作用和临床应用。干扰素（IFN）具有免疫调节作用，能活化巨噬细胞，表达组织相容性抗原，介导局部炎症反应；具有广谱抗病毒作用，临床应用于疱疹性结膜炎、带状疱疹等皮肤疾病及慢性乙型肝炎等；具有抗肿瘤作用，IFN 既可直接抑制肿瘤细胞生长，又可通过免疫调节发挥作用，对多种肿瘤，特别是对毛细胞白血病效果好。故本题选 E。

4. D；5. E。本题主要考查的是免疫抑制剂和增强剂的药理作用和临床应用。环孢素免疫抑制作用的主要特点是选择性抑制 T 细胞活化，使辅助性 T 细胞明显减少并降低其与抑制性 T 细胞的比例，抑制细胞免疫。但对 B 细胞的抑制作用弱，体液免疫抑制不明显，故 4 题选 D。左旋咪唑可增强细胞免疫功能，使受抑的细胞免疫功能恢复正常，使 T 淋巴细胞的增殖、淋巴因子的产生、抑制性细胞的功能及抗体形成的能力等都恢复到正常水平，临床应用于免疫功能低下的慢性反复感染、结缔组织病、癌症。故 5 题选 E。

第二章　生物药剂学与药动学

第一节　生物药剂学概述

1. E

2. C。本题考查的是药物代谢的定义。药物被机体吸收后，在体内各种酶、肠道菌丛以及体液环境作用下，可发生一系列化学反应，导致药物化学结构上的转变，这就是药物的代谢过程，又称生物转化。故本题选 C。

3. C。本题考查的是生物药剂学的基本概念。生物药剂学是研究药物及其剂型在体内的吸收、分布、代谢与排泄过程。药物效应是机体对药物作用的反应，既指治疗作用也指副作用，C 错误。生物药剂学中所指的剂型因素是药物及其制剂所表现出的内在与外在的所有性质。生物因素包括种属差异、性别差异、年龄差异、个体差异、不同生理病理状态导致的差异。其具体任务包括：①活性物质的设计与筛选；②药物给药途径及剂型的选择；③制剂处方筛选及工艺优化；

④药物及其制剂质量的评价；⑤指导临床合理用药。故本题选 C。

第二节　口服药物的吸收

1. E。本题考查的是影响药物吸收的生理因素。影响药物吸收的生理因素包括胃肠液的成分与性质、胃排空、胃肠运动、食物、循环系统、肝首过作用以及病理因素的影响。故本题选 E。

2. C。本题考查的是药物吸收的部位。小肠是药物的主要吸收部位，药物的吸收以被动扩散为主，同时小肠也是药物主动转运吸收的特异性部位。故本题选 C。

3. B　4. B

5. E。本题考查的是简单扩散的相关知识。体液 pH 会影响药物的解离度，药物的解离度会影响药物的转运，分子型药物比离子型药物易于吸收。故本题选 E。

6. D　7. C

8. C。本题考查的是口服药物吸收的相关知识。多数药物可在胃肠道吸收，小肠是药物吸收的主要部位。故本题选 C。

9. B

10. E。本题考查的是影响药物吸收的剂型因素。胃的排空速率为影响药物吸收的生理因素，不属于影响药物吸收的剂型因素。故本题选 E。

11. B　12. E

13. C；14. B。本题考查的是影响药物吸收的理化因素。通常在酸性环境下，弱酸性药物未解离型比例高，弱碱性药物解离型比例高；而在弱碱性环境下情况则相反。通常脂溶性较大的未解离型药物更容易通过生物膜吸收。碱性药物在碱性尿液中未解离型增多，重吸收增加，排泄减少，故13题选 C。酸性药物在碱性尿液中解离增多，重吸收减少，排泄增多，故14题选 B。

第三节　非口服药物的吸收

1. C。本题考查的是鼻黏膜给药的相关知识。有些药物如黄体酮经鼻黏膜给药的生物利用度与静脉给药相当，鼻黏膜给药被认为是较理想的取代注射给药的全身给药途径。C 错误，故本题选 C。

2. D

3. A。本题考查的是吸入给药的相关知识。临床上可供吸入给药的药物种类较少，A 错误，故本题选 A。

4. B　5. D

6. E。本题考查的是注射给药的相关知识。静脉注射是将药物直接注入静脉血管进入血液循环，不存在吸收过程，注射结束时的血药浓度最高，作用迅速。注射部位血流状态影响药物的吸收速度，局部热敷、运动等可使血流加快，能促进药物的吸收。分子量小的药物主要通过毛细血管吸收，分子量大的主要通过淋巴吸收。故本题选 E。

7. B

8. B。本题考查的是影响皮肤吸收的因素。影响皮肤吸收的因素有：①药物性质；②基质性质；③透皮吸收促进剂；④皮肤状况等。故本题选 B。

第四节　药物的分布

1. A。本题考查的是影响药物体内分布的因素。影响药物体内分布的因素有：①血液循环与血管通透性；②药物与血浆蛋白结合率；③药物的理化性质；④药物与组织亲和力；⑤药物相互作用。药物剂型主要影响药物的吸收。故本题选 A。

2. D　3. E

4. B。本题考查的是影响药物体内分布的因素。大多数药物以简单扩散方式透过细胞膜，这种被动转运方式与药物的理化性质密切相关，B 错误，故本题选 B。

5. C

6. A；7. B；8. E。本题考查的是药物的吸收、分布的相关知识。血中与蛋白结合的药物占总药量的百分数是血浆蛋白结合率，故6题选 A。肝–肠循环是指药物经肝脏进入胆汁，排泄到肠道，在肠道再吸收，形成的循环，故7题选B；易被消化酶破坏的药物，口服后易发生首过效应，故8题选E。

第五节 药物的代谢

1. B。本题考查的是药物代谢的相关知识。体内药物以原型或代谢物的形式排出体外，并不是所有药物都经过代谢。故本题选B。

2. B 3. B

4. D。本题考查的是肝药酶诱导剂的相关知识。肝药酶诱导剂可使肝药酶活性增加，加速其自身及被肝药酶转化的药物代谢，从而降低其自身及被肝药酶转化的药物的血药浓度。故本题选D。

5. B 6. A

7. B。本题考查的是药物代谢的概念。药物被机体吸收后，在体内各种酶、肠道菌丛以及体液环境作用下，可发生一系列化学反应，导致药物化学结构上的转变，这就是药物的代谢过程，又称生物转化。A指药物吸收；C指清除；D指分布；E指排泄。故本题选B。

8. C

第六节 药物排泄

1. B。本题考查的是肾小管的分泌。肾小管分泌是指药物由血管侧通过上皮细胞侧底膜摄入细胞，再从细胞内通过刷状缘膜向管腔侧流出的过程。该过程是主动转运过程。故本题选B。

2. C。本题考查的是肝－肠循环的作用。随胆汁排入十二指肠的药物或其代谢物，如果在小肠被重吸收，会经门静脉返回到肝，重新进入全身循环，然后再分泌直至最终从尿中排出的现象称为肝－肠循环。肝－肠循环的意义视药物的胆汁排泄量而定，如果药物的胆汁排泄量较多，肝－肠循环能使药物在体内存留较长时间。故本题选C。

3. B。本题考查维生素 B_6 的排泄。异烟肼的结构与维生素 B_6 相似，能竞争同一酶系，增加维生素 B_6 的排泄，引起维生素 B_6 缺乏并妨碍维生素 B_6 的利用，导致周围神经炎及其他神经精神症状，同服维生素 B_6 可治疗及预防此反应。故本题选B。

4. D 5. C 6. D 7. E

8. C。本题考查的是药物的胆汁排泄的相关内容。除肾排泄外，胆汁排泄也是药物排泄的重要途径，原型药物及其代谢产物可由胆汁排泄。故本题选C。

9. C

10. A。本题考查的是肾脏重吸收的相关知识。多数药物的肾小管重吸收主要以被动转运为主，A错误，故本题选A。

11. E 12. E

13. C；14. E。本题考查的是肝－肠循环和首过效应的概念。肝－肠循环是指随胆汁排入十二指肠的药物或其代谢物，如果在小肠被重吸收，会经门静脉返回到肝，重新进入全身循环，然后再分泌直至最终从尿中排出的现象。故13题选C。经胃肠道吸收的药物，在到达体循环前，首先经过门静脉进入肝脏，在首次通过肝脏的过程中，有相当大的一部分药物在肝组织被代谢或与肝组织结合，使进入体循环的原型药物量减少的现象，称为"首过效应"。故14题选E。

第七节 药动学概述

1. C。本题考查的是血药浓度的相关知识。表观分布容积表示给药剂量若按照所测得的血药浓度来分布，而求算得到的体积数，是以血药浓度估算体内药量的一个比例常数，用 V 表示。没有直接的生理意义。对于单室模型药物的静脉注射，给药剂量一定时，血药初浓度 C_0 与表观分布容积成反比。故本题选C。

2. B。本题考查的是表观分布容积与血药浓度的关系。对于单室模型药物的静脉注射，给药剂量一定时，血药初浓度 C_0 与表观分布容积成反比。故本题选B。

3. D

4. B。本题考查药动学的相关知识。药物的代谢是指药物在体内发生的化学结构的变化，又称为药物的生物转化，B 错误；药物的代谢和排泄合称消除，A 正确；肝药酶为促进药物生物转化的主要酶系统，主要的氧化酶为细胞色素 P_{450} 酶系统，C 正确；酶诱导剂包括苯巴比妥、苯妥英钠等，可加速药物自身和其他药物的代谢，使药效减弱，D 正确。酶抑制剂包括异烟肼、西咪替丁等，能减慢其他药物的代谢，使药效增强，E 正确。故本题选 B。

5. C

6. D。本题考查的是表观分布容积的相关知识。$V = X_0/C_0 = 1/0.1 = 10$ L。故本题选 D。

7. E。本题考查的是消除速度常数的相关知识。消除速度常数的单位是时间的倒数，如 h^{-1}，min^{-1} 等。其表示单位时间内消除体内剩余药量的百分数。其数值越小，代表单位时间内消除体内剩余药量的百分数越小，即药物消除越慢。故本题选 E。

8. C 9. C

10. A。本题考查的是血浆半衰期的相关知识。$t_{1/2} = 0.693/k$。故本题选 A。

11. C。本题考查的是血药浓度的相关知识。一般药物经 5 个半衰期达到稳态血药浓度。因此本题选 C。

12. E。本题考查的是清除率的概念。单位时间内药物被消除的百分率指的是消除速度常数，故 E 错误，本题选 E。

13. E。本题考查的是血浆半衰期的相关知识。一次用药后，大约经 5 个半衰期，体内药量消除约达 97%，可以认为药物从体内基本消除。故本题选 E。

14. B 15. A

16. E。本题考查的是表观分布容积的相关知识。表观分布容积还与人的体型和病理状态有关。肥胖者体内的脂肪组织多，亲脂性药物在其中的分布也多，血药浓度相对降

低，因此，亲脂性药物在肥胖者体内的 V 值就会高于一般体型的人。故本题选 E。

17. D。本题考查的是药动学的相关计算。已知 $D = 200$，$F = 0.5$，$V = 10$ L，$t_{1/2} = 2$ h，$C_t = 1.25$ mg/L。$C_0 = FD/V$，由于 $t_{1/2} = 2$ h，血药浓度从 C_0 降至 1.25 共经历了 3 个半衰期。故本题选 D。

18. C。本题考查的是药动学的相关计算。$t_{1/2} = 0.693/k = 0.693/0.3465 = 2$ h，经过 2 小时即一个半衰期后患者体内血药浓度应为初始血药浓度 C_0 的一半。$C_0 = X_0/V = 200$ mg/5 L $= 40$ μg/ml，故本题选 C。

19. D。本题考查的是血药浓度的相关知识。一般药物经 5 个半衰期达到稳态血药浓度。因此本题选 D。

20. B 21. C 22. D

23. C；24. E；25. D。本题考查的是药动学概念的英文缩写。C_{max} 代表峰浓度，故 23 题选 C；C_{ss} 代表稳态血药浓度，故 24 题选 E；AUC 代表药 - 时曲线下面积，故 25 题选 D。

26. B；27. E。本题考查的是药动学概念。药 - 时曲线下面积指的是时间坐标轴和药 - 时曲线围成的面积，故 26 题选 B；血浆半衰期指的是血药浓度下降一半所用的时间，故 27 题选 E。

28. A；29. B；30. C。本题考查的是药动学概念。血药浓度 - 时间曲线下面积与药物吸收的总量成正比，能够反映药物吸收的程度。故 28 题选 A。C_{max} 为血药峰浓度即药时数据中的最大浓度，其大小能够反映药物的疗效情况和毒性水平。与其相对应的时间称为达峰时间，用 t_{max} 表示，它能够反映药物吸收的快慢，t_{max} 越小，药物的吸收越快。故 29 题选 B，30 题选 C。

第八节 药物应用的药动学基础

1. C。本题考查的是单室模型口服给药时 k_a 的计算方法。单室模型口服给药时，用残数法求 k_a 的前提条件是必须 k_a 远大于 k，

且 t 足够大。故本题选 C。

2. C　3. D

4. A。本题考查的是单室模型的相关知识。若药物进入血液循环后，药物变化只受代谢和排泄影响，归为一种因素，即药物的体内消除。这种药物体内药 – 时数据拟合的数学模型称为单室模型或一室模型。隔室模型仅仅是为了数学处理方便，根据药物的不同性质人为假设出来的一种数学模型。单室模型中，各组织器官中的药物浓度不一定相等。故本题选 A。

第九节　新药的药动学研究

1. D。本题考查的是非临床药动学的相关知识。口服给药不宜选用兔子等食草类动物，D 错误，故本题选 D。

2. C。本题考查的是新药临床药动学的主要研究内容。主要研究内容包括：①Ⅰ期临床试验中，健康受试者单次给药和多次给药的药动学研究；②Ⅱ期或Ⅲ期临床试验中，相应患者单次和多次给药的药动学；③前体

药物或主要以代谢方式进行消除的药物，需进行该药的代谢途径、药物代谢物结构及其药动学的研究；④药物相互作用的药动学研究；⑤特殊药动学研究；⑥群体、特殊人群的药动学及人体内血药浓度和临床药理效应相关性的考察与研究等。故本题选 C。

第十节　药物制剂的生物等效性与生物利用度

1. E

2. C。本题考查的是生物利用度研究的基本要求。儿童用药应以健康成人作受试者，C 错误，故本题选 C。

3. A。本题考查的是影响生物利用度的因素。除剂型因素对生物利用度有影响外，其他因素还有：①胃肠道内的代谢分解；②肝脏首过效应；③非线性特性的影响；④实验动物的影响；⑤年龄、疾病及食物等因素的影响。故本题选 A。

专业实践能力

第一章 岗位技能

第一节 药品调剂

1. C

2. B。本题考查的是处方的调配程序。药学专业技术人员应按操作规程调剂处方药品，一般包括以下过程：认真审核处方，准确调配药品，正确书写药袋或粘贴标签，包装；向患者交付处方药时，应当对患者进行用药说明与指导。故本题选 B。

3. B

4. B。本题考查的是"配方"方面处方差错防范的措施。配方前先读懂处方上所有药品的名称、规格和数量，有疑问时不要凭空猜测，可咨询上级药师或电话联系处方医师。故本题选 B。

5. E 6. C 7. D 8. C 9. E 10. B 11. B

12. B。本题考查的是调剂处方的过程。药学专业技术人员调剂处方药品的过程一般是审方→调配→写药袋→发药→用药交代。故本题选 B。

13. E 14. C 15. C 16. E 17. C 18. B
19. D 20. E 21. C

22. C。本题考查的是特殊管理药品的定义。特殊药品指的是麻醉药品、精神药品、医疗用毒性药品及放射性药品。故本题选 C。

23. B 24. A 25. E 26. C 27. C 28. C
29. D 30. D

31. D。本题考查的是药物的摆放及注意事项。根据《药品管理法》的要求，应分别对麻醉、精神、毒性等药品分别专柜加锁保存。故本题选 D。

32. E。本题考查的是药物的摆放及注意事项。根据药品性质所要求的条件，对不同性质的药品应按规定冷藏、置于干燥处、常温以及避光、冷冻等分别保存。故本题选 E。

33. E 34. B 35. A

36. D。本题考查的是《处方管理办法》的相关内容。每张处方中开具的西药与中成药，一般总共不得超过 5 种。故本题选 D。

37. C。本题考查的是《处方管理办法》的相关内容。西药和中成药可以分别开具处方，也可以开具一张处方，中药饮片应当单独开具处方。故本题选 C。

38. E 39. E 40. E 41. D 42. A 43. B

44. B。本题考查的是处方缩写词。q. 2d. 指的是每 2 天 1 次，故本题选 B。

45. E。本题考查的是药物的摆放及注意事项。对于名称相近、包装外形相似、同种药品不同规格等常引起混淆的药品应分开摆放并要有明显标记。其中，最重要的是误用可引起严重反应的药品。故本题选 E。

46. D 47. D 48. D 49. A

50. D。本题考查的是处方调配的相关知识。发药时应详细交代每种药品的用法、用量、不良反应和用药注意事项，耐心回答患者的询问。故本题选 D。

51. E

52. E。本题考查的是《处方管理办法》的相关内容。医师须在注册的医疗、预防、保健机构签名留样及专用签章备案后方可开具处方。处方医师的签名式样和专用签章应当与院内药学部门留样备查的式样相一致，不得任意改动，否则应当重新登记、留样、备案。故本题选 E。

53. B。本题考查的是《处方管理办法》的相关内容。医师开具处方和药师调剂处方应当遵循安全、有效、经济的原则。故本题选 B。

54. E。本题考查的是咨询服务的主要宗旨。在咨询服务中的主要宗旨为确认患者/家属已了解用药方法。故本题选 E。

55. E。本题考查的是《处方管理办法》的相关内容。药品用法用量应当按照药品说明书规定的常用法用量使用，特殊情况需要超剂量使用时，应当注明原因并再次签名。故本题选 E。

56. D。本题考查的是四查十对的相关内容。查配伍禁忌，应对药品性状、用法用量，D 错误，故本题选 D。

57. D。本题考查的是防范调配差错的措施。配好一张处方的所有药品后再调配下一张处方，以免发生差错，是避免调配差错的关键。故本题选 D。

58. D。本题考查的是处方差错的处理原则。患者或护士反映药品差错时，须立即核对相关的处方和药品。故本题选 D。

59. C。本题考查的是《处方管理办法》的相关内容。具有药师以上专业技术职务任职资格的人员负责处方审核、评估、核对、发药以及安全用药指导；药士从事处方调配工作。故本题选 C。

60. E

61. E。本题考查的是审方的相关内容。发药时应在包装、分装袋或分装容器上贴上或写上药名、规格、用法、用量、用药注意事项及有效期限，对需要特殊保存的药品加贴醒目的标签提示患者注意。故本题选 E。

62. E。本题考查的是调剂管理的法律、法规规定。为了推行"以提供信息和知识的形式"的药学服务，门诊药房应采用大窗口或柜台式发药。故本题选 E。

63. C。本题考查的是处方的意义。处方的经济性：处方是药品消耗及药品经济收入结账的凭证和原始依据，也是患者在治疗疾病，包括门诊、急诊、住院全过程中的用药的真实凭证。故本题选 C。

64. D

65. D。本题考查的是处方差错的处理原则。调剂"差错的应对措施及处理程序"的叙述中，最重要的是"得到药品差错反映，

立即核对相关的处方和药品"。故本题选 D。

66. D。本题考查的是协定处方的定义。医师和药师根据临床需要和医院用药经验整理选定，再经药事管理委员会和医院领导批准的处方称为协定处方。故本题选 D。

67. D。本题考查的是《处方管理办法》的相关内容。执业医师经考核合格后取得麻醉药品和第一类精神药品的处方权，药师经考核合格后取得麻醉药品和第一类精神药品的调剂资格。故本题选 D。

68. C。本题考查的是处方管理办法的相关内容。麻醉药品的处方应保存 3 年备查。故本题选 C。

69. C。本题考查的是发药的程序。发药时应核对患者姓名，逐一核对药品与处方的相符性，检查规格、剂量、数量并签名；详细交代每种药品的用法、用量、不良反应和用药注意事项，耐心回答患者的询问。故本题选 C。

70. B。本题考查的是药物的摆放及注意事项。药物的摆放及注意事项：①根据药品性质所要求的条件，对不同性质的药品应按规定冷藏、置于干燥处，常温以及避光、冰冻等分别保存；②根据《药品管理法》要求，分别对麻醉、精神、毒性等药品分别专柜加锁保存；③从药品价格出发，对贵重药品单独保存；④对一些误用可引起严重反应的一般药品，如氯化钾注射液、氢化可的松注射液等宜单独放置；⑤对于名称相近、包装外形相似、同种药品不同规格等常引起混淆的药品应分开摆放并要有明显标记。故本题选 B。

71. B。本题考查的是差错防范措施。发药的差错防范措施：①确认患者的身份，以确保药品发给相应的患者；②对照处方逐一向患者交代每种药的使用方法，可帮助发现并纠正配方及发药差错；③对理解服药标签有困难的患者或老年人，需耐心仔细地说明用法并辅以服药标签；④在咨询服务中确认患者/家属已了解用药方法。A、C、D 项正

确。E 项属于配方时的差错防范措施。故本题选 B。

72. E。本题考查的是处方中药名书写规范。根据《处方管理办法》，医师开具处方应当使用经药品监督管理部门批准并公布的药品通用名称、新活性化合物的专利药品名称和复方制剂药品名称。故本题选 E。

73. A。本题考查的是药品说明书和标签管理规定。药品商品名称不得与通用名称同行书写，其字体和颜色不得比通用名称更突出和显著，其字体以单字面积计不得大于通用名称所用字体的二分之一。故本题选 A。

74. D。本题考查的是处方缩写词。Cito！是指急！急速地！；stat！代表立即；s.o.s. 代表需要时（限用一次；短期医嘱）；p.r.n. 表示必要时；Amp. 代表安瓿剂。故本题选 D。

75. E。本题考查的是处方缩写词。i.m. 指肌内注射；i.d. 指皮内注射；Co. 指复方的；i.v. 指静脉注射；i.h. 表示皮下注射。故本题选 E。

76. C。本题考查的是处方缩写词。tid 代表一日三次，0.5g tid 表示该药应每日服用 3 次，每次 0.5g。故本题选 C。

77. C。本题考查的是处方缩写词。p.r.n 代表必要时，针对对乙酰氨基酚，则为发烧时使用。故本题选 C。

78. A。本题考查的是麻醉药品与精一药品的管理。麻醉药品与第一类精神药品处方颜色为淡红色，处方右上角标注"麻、精一"，哌替啶属于麻醉药，应使用淡红色处方。故本题选 A。

79. D。本题考查的是处方缩写词。i.m. 指的是肌内注射，stat！指的是立即。故本题选 D。

80. B。本题考查的是处方规则。处方中患者年龄应当填写实足年龄，新生儿、婴幼儿应填写日龄、月龄，必要时要注明体重。故本题选 B。

81. A。本题考查的是药品说明书和标签管理规定。药品商品名称不得与通用名称同行书写，其字体和颜色不得比通用名称更突出和显著，其字体以单字面积计不得大于通用名称所用字体的二分之一。故本题选 A。

82. C。本题考查的是《处方管理办法》的相关内容。处方开具当日有效。特殊情况下需延长有效期的，由开具处方的医师注明有效期限，但有效期最长不得超过 3 天。故本题选 C。

83. C。本题考查的是《处方管理办法》的相关内容。中药饮片的处方应单独开具。故本题选 C。

84. A　85. D　86. C　87. A　88. D　89. B
90. D　91. B　92. C

93. D；94. A。本题考查的是处方的性质及意义。处方的法律性：①医师具有诊断权和开具处方权，但无调配处方权；②药师具有审核、调配处方权，但无诊断和开具处方权；③因开具处方或调配处方造成医疗差错或事故，医师和药师分别负有相应的法律责任。故 93 题选 D。技术性：①开具处方或调配处方者必须由经资格认定的医药卫生技术人员担任；②医师对患者作出明确的诊断后，在安全、有效、经济的原则下开具处方；③药师对处方进行审核，并按医师处方准确、快速调配，发给患者使用。故 94 题选 A。

95. A；96. B；97. C。本题考查的是药品的分级管理制度。药品管理分三级管理，一级管理是麻醉药品和毒性药品原料药的管理，二级管理是精神药品、贵重药品和自费药品的管理，三级管理是普通药品的管理。故 95 题选 A，96 题选 B，97 题选 C。

第二节　临床用药的配制

1. E。本题考查的是常见注射剂配伍变化发生的原因。产生沉淀的原因如下。①注射液溶媒组成改变：如氯霉素注射液（含乙醇、甘油等）加入 5% 葡萄糖注射液或氯化钠注射液中，可析出氯霉素沉淀。②电解质的盐析作用：如两性霉素 B 注射剂与氯化钠注射液合用可发生盐析作用而出现沉淀。③pH改变：5%硫喷妥钠10 ml加入5%葡萄糖注射液500 ml中产生沉淀，系由于pH下降所致。④直接反应：头孢菌素类与Ca^{2+}、Mg^{2+}等形成难溶性螯合物析出沉淀。故本题选E。

2. D。本题考查的是肠外营养液的配制。电解质的浓度影响脂肪乳剂的颗粒变化，电解质不可直接加入脂肪乳剂，A错误；钙剂与磷酸盐应分别加在不同的溶剂中稀释，以免发生磷酸钙沉淀，B错误；混合液中不要加入其他药物，除非已有资料报道或验证过，C错误；加入液体总量应≥1500 ml，混合液中葡萄糖的最终浓度为0~23%，有利于混合液的稳定，D正确。肠外营养液应现配现用，24小时输完，最多不超过48小时，E错误。故本题选D。

3. C

4. E。本题考查的是肠外营养液的配制。微量元素和电解质应加入氨基酸溶液中。故本题选E。

5. C。本题考查的是肠外营养液的配制。混合液中不要加入其他药物，除非已有资料报道或验证过，故本题选C。

6. A　7. C　8. E

9. C。本题考查的是常见注射剂配伍变化发生的原因。5%硫喷妥钠10 ml加入5%葡萄糖注射液500 ml中产生沉淀，系由于pH下降所致。故本题选C。

10. D　11. D　12. A　13. D　14. D　15. E

16. A。本题考查的是肠外营养液的配制。肠外营养液应现配现用，24小时输完，最多不超过48小时。故本题选A。

17. E。本题考查的是肠内营养的使用。临床给予肠内营养的可行性主要决定于患者胃肠道功能允许而又可耐受。故本题选E。

18. E。本题考查的是肠外营养液使用过程中应注意的问题。为防止肠外营养液均匀体系变化，最重要的是输注时不能在Y形管中加入其他药物。故本题选E。

19. D。本题考查的是常见注射剂配伍变化。乳酸根离子可加速氨苄西林的水解，氨苄西林在含乳酸根的复方氯化钠注射液中，4小时效价损失20%。故本题选D。

20. E。本题考查的是注射剂配伍变化的实际应用。为了保证注射液配伍组合后输注全过程中的有效性与安全性，必须做到：①注射剂配伍组合后应进行灯检，观察输液瓶中有无可见配伍变化。②在滴注过程中要巡回观察配伍组合瓶内是否产生迟发型可见配伍变化。③注射剂配伍组合后应尽快应用，以免在放置过程中药物疗效下降、不良反应增加等不可见配伍变化发生。④注射剂配伍操作应在洁净空气100级环境条件下进行。⑤注射剂配伍的稳定性试验必须按照临床组合浓度进行，所用分析检测方法必须可靠，以确保临床用药的安全与可靠。故本题选E。

21. B。本题考查的是肠外营养液的配制。钙剂与磷酸盐应分别加在不同的溶剂中稀释，以免发生磷酸钙沉淀。故本题选B。

22. D。本题考查的是药物的配伍变化。有些配伍变化不是立即反应，而是在使用过程中逐渐出现，更应引起足够的重视。故本题选D。

23. B。本题考查的是常见注射剂配伍变化发生的原因。药物发生聚合反应往往会产生沉淀或变色，影响药物正常使用及疗效。某些β-内酰胺类抗生素，如氨苄西林，在一定的条件下，内酰胺环开裂并自身聚合，生成的聚合物可以引起过敏反应，且聚合物越多、分子越大，过敏反应随之越强。故本题选B。

24. D；25. A。本题考查的是常见注射剂配伍变化发生的原因。乳酸根离子可加速氨苄西林的水解，故24题选D；5%硫喷妥钠10 ml加入5%葡萄糖注射液500 ml中产生沉淀，系由于pH下降所致。故25题选A。

第三节　药品的仓储与保管

1. E　2. C　3. D

4. E。本题考查的是药品的保管与养护的相关知识。对每一品种药品，应根据其贮藏温湿度要求，分别储存于冷库、阴凉库、常温库内。故本题选 E。

5. B　6. A　7. D

8. D。本题考查的是药品效期管理的相关知识。每一货位要设货位卡，注明效期与数量，记录发药、进药情况应与"效期药品一览表"相一致。要定期检查，按效期先后及时调整货位，做到近期先用。故本题选 D。

9. B

10. B。本题考查的是毒性药品的验收与保管。对不可供药用的毒性药品，经单位领导审核，报当地主管部门批准后方可销毁。按毒性药品的理化性质，采取不同方法销毁，如深埋法、燃烧法、稀释法等。销毁工作应在熟知所销毁药品的理化性质和毒性的技术人员指导下进行，确保安全。销毁地点应远离水源、住宅、牧场等。故本题选 B。

11. B　12. D　13. B

14. D。本题考查药品有效期的表示。由批号 990504 可知本产品为 1999 年 5 月 4 日生产，有效期 3 年，表明本品可使用到 2002 年 5 月 3 日为止。故本题选 D。

15. E　16. D

17. C。本题考查的是药品的保管与养护的相关知识。药品储存需要依据药品说明书要求的条件，按照种类和剂型分区、分类，分别存放。冷藏库（2～10℃）适于化学性质不稳定药品及生物制品、血液制品、基因药物。故本题选 C。

18. B　19. B　20. D　21. E　22. A

23. C。本题考查的是药品的储存与养护的相关知识。为防止药品变质及过期浪费，药品入库后堆码的原则应为：先进先出，近期先出及易变先出。故本题选 C。

24. D。本题考查的是有效期药品管理的相关知识。药品到效期前 2 个月向科主任提出报告，以便及时处理，才能有效管理和使用效期药品。故本题选 D。

25. A。本题考查的是药品入库验收的相关知识。送货不属于药品入库验收的程序，而属于出库的程序。故本题选 A。

26. E。本题考查的是药品的仓储与保管的相关内容。"药品购进记录"是保障药品质量的重要档案资料，医疗机构购进药品，必须有真实、完整的药品购进记录。绝不能缺失、疏漏。故本题选 E。

27. D。本题考查的是有效期药品的管理。超过有效期的药品一律不得再使用，因超过有效期的药品即使在正常的储存条件下，其效价（含量）也会下降，甚至增加毒性，不能保证药品的有效性和安全性。故本题选 D。

28. E。本题考查的是药品的储存与养护的相关知识。养护人员应每日监测两次药房的温湿度，一般为上午 9：00、下午 3：00 各 1 次。故本题选 E。

29. A。本题考查的是药品的储存与养护的相关知识。养护人员对"重点养护品种"进行循环养护检查是按月进行的，故本题选 A。

30. E。本题考查的是药品贮存的色标管理。药库管理员发现药品质量问题时，应按色标管理制度及时更换色标，如将合格的绿色标记更换为黄色标记，以示停止发货，待质量检验无质量疑后再换绿色标记。故本题选 E。

31. D。本题考查的是药品采购的相关知识。药品采购周期原则上不少于 1 年。故本题选 D。

32. E。本题考查的是药品入库验收的相关内容。药品入库验收的内容主要包括数量点收与药品质量验收。质量验收指药品外观的性状检查和药品内、外包装及标识的检查。无需对每一最小销售单元进行质量检查。故本题选 E。

33. E。本题考查的是药品的外观检查。大多数药品的质量变异，可在外观性状上反映出来。包衣有裂隙代表片剂质量有问题，故本题选 E。

34. E。本题考查的是影响药品储存质量的因素。空气是各种气体的混合物，其中对药品质量影响比较大的为氧气和二氧化碳。氧气约占空气中 1/5 的体积。由于其性质活泼，易使某些药物发生氧化作用而变质。空气中的二氧化碳被药品吸收，发生碳酸化而使药品变质。故本题选 E。

35. B。本题考查的是注射用水的质量控制。注射用水密封保存在 80℃ 以上可以保证质量，故本题选 B。

36. E。本题考查的是毒性药品的采购管理。毒性药品的采购管理严格按照国家关于医疗用毒性药品的管理法规要求采购。根据临床诊断治疗需要编制医疗用毒性药品年需求计划，报经当地卫生行政管理部门及公安局毒品管理部门批准后，凭管理部门发给的购买卡到指定的供应单位购买。故本题选 E。

37. A。本题考查的是药品的分区、分类管理。软膏剂和搽剂均属于外用制剂，可同区存放，故本题选 A。

38. B。本题考查的是药品的分区、分类管理。分区是根据仓库保管场所的建筑、设备等条件，将库区划分为若干个保管区，以便分区储存一定种类的药品。故本题选 B。

39. C。本题考查的是药品保管的相关知识。药品入库后每种药品应当按批号及有效期远近依次或分开堆码并有明显标志，遵循"先产先用""先进先用""近期先用"和按批号发药使用的原则。有效期药品应挂明显标记，对接近有效期限的药品，应按月填报近效期药品汇总表，发至药房各部门，相互调剂使用，以免药品过期而造成不必要的浪费。故本题选 C。

40. A。本题考查的是毒性药品的验收与保管。毒性药品一般可根据检验报告书或产品合格证验收。外观检查验收可从塑料袋或瓶外查看，不能随意拆开内包装。毒性药品必须储存在设有必要安全设施的单独仓间内（铁门、铁栅窗）或专柜加锁并由专人保管。

毒性药品的验收、收货坯应由两人进行并共同在单据上签字。建立毒性药品收支账目，定期盘点，做到账物相符。发现问题应立即报告当地医药主管部门及公安部门及时查处。故本题选 A。

41. D。本题考查的是有效期药品的管理。药剂科因配方需要常将药品倒入砂塞玻瓶中使用，因此必须注意再次补充药品时，要尽量将瓶中的药品用完，必要时可将剩余的少量药品用纸另外包开先用，防止旧药积存瓶底，久而久之出现过期失效。故本题选 D。

42. D。本题考查的是药品码垛的相关知识。药品入库后应按生产批号堆码以按药品生产批号集中发货，保证药品有可追踪性。故本题选 D。

43. D。本题考查的是药品的鉴别。阿司匹林分子结构中含羧基，显酸性。故本题选 D。

44. B。本题考查的是有效期的表示方法。标明有效期年限，可由批号推算有效期。该药品批号为 090514，有效期为 3 年。由批号可知本产品为 2009 年 5 月 14 日生产，有效期 3 年，表明本品可使用到 2012 年 5 月 13 日为止。故本题选 B。

45. B。本题考查的是有效期的表示方法。直接标明有效期药品，有效期为 2011 年 10 月 15 日，表明该药品至 2011 年 10 月 16 日起便不得使用。国内多数药厂都用这种方法。故本题选 B。

46. D。本题考查的是药品的储存与养护。药物标签上如注明"冷藏保存"，则意味着应将药物放入冷藏室，放入冷冻室可使部分药品冻结失效。故本题选 D。

47. B 48. C 49. E 50. C 51. E 52. A

53. A；54. B；55. E。本题考查的是药品的分类。吗啡属于麻醉药品；地西泮属于精二类药品；碘（[131]I）属于放射性药品。故 53 题选 A，54 题选 B，55 题选 E。

第四节 医院制剂

1. C。本题考查注射剂的配伍。常见注

射剂配伍变化发生沉淀的原因有：注射液溶媒组成改变、电解质的盐析作用、直接反应和 pH 改变。盐酸四环素注射液 pH 1.8 ~ 2.98，而碳酸氢钠输液 pH 为 10，配伍会析出四环素沉淀。故本题选 C。

2. D 3. B 4. C

5. E。本题考查的是常用天平及量器。常用的架盘天平的称量限度为 500 g，故本题选 E。

6. A。本题考查的是称重方法。减量法一般称量比较少的药物，常用于定量分析中试样和基准物质的称量。故本题选 A。

7. C。本题考查的是称量操作的注意事项。称量瓶有瓶塞，最适宜称量易挥发和具有腐蚀性的物品。故本题选 C。

8. A。本题考查的是洁净区的相关知识。A 级洁净区≥5 μm 动态悬浮粒子最大允许数为 1 个/m³ 的洁净度，故本题选 A。

9. C。本题考查的是气体灭菌法的相关知识。气体灭菌法常用的化学消毒剂有环氧乙烷、气态过氧化氢、甲醛、臭氧等，亦有采用丙二醇作室内空气灭菌者。苯扎溴铵常用于物体表面灭菌，故本题选 C。

10. E。本题考查的是量取操作的注意事项。读数时，透明液体以液体凹面最低处为准，不透明液体以液体表面为准。故本题选 E。

11. A。本题考查的是常用天平的相关知识。扭力天平通常的称量限度为 100 g，故本题选 A。

12. C。本题考查的是称重操作的注意事项。一般被称物放左盘，砝码放右盘。故本题选 C。

13. D。本题考查的是化学灭菌技术的相关知识。环氧乙烷灭菌法可用于医疗器械、塑料制品等不能采用高温灭菌的物品灭菌。含氯的物品及能吸附环氧乙烷的物品则不宜使用。故本题选 D。

14. D。本题考查的是制药用水的相关知识。注射用水为纯化水经蒸馏所得的水，其质量应符合现行版《中国药典》注射用水项

下的规定，内毒素试验合格。故本题选 D。

第五节　药品检验基市技术

1. C 2. B

3. D。本题考查的是 pH 测定的相关知识。为准确测定药品 pH，配制标准缓冲液或溶解供试品水的 pH 应为 5.5 ~ 7.0。故本题选 D。

4. D。本题考查的是玻璃仪器的洗涤。2% 盐酸溶液可用于除去新购置玻璃器皿表面的游离碱，故本题选 D。

5. B。本题考查的是容量瓶的使用。容量瓶的磨口玻璃塞必须保持原配，一般用橡皮筋或细绳系在瓶颈上，以防调换或掉下摔破。故本题选 B。

6. D。本题考查的是玻璃仪器的分类。量入式量器用来测量或量取注入量器的液体体积。量出式量器用来测量或量取从其内部排出的液体体积。容量瓶属于量入式量器。故本题选 D。

7. A。本题考查的是玻璃仪器的使用。如果未用欲量取的试液充分湿润，会因为量器内壁残留水分将试液稀释，给测量结果带来误差。故本题选 A。

8. E。本题考查的是溶液的配制。易挥发、分解的溶液，如 $KMnO_4$、I_2、$Na_2S_2O_3$、$AgNO_3$ 等溶液应置棕色瓶中密闭，于凉暗处保存。故本题选 E。

9. A。本题考查的氢氧化钠滴定液的标定。氢氧化钠滴定液采用邻苯二甲酸氢钾进行标定，当酚酞指示剂显淡红，且 30 秒不褪色，即可。故本题选 A。

10. E。本题考查的是碘量滴定法的原理。碘量滴定法是氧化还原滴定法，是利用 I_2 氧化性和 I^- 的还原性为基础的一种氧化还原方法。故本题选 E。

11. A。本题考查的是玻璃仪器的使用。热胀冷缩会导致玻璃容器的容量发生变化而导致误差，因此应保持所有量器与试液的温度一致。故本题选 A。

12. E。本题考查的是玻璃仪器的洗涤。玻璃器皿洗净后将水倒出，内壁不挂水珠，残留水呈一薄层。故本题选 E。

13. D。本题考查的是常用溶液的配制。氢氧化钠呈强碱性，易将玻璃腐蚀。建议保存于聚乙烯塑料瓶中。故本题选 D。

14. E。本题考查的是氢氧化钠滴定液的配制与标定。计量点时，氢氧化钠与邻苯二甲酸氢钾生成的弱酸强碱盐水解，溶液为碱性（pH 约为 9.1），可用酚酞作指示剂。故本题选 E。

15. C。本题考查的是药品检验过程中取样的相关知识。取样方法：设总件数为 X，当 X ≤ 3 时，每件取样；当 3 < X ≤ 300 时，按 $\sqrt{X}+1$ 随机取样；当 X > 300 时，按 $\sqrt{X}/2 + 1$ 随机取样。故本题选 C。

16. B。本题考查的是盐酸滴定液的配制与标定。碳酸钠与盐酸反应生成二氧化碳、水和氯化钠，无水碳酸钠可作为盐酸滴定液的基准物质。故本题选 B。

17. B。本题考查的是玻璃仪器的分类。量入式量器用来测量或量取注入量器的液体体积。量出式量器用来测量或量取从其内部排出的液体体积。容量瓶属于量入式量器。故本题选 B。

18. E。本题考查的是玻璃仪器的分类。量入式量器用来测量或量取注入量器的液体体积。量出式量器用来测量或量取从其内部排出的液体体积。具塞量筒属于量入式量器。故本题选 E。

19. E。本题考查的是移液管的保管。移液管的上端和尖端不可磕碰，否则会使量取液体误差增大。故本题选 E。

第六节　药物信息咨询服务

1. E　2. D　3. D　4. B　5. A

6. C。本题考查的是用药咨询的相关内容。注射给药的患者多为急、重症患者，药物的配伍变化会贻误治疗，因此，护士最需要的咨询内容是注射药物的配伍变化。故本

题选 C。

7. A。本题考查的是咨询服务方法的相关内容。在回答患者问题时，首先应明确提出的问题。"正确贮存药品"说明患者想了解的是如何储存药品。故本题选 A。

8. E。本题考查的是药物的配伍变化。青霉素适宜溶于 pH 高的生理盐水，溶于葡萄糖溶液中易因 pH 变化而导致分解失效。故本题选 E。

9. E。本题考查的是用药咨询的相关内容。药师应为护士提高注射药物的相关知识。氯化钾属于高警示药品，为高浓度电解质，直接静脉注射易出现医疗事故。故本题选 E。

10. A。本题考查的是药物的配伍。奥沙利铂用氯化钠注射液溶解不稳定，会发生络合沉淀现象，故本题选 A。

11. D。本题考查的是药品管理法的相关内容。《中华人民共和国药品管理法》第 58 条规定："医疗机构应当向患者提供所用药品的价格清单；医疗保险定点医疗机构还应当按照规定的办法如实公布其常用药品的价格，加强合理用药管理。"故本题选 D。

12. C。本题考查的是药学信息服务的意义。药品消费者成为药学信息利用的主流。故本题选 C。

13. D。本题考查的是药学信息服务的目的。药学信息服务的目的是为了促进合理用药，而促进合理用药是为了维护患者的身心健康。故本题选 D。

14. D。本题考查的是药学信息服务的目的和意义。药学信息服务能促进合理用药，有利于营造促进合理用药的良好氛围。故本题选 D。

15. E。本题考查的是用药咨询的相关内容。用药咨询内容包括：①为医师提供新药信息、合理用药信息、药物不良反应、药物相互作用、配伍禁忌、禁忌证。②参与药物治疗方案的设计。③为护士提供注射药物的剂量、用法，提示常用注射药物的适宜溶媒、溶解或稀释的容积、浓度和滴速、配伍变化。

④提供关于药品使用、贮存、运输、携带、包装方便性的信息。为患者提供药品是调剂工作，不属于用药咨询的内容。故本题选 E。

16. A。本题考查的是异烟肼的药物食物相互作用。酪氨类食物（红葡萄酒、奶酪、海鱼）与异烟肼联用可发生皮肤潮红、头痛、呼吸困难、恶心、呕吐和心动过速等类似组胺中毒的症状。故本题选 A。

第七节　用药指导

1. E。本题考查的是药品的正确使用方法。肠溶胶囊不可拆开服用；缓、控释制剂除另有规定外，一般应整片或整丸吞服，严禁嚼碎和击碎分次服用，不可鼻饲给药；泡腾片剂严禁直接服用或口含；透皮贴剂不宜贴在皮肤的褶皱处、四肢下端或紧身衣服下。故本题选 E。

2. D。本题考查的是药品的正确使用方法。某些药物被制成口服粉状形式（如考来烯胺），这些制剂需要用液体混合完全后再吞服，而不是直接吞服干药粉。故本题选 D。

3. D。本题考查的是滴眼剂和眼膏剂的使用方法。在滴眼药水或用眼药膏之前先洗干净手，然后坐下或躺下，头向后仰。用拇指和食指轻轻地将下眼睑向下拉，形成小囊，将滴眼瓶接近眼睑，但不要触及，挤规定量的药液，然后轻轻闭上眼睛，用一个手指轻轻按压鼻侧眼角 1~2 分钟，然后用干净的纸巾将多余药液擦去。在重新将滴眼瓶放回前不要冲洗或擦拭，否则会污染药液。拧紧瓶盖保存。使用眼药膏的时候，挤出一定量眼膏使成线状，滴入下眼睑（注意药膏管不要触及眼睛），闭上眼睛，并转动几次以使药膏分散。一定要保证所用的药水或软膏是眼用制剂（所有眼用药物制剂一定都是经过无菌处理的，以防止眼睛感染）。故本题选 D。

4. C。本题考查的是滴眼剂和眼膏剂的使用方法及注意事项。滴眼药水时，应用拇指和食指轻轻地将下眼睑向下拉，形成小囊，将滴眼瓶接近眼睑，但不要触及，以免污染

药液。要查对标签或包装上的有效期限。不要使用过期药物，任何眼用制剂颜色发生变化后一定不要继续使用，一旦所用的药物出现了在购买时没有的颗粒物质，应扔掉它。故本题选 C。

5. B。本题考查的是滴鼻剂的使用方法。在使用滴鼻剂与喷鼻剂之前，最好先擤出鼻涕。滴鼻时，头后倾，向鼻中滴入规定数量的药液。为了防止对剩余药品造成污染，滴瓶不要接触鼻黏膜。连续使用滴鼻剂与喷鼻剂时，除非是依照医嘱，否则不要多于 2~3 天。如果患者需要长期使用滴鼻剂或喷鼻剂，则用同一容器，给药时间不要多于 1 周。故本题选 B。

6. C　7. E

8. C。本题考查的是直肠栓剂的使用方法。直肠栓可以用来释放各种类型药品，如轻泻药、催眠药、安定药或是用于缓解瘙痒、肿胀、痔痛的制剂。无论因何原因使用直肠栓，都应用同一方式插入。在炎热的天气下，栓剂会变软而不易使用，此时应将栓剂放入冰箱、凉水杯或流动的凉水中，直到变硬为止。如果在插入直肠栓时有困难或是有疼痛感，可将栓剂涂上一层薄的凡士林或矿物油。故本题选 C。

9. C

10. D。本题考查的是舌下片剂的使用方法。有些药物被制成片剂，服用时必须放在舌下，如硝酸甘油。这类药物在口腔黏膜被吸收进入血液，与在胃肠道吸收的药物相比，此类药吸收更快更彻底。要正确使用舌下片剂，将药片放在舌头下面，闭上嘴。吞咽之前，尽可能在舌下长时间地保留一些唾液以帮助药片溶解。含服硝酸甘油 5 分钟后如果口中仍有苦味，表明药物仍未被完全吸收，所以用药后至少 5 分钟内不要饮水。药物溶解过程中不要吸烟、进食或嚼口香糖。故本题选 D。

11. D。本题考查的是透皮吸收贴膜剂的使用方法。透皮吸收贴膜剂可使药物可控地、

连续地释放，便于使用。不宜用于急救。选择一个不进行剧烈运动的部位，如胸部或上臂。为使疗效最好、刺激最小，每次将贴膜剂贴于身体的不同部位。如果贴膜剂效力已尽，马上更换一张新的贴膜剂以保持给药的连续性。使用贴膜剂时可洗澡或淋浴。如果发现给药部位出现红肿或刺激，可向医生咨询，有些人对贴膜剂内的某种成分过敏。故本题选 D。

12. A　13. D　14. A　15. C

16. D。本题考查的是药品的正确使用方法。混悬剂使用前应摇匀；硝酸甘油片剂一般舌下含服；在使用喷鼻剂时，头不要后倾；大多数药膏和乳剂都很贵，特别是类固醇类产品，应尽可能在皮肤上涂薄薄的一层药物。故本题选 D。

17. C

18. E。本题考查的是滴耳剂的使用方法及注意事项。滴耳剂一定要滴入外耳道，将头侧向一边，患耳朝上，抓住耳垂轻轻拉向后上方使耳道变直。将滴管吸满药液，滴入规定滴数的药物。注意不要将滴管触及耳道的壁或边缘。连续用药 3 日，患耳仍然疼痛，应停用，并及时去医院就诊。其中对患者最有指导意义的是 E 选项，可防止患者病情延误。故本题选 E。

19. B。本题考查的是药品的正确使用方法。胶囊剂应用水整粒送服。故本题选 B。

20. B

21. C。本题考查的是透皮贴膜剂的使用方法。透皮吸收贴膜剂可使药物可控地、连续地释放，便于使用。将贴膜剂用于无毛发的或是刮净毛发的皮肤，但一定要避开伤口。选择一个不进行剧烈运动的部位，如胸部或上臂。为使疗效最好、刺激最小，每次将贴膜剂贴于身体的不同部位。如果贴膜剂效力已尽，马上更换一张新的贴膜剂以保持给药的连续性。如果发现给药部位出现红肿或刺激，可向医生咨询，有些人对贴膜剂内的某

种成分过敏。故本题选 C。

22. D。本题考查的是常见的轻微不良反应及处理方法。药物与牛奶同服可减轻胃部不适感。故本题选 D。

23. E。本题考查的是不良反应的处置。无论什么情况，服药后若出现眼部的病变，一定与医生联系。故本题选 E。

24. A。本题考查的是不良反应的处置。由于肝脏、肾脏受损后的相当长一段时间内不会产生明显的症状，所以在用药后，需要定期检查或细心观察。故本题选 A。

第八节　治疗药物监测

1. D

2. C。本题考查的是具有非线性药动学特征的药物。具有非线性药动学特征的药物在体内的消除速度常数与剂量有依赖关系或者说其剂量与血药浓度间不呈线性关系，当剂量稍有增加，可能使血浓度明显上升，半衰期明显延长，必须进行血浓度监测。如苯妥英钠、普萘洛尔等。故本题选 C。

3. B　4. D

5. A。本题考查的是治疗药物监测的适用范围。以下药物需监测血药浓度：①治疗指数低、毒性大的药物。②中毒症状容易和疾病本身的症状混淆的药物。③临床效果不易很快被觉察的药物。④具有非线性药动学特征的药物。⑤同一剂量可能出现较大的个体间血液浓度差异、并可引起较大的药动学差异的药物。⑥肝、肾功能功能不全或衰竭患者使用主要经肝代谢或肾排泄的药物时，胃肠道功能不良的患者口服某些药物时。⑦新生儿、婴幼儿及老年患者用药。⑧患者依从性差。某些药物长期应用产生耐受性；诱导或抑制肝药酶因其药效降低或提高及原因不明的药效变化。⑨联合用药出现相互作用而影响药效或产生严重不良反应者。故本题选 A。

第二章　临床药物治疗学

第一节　药物治疗的一般原则

1. C

2. B；3. A；4. C。本题考查的是药物治疗的一般原则。药物治疗的有效性是选择药物的首要标准，故2题选B；保证患者的用药安全是药物治疗的前提，故3题选A；在药物治疗方面，往往根据疾病的分型、分期、疾病的动态发展及并发症，对药物选择、剂量、剂型、给药方案及疗程进行规范指导。依据权威的专科诊疗指南是药物治疗规范性的体现，故4题选C。

5. C；6. B；7. D。本题考查的是药物治疗的一般原则。在药物治疗方面，往往根据疾病的分型、分期、疾病的动态发展及并发症，对药物选择、剂量、剂型、给药方案及疗程进行规范指导。在针对某一具体患者时，既要考虑指南的严肃性，又要注意个体化的灵活性。故5题选C。只有利大于弊，药物治疗的有效性才有实际意义。故6题选B。药物治疗的经济性主要是指：①控制药物需求的不合理增长和盲目追求新药、高价药；②控制有限药物资源的不合理配置、资源浪费与资源紧缺；③控制被经济利益驱动的不合理过度药物治疗。故7题选D。

第二节　药物治疗的基本过程

1. E。本题考查的是制定药物治疗方案的程序。药物治疗方案制定的基本程序：①识别和评估病人的症状和体征，给予非处方药物信息；②选择治疗药物；③给药方案的制定和调整。故本题选E。

2. B；3. C；4. E。本题考查的是根据半衰期制定给药方案。半衰期大于24小时的药物，每天给药1次较为方便。如果需要立即达到治疗浓度，可首剂加倍。故2题选B。半衰期在8～24小时的药物，每个半衰期给

药1次，如果需要立即达到稳态，可首剂加倍。故3题选C；半衰期在30分钟～8小时：主要考虑治疗指数和用药的方便性。治疗指数低的药物，每个半衰期给药1次，也可静脉滴注给药；治疗指数高的药物可每1～3个半衰期给药1次。故4题选E。

第三节　药品不良反应

1. C　2. B

3. A。本题考查的是A类药品不良反应。该反应为药理作用增强所致，常和剂量有关，可以预测，发生率高而死亡率低。故本题选A。

4. D。本题考查的是A类药品不良反应的分型。副作用、毒性反应、继发反应、后遗效应、首剂效应和撤药反应均属于A型不良反应。过敏反应、特异质反应均属于B型。故本题选D。

5. E。本题考查的要点是B类药品不良反应的定义与特点。B类药品不良反应是与药理作用无关的一种异常反应，一般很难预测，常规毒理学筛选不能发现，发生率低，但死亡率高。过敏反应、特异质反应属于此类。故本题选E。

6. D。本题考查的是变态反应的定义与特点。变态反应是由药物引起的与抗原－抗体结合有关的不良反应，最常见的是过敏反应。过敏反应表现不一，轻重差别很大，与进入机体抗原量和抗体水平有关，与药物的正常药理作用无关，与药物剂量无关或关系甚少，治疗量或者极小量都可能发生。从接触抗原至出现症状，时间差异很大，反应持续时间也不相同。故本题选D。

7. B　8. A

9. A。本题考查的是器质性改变的特点。药品不良反应引起的器质性改变与疾病本身引起的器质性改变无明显差别，也无特异性。

故本题选 A。

10. B。本题考查的是 C 类药品不良反应的特点。C 类药物不良反应一般是在长期用药后出现，潜伏期较长，没有明确的时间关系，难以预测，B 错误。特点是：①背景发生率高，A 正确；②非特异性（指药物）；③没有明确的时间关系，C 正确；④潜伏期较长，D 正确；⑤不可重现，E 正确；⑥机制不清。故本题选 B。

11. E 12. E 13. C 14. D 15. A 16. C

17. D。本题考查的是器质性改变分类。糖皮质激素抑制蛋白质合成，促进蛋白质分解，可造成伤口愈合减慢甚至不愈合，肌肉萎缩。故本题选 D。

18. C。本题考查的是重点药物监测的特点。集中监测一般采取重点医院监测和重点药物监测相结合的方法来进行。重点药物监测主要针对一部分上市新药加强监测，以利于及时发现一些未知或非预期的不良反应，并作为新药的早期预警系统。故本题选 C。

19. D。本题考查的是药品不良反应监测的报告范围。上市 5 年以内的药品和列为国家重点监测的药品，报告该药品引起的所有的可疑不良反应；上市 5 年以上的药品，主要报告该药品引起的严重、罕见或者新的不良反应。故本题选 D。

20. E。本题考查的是 A 类药品不良反应的特点。A 类药品不良反应是由药物的药理作用增强所致，其特点是可以预测，常与剂量有关，停药或减量后症状很快减轻或消失，发生率高，但死亡率低，具有可重复性。故本题选 E。

21. E。本题考查的是与机体因素有关的不良反应。引起不良反应的机体因素包括年龄、性别、遗传和种族、生理状态、病理状态。G6PD 酶缺乏的病人服用大剂量维生素 K 后产生黄疸，是典型的由遗传因素引起的不良反应。故本题选 E。

22. C。本题考查的是药源性疾病的治疗原则。发生药源性疾病要立即停药，同时对因对症治疗。停药是消除病因的第一步。故本题选 C。

23. E

24. E。本题要点是饮酒后不宜服用的药物。双硫仑反应是指药物与乙醇合用时，肝脏中的乙醛脱氢酶被抑制，使得乙醇在体内氧化为乙醛后，不能继续分解氧化，血中乙醛浓度升高而产生的一系列反应。该类药物包括头孢菌素类：头孢曲松、头孢哌酮、头孢拉啶等；硝基咪唑类：甲硝唑、替硝唑等；其他类药物如呋喃唑酮、氯霉素、酮康唑、磺脲类降糖药如氯磺丙脲等。故本题选 E。

25. C。本题考查的是药物与肝药酶的作用。巴比妥类药物是肝药酶诱导剂，提高肝药酶的活性，加快药物代谢。氟西汀、氟康唑、伊曲康唑、环丙沙星均属于酶抑制剂。故本题选 C。

26. C。本题考查的是药品不良反应的定义及分型。根据病理学将不良反应分为功能性改变、器质性改变。功能性改变系指药物引起人体的器官或组织出现功能改变。一般为暂时性，停药后可以自行恢复。器质性改变系指药物引起人体器官或组织出现病理性器质改变。此类型又可细分为炎症型、增生型、发育不全型、萎缩坏死型等。使用苯妥英钠之后出现牙龈增生、水肿的症状为增生型改变。故本题选 C。

27. E。本题考查的是产生停药反应的药物。停药反应是指长期使用某药物，机体对药物的作用已适应，一旦停用使机体处于不适状态，主要表现为症状反跳。抗菌药物对机体里细菌产生作用，无停药反应。故本题选 E。

28. D。本题考查的是药品不良反应的分类及判断。二重感染是指长期使用广谱抗生素，可使敏感菌群受到抑制，而一些不敏感菌（如真菌等）乘机生长繁殖，产生新的感染的现象。故本题选 D。

29. A。本题考查的是因果关系评价原则中 Karch - Lasagna 评定方法的内容。该方法将因果关系确定程度分为肯定、很可能、可能、可疑、不可能五级标准。很可能是指时间顺序合理，该反应与已知的药品不良反应相符合，停药后反应停止，无法用患者疾病进行合理解释。题干描述与很可能程度相符。故本题选A。

30. C。本题考查的是队列研究法的定义。前瞻队列研究法是指按照人群是否暴露于某因素，将人群划分为暴露组和非暴露组，随访一段时间，观察该期间内两组人群发生不良反应的情况，比较两组的结果发生率，以研究暴露和结局之间是否有联系和联系程度。故本题选C。

31. C　32. E

第四节　药物相互作用

1. E　2. C

3. D。本题考查的是代谢过程中药物的相互作用。苯妥英钠为肝药酶诱导剂，与香豆素类抗凝血药、氯霉素、异烟肼等药合用，由于它们可降低苯妥英钠的代谢，使苯妥英钠的血浆浓度增高，从而增强疗效或引起不良反应。故本题选D。

4. C

5. B。本题考查的是药物药效学方面的相互作用。药效相互作用的结果有两种：药物效应的协同作用和拮抗作用。协同作用是指药理效应相同或相似的药物联合应用所产生的效应等于或者大于两药分别应用所产生的效应之和。相加和协同作用都是效应增强，但两者不同点在于强度变化的不同。A、C错误；临床上利用竞争性拮抗作用来纠正另一些药物的有害作用，D、E错误；故本题选B。

6. C。本题考查的是药物药效学方面的相互作用。氨基糖苷类具有耳毒性、肾毒性、神经肌肉阻断等不良反应，与呋塞米合用时，增加耳毒性，A正确；头孢菌素一代、二代具有肾毒性，与氨基糖苷类合用，增加肾毒性，B正确；氨基糖苷类与肌松药合用增加

神经肌肉阻滞作用，C错误；甲氨蝶呤、甲氧苄啶均具有骨髓抑制作用，骨髓抑制毒性增强，D正确；氨苯蝶啶为留钾利尿药，与钾盐合用会导致血钾升高，E正确。故本题选C。

7. B。本题考查的是药物拮抗作用的结果。维生素K为凝血因子，与抗凝药合用产生拮抗作用，使抗凝作用减弱，A正确；甲苯磺丁脲与氢氯噻嗪类药合用，降糖作用可被拮抗，C正确；咖啡因为中枢神经兴奋剂，与镇静药合用，作用抵消，D正确。甘珀酸和螺内酯联合使用会使甘珀酸的疗效丧失，同时，由甘珀酸钠引起的钠潴留又可降低螺内酯的疗效，E正确。故本题选B。

8. A。本题考查的是pH对药物吸收的影响。合用升高胃内pH的药物，如抗胆碱药、质子泵抑制剂、H$_2$受体阻滞剂和抗酸药，可显著减少这些药物的吸收，降低血药浓度；碱性药物在酸性环境下解离增多，吸收减少。故本题选A。

9. B　10. C　11. E

12. D。本题考查的是药物的相互作用产生的机制。舒巴坦为β-内酰胺酶抑制剂，与阿莫西林合用，可降低β-内酰胺酶对阿莫西林的破坏，抗菌作用明显增强。故本题选D。

13. E。本题考查的是药物相互作用。呋塞米为排钾利尿剂，易引起低血钾，低血钾情况下心肌摄取地高辛量增加，机体对其敏感性增加，易导致地高辛中毒，属于药物在药效学方面的相互作用。故本题选E。

14. D。本题考查的是药物相互作用的机制。依替米星属于氨基糖苷类药物，有神经-肌肉阻滞作用，克林霉素同样具有神经-肌肉阻滞作用，在联合用药中，不良反应累加协同，出现肌肉松弛加重，呼吸抑制或麻痹等。故本题选D。

15. D。本题考查的是药物相互作用的机制。氨基糖苷类药物的耳毒性直接与其在内耳淋巴液中药物浓度较高有关，可损害内耳

柯蒂器内、外毛细胞的能量产生及利用，引起细胞膜上 Na^+、K^+ – ATP 酶功能障碍。氢氯噻嗪会引起机体内电解质的紊乱，加重氨基糖苷类药物的毒性反应。故本题选 D。

16. B。本题考查的是具有竞争性拮抗作用的药物。肾上腺素为 α、β 受体激动剂，氯丙嗪也有 α 受体激动作用，二者合用发生竞争性拮抗作用。故本题选 B。

17. D。本题考查的是药物的相互作用。丙磺舒通过竞争性抑制肾小管对有机酸的转运，抑制肾小管对尿酸的重吸收，增加尿酸排泄，治疗慢性痛风。氨苄西林、头孢拉定、吲哚美辛、萘啶酸大部分由肾脏排泄，与丙磺舒合用，血药浓度升高，毒性增加。阿司匹林与丙磺舒合用降低促尿酸排泄的作用。故本题选 D。

18. D。本题考查的是药物的相互作用。妥布霉素属于氨基糖苷类，有严重的耳毒性、肾毒性和神经 – 肌肉阻滞作用，为避免该患者神经 – 肌肉抑制加深，不应同时使用妥布霉素。故本题选 D。

19. B。本题考查的是药物相互作用药效学方面的特点。药效学相互作用的结果有两种：药物效应的协同作用和拮抗作用。协同作用是指药理效应相同或相似的药物联合应用所产生的效应等于或者大于两药分别应用所产生的效应之和。有药理作用相加，不良反应相加，治疗作用与副作用相加。相加和协同作用都是效应增强，但两者不同点在于强度变化的不同。B 错误。故本题选 B。

20. C。本题考查的是药物相互作用。保泰松与血浆蛋白亲和力强于华法林，与蛋白结合，华法林被置换下来，血浆游离华法林浓度上升，导致出血事件。故本题选 C。

21. E。本题考查的是注射剂配伍产生沉淀的原因。在配置液体药物或临床配制输液时，由于理化因素产生沉淀，影响疗效。产生原因有：注射液溶酶组成改变；电解质盐析作用；pH 改变；直接反应。故本题选 E。

22. B。本题考查的是药物相互作用。药物进入体内后，主要在肝脏内经肝药酶的催化而代谢，利福平为肝药酶诱导剂，能够加速药物代谢。故本题选 B。

23. B。本题考查的是对肝药酶有抑制作用的药物。酮康唑、伊曲康唑、红霉素、西咪替丁、西柚汁属于 CYP3A4 酶抑制剂。故本题选 B。

第五节 特殊人群用药

1. C。本题主要考查的是儿童药动学方面的改变。小儿胃酸度相对较低，胃排空时间较快，A 错误；由于小儿臀部肌肉不发达，肌肉纤维软弱，局部肌肉收缩力、血流量、肌肉容量少，故肌内注射后药物吸收不佳，B 错误；小儿体液量比成人相对为多，间质液亦相对较大，故药物在体液内分布相对多，应用剂量相对较大，C 正确；由于小儿血浆蛋白水平较成人低，蛋白与药物结合能力差，肾脏泌氨排氢作用较弱，血 pH 偏低，常影响药物与蛋白质的结合，D 错误；小儿各种酶活性较低或缺乏，使代谢减慢，易致药物在体内蓄积，E 错误。故本题选 C。

2. A。本题主要考查的是老年人药动学方面的改变。老年人由于水分减少，脂肪组织增加，因而水溶性药物分布容积减少，血药浓度升高；脂溶性药物分布容积大，血药浓度较低，B 错误；老年人由于肝重量减轻、有功能的肝细胞数量减少等原因使得代谢功能降低，经肝代谢的药物半衰期往往延长，C 错误；由于肾血量减少、肾小球滤过率低等原因，使老年人排泄能力下降，主要经肾排泄的药物排泄量减少，药物半衰期延长，D 错误；老年人血清肌酐 < 132.6 mol/L 时不能提示肾小球滤过率正常，最好根据内生肌酐清除率调整药物剂量，E 错误。故本题选 A。

3. E。本题考查妊娠期的用药。妊娠期药物的安全性分级中亚胺培南属于 C 级，使用时需要权衡利弊。故本题选 E。

4. E　5. A　6. E　7. E

8. B。本题考查的是给药方式对新生儿药物吸收的影响。新生儿胃液接近中性，胃排空时间延长，小肠液 pH 也较高，肠蠕动不规则，因此很难估计新生儿口服给药的吸收量。直肠给药不可能达到预期吸收效果，对新生儿的治疗作用有限。新生儿肌肉组织和皮下脂肪少、局部血流灌注不足，药物吸收缓慢，因此应尽量避免给新生儿肌内或者皮下注射。新生儿体表面积相对较大，皮肤角化层薄，经皮给药吸收迅速广泛，但部分药物可发生中毒反应，所以经皮给药应用有限。静脉给药可直接进入血液循环，对危重新生儿是较可靠的给药途径。故本题选 B。

9. D。本题考查的是新生儿体内药物分布的特点。新生儿体液占体重百分率高，因此水溶性药物在细胞外液稀释后浓度降低，排除较慢，A 正确；新生儿细胞内液较少，药物在细胞内浓度较成人高，B 正确；水溶性药物的分布容积增大，降低血药峰浓度而减弱药物最大效应；新生儿脂肪含量低，脂溶性药物不能与之充分结合，使血中游离药物浓度升高，C 正确；新生儿血浆蛋白较少，与药物结合能力差，加之体内有许多可以与血浆蛋白竞争结合的内源性物质，致使具有药理作用的游离型药物增多，E 正确。故本题选 D。

10. C。本题考查的是新生儿体内药物代谢的特点。新生儿的酶系统尚不成熟和完备，药物代谢有关的酶分泌量少且活性不足，A 正确；由于缺乏葡萄糖醛酸转移酶，不能与葡萄糖醛酸结合成无活性的代谢物，B 正确；新生儿的血浆蛋白与药物结合力低，药物游离型比重大，易发生药物中毒，D 正确；新生儿药物代谢有关酶活性低，同时存在的低血浆蛋白结合使血浆游离药物浓度升高，趋向于加速其代谢，故应综合分析，治疗浓度需按照治疗血药浓度监测值进行调整，E 正确；故本题选 C。

11. A

12. D。本题考查的是新生儿体内药物代谢的特点。新生儿应用氯霉素后，由于缺乏葡萄糖醛酸结合酶，不能与葡萄糖醛酸结合成无活性的代谢物，导致血浆中游离的氯霉素增多，使新生儿皮肤呈灰色，引起灰婴综合征，A 正确；新生儿的酶系统尚不成熟和完备，药物代谢有关的酶分泌量少且活性不足，药物代谢缓慢，血浆半衰期延长，体内药物蓄积，毒性增加，B、C 正确；新生儿胆红素与血浆蛋白亲和力比成人低很多，吲哚美辛与血浆蛋白结合率高，可将已与血浆蛋白结合的胆红素竞争性置换出来，游离型胆红素增加，引起高胆红素血症，也可透过血–脑屏障引起脑核黄疸，故出生一周内的新生儿应禁用此类药物，D 错误、E 正确。故本题选 D。

13. A 14. B 15. C

16. D。本题考查的是儿童给药剂量的计算。一般可根据小儿年龄、体重、体表面积及成人剂量进行换算。故本题选 D。

17. D。本题考查的是按小儿体重计算儿童剂量的方法特点。此法简单易记，但对年幼儿剂量偏小，而对年长儿，特别是体重过重儿，剂量偏大。故本题选 D。

18. C 19. D 20. C 21. B 22. C

23. D。本题考查的是儿童剂量的计算方法。该公式含有年龄，说明该公式是根据小儿年龄计算剂量的方法，A、E 错误。Fried 公式：婴儿量 = 月龄×成人量/150，B 错误；Young 公式：儿童量 = 年龄×成人量/（年龄+12），C 错误；其他公式为：1 岁以内用量 = 0.01×（月龄+3）×成人剂量；1 岁以上用量 = 0.05×（年龄+2）×成人剂量，D 正确。故本题选 D。

24. B 25. D

26. C。本题考查的是老年人药物排泄的特点。随年龄增长，肾血流量减少、肾小球滤过率降低、肾小管的主动分泌功能降低，使老年人药物排泄能力下降，易致药物蓄积中毒，A 正确；以原型从肾脏排泄的药物排泄量减少，半衰期均有延长，应相应减少剂量，B 正确；由于老年人骨骼肌萎缩，内源性肌酐生成减少，即使肌酐清除率下降，血清肌酐仍在正常水平范围，所以血清肌酐小于 132.6 mol/L 时，不能提示肾小球滤过率正常，C 错误；老年人肝肾功能衰退，药物清除率下降，为避免药物在体内蓄积中毒，应减少给药剂量，延长给药间隔，D 正确；老年人肾功能衰退，以肾小球为主的维持体液平衡的功能减退，易引起电解质紊乱，因此应用利尿剂和补液时应特别注意，E 正确。故本题选 C。

27. B。本题考查的是老年人的用药原则。老年人在疾病诊断清楚后，配伍用药一般不宜超过 3 ~ 4 种；老年人原则上不但使用最少的药物进行治疗，而且应用最低有效剂量开始治疗，或者是由小剂量逐渐加大以求找到最适合的剂量，有条件时应进行血药浓度监测；应尽量简化治疗方案，使老年患者易于领会与接受。根据年龄，50 岁以后每增加一岁，药量应减少成人标准剂量的 1%。故本题选 B。

28. C。本题考查的是新生儿肌内或皮下注射给药的特点。新生儿肌肉组织和皮下脂肪少、局部血流灌注不足影响药物吸收，尤其是低体温、缺氧或休克时，肌内或皮下注射吸收量更少，且易形成局部硬结和脓肿。应尽量避免给新生儿尤其是早产儿肌内或皮下注射。故本题选 C。

29. E。本题考查的是儿童神经系统对药效的影响。小儿神经系统发育不完善，其胆碱能神经与去甲肾上腺素能神经调节不平衡，A 正确；血－脑屏障不成熟，B 正确；对各类药物表现出不同反应，如吗啡类对新生儿、婴幼儿呼吸中枢的抑制作用特别明显，C 正确；喹诺酮类药可致颅内压增加，D 正确。大剂量的青霉素静滴治疗脑炎，可能引起"青霉素脑病"，E 错误。故本题选 E。

30. E　31. D

32. C。本题考查的是儿童的用药原则。严格掌握适应证，精心挑选疗效确切、不良

反应小的药物，特别是对中枢神经系统、肝、肾功能有损害的药物尽可能不用或少用，A、B 正确；注意给药途径和方法，口服给药为首选，C 错误；根据儿童不同阶段，严格掌握用药剂量，特别是新生儿、婴幼儿用药，D 正确；儿童应激能力、敏感性较差，极易产生药品不良反应。在用药过程中应密切注意药品不良反应，以免造成严重后果，E 正确。故本题选 C。

33. B　34. B

35. D。本题考查的是胎盘药物转运的特点。母体和胎儿体内的药物通过胎盘转运进入对方体内的过程，称为胎盘药物转运。其主要转运方式有：被动转运、主动转运、胞饮作用、膜孔或细胞裂隙通过，A 错误；胎盘含有某些药物的代谢酶，对某些药物可以进行代谢，B 错误；脂溶性高的药物易经过胎盘扩散到胎儿血液循环，非脂溶性的药物通过胎盘的速度很慢，C、E 错误；胎盘血流量对药物转运有明显的影响，母亲子宫收缩时，胎盘的血流量减少，药物由母亲血液循环通过胎盘进入胎儿血液循环的量随之减少，D 正确。故本题选 D。

36. B　37. E

38. D。本题考查的是儿童用药的不良反应。小儿肠管道相对较长，消化道面积相对较大，应用水杨酸可能引起胃穿孔；小儿神经系统发育不完善，其胆碱能神经与去甲肾上腺素能神经调节不平衡，血－脑屏障不成熟，应用吗啡类药物抑制小儿呼吸中枢，应用氨基糖苷类抗生素能使小儿听神经受损；小儿肾脏对水、电解质平衡调节功能差，对影响水、电解质、酸碱平衡的药物特别敏感；由于葡萄糖醛酸酶活性不足，引起某些药物毒性增加，如应用氯霉素可引起灰婴综合征。故本题选 D。

39. B。本题考查的是老年人药效学的特点。老年人由于遗传因素和老化进程有很大差别，过去所患疾病及其影响不同等因素，使得老年人用药个体差异之大是任何年龄组

都不能比拟的，A 正确；老年人对药物的反应性改变，靶器官对某些药物的敏感性增加，如对影响中枢神经系统的苯二氮䓬类敏感性增加，D 正确；靶器官对少数药物敏感性降低，如对 β 受体激动剂等少数药物的反应性降低，B 错误、E 正确；老年人药物不良反应比年轻人大约增加一倍，大多数不良反应与剂量相关，C 正确。故本题选 B。

40. C　41. C　42. E

43. A。本题考查的是妊娠期的用药原则。妊娠期用药需有明确指征，应采用疗效肯定，不良反应小且已清楚的老药，对尚未搞清是否有致畸危险的新药，尽量避免使用，妊娠或即将妊娠的妇女禁用 X 类药物，C、D 正确；单药有效地避免联合用药，A 错误、B 正确；若病情急需，应用肯定对胎儿有危害的药物，则应先终止妊娠后再用药，E 正确。故本题选 A。

44. E。本题考查的是哺乳期的用药原则。哺乳期妇女选药应慎重，所用药物弊大于利则应停药或选用其他药物和治疗措施，对可用可不用的药物尽量不用，A 正确；若乳母必须使用某种药物进行治疗，而此种药物对婴儿会带来危害，最安全的办法是在服药期间暂时不哺乳，或人工喂养，B 正确；避免在乳母血药浓度高峰期间哺乳，可在乳母用药前，血药浓度较低时段哺乳婴儿，C 正确，E 错误；如果不得不需要治疗用药时，应选用乳汁排出少、相对比较安全的药物，疗程不要过长，剂量不要过大，D 正确；故本题选 E。

45. D　46. E

47. B。本题考查的是妊娠妇女禁用的药物。X 级药物是各种实验证实会导致胎儿异常，禁用于妊娠或即将妊娠的妇女。艾司唑仑、三唑仑为 X 级；地西泮为 D 级；水合氯醛、奥沙西泮、司可巴比妥为 C 级；故本题选 B。

48. A。本题考查的是肾病时给药方案的调整。按肾功能试验结果估计肾功能损害程度调整剂量。其中内生肌酐清除率反映肾功能最具参考价值，血肌酐其次，血尿素氮影响因素较多。例如老年人由于骨骼肌萎缩，内源性肌酐生成减少，即使肌酐清除率下降而血清肌酐仍在正常水平范围，所以血清肌酐小于 132.6 mol/L 时，不能提示肾小球滤过率正常，最好根据内生肌酐清除率调整药物剂量。故本题选 A。

49. E。本题考查的是老年人用药的原则。老年人肝肾功能衰退，个体差异大，靶器官对药物的敏感性改变。在疾病诊断清楚后，原则上不但使用最少的药物进行治疗，而且应用最低有效剂量开始治疗，或者是由小剂量逐渐加大以求找到最适合的剂量，有条件时应进行血药浓度监测，A、B 正确，E 错误；配伍用药一般不宜超过 3～4 种，有些药物对老年人可能产生严重不良反应，需慎用或应用时密切观察不良反应的发生，以便及时停药，C 正确；应尽量简化治疗方案，使老年患者易于领会与接受，D 正确。故本题选 E。

50. E。本题考查的是抑制婴儿甲状腺功能的药物。溴隐亭抑制乳汁分泌；阿司匹林影响乳儿血小板功能；四环素类抗生素乳母若连续服用，使婴儿牙齿黄染；苯巴比妥使乳儿可出现镇静，戒断痉挛，高铁血红蛋白血症；丙硫氧嘧啶抑制乳儿甲状腺功能。故本题选 E。

51. A。本题考查的是体表面积法计算儿童剂量的公式及应用。公式：小儿剂量 = 成人剂量 × 小儿体表面积/1.73，体表面积 = （体重 ×0.035）＋0.1。小儿体重 4 kg，求得体表面积为 0.24 m^2，成人剂量为 400 mg/次，求得小儿剂量为 55.49 mg。故本题选 A。

52. C。本题考查的是药物对新生儿的不良反应。磺胺类药物与胆红素竞争结合血浆中内源性白蛋白后，胆红素被置换出来，增加的游离型胆红素可透过血－脑屏障引起脑核黄疸。故本题选 C。

53. C。本题考查的是新生儿药动学特点。

新生儿胃排空时间延长达 6~8 小时（约6~8 个月才接近成人水平）。故本题选 C。

54. C。本题考查的是新生儿药动学特点。由于新生儿体表面积相对较成人大，其肾血流量亦只有成人的 20%~40%。故本题选 C。

55. B。本题考查的是药物对妊娠期不同阶段胎儿的影响。妊娠前期用药不当有影响胚胎的正常发育造成后代致畸的可能；着床前期，药物损害常导致极早期流产，如只有部分细胞受损，补偿机制可使胚胎继续发育而不发生后遗问题，在此期短期服用少量药物，不必过分忧虑；晚期囊胚着床后至 12 周左右，是药物致畸最敏感的时期，胚胎、胎儿各器官处于高度分化迅速发育、不断形成的阶段，药物损害可导致畸形，所以用药要特别慎重；妊娠 12 周至分娩，胎儿各器官分化完成，药物致畸作用明显减弱，但药物还可能对胎儿产生影响；分娩期如果出现产妇并发症或胎儿出现宫内窒迫，此时均需用药，也应注意药物对胎儿的影响。故本题选 B。

56. B。本题考查的是抗菌药物妊娠毒性分级。青霉素类为 B 级，经动物实验研究，未见对胎儿有危害，无临床对照实验；酮康唑、万古霉素、氟喹诺酮类为 C 级，动物实验表明，对胎儿有不良影响且没有临床对照实验；四环素类为 D 级，临床对照或观察实验有足够证据证明对胎儿有危害。故本题选 B。

57. C。本题考查的是药物妊娠毒性分级。氯化钾为 A 级，甘露醇、别嘌醇、氨苯蝶啶、布美他尼为 C 级。故本题选 C。

58. A。本题考查的是儿童用药最适宜的给药途径。口服给药为首选，但要注意牛奶、果汁等食物的影响，而且要防止呕吐，切不能硬灌；肌内或皮下注射要充分考虑给药部位的吸收状况，避免局部结块、坏死；静脉注射虽然吸收完全，但易给患儿带来痛苦和不安全因素；直肠给药虽然较安全，但目前栓剂和灌肠剂品种较少；采用经皮给药时，

虽然儿童皮肤吸收较好，但敏感性较高，不宜使用含有刺激性较大的品种。故本题选 A。

59. C。本题考查的是儿童用药的剂量。出生至第 1 个月相当于成人用量的比例为 1/18~1/14；1~6 月相当于成人用量的比例为 1/14~1/7；6 月~1 岁相当于成人用量的比例为 1/7~1/5；1~2 岁相当于成人用量的比例为 1/5~1/4；2~4 岁相当于成人用量的比例为 1/4~1/3；4~6 岁相当于成人用量的比例为 1/3~2/5；6~9 岁相当于成人用量的比例为 2/5~1/2；9~14 岁相当于成人用量的比例为 1/2~2/3。故本题选 C。

60. C。本题考查的是药物妊娠毒性分级。骨化三醇、泛酸（超过每日推荐量）、维生素 E（超过每日推荐量）为 C 级；异维 A 酸为 X 级；左甲状腺素钠为 A 级。故本题选 C。

61. A。本题考查的是药物妊娠毒性分级。维生素 C（推荐量）、维生素 B（推荐量）、泛酸（推荐量）、维生素 E（推荐量）均为 A 级，异维 A 酸为 X 级。故本题选 A。

62. C　63. A　64. E

65. B；66. C；67. A。本题考查的是药物对老年人的不良反应。老年人肝肾功能衰退，应用对乙酰氨基酚后，体内药物半衰期延长，血药浓度增高，对于发热尤其是高热的老人，可致大汗淋漓，血压体温下降，四肢冰冷极度虚弱甚至发生虚脱。故 65 题选 B。利血平作用于下丘脑产生镇静的作用，而老年人对中枢神经系统药物特别敏感，利血平进入机体后效应增大，可能引起精神抑郁和有自杀倾向等。故 66 题选 C。老年人心血管系统维持水、电解质平衡的内环境的稳定功能减弱，使利尿药的药理作用增强，应用呋塞米可致脱水、低血钾甚至电解质紊乱。故 67 题选 A。

68. C；69. E。本题考查的是药物对儿童的不良反应。新生儿、婴儿体内含有较多的胎儿血红蛋白（HPF），HPF 易被氧化成高铁血红蛋白，而新生儿、婴儿体内高铁血红蛋白还原酶活性低，因此使用具有氧化作用的

药物如硝基化合物、对氨基水杨酸、非那西丁、氯丙嗪、磺胺药等，均可能引起高铁血红蛋白症，故68题选C。小儿肠管道相对较长，消化道面积相对较大，通透性高，吸收率高，药物过量易产生毒性和副作用，服用水杨酸可能引起胃穿孔，故69题选E。

第六节　疾病对药物作用的影响

1. A。本题考查的是肝脏疾病对药物作用的影响。肝功能不全时，血浆蛋白减少，原来结合率高的药物，游离型明显增加，扩散到组织中的药量增加，药物的分布容积增大，A正确、D错误；肝脏是药物在体内代谢的主要器官，肝功能障碍时，肝细胞受损，肝细胞内多数药酶尤其是细胞色素P450酶系的活性和数量，均有不同程度地降低，减慢许多药物的代谢，使药物清除半衰期增加，B错误；肝功能障碍时，阻碍药物经胆汁排泄，血浆药物总浓度升高，C错误；由于肝血流量降低，可以减弱对药物的灭活，药物在体内蓄积，药效和毒副作用均升高，E错误。故本题选A。

2. D。本题考查的是肾脏疾病时选药的注意事项。别嘌醇原型或者活性代谢物主要从肾脏排出，需减量或延长给药间隔。地西泮、氯霉素、红霉素、肝素主要通过肝脏代谢，主要通过肝脏从体内清除，仅有15%以下的原型从肾脏排出，故肾衰竭对其影响较小，可用常用剂量。故本题选D。

3. C　4. B　5. C

6. B。本题考查的是肝脏疾病对药物作用的影响。肝功能不全时，肝细胞内多数药酶尤其是细胞色素P450酶系的活性和数量，均有不同程度地降低，使主要通过肝脏代谢和清除的药物代谢速度和程度降低，使药物清除半衰期增加，血药浓度增加。故本题选B。

7. B。本题考查的是肝脏疾病患者的药物应用。禁用或慎用肝毒性药物，避免肝功能的进一步损害，A正确；慎用经肝脏代谢

且不良反应多的药物，尽量选用主要经肾脏消除的药物，肝功能不全的患者，往往肾功能也会受到影响，不能只选用经肾脏排泄的药物，B错误、C正确；药物与酶抑制剂合用，易在体内蓄积，引起毒性反应，D正确；使用主要经肝代谢的药物时，由于肝功能不全，药物的清除半衰期增加，血药浓度升高，注意降低剂量、延长给药时间，E正确。故本题选B。

第七节　呼吸系统常见病的药物治疗

1. C。本题考查的是抗菌药物的合理应用。抗生素既可用于细菌性感染者的治疗，也可用于内科、儿科及外科手术的预防用药。应用抗菌药物时应明确病因，针对性选药，诊断为细菌性感染者，方能应用抗菌药物；预防性用药时，也必须要有一定的适应证，随便应用有时反而有促进耐药菌株生长和导致二重感染的危险。故本题选C。

2. D

3. B。本题考查的是糖皮质激素的应用。糖皮质激素治疗哮喘发作可吸入、口服和静脉用药。地塞米松因其半衰期较长，不良反应较多，临床宜慎用。故本题选B。

4. E

5. D。本题考查的是糖皮质激素用于抗炎平喘时常见不良反应。糖皮质激素用于抗炎平喘时常采用吸入给药。长期吸入会引起咽喉局部感染，出现口舌生疮和声音嘶哑。故本题选D。

6. D。本题考查的是茶碱的药理作用、临床应用等。茶碱个体差异大，安全范围窄，故现已少用，多采用其水溶性衍生物，如氨茶碱、胆茶碱，A错误，D正确。茶碱的作用机制为抑制磷酸二酯酶，使cAMP的含量增加，引起气管舒张；抑制过敏性介质释放，降低细胞内钙，减轻炎性反应；阻断腺苷受体，对腺苷或腺苷受体激动剂引起的哮喘有明显作用，B、C错误；茶碱还有强心、利尿及中枢兴奋作用，能引起震颤和失眠，E错

误。故本题选 D。

7. D　8. A　9. A

10. B。本题考查的是儿童适宜应用的支气管哮喘药。儿童支气管哮喘发作首选快速起效的吸入型 β_2 受体激动剂，可预防运动诱发的支气管痉挛。全身性应用糖皮质激素仅限于严重急性发作的治疗。不推荐长期抗胆碱药物治疗。故本题选 B。

11. E　12. E

13. E。本题考查的是结核病的治疗原则。早期治疗是对确诊的结核病患者及早用药，以利于杀灭结核菌株。故本题选 E。

14. E

15. A。本题考查的是异烟肼的不良反应。异烟肼易发生周围神经炎，可能是因为异烟肼的结构与维生素 B_6 相似，能竞争同一酶系或增加维生素 B_6 的排泄，导致维生素 B_6 缺乏并妨碍维生素 B_6 的利用所致，因此补充维生素 B_6 可治疗异烟肼引起的周围神经炎。故本题选 A。

16. B　17. D　18. D

19. E。本题考查的是成功治疗哮喘的目标。①尽可能控制症状，包括夜间症状；②改善活动能力和生活质量；③使肺功能接近最佳状态，即最大呼气流速峰值接近正常；④预防发作及加剧；⑤提高自我认识和处理急性加重的能力，减少急诊或住院；⑥避免影响其他医疗问题；⑦避免药物的副作用；⑧预防哮喘引起死亡。故本题选 E。

20. A。本题考查的是结核病的治疗原则及目的。适量的主要目的是发挥药物最大疗效而产生最小的毒副作用，并根据不同病情及不同个体确定不同给药方案。故本题选 A。

21. E。本题考查的是结核病的治疗原则及目的。联合是指根据病情及抗结核药的作用特点，联合应用两种以上药物，以增强与确保疗效。故本题选 E。

22. E。本题考查的是支气管哮喘的用药。沙丁胺醇选择性地兴奋 β_2 受体，引起支

气管平滑肌松弛，支气管扩张。故本题选 E。

23. B。本题考查的是支气管哮喘的用药。麻黄碱、肾上腺素、异丙肾上腺素均属于非选择 β 受体激动药，主要通过激活 β 受体松弛支气管平滑肌治疗哮喘。特布他林是选择性地兴奋 β_2 受体，引起支气管扩张。布他沙明为选择性地 β 受体阻断药，可阻断气管平滑肌 β 受体作用，使支气管平滑肌收缩，增加呼吸道阻力。用药后可诱发或加重支气管哮喘。故本题选 B。

24. B；25. D；26. A。本题考查的是抗结核药的不良反应。利福平不良反应较多，常见胃肠道刺激症状，少数患者可见肝脏功能损害、变态反应。故 24 题选 B。乙胺丁醇较严重的毒性反应为球后视神经炎，儿童不宜使用。故 25 题选 D。异烟肼易发生周围神经炎，可能是因为异烟肼的结构与维生素 B_6 相似，能竞争同一酶系或增加维生素 B_6 的排泄，导致维生素 B_6 缺乏并妨碍维生素 B_6 的利用所致，因此需要同服维生素 B_6 以防止周围神经炎。故 26 题选 A。

27. A；28. B；29. C。本题考查的是支气管哮喘治疗药的作用机制。茶碱的作用机制主要为抑制磷酸二酯酶，使 cAMP 的含量增加，引起气管舒张。故 27 题选 A。沙丁胺醇为选择性的 β_2 受体激动剂，使支气管的平滑肌松弛，引起支气管扩张。故 28 题选 B。氯雷他定为长效的选择性外周 H_1 受体阻断剂。故 29 题选 C。

30. B；31. D。本题考查的是抗结核药的作用机制及不良反应。异烟肼是治疗各型结核病的首选药，通过抑制分枝菌酸的合成，使结核杆菌细胞壁合成受阻而死亡。分枝菌酸为分枝杆菌细胞壁所特有的重要成分，因此异烟肼对其他细菌无作用，对结核分枝杆菌具有高度选择性，是全效杀菌药。故 30 题选 B。链霉素为氨基糖苷类抗生素，易引起前庭神经和耳蜗神经损害，引起严重的耳毒性；可引起肾小管上皮细胞损伤，诱发药源性肾衰竭，引起严重的肾毒性。故 31 题

选 D。

第八节　心血管系统常见病的药物治疗

1. D

2. A。本题考查的是卡托普利的不良反应。长期用药的患者约 5% ~20% 出现刺激性干咳，可能与缓激肽和前列腺素、P 物质等在肺内聚积有关。故本题选 A。

3. E

4. A。本题考查的是卡托普利的作用特点。卡托普利适用于各型高血压，特点是能降低高血压患者的外周阻力，增强压力感受器的敏感性促其减慢心率，预防和逆转血管平滑肌增殖及左心室肥厚，可增强机体对胰岛素的敏感性，不易产生耐受性。故本题选 A。

5. E　6. B　7. B　8. E　9. A

10. A。本题考查的是调血脂药物的应用。他汀类药物是细胞内胆固醇合成限速酶 HMG – CoA 还原酶的抑制剂，通过抑制胆固醇合成早期阶段的限速酶，造成细胞内游离胆固醇减少，是当前治疗高胆固醇血症的首选用药。故本题选 A。

11. C　12. A　13. D　14. C　15. D　16. A

17. B。本题要点是用于治疗心绞痛的药物。减轻症状、改善缺血药物治疗的原则为：应使用短效硝酸甘油缓解和预防心绞痛急性发作。故本题选 B。

18. A。本题考查的是硝酸甘油用于急性心绞痛发作时的给药途径。舌下含服或喷雾给药硝酸甘油作为心绞痛发作时缓解症状用药。故本题选 A。

19. D。本题考查的是他汀类药物的合理应用。提倡晚间服用他汀类药物，晚餐或者晚餐后服药有助于提高疗效，主要因为肝脏合成脂肪峰期多在夜间，使药物血浆浓度、达峰时间与脂肪合成峰时间同步，他汀类药物效应体现出昼夜节律，夜间服用效果好，药品不良反应少。故本题选 D。

20. B。本题考查的是可乐定的降压机制。可乐定为中枢降压药，主要通过激动中枢孤束核 α_2 受体和咪唑啉受体，激活中枢抑制性神经元，产生降压。故本题选 B。

21. D。本题考查的是高血压危象首选用药。硝普钠降血压作用强大、迅速而短暂，是治疗高血压危象的首选药。故本题选 D。

22. B；23. D；24. C。本题考查的是降压药的作用机制。美托洛尔为选择性的 β_1 受体阻断剂，主要通过抑制过度激活的交感神经活性、抑制心肌收缩力、减慢心率发挥降压作用。故 22 题选 B。氨苯地平为钙通道阻滞剂，主要通过阻滞血管平滑肌细胞上的钙离子通道发挥扩张血管降低血压的作用。故 23 题选 D。依那普利属于血管紧张素转化酶抑制剂，通过抑制该酶，阻断肾素血管紧张素系统发挥降压作用。故 24 题选 C。

第九节　神经系统常见病的药物治疗

1. B　2. E　3. B

4. C。本题考查的是老年痴呆的治疗药物。多奈哌齐为第二代胆碱酯酶抑制剂，对中枢神经系统胆碱酯酶选择性高，属于治疗老年性痴呆药。故本题选 C。

5. E。本题考查的是癫痫的药物治疗。抗癫痫药剂量一般从低剂量开始（可以减少不良反应）逐渐增加，直到癫痫发作被控制而又无明显的不良反应。故 A 错误。目前对于癫痫的治疗强调单药治疗的原则，70% ~ 80% 的癫痫患者可以通过单药治疗控制发作。故 B 错误。抗癫痫药除非必需，应避免突然停药，尤其是巴比妥类及苯二氮䓬类药物，因为这可使发作加重。故 C 错误。即使患者已无癫痫发作数年之久，停药也有癫痫复发的风险。故 D 错误。从一个抗癫痫药换为另一种也应谨慎，只有当新的服药法已大致确立（新药达稳态血药浓度约需经过该药的 5 个半衰期的时间，一般 1 ~2 周），才可渐减第 1 种药物。接受几种抗癫痫药治疗时，不能同时停，只能先停一种药，无碍时再停另一种。E 正确。故本题选 E。

6. C。本题考查的是急性缺血性脑血管病的药物治疗。急性缺血性脑血管病的溶栓治疗在发病后 3 小时内进行溶栓效果好。故本题选 C。

7. A。本题考查的是缺血性脑血管病的相关知识。缺血性脑血管病要特别重视超早期和急性期的处理，超早期指发病 1～6 小时内，急性期指发病 48 小时内。故本题选 A。

8. E。本题考查的是短暂性缺血脑血管病的药物治疗。短暂性脑缺血发作的治疗药物包括：①抗血小板聚集药物，如阿司匹林、双嘧达莫、噻氯匹定、氯吡格雷等；②抗凝药，如华法林；③降纤药物，如巴曲酶或降纤酶。不包括溶栓治疗。故本题选 E。

9. D。本题考查的是急性缺血性脑血管病的药物治疗。溶栓治疗者，阿司匹林等抗血小板药物应在溶栓 24 h 后开始使用。故本题选 D。

10. A。本题考查的是老年痴呆的药物治疗。用于治疗老年痴呆的药物主要有胆碱酯酶抑制剂（如多奈哌齐）、NMDA 受体拮抗药（如美金刚）及脑代谢改善剂。吡拉西坦为脑代谢改善剂。故本题选 A。

第十节　消化系统常见病的药物治疗

1. D　2. C　3. E

4. B。本题考查的是消化性溃疡药的用药监护。质子泵抑制剂（PPI）对孕妇及儿童的安全性尚未确立，对妊娠及哺乳期妇女、儿童禁用。故本题选 B。

5. A　6. B　7. C　8. E　9. C

10. D。本题考查的是消化性溃疡的药物治疗。雷尼替丁睡前一次服用效果好，患者依从性高。故本题选 D。

11. C。本题考查的是消化性溃疡的药物治疗及治疗机制。硫糖铝为胃黏膜保护药；替仑西平为 M 胆碱受体拮抗药；米索前列醇为前列腺素类药；胶体枸橼酸铋钾为铋剂；奥美拉唑为质子泵抑制剂。故本题选 C。

12. E。本题考查的是消化系统药物的药理知识。西咪替丁为 H_2 受体拮抗药；三硅酸镁、氢氧化铝均为抗酸药；奥美拉唑为质子泵抑制药；枸橼酸铋钾可在溃疡处形成保护层，属于胃黏膜保护剂。故本题选 E。

13. D。本题考查的是根除幽门螺杆菌的常用治疗方案。丙谷胺为胃泌素受体拮抗剂，四联疗法中一般常用的是质子泵抑制剂、抗菌药及铋剂。故本题选 D。

14. B　15. D

16. D；17. C；18. B。本题考查的是消化系统药物的药理知识。丙谷胺为胃泌素受体拮抗剂；哌仑西平为 M 胆碱受体阻断药；奥美拉唑为质子泵抑制剂；法莫替丁为 H_2 受体阻断药；恩前列素为前列腺素类药物。故 16 题选 D，17 题选 C，18 题选 B。

19. C；20. A；21. B。本题考查的是抗消化性溃疡药的分类及其代表药物。哌仑西平为 M 胆碱受体阻断药；丙谷胺为胃泌素受体拮抗剂；氢氧化铝为抗酸药，可用于中和胃酸，故 19 题选 C。胶体枸橼酸铋钾为铋剂，常与质子泵抑制剂、抗生素联用抗幽门螺杆菌，故 20 题选 A；西咪替丁为 H_2 受体拮抗剂，可抑制胃酸分泌，故 21 题选 B。

22. E；23. B；24. A。本题考查的是用药指导。胃肠道症状是阿司匹林最常见的不良反应。研碎饭后服用可减轻胃肠道反应，故 22 题选 E。西咪替丁可用于抑制胃酸分泌，但停药后可能出现反跳性胃酸增多，并加重溃疡。故 23 题选 B。多潘立酮引起胃肠道平滑肌收缩可导致便血、大便失禁，故 24 题选 A。

第十一节　内分泌及代谢性疾病的药物治疗

1. D。本题考查的是降糖药的分类、药理作用及代表药物。阿卡波糖为 α–葡萄糖苷酶抑制剂，通过竞争性抑制双糖类水解酶 α–葡萄糖苷酶的活性而减慢淀粉等多糖分解，产生降血糖作用。故本题选 D。

2. D

3. B。本题考查的是磺酰脲类降糖药的

药理作用及临床应用。磺酰脲类降糖药可促进胰岛素分泌，非肥胖或超重的 2 型糖尿病患者在饮食和运动不能满意控制血糖的情况下，可首先采用胰岛素促分泌剂类降糖药物或 α–糖苷酶抑制剂。故本题选 B。

4. A　5. A

6. E。本题考查的是 α–葡萄糖苷酶抑制剂的不良反应。α–葡萄糖苷酶抑制剂类降糖药物的不良反应常有胃肠胀气和肠鸣音，偶有腹泻，极少见有腹痛。故本题选 E。

7. C

8. C。本题考查的是骨质疏松的药物治疗。在基础治疗即钙制剂＋维生素 D 基础上，联合雌激素或选择性雌激素受体调节剂治疗是防治女性绝经后骨质疏松的有效措施。故本题选 C。

9. B。本题考查的是痛风的药物治疗。急性痛风性关节炎以控制关节炎的症状（红、肿、痛）为目的，秋水仙碱是治疗急性痛风的首选药物。故本题选 B。

10. A　11. D

12. D。本题考查的是胰岛素的注意事项。应用胰岛素的注意事项包括：①胰岛素过量可致低血糖反应；②注射部位可有皮肤发红、皮下结节和皮下脂肪萎缩等局部反应，故须经常更换注射部位；③仅有可溶性人胰岛素可以静脉给药；④极少数病人可产生胰岛素耐受性；⑤低血糖、肝硬化、溶血性黄疸、胰腺炎、肾炎等患者忌用。故本题选 D。

13. B　14. C　15. D　16. A　17. C

18. E。本题考查的是超长效胰岛素的特点和临床应用。中国人糖尿病的特点往往是餐后血糖高，单用超长效胰岛素只能降低基础血糖，不能达到降低餐后血糖的效果。故本题选 E。

19. B　20. E　21. D　22. A

23. B。本题考查的是普通胰岛素的理化性质及药理作用。普通胰岛素的等电点在5.6左右，在酸性溶液中稳定，在碱性溶液中易破坏。故本题选 B。

24. C。本题考查的是预混胰岛素的药理作用及临床应用。预混胰岛素又称双（时）相胰岛素，是指含有两种胰岛素的混合物，组合方式可以是短效或超短效与中效或长效胰岛素混合。预混胰岛素制剂中的短效成分可更好地控制餐后高血糖。故本题选 C。

25. B

26. C。本题考查的是抗甲状腺药的代表药物。甲氨蝶呤为抗肿瘤药，不是抗甲状腺药物。故本题选 C。

27. D。本题考查的是甲巯咪唑的药理作用机制。甲巯咪唑的作用机制为抑制甲状腺内过氧化物酶，从而阻碍吸聚到甲状腺内碘化物的氧化及酪氨酸的偶联，阻碍甲状腺素和三碘甲状腺原氨酸的合成。故本题选 D。

28. B。本题考查的是胰岛素的不良反应及处理。胰岛素最常见的不良反应为低血糖反应。轻者可饮糖水或进食，重者需立即静脉注射高渗葡萄糖。故本题选 B。

29. B。本题考查的是糖尿病的相关知识。积极控制血糖是药物治疗的根本，理想的控制目标为：空腹血浆葡萄糖为 4.4～6.1 mmol/L，故本题选 B。

30. A。本题考查的是降糖药的药理作用及代表药物。非磺酰脲类的胰岛素促泌剂有瑞格列奈、那格列奈和米格列奈。故本题选 A。

31. E。本题考查的是糖尿病的发病机制。糖尿病是一组以慢性高血糖为特征的代谢性疾病，由胰岛素分泌缺陷和（或）胰岛素作用缺陷所引起，以慢性高血糖伴碳水化合物、脂肪和蛋白质的代谢障碍为特征。故本题选 E。

32. D。本题考查的是糖尿病的药物治疗。非磺酰脲类促胰岛素分泌剂的适应证为胰岛 B 细胞尚有一定分泌功能的 T2DM 患者，特别是餐后胰岛素或 C 肽早相分泌低平、高峰后延、餐后血糖升高明显者及无急性并发症、不合并妊娠、无严重肝肾功能不全者。瑞格列奈属于非磺酰脲类促胰岛素分泌剂。

33. B。本题考查的是非磺酰脲类促胰岛素分泌剂的不良反应。非磺酰脲类促胰岛素分泌剂的不良反应常见低血糖反应、体重增加、呼吸道感染、类流感样症状、咳嗽，一般较为轻微。故本题选 B。

34. C 35. D 36. A 37. C

38. A；39. C；40. D。本题考查的是糖尿病的药物治疗及降血糖的代表药物。胰岛素可用于治疗各型糖尿病，特别对 1 型糖尿病是唯一有效的药物。故 38 题选 A。非磺酰脲类胰岛素促泌剂用于临床的主要有瑞格列奈和那格列奈，故 39 题选 C。格列喹酮极少量经肾排泄，适宜 2 型糖尿病合并肾病患者首选。故 40 题选 D。

41. C；42. A。本题考查的是痛风的药物治疗及相关药理知识。秋水仙碱对急性痛风性关节炎有选择性消炎作用，其作用机制是与粒细胞的微管蛋白结合，从而妨碍粒细胞的活动，抑制粒细胞浸润。故 41 题选 C。别嘌醇为抑制尿酸生成的药，可迅速降低血尿酸值，抑制痛风石和肾结石形成，并促进痛风石溶解。故 42 题选 A。

第十二节　泌尿系统常见疾病的药物治疗

1. E。本题考查的是肾病综合征治疗药物的选择。糖皮质激素可以通过抑制炎症反应、抑制免疫反应、抑制醛固酮和抗利尿激素分泌、影响肾小球基底膜通透性等综合作用而发挥其利尿、消除尿蛋白的疗效。其为治疗肾病综合征的基础药物。故本题选 E。

2. E。本题考查的是急性肾小球肾炎的定义。急性肾小球肾炎常简称急性肾炎。广义上系指一组病因及发病机制不一，但临床上表现为急性起病，以血尿、蛋白尿、水肿、高血压和肾小球滤过率下降为特点的肾小球疾病，故也常称为急性肾炎综合征。故本题选 E。

3. A。本题考查的是急性肾小球肾炎的治疗原则。目前尚无直接针对肾小球免疫病理过程的特异性治疗。主要为通过对症治疗，防治急性期并发症、保护肾功能，以利其自然恢复。故本题选 A。

4. E。本题考查的是慢性肾炎治疗的主要目的。慢性肾炎治疗以防止或延缓肾功能进行性损害、改善或缓解临床症状及防治严重并发症为主，而不是以消除蛋白尿、血尿为目的。故本题选 E。

5. A。本题考查的是肾病综合征（NS）的临床特点。大量蛋白尿是 NS 患者最主要的临床特点，也是肾病综合征最基本的病理生理机制。故本题选 A。

第十三节　血液系统疾病的药物治疗

1. D

2. A。本题考查的是巨幼红细胞贫血治疗药物的选择。巨幼红细胞贫血的发病机制主要是由于体内缺乏维生素 B_{12} 或叶酸，因此治疗药物往往为维生素 B_{12} 或叶酸。故本题选 A。

3. A。本题考查的是缺铁性贫血的药物治疗原则。治疗缺铁性贫血的原则是：①病因治疗，尽可能除去引起缺铁和贫血的原因；②补充足够量的铁以供机体合成血红蛋白，补充体内铁的贮存量至正常水平。故本题选 A。

4. C 5. B 6. D

第十四节　恶性肿瘤的药物治疗

1. D。本题考查的是肺癌的药物治疗。EGFR 突变患者，可选择靶向治疗药物吉非替尼进行治疗。故本题选 D。

2. A

3. E。本题考查的是常用抗肿瘤药物。甲巯咪唑为抗甲状腺药；阿苯达唑为广谱驱虫药；奥硝唑为抗厌氧菌的抗菌药物；伊曲康唑为抗真菌药；甲氨蝶呤的适应证为乳腺癌、妊娠性绒毛膜癌、恶性葡萄胎或葡萄胎等。故本题选 E。

4. D。本题考查的是抗肿瘤药物的应用

原则。抗肿瘤药物的应用原则有：①权衡利弊，最大获益；②目的明确，治疗有序；③医患沟通，知情同意；④治疗适度，规范合理；⑤熟知病情，因人而异；⑥不良反应，谨慎处理；⑦临床试验，积极鼓励。故本题选D。

5. C 6. B 7. E 8. E 9. D

第十五节　自身免疫性疾病的药物治疗

1. E。本题考查的是抗类风湿药物的分类。布洛芬、萘丁美酮、塞来昔布、美洛昔康均为非甾体抗炎药，用于对症抗炎、解热、镇痛；甲氨蝶呤可改善类风湿的病情。故本题选E。

2. C。本题考查的是类风湿关节炎的病理表现。类风湿关节炎（RA）是一种以关节滑膜炎为主要病理特征，以周围对称性多关节肿痛为主要临床表现的全身性自身免疫性疾病。故本题选C。

3. D。本题考查的是类风湿关节炎的药物治疗。非甾体抗炎药又称一线抗风湿药，是改善关节炎症状的首选药，布洛芬属于非甾体抗炎药。故本题选D。

4. D。本题考查的是类风湿关节炎的常用药物。关节液中前列腺素增多是类风湿关节炎的发病机制之一，前列腺素不能用于治疗类风湿关节炎。故本题选D。

5. A。本题考查的是系统性红斑狼疮的临床特征。系统性红斑狼疮病人在活动期常出现不同热型的发热。非活动期较少发热。故本题选A。

6. B。本题考查的是类风湿关节炎的临床表现。类风湿关节炎是一种以慢性破坏性关节病变为特征的全身性自身免疫病。主要表现为双手、腕和足关节的对称性多关节炎，也可累及膝、髋等大关节。同时可伴有发热、贫血、皮下结节及淋巴结肿大等关节外表现，血清中可出现多种自身抗体。故本题选B。

第十六节　病毒性疾病的药物治疗

1. D。本题考查的是艾滋病的药物治疗。

艾滋病的抗病毒治疗一定要三种药物联合使用。未接受抗病毒治疗患者的一线方案为：齐多夫定或司他夫定＋拉米夫定＋奈韦拉平。故本题选D。

2. D 3. B

4. B。本题考查的是抗病毒药物的代表药物。咪康唑为抗真菌药；利巴韦林为广谱抗病毒药；异烟肼为抗结核药；阿苯达唑为驱虫药；奥硝唑为抗菌药。故本题选B。

5. E；6. E；7. C。本题考查的是抗病毒药物的药理作用及代表药物。拉米夫定既可用于抗艾滋病病毒，又能用于乙肝的治疗。故5、6题选E。在急性带状疱疹早期使用阿昔洛韦可减轻疼痛，减少新的皮损，减少内脏并发症。故7题选C。

第十七节　精神病的药物治疗

1. D 2. A 3. D 4. D

5. A。本题考查的是焦虑症的药物选择。抗焦虑药物是用于减轻或消除恐惧、紧张、忧虑等焦虑症状的药物。主要包括苯二氮䓬类、阿扎哌隆类、具有抗焦虑作用的抗抑郁药、β受体阻断药、具有抗焦虑作用的非典型抗精神病药。阿普唑仑为苯二氮䓬类抗焦虑药。故本题选A。

第十八节　疼痛的药物治疗

1. E。本题考查的是解热镇痛抗炎药的药理作用。解热镇痛抗炎药与阿片类镇痛药相比，无成瘾性，无镇静及安眠作用。因此本题选E。

2. D。本题考查的是解热镇痛抗炎药的药理作用。解热镇痛抗炎药对慢性钝痛效果良好，对严重创伤剧痛和内脏绞痛无效。故本题选D。

3. E。本题考查的是疼痛的药物治疗。对于中等疼痛，可选用解热镇痛抗炎药进行治疗。吲哚美辛为解热镇痛抗炎药。故本题选E。

4. B。本题考查的是疼痛的药物治疗。

应根据患者疼痛程度，有针对性地选用不同强度的镇痛药物。非甾体抗炎药有天花板效应。对于中度疼痛，可选用弱阿片类药物，并可合用非甾体类抗炎药。哌替啶易成瘾，不推荐用于慢性疼痛的治疗。故本题选 B。

5. A。本题考查的是疼痛的药物治疗。对于癌症晚期的疼痛，可选用哌替啶镇痛。故本题选 A。

第十九节 中毒解救

1. C 2. A

3. C。本题考查的是特殊解毒剂使用的注意事项。阿托品用于有机磷中毒时宜大剂量，而用于氨基甲酸酯和沙蚕毒素农药中毒时只宜小至中等量。亚甲蓝用于高铁血红蛋白血症应小量，而用于氰化物中毒就要用大量。氯解磷定宜用于有机磷中毒，却忌用于氨基甲酸酯类农药。故本题选 C。

4. C。本题考查的是苯妥英钠的中毒症状。苯妥英钠口服过量出现的急性中毒症状为眼球震颤、复视、共济失调及昏睡昏迷状态。故本题选 C。

5. D 6. E 7. C

8. B。本题考查的是阿片类药物中毒的解救。阿片类药物中毒解救原则：洗胃、导泻，A 正确；保持呼吸道畅通，呼吸抑制时行人工呼吸，给予呼吸兴奋剂，C 正确；静脉滴注葡萄糖生理盐水，促进排泄，防止脱水，D 正确；以及早应用阿片碱类解毒药，纳洛酮为首选拮抗剂，E 正确；救治期间禁用中枢兴奋剂催醒，因其可与吗啡类对中枢神经的兴奋作用相加而诱发惊厥，亦不可用阿扑吗啡催吐，以免加重中毒，B 错误。故本题选 B。

9. B 10. E

11. B。本题考查的是解毒药救治毒物中毒的原理。牛乳沉淀重金属为物理反应，其余均为化学反应。故本题选 B。

12. B。本题考查的是氰化物中毒的症状。氰化物中毒时，病人呼吸气味呈苦杏仁味。故本题选 B。

13. C。本题考查的是苯二氮䓬类药物中毒的解救。氟马西尼为苯二氮䓬类药物的特异性拮抗剂，竞争性与受体结合而拮抗苯二氮䓬类药物的作用。故本题选 C。

14. A。本题考查的是阿片类药物中毒的药物治疗。纳洛酮和丙烯吗啡（纳洛芬）为阿片类药物中毒的首选拮抗剂，其化学结构与吗啡相似，但与阿片受体的亲和力大于阿片类药物，能阻止吗啡样物质与受体结合，从而消除吗啡等药物引起的呼吸和循环抑制等症状。故本题选 A。

15. A。本题考查的是氨基糖苷类药物中毒的解救。新斯的明为胆碱酯酶抑制剂，有拟胆碱样作用，可拮抗氨基糖苷类的神经 - 肌肉阻断作用。故本题选 A。

16. C。本题考查的是华法林中毒的症状。华法林为抗凝血药物，其过量易导致出血等不良反应。故本题选 C。

17. B。本题考查的是有机磷中毒的症状。有机磷农药中毒症状为毒蕈碱样症状（M 样症状）、烟碱样症状（N 样症状）和中枢症状三大综合征。故本题选 B。

18. B。本题考查的是吗啡中毒的症状。阿片类药物急性中毒的症状为：出现恶心、呕吐、头晕、无力、呼吸浅慢、瞳孔极度缩小、血压下降、各种反射减弱或消失，而后完全昏迷、潮式呼吸，最终呼吸衰竭而死亡。阿片类药物主要包括阿片、吗啡、可待因、复方樟脑酊及罂粟碱等。故本题选 B。

19. B。本题考查的是有机磷中毒的解救。阿托品具有扩瞳、抑制腺体分泌、解除平滑肌痉挛等作用，能对抗腹痛腹泻、瞳孔缩小、出汗、呼吸困难、心动过缓等症状。故本题选 B。

20. E。本题考查的是巴比妥类药物中毒的解救。巴比妥类药物中毒包括下列解救措施：①洗胃、导泻。②静脉输液并加入碳酸氢钠或乳酸钠，以碱化尿液，加速药物的排泄。同时给予利尿剂加快药物的排出。③昏迷或呼吸衰竭患者可选用中枢兴奋剂，在中毒严重时才考虑使用兴奋剂。④对中、长效药物中毒者主要以支持疗法为主，中毒严重或肾功能不全患者可考虑用血液和腹膜透析疗法。故本题选 E。

21. D。本题考查的是有机磷农药中毒的症状。有机磷农药轻度中毒的症状为：头痛、头晕、恶心、呕吐、乏力、多汗、胸闷、腹痛、视力障碍等。与本病例相符。故本题选 D。

22. C。本题考查的是有机磷农药中毒的解救。有机磷农药急性中毒的解救原则主要是：①清洗皮肤，脱离毒源；②及早给予阿托品解除 M 样症状；③与胆碱酯酶复活剂（如碘解磷定）合用解除 N_2 症状。故本题选 C。

23. C　24. A　25. B　26. A　27. B　28. C　29. C；30. B；31. E。本题考查的是中毒解救的相关知识。碳酸氢钠可碱化尿液，促进巴比妥类的排泄，故 29 题选 C；氟马西尼为苯二氮䓬类药物的特异性拮抗剂，故 30 题选 B；解救重金属中毒，可使用金属螯合剂，故 31 题选 E。

32. D；33. E。本题考查的是药物中毒的表现。阿片类药物急性中毒的症状为恶心、呕吐、头晕、无力、呼吸浅慢、瞳孔极度缩小、血压下降、各种反射减弱或消失，而后完全昏迷、潮式呼吸，最终呼吸衰竭而死亡。故 32 题选 D。有机磷中毒的症状为 M 样症状、N 样症状及中枢神经症状。故 33 题选 E。